# RECUEIL DES TRAVAUX

DU

# CONSEIL DÉPARTEMENTAL

## D'HYGIÈNE PUBLIQUE

ET

## DE SALUBRITÉ DU BAS-RHIN,

DE 1849 A 1858.

STRASBOURG,
IMPRIMERIE DE G. SILBERMANN, PLACE SAINT-THOMAS, 3.
1858.

# RECUEIL DES TRAVAUX

DU

# CONSEIL DÉPARTEMENTAL

## D'HYGIÈNE PUBLIQUE

ET

## DE SALUBRITÉ DU BAS-RHIN,

DE 1849 A 1858.

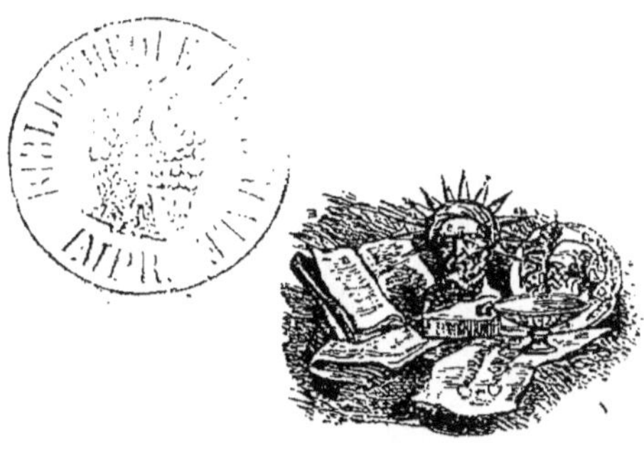

STRASBOURG,

IMPRIMERIE DE G. SILBERMANN, PLACE SAINT THOMAS, 5.

1858.

et de la pharmacie ; il résume les dispositions des lois
et des règlements qui peuvent provoquer l'action de l'autorité administrative. C'est l'exposé de la législation nouvelle (lois du 19 ventôse et du 21 germinal an XI, arrêtés
du 20 prairial et du 25 thermidor an XI), qui faisait suc-
céder l'ordre au chaos, dans lequel était tombée la profession médicale, depuis la suppression des institutions anciennes.

Le titre II établit des médecins cantonaux dans les campagnes, crée des circonscriptions médicales et détermine
les concours des bureaux de bienfaisance. Ces bureaux,
créés par l'arrêté du 16 brumaire an XII, sont chargés
de procurer des secours en médicaments ou en aliments
aux malades indigents des campagnes.

Les médecins cantonaux ont pour devoir, d'après l'arrêté primitif (chap. II, III et IV), de traiter gratuitement
les malades indigents qui leur sont désignés par les bureaux de bienfaisance ; ils sont chargés de la surveillance
de tout ce qui concerne l'hygiène publique et la police
médicale, dans les temps ordinaires ou pendant la durée
des épidémies ou des épizooties.

Le titre de la vaccination présente un ensemble de
mesures qui sont marquées au coin de la sagesse ; la plupart de ces dispositions sont encore en vigueur aujour-
d'hui.

La vérification des décès est instituée pour les villes de
Landau, de Haguenau et de Schlestadt.

Le titre V avait pour but d'assurer aux malades indigents des campagnes des distributions gratuites de médicaments et d'aliments.

Les frais de traitement des malades et toutes les autres
dépenses que nécessitait la médecine cantonale, devaient

être supportés par les communes du canton. Le recouvrement se faisait à la diligence des bureaux de bienfaisance, sur un état de répartition arrêté par les préfets. Pour subvenir à la fourniture gratuite des aliments et des médicaments, on devait former dans la caisse de chaque bureau de bienfaisance un fonds de réserve de 400 fr. au moins, uniquement destiné à ce service et qui devait être prélevé sur les communes.

Une partie de ces dispositions est tombée en désuétude ; les arrêtés ultérieurs ont dû limiter la portée de plusieurs articles évidemment inspirés par l'amour du bien public, mais qui trouvaient dans la nature même des choses des obstacles insurmontables. M. Lézay-Marnésia précisait le but que devaient se proposer l'hygiène et la bienfaisance publiques ; peut-être s'en est-il rapproché autant qu'on pouvait le faire par de simples dispositions administratives, sans l'intervention du législateur.

Un arrêté du même jour, 5 octobre 1810, établit à Strasbourg un comité légal de consultation, avec la mission de surveiller tout ce qui concerne la salubrité publique. Le comité reçoit la correspondance des médecins cantonaux, il réunit dans ses attributions l'examen de toutes les questions qui se rapportent au service de santé.

MM. HESSERT, MARCHAL, REISSEISEN, OSTERTAG, docteurs en médecine ; OPPERMANN et HECHT, pharmaciens, ont été les membres de ce comité.

Le 20 octobre 1829, M. Esmangard, préfet du Bas-Rhin, reconnaissant la nécessité de centraliser davantage la correspondance des comices agricoles et des médecins cantonaux et de les rattacher à un lien commun, étendit la compétence du comité médical de consultation créé par M. Lézay-Marnésia et lui donna une organisation régulière sous le nom de *Conseil de salubrité*.

D'après l'arrêté du 20 octobre 1829, le Conseil de salubrité se composait de six membres et avait pour attribution de donner son avis sur toutes les mesures qui concernaient l'hygiène publique. Un arrêté du 5 décembre 1829 conféra à ce Conseil le droit d'examiner les candidats aux places de médecins cantonaux et de prononcer leur admissibilité, l'autorité choisissant les titulaires parmi les candidats reconnus aptes.

Les membres du Conseil de salubrité nommés par M. Esmangard ont été : MM. FODÉRÉ, R. COZE et GOUPIL, professeurs à la faculté de médecine; SCHWEIGHÆUSER, docteur en médecine; FABULET, pharmacien en chef de l'hôpital militaire; THIERRY, directeur du haras.

Le 50 juillet 1855, M. Chopin d'Arnouville prit un arrêté qui avait pour but de coordonner les deux institutions de la médecine cantonale et du Conseil de salubrité, en leur donnant une organisation commune et corrélative, et en y apportant les modifications dont le temps et l'expérience avaient démontré la nécessité.

Le titre Ier règle la composition du Conseil de salubrité, ses attributions et ses fonctions ; il est institué pour donner son avis sur les questions d'hygiène publique qui lui sont posées par le préfet, pour veiller à la propagation de la vaccine, pour correspondre avec les médecins cantonaux et les vétérinaires, pour les aider de ses conseils et de la présence d'un ou de plusieurs de ses membres pendant les épidémies et les épizooties.

Le titre II est relatif aux médecins cantonaux et à leurs fonctions. Les médecins sont chargés du traitement des malades indigents, de la vaccination, de l'hygiène publique, de la police médicale. Ils sont tenus de faire, au moins une fois par mois, une tournée dans toutes les communes du canton; ils donnent au moins une fois par semaine des consultations publiques et gratuites. En cas d'insuffisance des ressources des communes ou des bureaux de bienfaisance, le préfet pourra autoriser des distributions de médicaments et d'aliments, dont la valeur sera remboursée sur les fonds départementaux.

La vaccination est une des attributions les plus importantes des médecins cantonaux; elle est réglée dans tous ses détails par l'arrêté préfectoral. L'hygiène publique et la police médicale du canton sont soumis à la surveillance des médecins cantonaux; ils doivent signaler à l'autorité les faits principaux qui concernent la santé générale et lui adresser des rapports périodiques; ils réuniront aussi les documents nécessaires pour établir une statistique médicale. Les médecins cantonaux seront choisis sur une liste d'aptitude dressée par le Conseil de salubrité. Leur traitement est fixé à 600 fr., qui seront répartis entre les communes du canton. Des prix pourront être décernés aux médecins cantonaux qui, au jugement des Conseils de salubrité, se seront distingués par leur zèle dans l'exercice de leurs fonctions.

Cet arrêté préfectoral est encore en vigueur dans ses dispositions principales qui concernent les médecins cantonaux. Les membres du Conseil de salubrité nommés à cette époque ont été MM. R. Coze, Cailliot, Ehrmann, Lobstein, professeurs à la faculté de médecine; Stoeber, Aronssohn, Boeckel, Kuntz, Duvernoy, docteurs en médecine; Thierry et Prieur, vétérinaires.

En 1848, sur l'avis de la Société de médecine de Strasbourg, par un arrêté du 51 mai 1848, M. Eissen, préfet

intérimaire du département du Bas-Rhin, organisa le
Conseil de salubrité sur de nouvelles bases. Ce conseil fut
électif et composé de vingt membres nommés au scrutin
secret par les médecins, les pharmaciens et les vétérinaires
domiciliés dans le département. Il avait pour mission de
veiller à tout ce qui concernait la salubrité publique et la
police médicale. Ce conseil départemental se composait de
dix-huit membres : MM. STOEBER, TOURDES, EHRMANN, SÉ-
DILLOT, FORGET, SCHUTZENBERGER, professeurs à la faculté
de médecine ; ARONSSOHN, EISSEN, MISTLER, STEINBRENNER,
docteurs en médecine ; OBERLIN, NICKLÈS, HEYDENREICH,
KOPP, MUSCULUS, HECHT, pharmaciens ; MITLENBERGER et
KOENIG, vétérinaires.

Par un arrêté du 25 août 1848, le concours a été établi pour les nominations aux places de médecins cantonaux.

Au mois de décembre 1848, un arrêté du chef du pouvoir exécutif étendit à toute la France l'institution des
conseils de salubrité. Le décret du 18 décembre 1848,
portant création des conseils d'hygiène publique et de
salubrité, mit fin aux institutions particulières qui étaient
en vigueur dans le département du Bas-Rhin. Un conseil
de département, siégeant à Strasbourg, et trois conseils
d'arrondissement, à Schlestadt, à Saverne et à Wissembourg, furent investis des attributions qui appartenaient
autrefois au Conseil de salubrité du Bas-Rhin. Un arrêté
du 15 février 1849 détermina la composition de ces conseils. Quinze membres firent partie du conseil du département ; les conseils d'arrondissement se composèrent de
douze membres.

Le Conseil départemental de salubrité, siégeant à Strasbourg, compte six médecins, quatre pharmaciens, deux

vétérinaires et trois autres membres pris en dehors du corps médical, parmi les personnes qui, par leurs travaux ou par leurs fonctions, sont appelées à s'occuper d'hygiène publique. Sur les douze membres des conseils d'arrondissements, cinq ont été pris parmi les docteurs en médecine, trois parmi les pharmaciens, un parmi les vétérinaires, trois en dehors du corps médical.

Le décret du 18 décembre 1848 et les arrêtés qui en ont été la conséquence, n'ont introduit aucun changement dans l'organisation de la médecine cantonale.

Un arrêté préfectoral du 51 août 1849 a établi dans le Bas-Rhin des comités cantonaux de salubrité.

C'est sous l'empire de ces institutions que toutes les questions relatives à la salubrité publique et à la police médicale sont aujourd'hui résolues dans le Bas-Rhin.

Les problèmes qui se rattachent à l'amélioration physique et morale des populations, tiennent d'année en année une plus large place parmi les préoccupations des administrateurs. Les Conseils de salubrité, instruments nouveaux, sont appelés à rendre d'incontestables services dans toutes les questions de ce genre; l'avenir développera une institution qui peut exercer une influence décisive sur les progrès de l'hygiène publique.

La bienveillance de l'autorité a permis au Conseil de salubrité du Bas-Rhin de publier les procès-verbaux de ses séances; le recueil, auquel cette notice sert d'introduction, renferme des matériaux utiles et des documents pleins d'intérêt, qui deviendront un jour le point de départ d'améliorations importantes.

*Le secrétaire du Conseil de salubrité*, G. TOURDES.

# TRAVAUX

DU

# CONSEIL D'HYGIÈNE PUBLIQUE

ET DE SALUBRITÉ

DU DÉPARTEMENT DU BAS-RHIN.

*Séance d'installation du 18 août 1849.*

*Présidence de M. CHANAL, préfet du Bas-Rhin.*

Membres présents : MM. STOEBER, FORGET, BOECKEL, SCHÜTZENBERGER, G. TOURDES, HEYDENREICH, HEPP, IMLIN, KOENIG, MORLET, BOULANGER, DE BILLY.

*Organisation du Conseil d'hygiène publique et de salubrité.* Conformément au décret du 10 décembre 1848, le Conseil procède à la nomination d'un vice-président et d'un secrétaire. Sont élus : Vice-président, M. STOEBER, secrétaire, M. G. TOURDES.

Le Conseil adopte ensuite le règlement suivant :

ARTICLE PREMIER. Le Conseil d'hygiène publique et de salubrité se réunit tous les mois en séance ordinaire. Les séances ont lieu le second mercredi de chaque mois, à trois heures de l'après-midi ; une convocation spéciale, adressée à chaque membre, indique l'ordre du jour de la séance. Le Conseil se réunit en séance extraordinaire sur la convocation du président ou du vice-président, aussi fréquemment que l'exige l'expédition des affaires.

ART. 2. Le Conseil se divise en quatre comités :

1° *Comité des établissements publics, habitations et voirie :*

1

*Règlement.* MM. Stoeber, Boeckel, Forget, Oberlin, Oppermann, Morlet, Boulanger.

2° *Comité d'hygiène industrielle :* MM. Schützenberger, G. Tourdes, Heydenreich, Oppermann, Hepp, de Billy.

3° *Comité de police médicale, médecine cantonale et épidémies :* MM. Forget, Schützenberger, Boeckel, Stoeber, Eissen, G. Tourdes, Oberlin, Heydenreich.

4° *Comité de médecine vétérinaire :* MM. Imlin, Schützenberger, Hepp, Morlet, Koenig, Eissen.

Chaque comité prépare dans l'intervalle des séances les affaires qui sont de son ressort ; il nomme un président, chargé de la direction de ses travaux, et un rapporteur pour chaque affaire. Toutes les décisions sont prises en assemblée générale.

Art. 3. Le Conseil se réserve le droit, indépendamment des comités, de nommer des commissions spéciales pour toutes les affaires dont l'importance ou le caractère exige cette mesure.

Art. 4. Le secrétaire, dans l'intervalle des séances, reçoit les communications adressées au Conseil ; il fait la distribution du travail entre les différents comités ; il est chargé de la correspondance et de la rédaction des procès-verbaux.

Le Conseil procède ensuite à l'examen des affaires suivantes :

*Fabrique de savon et de pâte phosphorée.* — *Demande en autorisation d'une fabrique de savon et de pâte phosphorée,* formée par M. Rotu, pharmacien. M. Hepp est chargé du rapport sur cette demande.

*Concours pour la place de médecin du canton de Niederbronn.* — *Ouverture d'un concours pour la place de médecin cantonal, vacante à Niederbronn.* Les docteurs en médecine et officiers de santé du canton de Niederbronn demandent qu'il ne soit point pourvu à la place vacante ; ils s'offrent à faire gratuitement le service des vaccinations et des malades indigents dans les différentes communes du canton.

M. Kuhn, docteur en médecine à Niederbronn, demande à être nommé à la place vacante ; il fait valoir comme droit à cette nomination l'examen qu'il a passé en 1830 devant le Conseil de salubrité et son inscription sur la liste des candidats aux places de médecins cantonaux.

Le Conseil est d'avis : a) que l'offre des médecins du canton de Niederbronn ne peut être acceptée ; leur demande implique la suppression de la médecine cantonale, institution qui a sans doute besoin d'être améliorée, mais dont l'utilité est incontestable ; b) que la réclamation de M. Kuhn ne peut être admise ;

son inscription sur la liste des candidats ne lui donnant point un droit absolu, la nomination ne peut être faite que dans les formes prescrites par les règlements actuellement en vigueur.

Le Conseil est d'avis qu'il y a lieu d'ouvrir dans le plus bref délai possible un concours pour la place de médecin cantonal vacante à Niederbronn.

*Demande de mutation faite par le médecin cantonal de Brumath.* M. REIBEL, médecin cantonal à Brumath, demande à être nommé par voie de mutation à la place de médecin cantonal vacante à Obernai.

*Demande de mutation d'un médecin cantonal.*

Les règlements sur la médecine cantonale admettent le principe des mutations; M. REIBEL est un des médecins cantonaux les plus dévoués et les plus instruits; le Conseil est d'avis qu'il peut être fait droit à sa demande.

*Invasion d'une maladie épidémique à Lützelhausen et à Saint-Pierre-aux-Bois.* Il résulte des renseignements donnés par les maires de ces communes qu'on y a observé quelques cas de maladie analogues au choléra asiatique.

*Choléra.*

Le Conseil est d'avis qu'un rapport détaillé sur les cas suspects soit demandé aux médecins cantonaux de Molsheim et de Villé, dans la circonscription desquels rentrent ces communes.

*Explications sur les expériences qui doivent être faites du 1ᵉʳ au 15 septembre dans les fossés de la place de Strasbourg.* Plusieurs membres du Conseil ayant manifesté la crainte que ces opérations ne soient de nature à nuire à la santé publique, M. MORLET, lieutenant-colonel du génie, donne des explications desquelles il résulte: 1° Que la rivière d'Ill, dans ces expériences, ne sera mise à sec que deux jours; que dès le lendemain on y déversera une quantité d'eau suffisante pour en recouvrir le lit; 2° qu'on ne fera passer que pendant un seul jour un grand volume d'eau dans les fossés de la place; que cette chasse aura pour effet d'en procurer le curage; qu'elle ne laissera après elle aucune flaque d'eau stagnante.

*Expériences du génie militaire dans les fossés de la place de Strasbourg.*

*Du curage des égouts et des rigoles de la ville de Strasbourg.* Plusieurs membres signalent les vices du système des égouts de la ville de Strasbourg, l'accumulation des matières à leur embouchure dans l'Ill par suite de l'abaissement du niveau de cette rivière, l'altération de l'eau d'un grand nombre de puits par des infiltrations provenant, soit des égouts, soit des fosses d'aisance,

*Curage des égouts et des rigoles à Strasbourg.*

4     CONSEIL D'HYGIÈNE PUBLIQUE ET DE SALUBRITÉ.

 l'absence d'un curage suffisant des rigoles dans les rues et dans l'intérieur des cours.

Le Conseil croit nécessaire de faire constater d'une manière précise l'état des eaux potables à Strasbourg. M. HEPP est chargé de ce travail.

Le Conseil est d'avis que l'administration municipale soit invitée à prendre les deux mesures suivantes :

1° Opérer le curage de l'embouchure des égouts qui aboutissent à la rivière d'Ill entre le pont Saint-Thomas et le pont du Corbeau ; curer la portion de la rivière comprise entre les mêmes ponts ;

2° Remettre en vigueur un arrêté pris en 1832 et qui obligeait les propriétaires des maisons à faire nettoyer les rigoles des cours, tous les jours à la même heure, en y versant, au moyen des pompes, une grande quantité d'eau, de manière à permettre un lavage complet des rigoles de la voie publique.

La prochaine séance du Conseil aura lieu le samedi 15 septembre, à trois heures de l'après-midi.

### *Séance du comité des épidémies du 19 août 1849.*

*Présidence de M. CHANAL, préfet du Bas-Rhin.*

Membres présents : MM. STOEBER, FORGET, BOECKEL, SCHÜTZENBERGER, G. TOURDES.

*Cholèra.*   *Invasion du choléra à Saint-Pierre-aux-Bois, Saint-Martin et Thanwiller.* Des renseignements précis, fournis par M. le sous-préfet de Sélestat et par MM. MISTLER et CONRAUX, médecins cantonaux, établissent que plusieurs cas de choléra asiatique se sont déclarés dans ces trois communes ; on y comptait le 18 août treize malades dont huit ont succombé en peu de temps. Ces communes ne sont pas suffisamment à portée de secours médicaux ; elles manquent de médicaments.

Le Conseil est d'avis qu'un médecin soit envoyé de Strasbourg pour faire le service médical de ces communes, et que l'autorité mette à sa disposition tous les médicaments nécessaires. Cette mission est offerte à M. le docteur LACH qui l'accepte avec empressement.

Le Conseil croit nécessaire d'inviter M. le doyen de la faculté

de médecine à engager les étudiants encore présents à Stras- Choléra.
bourg, à différer leur départ, parce qu'il est possible qu'on se
trouve dans la nécessité de faire un appel à leur dévouement.

Le Conseil est d'avis de demander à l'autorité militaire si elle
pourra mettre un certain nombre d'infirmiers à la disposition
des populations rurales, dans le cas où l'épidémie prendrait de
l'extension.

Le Conseil croit nécessaire d'inviter l'autorité administrative
de la ville de Strasbourg à préparer l'exécution des mesures qui
lui ont été proposées par l'ancien Conseil médical, dans l'éven-
tualité de l'apparition du choléra.

### Séance du 25 août 1849.

*Présidence de M. Stoeber, vice-président.*

Membres présents : MM. Forget, Eissen, Boeckel, Morlet,
Schützenberger, Ihlin, Heydenreich, Hepp, G. Tourdes.

Le procès-verbal de la précédente séance est lu et adopté.

M. Reibel, médecin cantonal à Brumath, retire sa demande
en mutation pour le canton d'Obernai. Le Conseil est d'avis qu'un
concours soit ouvert pour la place de médecin cantonal vacante à
Obernai.

M. Brouillet, médecin cantonal à Geispolsheim, adresse au Rapport réglemen-<br>taire du médecin du<br>canton de Geispol-heim.
Conseil son rapport trimestriel. M. Boeckel est chargé de l'exa-
men de ce rapport.

Le Conseil est d'avis qu'il y a lieu d'établir des comités de salubrité cantonaux ; il met à l'ordre du jour de sa prochaine séance
l'examen du projet d'organisation préparé par l'ancien Conseil
médical.

*Épidémie de Saint-Pierre-aux-Bois.* M. le préfet communique Choléra.
au Conseil deux lettres de M. le sous-préfet de Sélestat, relatives
à l'épidémie de Saint-Pierre-aux-Bois. La première, en date du
20 août, annonce 1 décès à Thanvillé, 5 décès, 3 cas graves et
5 cas légers à Saint-Pierre-aux-Bois ; la seconde, datée du 21,
mentionne l'arrivée de M. le docteur Lach et de M. Couche,
étudiant en médecine, et leur installation à Saint-Pierre-aux-
Bois, chez le curé du village. Cette lettre relate en même temps
2 nouveaux décès et l'existence d'une dizaine de cas peu graves.

Choléra.

M. Eissen, qui s'est rendu au siége de l'épidémie avec MM. les docteurs Stamm et Ruef, dans la journée du 22, n'a plus trouvé que trois malades sérieusement atteints; aucun nouveau cas ne s'était déclaré dans les dernières vingt-quatre heures.

M. Forget a reçu à la clinique de la faculté une femme venant de Lützelhausen et atteinte d'un choléra peu grave.

MM. les docteurs Robert, Stamm, Arnold, réfugié allemand, et Jezierski, réfugié polonais, déclarent qu'ils sont prêts à accepter les missions que l'administration leur confiera pour le traitement des cholériques du dehors.

Le Conseil accepte ces offres avec reconnaissance; il décide qu'il sera dressé, par les soins de ses membres, une liste des médecins disposés à traiter les malades des communes *extrà-muros*.

Le Conseil est d'avis que l'administration s'adresse à l'établissement des sœurs de charité de Strasbourg, afin de savoir si quelques sœurs pourraient être mises à la disposition du service départemental pour le traitement des cholériques du dehors.

Le Conseil est d'avis que l'administration des hospices soit invitée à faire dresser des listes d'infirmiers qui seraient envoyés dans les communes ou employés à Strasbourg.

Ajournement des expériences du génie militaire dans les fossés de Strasbourg.

Une pétition renvoyée au Conseil demande l'ajournement des expériences qui doivent être faites par le génie militaire, du 1er au 15 septembre, dans les fossés des fortifications de Strasbourg. Le Conseil, prenant en considération l'apparition avérée du choléra asiatique dans plusieurs communes du département, adopte la résolution suivante :

Attendu qu'au moment où une épidémie grave s'est déclarée sur quelques points du département, il importe d'éviter avec le plus grand soin tout ce qui peut compromettre la santé publique, le Conseil est d'avis qu'il est utile d'ajourner les expériences projetées par le génie militaire; il pense que si, à la fin d'octobre ou au commencement de novembre, toute menace d'épidémie a cessé, les expériences pourront être alors exécutées sans inconvénient.

Le Conseil s'ajourne au jeudi 30 août 1849.

## Séance du 30 août 1849.

*Présidence de M. STOEBER, vice-président.*

Membres présents : MM. STOEBER, HEYDENREICH, BOECKEL, EISSEN, BOULANGER, MORLET, HEPP, KOENIG, G. TOURDES.

*Correspondance. — Choléra du val de Villé.* 1° Lettre de M. Labrousse, notaire à Villé, du 22 août.

Le choléra a surtout atteint des individus qui faisaient usage d'une mauvaise nourriture. On demande des distributions de soupe au bouillon de bœuf, aux personnes indigentes, deux fois par jour, et l'envoi d'instructions imprimées sur l'hygiène à suivre et les premiers soins à donner.

2° Lettre de M. le sous-préfet de Sélestat, du 23 août.

Il résulte des renseignements fournis par M. LACH, que la maladie reste confinée dans son premier foyer; point de nouveaux décès le 22, deux nouveaux cas, dont un seul grave.

3° Lettre de M. LACH, du 23 août.

M. LACH annonce que l'épidémie diminue, le nombre total des malades s'est élevé à 23, il n'existe plus qu'un seul cas grave.

4° Lettre de M. le sous-préfet de Sélestat, en date du 24 août.

Un nouveau cas s'est déclaré à Saint-Martin.

5° Lettre de M. le sous-préfet de Sélestat, en date du 25 août, avec un rapport de M. LACH, daté du 24.

Il résulte du rapport de M. LACH, que le choléra est resté concentré à Saint-Pierre-aux-Bois et à Thanvillé, dans la partie de cette commune qui n'est séparée de Saint-Pierre-aux-Bois que par la route. Le foyer de l'épidémie se subdivise en deux centres assez éloignés l'un de l'autre; l'un présente de mauvaises conditions hygiéniques du sol et des habitations; l'autre renferme des habitants très-pauvres.

Du 13 au 24 août on a compté 22 cas de choléra avéré et 12 décès; 11 décès sont antérieurs au 20 août; les malades n'avaient reçu aucune assistance; on a observé 2 nouveaux cas le 25 août.

6° Lettre de M. LACH, datée du 26 août.

M. LACH signale 3 nouveaux décès et quelques nouveaux cas. Les malades sont, en général, dans le plus grand dénûment; les soins manquent presque complétement; on n'exécute pas les prescriptions du médecin. M. LACH demande : *a)* qu'on lui envoie un

Choléra. certain nombre de camisoles, du linge et des bandes; *b*) que les maires des communes du val de Villé soient invités à lui faire connaître le plus promptement possible l'apparition des nouveaux cas.

MM. STOEBER et TOURDES ont communiqué au préfet, dès le 27 août, les deux demandes formées par M. LACH, et il y a été fait droit immédiatement.

7° Lettre de M. le sous-préfet de Sélestat, du 27 août 1849.

M. le sous-préfet mentionne les 3 nouveaux décès annoncés par M. LACH dans sa lettre du 26 août, et il se plaint de l'incurie des habitants. Il demande : *a*) un infirmier habile et robuste pour l'ambulance de Saint-Pierre-aux-Bois; *b*) l'appel à l'assistance des sœurs de charité; *c*) l'exécution de l'arrêté du 20 octobre 1848, qui nomme des commissions sanitaires dans chaque commune; *d*) des exemplaires de l'instruction du Comité de salubrité. Il annonce : *a*) qu'il a envoyé des médicaments et des flanelles pour frictions, plus des objets provenant de la charité particulière, gilets, etc.; *b*) qu'il a provoqué le concours de la commune pour ces objets et qu'il fera voter un crédit par le conseil municipal.

8° Lettre de M. le sous-préfet de Sélestat, du 29 août.

Pas de nouveaux cas depuis le dimanche 26 août. Il reste encore 8 malades, dont un seul paraît devoir succomber. M. LACH considère l'épidémie de Saint-Pierre-aux-Bois comme à son déclin. Il ne regarde plus l'envoi d'un infirmier comme nécessaire. Grande pauvreté des habitants de Saint-Pierre-aux-Bois. Subvention employée en amélioration du régime. Bons de soupe au riz et de viandes distribués par le docteur.

9° Lettre de M. LITSCHGI, médecin cantonal de Molsheim, en date du 23 août.

Cinq cas seulement ont été observés à Lützelhausen, 2 malades ont succombé, les 3 autres sont rétablis; le dernier cas date du 17; depuis cette époque l'épidémie s'est arrêtée dans le canton de Molsheim; elle s'est étendue à quelques communes du département des Vosges.

10° Lettre de M. SCHÜTZENBERGER, du 28 août.

Le 27, dans la vallée de la Bruche, il n'existait aucun cas de choléra. Les cas de Lützelhausen sont restés isolés; le haut de la vallée (Schirmeck, Rothau) n'a pas été atteint. De l'autre côté des Vosges, la maladie est bornée à quelques villages de la Meurthe.

11° Lettre de M. Schmidt, docteur en médecine à Benfeld, an- Choléra.
nonçant un cas de choléra à Westhausen, canton d'Erstein, à trois
kilomètres de Benfeld, le 21 août 1849; les symptômes étaient
caractéristiques; le malade a succombé.

12° Lettre de M. le sous-préfet de Wissembourg, du 29 août.
Aucun cas de choléra dans l'arrondissement.

13° Lettre de M. le maire de Strasbourg, en date du 22 août,
relativement à la salubrité de la ville.

M. le maire annonce : *a*) qu'il fait dresser l'avant-métrage des Mesures prises par l'administration munici pale à Strasbourg.
travaux demandés par le Conseil, pour l'assainissement des
égouts et de la rivière d'Ill; *b*) que les mesures d'hygiène indiquées sont ou déjà prises, ou vont être plus complétement exécutées; *c*) qu'une commission sanitaire pour le choléra a été instituée dès le 28 avril dernier, sur la demande du Conseil médical;
qu'elle a tenu sa dernière séance le 24 juillet; *d*) que l'administration des hospices a été avertie et fera disposer une centaine
de lits pour les malades cholériques; *e*) que l'organisation des
ambulances est déjà préparée et pourra être mise à exécution du
jour au lendemain.

14° M. Roth, ancien pharmacien, adresse au Conseil un mémoire sur l'état des égouts et des fosses d'aisance et sur les
moyens de remédier aux inconvénients qui en résultent.

15° Observation de M. Stoeber, d'Obernai, du 28 juillet 1849.
Choléra observé sur une femme venant de Châlons-sur-Marne;
guérison.

16° Lettre de M. le lieutenant-général, du 29 août.
Deux infirmiers militaires sont mis à la disposition du préfet du
département.

17° Lettre de la commission administrative des hospices civils,
du 29 août.
32 bandes et 5 kilogrammes de linge sont mis à la disposition
du préfet. L'administration offre son concours pour le confection-
nement des camisoles, bandes et autres objets de pansement, en
demandant qu'on lui fournisse les matières premières ou en offrant
de les acheter aux frais de la caisse du département.

18° Lettre de M. Litschgi, médecin cantonal de Molsheim,
du 28 août.
Le choléra a cessé à Lützelhausen depuis le 17 août. Le premier
cas a eu lieu le 5 août; trois malades sur six ont succombé.
Le Conseil adopte les résolutions suivantes :

**Choléra. — Demande de fonds.**

1° *Demande d'un fonds spécial de 6000 fr. pour les dépenses départementales que pourrait nécessiter l'épidémie de choléra.* Le Conseil est d'avis que l'allocation de ce crédit spécial soit proposée par le préfet au conseil général. Ces fonds auraient pour objet les frais d'assistance médicale, l'amélioration du régime des indigents, l'envoi d'objets de pansement dans les communes pauvres atteintes par le choléra.

**Publication d'une instruction populaire.**

2° *Publication d'une instruction populaire.* Le Conseil est d'avis que l'instruction rédigée par le Conseil médical et publiée au mois d'avril dernier dans le *Recueil des actes de la préfecture*, soit imprimée de nouveau avec quelques modifications et soit distribuée dans toutes les communes du département. M. le docteur Boeckel, membre du Conseil, est chargé de revoir et de surveiller cette publication ; on ajoutera à l'instruction l'indication des premiers soins à donner aux malades.

**Liste officielle du personnel médical.**

3° *Liste du personnel médical du département.* La loi exige que cette publication ait lieu tous les cinq ans ; elle n'a pas été faite depuis plus de quinze ans dans le département du Bas-Rhin. Cette publication, utile en tout temps, est indispensable pendant une épidémie. Le Conseil est d'avis que le préfet demande au conseil général les fonds nécessaires pour l'impression de cette liste.

4° *Liste des infirmiers et des gardes-malades.* L'économe de l'hôpital civil serait en mesure de faire dresser cette liste si on lui donnait connaissance des conditions que l'administration pourra offrir aux personnes qui se mettraient à sa disposition. Communication de cette réponse sera donnée à l'administration.

**Analyse d'eaux potables.**

5° *De l'analyse des eaux de la ville de Strasbourg.* M. Hepp, chargé des analyses, donne des détails sur la composition chimique de l'eau du puits de la maison n° 26, rue des Dentelles ; cette eau ne renferme aucune substance toxique.

**Organisation des comités cantonaux de salubrité.**

6° *Organisation des comités cantonaux de salubrité.* Le Conseil adopte le plan d'organisation de ces comités et est d'avis qu'elle soit effectuée le plus promptement possible[1].

MM. Stoeber et G. Tourdes, au nom du Conseil, ont immédiatement communiqué à M. le préfet les avis exprimés dans le cours de cette séance.

---

[1] Voir la séance du 7 septembre.

### Séance du 7 septembre 1849.

Membres présents : MM BOECKEL, EISSEN, HEYDENREICH, IMLIN, HEPP, G. TOURDES. M. DURRY, membre avec voix consultative.

*Correspondance.* 1° Lettre avec rapport détaillé de M. BROUIL- LET, médecin cantonal à Geispolsheim, du 30 août 1849.

Le 25 août un cas de choléra a été observé à Geispolsheim; la maladie s'est terminée heureusement.

2° Notes et observations de M. d'ANDLAU sur le choléra qui a régné à Paris du 29 mars au 1er mai 1832; on insiste dans cette note sur la nécessité d'arrêter les premiers symptômes; on indique divers moyens de traitement.

3° Lettre de M. le sous-préfet de Sélestat en date du 1er septembre 1849 : Trois nouveaux cas graves à Saint-Pierre-aux-Bois. Invasion du choléra à Villé, quatre cas le 31 août. Demande de deux infirmiers militaires; invitation au maire de Villé de faire voter des fonds par le conseil municipal.

4° Deux lettres de M. CONRAUX, médecin cantonal à Villé, du 31 août et du 1er septembre.

Le 31 août deux cas graves à Villé; dans la nuit du 31 au 1er septembre.deux autres cas dans la même maison; les malades manquent de soins.

On demande le renvoi à Sélestat des deux infirmiers.

5° Lettre de M. le sous-préfet de Sélestat du 4 septembre 1849. Du 31 août au 3 septembre, six nouveaux cas dont quatre décès; le 3 septembre on ne comptait plus à Saint-Pierre-aux-Bois qu'un seul malade atteint de choléra. A Villé, un malade sur quatre a succombé; toute sa famille est atteinte par l'épidémie. Les deux infirmiers militaires, envoyés à Villé, seront retenus à Sélestat à leur retour. On demande de nouveau une instruction populaire. On annonce deux cas non encore vérifiés à Scherwiller et à Stotzheim.

6° Communication de l'arrêté suivant portant création de comités cantonaux. Cet arrêté met à exécution les mesures proposées par le Conseil d'hygiène publique et de salubrité.

#### ARRÊTÉ.

« Nous préfet du Bas-Rhin,

« Vu l'arrêté du président du conseil des ministres, chargé du

Arrêté du préfet. pouvoir exécutif, en date du 18 décembre 1848, sur l'organisation des conseils d'hygiène publique et de salubrité, portant, art. 3 : « Des commissions d'hygiène publique pourront être ins-«tituées dans les chefs-lieux de canton, par un arrêté spécial du «préfet, après avoir consulté le conseil d'arrondissement;»

« Attendu qu'il importe d'organiser des comités, formés d'hommes compétents, placés assez près des communes rurales pour connaître exactement leurs besoins et pour surveiller sur tous les points du territoire l'exécution des mesures d'hygiène publique;

« Attendu que cette nécessité est surtout impérieuse au moment où une épidémie grave a fait apparition dans quelques localités du département;

« Sur l'avis du Conseil de salubrité du département :

« Arrêtons :

« ARTICLE PREMIER. Un comité de salubrité sera établi dans chaque chef-lieu de canton.

« ART. 2. Ce comité sera composé :

« 1° Du maire du chef-lieu de canton, président;

« 2° Du juge de paix;

« 3° D'un ministre de chaque culte, résidant au chef-lieu de canton;

« 4° D'un membre du conseil cantonal désigné tous les quatre ans par le conseil;

« *Jusqu'à l'époque de l'organisation des conseils cantonaux, ce membre sera remplacé par le représentant du canton au conseil d'arrondissement.*

« 5° De l'agent-voyer résidant au chef-lieu du canton;

« 6° Des docteurs en médecine, des pharmaciens et des vétérinaires domiciliés dans le canton.

« *A défaut d'un nombre suffisant de docteurs en médecine, des officiers de santé peuvent être nommés membres du comité cantonal, sur l'avis et sur la présentation du Conseil de salubrité de l'arrondissement.*

« ART. 3. Le comité cantonal élira tous les deux ans un vice-président et un secrétaire.

« Les comités cantonaux se réuniront au moins une fois par trimestre.

« Ils auront des séances extraordinaires aussi souvent que les affaires l'exigeront.

« Il sera tenu procès-verbal de ces séances. Une copie du procès-verbal sera adressée au Conseil de salubrité de l'arrondissement, par l'intermédiaire du sous-préfet.

« Art. 4. Les comités cantonaux de salubrité ont pour mission de s'occuper de tout ce qui concerne la santé publique dans leur circonscription.

« Il sont chargés de fournir à l'administration et au Conseil de salubrité de l'arrondissement tous les renseignements qui leur sont demandés sur l'état sanitaire de leur canton.

« Ils signalent spontanément les besoins des communes et de la population rurale.

« Ils veillent, dans leur canton, à l'application des règlements qui se rapportent à la salubrité; ils dirigent l'exécution des mesures d'hygiène publique, prescrites par l'autorité.

« Art. 5. Les comités cantonaux de salubrité doivent plus particulièrement porter leur attention sur les points suivants :

« 1° La salubrité des villages, des localités, des établissements publics, des maisons d'école, des salles d'asile, des ateliers, des habitations privées;

« 2° L'état des rues et des voies publiques, le régime des eaux, les fontaines, les irrigations, les inondations, les marais et les cimetières;

« 3° La propagation de la vaccine;

« 4° Les maladies contagieuses, les épidémies et les épizooties;

« 5° La distribution des secours médicaux aux malades indigents;

« 6° La qualité des aliments, des boissons et des condiments livrés au commerce;

« 7° L'exercice illégal de la médecine et de la pharmacie.

« Art. 6. Les comités cantonaux correspondent, par l'intermédiaire du sous-préfet, avec le Conseil de salubrité de leur arrondissement.

« Ils s'adressent directement aux autorités municipales des communes de leur circonscription pour les renseignements, avis et conseils concernant l'état sanitaire des communes, et pour l'exécution des mesures relatives à la salubrité publique.

« Art. 7. Les Conseils de salubrité d'arrondissement rempliront, pour les villes où ils siégent, les fonctions de comités cantonaux.

« Strasbourg, le 31 août 1849.          « CHANAL. »

7° Ouverture d'un concours pour le 20 septembre de deux places de médecins cantonaux vacants à Niederbronn et à Obernai.

8° Annonce d'un crédit de 10,000 fr. voté par le conseil général pour les dépenses relatives au choléra et d'un crédit de 1000 fr. alloué par le ministre de l'agriculture pour le même objet.

Le Conseil a adopté les résolutions suivantes :

1° L'attention de l'autorité sera appelée sur l'existence d'un marais nouveau à l'embouchure du canal de la Marne-au-Rhin, en amont du pont de fil de fer de la Robertsau; ce marais compromet la santé publique; il est urgent et facile de le faire disparaître.

2° Le canton de Truchtersheim n'a qu'un seul docteur en médecine; conformément à l'art. 2 de l'arrêté du 31 août 1849, il y a lieu de désigner deux officiers de santé pour faire partie du comité de salubrité de ce canton. Le Conseil propose au choix du préfet MM. WACHTER et MATTERN.

3° Le Conseil propose au préfet de composer ainsi qu'il suit le jury du concours pour deux places de médecins cantonaux : MM. SCHÜTZENBERGER, FORGET et BOECKEL, juges; M. EISSEN, juge suppléant.

Le concours aura lieu dans les formes prescrites par l'arrêté du 25 août 1848. Il sera nécessaire d'écrire au doyen de la faculté de médecine pour lui demander : a) la disposition de la salle de cours de l'amphithéâtre d'anatomie de la faculté; b) l'autorisation de choisir dans les salles de clinique les malades qui doivent être examinés par les candidats.

La séance est levée à une heure.


### Séance du 4 octobre 1849.

Membres présents : MM. STOEBER, vice-président; FORGET, DE BILLY, OPPERMANN, HEPP, EISSEN, KOENIG, IMLIN et BOECKEL faisant les fonctions de secrétaire.

Le procès-verbal de la séance précédente étant lu et adopté, M. BOECKEL rend compte du concours qui a eu lieu le 20 septembre et jours suivants pour les places de médecins cantonaux à Niederbronn et Obernai. Aucun candidat ne s'est présenté pour le premier de ces deux cantons. Pour le second, un seul candidat, M. le docteur STOXBER, d'Obernai, a été admis par le jury. Le procès-verbal du concours est déposé aux archives. Le jury fait la remarque que la publicité donnée à ce concours a été insuffisante et que cette circonstance est de nature à expliquer le peu d'empressement à se présenter au concours.

Le secrétaire donne lecture d'une lettre de M. DE BILLY, qui regrette son absence forcée aux deux séances précédentes.

L'ordre du jour produit ensuite le dépouillement de la corres- *Choléra.* pondance au sujet du choléra :

1° Lettre de M. le sous-préfet de Sélestat avec envoi des états concernant les cholériques du val de Villé.

2° Lettre de M. le docteur MISTLER sur l'invasion du choléra à Scherwiller, le 15 septembre, et sur trois nouveaux cas à Villé et deux à Thanvillé.

3° Lettre de M. le docteur LACH sur deux nouveaux cas de la maladie à Villé; tous deux dus à la frayeur occasionnée par les chants mortuaires. M. LACH désire pour cette raison que les cérémonies funèbres soient réduites à leur plus simple expression.

Nouveau cas de la maladie à Saint-Pierre-aux-Bois, à Neufbois et à Neuve-Église.

La miliaire à Saint-Maurice. La dysenterie et la petite-vérole *Miliaire, dysenterie* à Neufbois, où plus de trente personnes sont alitées; on veut se *et petite-vérole.* passer des secours de la médecine. M. LACH croit dès lors sa présence inutile et sa mission terminée. Il en rendra compte dans un rapport détaillé.

4° Lettre de M. le sous-préfet de Sélestat, du 19 septembre, *Choléra.* annonçant que l'épidémie s'avance vers la plaine. Le 21, le choléra s'est déclaré à Sélestat.

5° Lettre de M. le sous-préfet, du 24 septembre; il annonce que son intention est de garder encore les deux infirmiers militaires qui ont rendu de si bons services.

6° Lettre de M. le sous-préfet, du 25 septembre; il signale de nouveau des cas de choléra à Villé et à Scherwiller.

7° Lettre de M. le sous-préfet, du 4 octobre; les états constatent au val de Villé jusqu'à ce jour 84 cas de choléra, 39 décès, 36 guérisons, 9 en traitement.

8° Lettre de M. le docteur MISTLER, confirmant les détails ci-

*Choléra.* dessus et entrant dans des vues thérapeutiques. Elle sera communiquée à la Société de médecine.

M. Boeckel signale l'apparition du choléra à Wolxheim ; on parle de 14 cas, dont 7 ont été mortels. M. le docteur Litscugi sera invité à donner des explications sur ces faits.

M. Boeckel signale en outre un cas de choléra, constaté par lui à Wasselonne. M. le docteur Fodéré, médecin cantonal à Wasselonne, est invité à fournir des détails sur l'état sanitaire de son canton.

Le secrétaire donne ensuite lecture de la réponse de M. l'ingénieur Guerre à la lettre du Conseil, concernant les eaux stagnantes près du pont en fil de fer de la Robertsau. Il a pris des mesures pour que le renouvellement de l'eau puisse avoir lieu conformément aux désirs du Conseil.

*Désinfection des fosses d'aisance.* Lettre et note de M. Schattenmann, concernant la désinfection des fosses d'aisance. M. Hepp entre à ce sujet dans quelques détails. Le procédé Schattenmann laisse intact les acides gras qui répandent une odeur plus désagréable que celle résultant des gaz. Les expériences n'étant pas terminées, la question est réservée.

*Analyse du rapport du médecin du canton de Geispolsheim.* M. Boeckel fait un rapport sur le mémoire de M. le docteur Brouillet, médecin cantonal à Geispolsheim. Ce mémoire constate des résultats très-satisfaisants obtenus par l'opération de la vaccine. Il signale quelques cas de médecine et de physiologie très-intéressants ; il touche en outre divers points de police médicale et d'hygiène publique ; il fait ressortir le besoin d'une forte organisation médicale dans l'intérêt de la santé publique. Renvoi à la Société de médecine.

Le rapporteur conclut à ce que le Conseil donne acte à M. le docteur Brouillet de son intéressante communication et qu'il avise à donner de la publicité aux rapports des médecins cantonaux, afin de les encourager dans l'accomplissement de ce devoir.

Ces conclusions sont adoptées. Le rapporteur demande que le Conseil provoque l'envoi des procès-verbaux et des rapports des conseils sanitaires d'arrondissement et de canton ; il réclame les procès-verbaux de la commission sanitaire de Strasbourg.

Le secrétaire dépose sur le bureau une brochure de M. A. Grün, sur la *Question des habitations et logements insalubres.* Rapporteur, M. Oppermann.

*Atelier de calcination d'os.* Le secrétaire donne lecture d'une lettre de M. le maire de Strasbourg, concernant l'autorisation donnée au sieur N. Meyer d'établir un atelier de calcination d'os près de la fabrique de colle forte que le sieur Meyer exploite au canton de Hirtzmatt, hors la porte Nationale, banlieue de Strasbourg. M. le préfet demande l'avis du Conseil. Commissaires: MM. DE BILLY, HEPP et OPPERMANN.

Le Conseil décide qu'il proposera à M. le préfet comme honoraires dus à M. le docteur LACH, pour sa mission au val de Villé, une somme de 350 fr. à prendre sur les fonds votés pour les dépenses occasionnées par l'épidémie, et à M. le docteur CONRAUX père, de Villé, signalé plus particulièrement par M. le sous-préfet de Sélestat, comme ayant fait des sacrifices à l'occasion du choléra, une indemnité de 200 fr.

Une lettre sera en outre adressée à ces médecins, pour les remercier de leur dévouement. Les infirmiers militaires Maréchal et Thévenin, qui se sont distingués par leur zèle, seront recommandés spécialement à leurs supérieurs.

M. le préfet donne communication d'un arrêté qui fixe au 25 octobre, à dix heures du matin, un nouveau concours pour la place de médecin cantonal à Obernai. Cet arrêté est motivé sur l'insuffisance de la publicité. Dans le cas où aucun nouveau concurrent ne se présenterait, le concours du 20 septembre et jours suivants serait déclaré valable.

*Séance du* 22 *novembre* 1849.

Membres présents : MM. STOEBER, G. TOURDES, SCHÜTZENBERGER, BOULANGER, DE BILLY, HEPP, OPPERMANN, EISSEN, HEYDENREICH, OBERLIN, BOECKEL et DURRY.

Le procès-verbal de la séance précédente est lu et adopté.

*Correspondance.* 1° Lettre de M. MISTLER, du 29 septembre 1849. Détails sur la marche du choléra et sur le traitement employé (vomitifs).

2° Lettre de M. FODÉRÉ, du 7 octobre 1849. Le choléra n'a point paru dans son canton.

3° Lettre de M. LITSCHGI, du 7 octobre. Détails sur les maladies qui ont régné à Wolxheim et qui n'étaient pas le choléra. M. LITSCHGI se réfère pour Lützelhausen à un rapport antérieurement communiqué au Conseil.

Le Conseil a reçu les procès-verbaux des commissions cantonales de Brumath, de Sélestat, de Villé, d'Erstein, de Marckolsheim, de Benfeld, d'Obernai et de Schiltigheim. M. Boeckel est chargé d'un rapport sur ces procès-verbaux.

*Projet de règlement sur les boucheries.* La commission cantonale de Schiltigheim présente un projet de règlement sur le service de la boucherie dans le département du Bas-Rhin. Le Conseil renvoie à M. Imlin l'examen de ce projet.

*Demande en autorisation d'une fabrique de produits chimiques*, par MM. Woehrlen et Koessler. Sur le rapport de M. de Billy, le Conseil est d'avis que la demande de MM. Woehrlen et Koessler ne précise pas d'une manière suffisante les produits pour lesquels l'autorisation de fabriquer est réclamée ; des explications plus détaillées sont nécessaires pour que le Conseil puisse apprécier les procédés de fabrication et déterminer la classe à laquelle l'établissement doit appartenir.

*Demande en autorisation d'un atelier pour la calcination des os*, par le sieur Meyer. Le Conseil n'a reçu qu'une simple lettre sans aucune pièce régulière ; il serait nécessaire de réclamer le dossier à la mairie.

*Demande en autorisation d'une fabrique de pâte phosphorée*, par M. Roth.

RAPPORT

*fait au Conseil par M. Hepp, sur la demande du sieur Roth, pharmacien, tendant à être autorisé à établir une fabrique de pâte phosphorée, dans le bâtiment qu'il a construit sur sa propriété, située route du Polygone, n° 4 bis.*

Les différentes pièces remises au Conseil se composent :

1° De la demande du sieur Roth, adressée à M. le préfet du Bas-Rhin ;

2° Du procès-verbal de *commodo* et *incommodo*, ouvert à la mairie de Strasbourg, par M. Heimburger, adjoint au maire ;

3° D'une pétition signée par vingt-quatre personnes, demeurant hors la porte d'Austerlitz, et renfermant une opposition à l'établissement de la fabrique du sieur Roth ;

4° D'un avis de M. le maire de la ville de Strasbourg, basé sur la réclamation précédente, qui porte que la demande du sieur Roth n'est pas susceptible d'être accordée ;

5° D'une demande en autorisation signée des noms de quatorze personnes demeurant hors la porte d'Austerlitz ;

6° D'une nouvelle pétition signée des noms de trente-deux personnes s'opposant à l'établissement de la fabrique du sieur Roth ;

7° D'un avis défavorable de M. le maire de la ville de Strasbourg, basé sur la réclamation précédente ;

8° D'une pétition signée des noms de cinquante-six personnes habitant hors la porte d'Austerlitz, qui déclarent ne pas adhérer à la pétition de ceux qui s'opposent à l'établissement de la fabrique ;

9° D'une pétition adressée à M. le préfet, le priant d'accorder au sieur Roth l'autorisation d'ouvrir sa fabrique ;

10° D'une pétition adressée à M. le préfet, par laquelle les signataires, au nombre de vingt-neuf, protestent de nouveau contre l'établissement de cette fabrique ;

11° D'un rapport du Conseil médical, concluant qu'il y a lieu d'accorder l'autorisation demandée par le sieur Roth ;

12° D'une autorisation accordée par M. l'ingénieur en chef ;

13° D'une lettre, adressée par M. le maire à M. le préfet, qui maintient l'opposition formée contre l'établissement de la fabrique du sieur Roth ;

14° D'une lettre du sieur Roth à M. le préfet, dans laquelle il demande une nouvelle expertise ;

15° D'une lettre, adressée par M. le maire de la ville de Strasbourg à M. le préfet, qui maintient que la lettre de M. Roth ne détruit en aucune manière les motifs qui forment la base de l'opposition.

L'opposition que les voisins forment à l'établissement de la fabrique de pâte phosphorée du sieur Roth me paraît être bien moins le résultat de l'inconvénient de la fabrique, qui marche déjà depuis un certain nombre de mois, que de la crainte de voir M. Roth se livrer à d'autres industries que celle qu'il exerce dans ce moment.

Je suis sous ce rapport de l'avis énoncé dans la pièce remise par le Conseil médical, qui considère les objections présentées dans la pétition qui a motivé l'avis de la municipalité, comme étant sans importance et de peu de valeur.

Je n'entrerai pas dans les détails de la fabrication de la pâte phosphorée ; le rapport du Conseil médical l'a fait avec une clarté et une précision, dans des termes qui ne laissent rien à désirer et qui me dispensent d'en parler.

J'ai vérifié à plusieurs reprises tous les faits consignés dans ce rapport, et j'ai été forcément emmené à conclure avec MM. les rédacteurs de ce rapport que la fabrication de la pâte phosphorée est sans danger, sans inconvénient pour le voisinage et qu'elle ne peut lui occasionner aucun préjudice.

Le principal opposant est du reste parfaitement d'accord que c'est moins la fabrication de la pâte phosphorée que l'odeur du goudron, qui se dégage pendant qu'on cachète les pots, qui l'incommode.

Comme le Conseil doit donner son avis seulement sur la fabrication de la pâte phosphorée et non sur les autres industries auxquelles se livrerait M. Rotu, je ne fais que mentionner que les voisins se plaignent plus particulièrement d'une odeur infecte qui, d'après eux, se dégagerait de la fabrique pendant la nuit, et qui serait réellement incommode, tandis que les émanations provenant de la fabrication de la pâte phosphorée le seraient à un degré beaucoup moindre.

Parmi les inconvénients que doit présenter la fabrique, on cite l'empêchement qu'éprouvent les personnes dans l'accomplissement de leurs pieux devoirs sur le cimetière Saint-Urbain, pendant que la fabrique fonctionne. Je me suis rendu à cet effet à plusieurs reprises sur le cimetière, et bien que le vent fût favorable à mon expérience, je n'ai pu constater la présence de vapeurs incommodes.

En présence de ces faits, je conclus avec le Conseil médical :

Qu'il y a lieu d'accorder au sieur Rotu, pharmacien, l'autorisation demandée d'établir une fabrique de pâte phosphorée dans sa propriété située sur la route du Polygone, n° 4 bis.

Le Conseil adoptant les conclusions du rapport, est d'avis que cette autorisation peut être accordée.



***Création de bains publics et gratuits à Strasbourg.*** Le Conseil émet le vœu que l'eau chaude mise à la disposition de la ville par l'administration des tabacs, soit utilisée pour la création de bains publics et gratuits. Il demande que la délibération soit transmise au conseil municipal de Strasbourg et à l'administration des tabacs.

La séance est levée à cinq heures.

### Séance du 12 décembre 1849.

#### Présidence de M. Stoeber.

Membres présents : MM. Boeckel, de Billy, Hepp, Oberlin, Oppermann, Schützenberger, Durry, Morlet, Heydenreich, Imlin, Forget, Boulanger, Stoeber, G. Tourdes.
Le procès-verbal de la séance précédente est lu et adopté.

M. Forget explique son absence à la séance de novembre, qui s'est tenue à l'heure même de son cours à la faculté de médecine.

*Correspondance. — Création de bains publics à Strasbourg.* Bains publics.
Lettre de M. le directeur de l'administration des tabacs, du 4 décembre 1849. Il résulte de cette lettre : que l'administration est toujours décidée à mettre à la disposition de la ville l'eau chaude qui proviendra des machines à vapeur de l'établissement ; que la quantité d'eau chaude peut être évaluée à 300,000 litres par jour de dix heures de travail ; que ces eaux auront une température de 35 degrés à leur sortie de l'établissement, et que leur sortie s'effectuera à 0^m,70 en contre-bas du sol de la rue.

Lettre de M. le maire de Strasbourg, du 10 décembre 1849. M. le maire rappelle qu'il y a près d'un an déjà l'administration municipale s'est occupée des moyens de faire profiter la population strasbourgeoise de l'eau chaude qui proviendra de la manufacture de tabac ; qu'il a été convenu, sauf ratification de l'autorité supérieure, que la ville aurait le droit de faire prendre les eaux chaudes, dont l'excédant non utilisé serait déversé dans un égout à la construction duquel la régie devrait concourir ; que la question est renvoyée à l'examen d'une commission spéciale qui n'a pas encore fait son rapport ; que l'état actuel des choses a mis dans la nécessité d'ajourner ce projet et qu'il sera de nouveau soumis au conseil municipal, lorsque, par suite de la mise en activité des chaudières à vapeur, on aura des données suffisantes sur les moyens d'utiliser les eaux.

Après avoir examiné les différents éléments de la question, le Conseil est d'avis que la création des bains publics ne doit pas être ajournée et qu'il importe de préparer dès aujourd'hui les plans et les devis de l'établissement. Attendre l'essai des machines, c'est perdre l'occasion d'introduire dans la construc-

Bains publics. tion même des appareils telle disposition qui rendrait plus facile l'élévation du niveau des eaux. Les offres de la régie doivent être considérées d'ailleurs plutôt comme un auxiliaire utile que comme une condition *sine quâ non* de la création de bains publics. Cette création doit être décidée en principe, et il convient de se mettre à l'œuvre le plus promptement possible et de réaliser dès aujourd'hui ce qu'en définitive il faudra faire tôt ou tard. L'établissement de bains devra toujours être muni d'un appareil de chauffage destiné à maintenir les eaux à une température suffisante; sans doute, la régie déclare qu'elle les fournira à une température de 35 degrés, mais elle ne peut se lier par un engagement précis; il peut survenir tel perfectionnement dans les machines qui abaisse cette température, et d'ailleurs une perte de chaleur plus ou moins considérable aura toujours lieu pendant la transmission du liquide de la manufacture à l'établissement de bains. Il faut encore faire entrer en ligne de compte les chances de chômage et d'interruption de travaux par diverses causes. Quel que soit donc l'avantage incontestable que présente la concession offerte par la régie, l'établissement de bains devra toujours posséder une chaudière et un appareil de chauffage particulier, et dès aujourd'hui il importe de préparer les plans. Cette mesure même aura pour résultat de rendre plus faciles et plus fructueuses les négociations avec la régie. Si l'état des finances de la ville y met obstacle, un appel à la bienfaisance publique, déjà proposé par le Conseil, serait certainement entendu et permettrait d'accomplir une œuvre éminemment philanthropique.

Pénétré de l'importance de la création de bains publics, le Conseil décide qu'il est utile d'exposer à l'administration municipale de Strasbourg les motifs qui précèdent et de l'engager à préparer sans retard la réalisation d'une entreprise si instamment réclamée par l'hygiène de la population indigente.

Le Conseil émet ensuite le vœu que le projet de création de bains publics à Strasbourg soit porté à la connaissance de M. le ministre du commerce, qui, comprenant toute l'importance des essais de ce genre, les a placés pour ainsi dire sous le patronage de l'État. Il sera demandé au ministre d'intervenir, de manière à aplanir les difficultés qui pourraient entraver la réalisation de ce plan.

Rapport réglementaire du médecin du canton de Geispolsheim. *Médecine cantonale. Rapport trimestriel.* M. **Brouillet** adresse au Conseil un rapport sur les maladies qui ont régné à

Geispolsheim pendant le dernier trimestre et la liste rectifiée du personnel médical de son canton. M. Forget est chargé de l'analyse de ce travail.

*Liste du personnel médical du département.* Le Conseil demande que cette liste, imprimée récemment, soit distribuée aux pharmaciens du département, aux médecins cantonaux et aux membres du Conseil.

*Règlement concernant les boucheries.* M. Imlin fait un rapport pour le projet de règlement présenté par le comité cantonal de Schiltigheim. Les mesures proposées par ce comité sont, sans aucun doute, inspirées par les intentions les plus louables, mais elles sont basées plutôt sur l'exagération des inconvénients de l'état de choses actuel que sur une juste appréciation des faits. L'exécution de ce règlement serait impossible; elle donnerait lieu à des fraudes sans nombre; on n'organiserait jamais un contrôle sérieux. Le résultat définitif de ces mesures, si elles pouvaient être appliquées, serait une perte considérable pour l'agriculture et un renchérissement dans le prix de la viande. On priverait le peuple d'un aliment à bon marché. Quant aux précautions à prendre contre les maladies contagieuses, l'administration est suffisamment armée par les règlements actuels. M. Imlin propose de ne pas prendre en considération le projet du comité de Schiltigheim. Ces conclusions sont adoptées par le Conseil.

Règlement concernant les boucheries non adopté.

### RAPPORT

*fait par M. Imlin, sur un projet de règlement du commerce, de la boucherie, proposé par le comité cantonal de Schiltigheim.*

Projet de règlement sur les boucheries.

« La commission de salubrité publique du canton de Schiltigheim, en adressant à M. le préfet les procès-verbaux de ses séances du 2 et du 7 octobre dernier, a joint à cet envoi un projet de règlement pour la police de la viande de boucherie. Elle demande que ce règlement soit soumis à votre examen pour être suivi dans toute l'étendue du département.

« La commission de salubrité publique du canton de Schiltigheim établit dans les considérants dont elle fait précéder le projet en question :

« Que l'état sanitaire des populations est en rapport avec la qualité des aliments dont elles se nourrissent et parmi lesquels la viande est un des éléments principaux ;

« Que dans la plupart des communes rurales le débit de la viande échappe presque généralement à la surveillance des autorités locales, et qu'il en résulte que les bouchers peuvent exposer en vente des viandes avariées et insalubres provenant de bestiaux morts de maladie ou abattus pendant leur maladie ;

« Que le redressement de ces abus est confié à la vigilance et à l'autorité des corps municipaux, mais que ce but ne peut être atteint d'une manière efficace que par des mesures générales qui s'étendent à toutes les communes du département.

« Suit le projet de règlement en 18 articles, où se trouvent confondus : les arrêtés par lesquels le commerce de la boucherie est réglé à Strasbourg ; les lois, arrêts et ordonnances sur la police sanitaire applicables dans les cas de maladies épizootiques et générales, et où enfin le Code pénal est appelé à jouer un rôle très-important.

« Les art. 1 à 5 traitent de l'obligation de la part des bouchers :

« De déclarer à l'autorité municipale le lieu où ils se proposent d'établir leurs boutiques ;

« D'être munis d'une patente ;

« De déclarer où sont situées leurs écuries et d'en ouvrir les portes à toute réquisition de l'autorité locale ;

« De ne tuer les bestiaux que dans le local désigné à cet effet dans leur déclaration au maire ;

« De ne présenter à l'abattage aucun bétail atteint de maladie et de vices rédhibitoires ;

« De ne pas abattre de veaux qui n'auraient pas l'âge requis.

« L'art. 6 établit que les viandes corrompues seront confisquées, enfouies ou jetées dans la rivière.

« Les art. 7 à 13 concernent la création dans chaque commune de deux ou plusieurs visiteurs de viande ; ils fixent leur mode de nomination par le maire, et leur imposent les devoirs :

« D'être présents à l'abattage des bestiaux ;

« De tenir un registre des bestiaux abattus, et d'adresser chaque semaine un rapport au maire du lieu ;

« De faire des tournées chez les bouchers pour vérifier la qualité de la viande exposée en vente ;

« De dresser des rapports contre les délinquants ;

« Et enfin, de délivrer aux bouchers des permis d'abattage

moyennant une rétribution de 30 c. par chaque bœuf ou vache, et de 20 c. par chaque tête de menu bétail.

Projet de règlement
sur les boucheries.

« Les art. 14 et 15 ont trait au colportage de la viande, lequel ne pourra avoir lieu sans une autorisation spéciale du maire, qui sera délivrée sur le vu d'un certificat de l'autorité de la commune où la bête aura été abattue.

« Procès-verbal, confiscation, vente, enfouissement, etc., rien n'est oublié pour les cas de contravention.

« Les art. 16 et 17 exigent la déclaration au maire de tout propriétaire d'une bête qui aurait succombé à une maladie ou à toute autre cause. Par suite examen par les visiteurs et procès-verbal au maire.

« Enfin l'art. 18, en confiant aux maires l'exécution du présent règlement, leur impose à leur tour l'obligation de dresser procès-verbal contre les contrevenants.

« Telles sont, Messieurs, les principales dispositions du projet de règlement soumis à votre examen.

« Il m'importe de déclarer avant tout que je crois bonne et sincère l'intention qui a dicté ce projet de règlement ; mais je pense que son auteur s'est abusé sur les dangers qui résultent pour la santé publique de l'état actuel du commerce de la viande de boucherie dans les communes rurales.

« Vous voudrez sans doute me dispenser d'entrer dans des détails, du reste bien connus, sur la manière dont se fait ce commerce. Je vous rappellerai seulement que le commerce de la viande est généralement libre dans les campagnes, tandis qu'il est soumis à des arrêtés spéciaux de l'autorité municipale à Strasbourg et dans les grandes villes. Ces arrêtés, Messieurs, tout protecteurs qu'ils paraissent pour la salubrité publique, ne sont cependant faits en majeure partie qu'en vue des besoins de la classe aisée de la population, et qu'en vue de la protection accordée à la corporation des bouchers contre la concurrence extérieure.

« La surveillance exercée aux abattoirs des villes en éloigne tous les bestiaux maigres et dont la viande ne présenterait pas ce qu'on est convenu d'appeler *la qualité marchande*. Elle s'oppose conséquemment dans les villes au commerce de la viande à bon marché.

« Cependant, pour n'être pas de qualité marchande, la viande d'une bête maigre, ou malade, ou affectée d'un vice redhibitoire, n'est pas par ce motif corrompue, avariée et insalubre; et tel morceau qui n'a pas la qualité voulue pour être servi sur la table du riche, est peut-être un morceau de choix qui ne paraît que par exception sur la table du pauvre.

« Ne serait-il pas déraisonnable d'enfouir ou de jeter à la rivière les quartiers d'une bête à cornes parce que son poumon ou son foie sont devenus le siége d'une suppuration ? Et ne coupe-t-on pas la partie attaquée d'un fruit, d'une pomme, par exemple, tandis qu'on mange ou qu'on donne à ses enfants le reste sain et succulent ?

« Les abattoirs des villes ne fournissent donc, règle générale, que de la viande pour les citoyens aisés, de même que ceux de la campagne fournissent en général de la viande de moindre qualité et à meilleur marché [1].

« Il en résulte que beaucoup d'ouvriers et de journaliers de la ville vont acheter de la viande à bon marché chez les bouchers de la banlieue et des villages environnants, et que les grands cultivateurs et les gens aisés, habitant la campagne, achètent de la viande chère et de meilleure qualité chez les bouchers de la ville.

« Il est vrai que les bouchers de la banlieue et des communes rurales avoisinant la ville, abattent parfois des bestiaux atteints de maladies; il est vrai que l'abattage de ces bestiaux malades est devenu une spécialité et une source de bénéfices pour quelques bouchers du reste bien connus; mais est-ce à dire que l'usage de cette viande soit nuisible à la santé de l'homme ?

« Il y a quelques années, lorsque l'épizootie aphteuse régna sur les bestiaux d'une partie de l'Europe, un grand nombre de vaches appartenant à des nourrisseurs de Strasbourg furent sacrifiées au moment de succomber, et leur viande, ne pouvant être débitée en ville parce qu'elle n'avait pas la qualité marchande, fut livrée à la consommation extra-muros.

« Lorsque la péripneumonie fait invasion dans une étable, le

---

[1] La question du débit de la viande à bon marché avait déjà préoccupé M. Schützenberger, lorsque sous son administration la ville de Strasbourg fit construire une halle aux viandes pour les bouchers forains. Personne n'ignore que cette tentative, qui intéressait à un haut degré une grande partie de la population ouvrière de cette ville, a complétement échoué devant les prétentions des bouchers de la ville.

propriétaire des bestiaux, *quel qu'il soit*, ne se fait pas scrupule de les livrer successivement à la boucherie. La viande, sans doute, n'a pas la qualité marchande, mais jamais je n'ai entendu dire que son usage ait été nuisible à la santé du consommateur.

« N'ai-je pas constaté, il y a une année à peine, que les habitants de Sessenheim ont consommé successivement la viande de douze bestiaux affectés de fièvre charbonneuse, et sans qu'il en soit résulté le moindre accident ? Cependant l'usage de cette viande, qui est défendue par les lois et arrêts sur les épizooties, pouvait compromettre la santé et la vie d'une partie de la population de cette commune.

« A toutes les époques où le typhus exerçait ses ravages sur les bêtes à grosses cornes, la viande des animaux morts du typhus ou sacrifiés pendant le cours de la maladie a été consommée malgré les défenses les plus rigoureuses de la part des autorités ; la viande enfouie a été même déterrée et consommée, et jamais son usage n'a donné lieu à des maladies.

« Soyons de bon compte ; quel est le cultivateur (j'en appelle aux souvenirs de M. le président de la commission cantonale de Schiltigheim lui-même) qui, ayant une bête malade d'un vice redhibitoire ou de toute autre maladie, consente à la sacrifier pour l'enfouir ou la jeter dans la rivière, lorsque la viande, même dans l'état de dépréciation où elle se trouve, représente encore souvent une valeur de 100 à 150 fr. et au delà, et peut servir à nourrir à bon marché bien des familles ?

« C'est cependant là ce que prescrivent les arrêtés en vigueur dans les villes et ce que la commission de salubrité publique du canton de Schiltigheim propose d'introduire dans les communes rurales par projet de règlement qui est soumis à votre approbation.

« Dans l'examen des différentes dispositions que renferme ce projet de règlement, je passe sous silence les mesures vexatoires concernant la visite à toute réquisition des écuries des bouchers, et qui, contenues dans les lois sur les épizooties, ne sauraient être applicables que dans les cas de maladies générales.

« Quant aux visiteurs de viande auxquels le projet consacre sept articles, leur création sera le plus souvent impossible et leurs fonctions illusoires.

« Ils sont à la nomination du maire, qui les choisira sans doute parmi les hommes qui connaîtront parfaitement la viande ; c'est donc sur les bouchers que devra s'arrêter son choix, ainsi que cela a lieu dans les villes.

« Or, comme il est beaucoup de communes où il n'y a pas de boucher du tout, et d'autres où il y en a un ou deux seulement, il y aura dans tous ces cas impossibilité absolue de nommer les visiteurs prescrits par le règlement. Dans d'autres communes, où il existera un plus grand nombre de bouchers, il est fort à craindre que la nomination des uns aux fonctions de visiteurs ne soit le résultat de la décision d'une coterie et ne devienne une cause de désordres et de conflits en exposant les autres à des mesures vexatoires et en provoquant leur résistance et leur refus d'obéir.

« Quant aux certificats d'origine exigés pour la viande colportée, je désirerais savoir s'il serait possible de reconnaître que les morceaux de viande colportés ont bien effectivement l'origine indiquée dans le certificat.

« Enfin, relativement à l'obligation imposée aux propriétaires d'une bête malade d'en faire la déclaration au maire, cette mesure, applicable dans les cas de maladies générales et renfermée dans les lois sur la police sanitaire, a toujours été considérée par les cultivateurs comme éminemment vexatoire, et n'a jamais pu être exécutée, même dans les cas de maladies générales.

« En résumé, Messieurs, le projet de règlement qui est soumis à votre examen est basé sur l'exagération des inconvénients qui peuvent résulter de l'état actuel du commerce de la viande de boucherie dans les communes rurales.

« Son adoption, en mettant des entraves à ce commerce, provoquerait la fraude et l'immoralité, et exposerait les agriculteurs, comme les bouchers, à de nombreuses mesures vexatoires, qui profiteraient aux uns aux dépens des autres, et surtout aux dépens des pauvres. Son exécution, impossible et sans efficacité dans la majorité des cas, entraînerait des pertes considérables pour l'agriculture et priverait une nombreuse partie de la population ouvrière d'une nourriture à bon marché, laquelle, pour n'avoir pas la qualité dite marchande, n'en est pas moins plus substantielle que les légumes et les fruits, et dont l'usage ne saurait avoir d'action nuisible sur la salubrité publique.

« Quant aux cas exceptionnels de débit de viandes provenant d'animaux morts ou de ceux affectés de maladies contagieuses, les autorités municipales ne semblent suffisamment armées pour

leur répression par les lois, arrêts et ordonnances sur la police
sanitaire dans les cas d'épizooties, et par le Code pénal.

« J'ai donc l'honneur, Messieurs, de vous proposer de ne pas
prendre en considération le projet de règlement de la commission
cantonale de Schiltigheim. »

*Épidémie de choléra.* Il résulte des renseignements fournis au
Conseil que l'épidémie de choléra a cessé à la maison de refuge
au commencement de décembre et qu'en ce moment toute trace
de cette maladie a disparu dans la population civile de Strasbourg. Au milieu du même mois, huit cas, dont trois se sont
terminés par la mort, se sont déclarés dans le bataillon du 37ᵉ
de ligne occupant la caserne de Ponts-Couverts, située non loin
de la maison de refuge.

*Rapport sur les renseignements fournis par les comités com-
munaux.* M. Boeckel présente l'analyse de ces documents;
plusieurs d'entre eux contiennent des indications précieuses sur
l'état des populations et sur les conditions hygiéniques des localités.

RAPPORT

*fait par M. le docteur* Boeckel, *sur les réponses des commissions sanitaires communales aux questions posées par le
Conseil*[1].

Au mois de mai 1848, M. le docteur Eissen, notre collègue,
préfet intérimaire du département du Bas-Rhin, organisa, d'a-
près les indications fournies par la Société de médecine de Strasbourg, un *Conseil médical,* le premier auquel ses attributions
permirent de prendre l'initiative dans des questions qui intéres-
saient la santé publique. Au mois d'octobre de la même année,
ce Conseil publia, sous l'administration de M. Renauldon, une
instruction relative aux maladies épidémiques en général, et en
particulier au choléra.

Le choléra alors n'avait pas encore reparu en France. Néanmoins, et pour mieux s'éclairer sur les besoins des populations
de notre département, le Conseil crut devoir provoquer la créa-

---

[1] Voy. l'avant-propos.

*Commissions sanitaires communales. Questions adressées aux commissions communales.* tion dans toutes les communes du département de commissions sanitaires qui devaient répondre aux questions que le Conseil pouvait leur adresser. A cet effet, le Conseil rédigea trente-quatre questions concernant la salubrité publique, les causes productrices des maladies, les besoins de la population indigente, et les ressources des communes, en cas d'épidémie, pour subvenir à ces besoins.

*Réponses incomplètes.* Les communes répondirent avec plus ou moins d'empressement, quelques-unes d'une manière insuffisante et insignifiante, plusieurs ne répondirent que par l'annonce de la formation des commissions sanitaires, composées généralement des curés ou pasteurs, des instituteurs, du maire, de quelques notables et des médecins et pharmaciens de la localité. Un grand nombre de communes, soit par indifférence, soit par ignorance ou par mauvais vouloir, ne firent aucune réponse.

*Communes ayant fourni de bons rapports.* Quelques communes ont fourni de bons rapports, entre autres celles d'Erstein et de Rhinau, et même quelques-unes de celles qui n'ont pas de médecin, comme, par exemple, Diebolsheim, qui a fourni un rapport très-judicieux.

*Réponses incomplètes.* Sur 543 communes formant le département du Bas-Rhin, ont répondu d'une manière plus ou moins satisfaisante. . . . 205

Se sont bornées à envoyer la liste du personnel composant les commissions sanitaires . . . . . . . . . . . . . . . . . 43

*Point de réponses.* N'ont pas fait de réponses. . . . . . . . . . . . . . . 295

Au nombre de ces dernières se trouvent toutes les communes du canton de Wœrth.

### Arrondissement de Saverne.

*Statistique des réponses par cantons.*

| | | | |
|---|---|---|---|
| Canton de Bouxwiller . . . | 21 communes, | 8 réponses. | |
| — de Drulingen . . . | 30 | — | 13 — |
| — de Hochfelden . . . | 30 | — | 8 — |
| — de Marmoutier . . . | 25 | — | 7 — |
| — de la Petite-Pierre . | 22 | — | 12 — |
| — de Saar-Union . . . | 18 | — | 5 — |
| — de Saverne. . . . . | 18 | — | 6 — |

### Arrondissement de Sélestat.

| | | | |
|---|---|---|---|
| Canton de Barr . . . . . . | 14 communes, | 7 réponses. | |
| — de Benfeld. . . . . | 15 | — | 10 — |

| | | | | | |
|---|---|---|---|---|---|
| Canton d'Erstein. . . . . | 13 | communes, | 9 | réponses. | |
| — de Marckolsheim . . | 21 | — | 13 | — | |
| — d'Obernai . . . . . | 10 | — | 1 | — | |
| — de Rosheim . . . . | 11 | — | 4 | — | |
| — de Sélestat. . . . . | 6 | — | 2 | — | |
| — de Villé . . . . . . | 24 | — | 8 | — | |

*Arrondissement de Strasbourg.*

| | | | | | |
|---|---|---|---|---|---|
| Canton de Bischwiller . . . | 21 | communes, | 13 | réponses. | |
| — de Brumath . . . . | 21 | — | 11 | — | |
| — de Geispolsheim . . | 14 | — | 9 | — | |
| — de Haguenau. . . . | 16 | — | 8 | — | |
| — de Molsheim. . . . | 18 | — | 14 | — | |
| — de Schiltigheim . . | 18 | — | 10 | — | |
| — de Truchtersheim . | 33 | — | 20 | — | |
| — de Wasselonne. . . | 13 | — | 13 | — | |

*Arrondissement de Wissembourg.*

| | | | | | |
|---|---|---|---|---|---|
| Canton de Lauterbourg . . | 6 | communes, | 5 | réponses. | |
| — de Niederbronn . . | 20 | — | 12 | — | |
| — de Seltz . . . . . . | 18 | — | 5 | — | |
| — de Soultz-s.-Forêts. | 25 | — | 7 | — | |
| — de Wissembourg . . | 13 | — | 7 | — | |
| — de Wœrth . . . . . | 21 | — | 0 | — | |

Dans les 205 communes dont j'ai été à même de faire le dépouillement, on compte :

52 docteurs en médecine, environ 1 sur 4 communes.
26 pharmaciens . . . . . . — 1 — 8 —
33 officiers de santé. . . . — 1 — 6 —
13 vétérinaires . . . . . . — 1 — 16 —
220 sages-femmes, en moyenne 1 sage-femme par commune.

Je dois ajouter toutefois que 44 communes sur 205 manquent de sages-femmes, que beaucoup de localités importantes n'ont pas de vétérinaires, que les 33 officiers de santé se trouvent disséminés dans 28 communes, qu'il y en a ordinairement plusieurs

Commissions sanitai-
res communales.
Statistique du per-
sonnel médical.

dans les grandes localités et là où il y a des docteurs en médecine. Une de ces localités compte 3 pharmaciens (Obernai), et 7
en comptent 2; Soultz a 4 docteurs-médecins, 5 autres localités
en comptent 3 chacune, 8 en ont deux, et 17 un seul; les 52
docteurs sont répartis entre 31 communes.

Si nous établissons le rapport du personnel médical dans toutes
les communes du département, d'après le dernier relevé, il se
trouve que pour les 543 communes du département, on compte :

157 docteurs en médecine, 66 officiers de santé, 71 pharmaciens, 537 sages-femmes.

Et si nous déduisons le personnel médical de Strasbourg, il y
aura dans le département : ,

89 docteurs en médecine, 56 officiers de santé, 56 pharmaciens et 461 sages-femmes.

Ce qui fait, pour Strasbourg, à peu près :

| | | | |
|---|---|---|---|
| 1 doct. en medecine sur 1600 habit., | en tout 68 doct. en méd. | | |
| 1 officier de santé. . — 7000 | — | 10 offic. de santé. | |
| 1 pharmacien. . . . — 4000 | — | 15 pharmaciens. | |
| 1 sage-femme . . . — 1000 | — | 76 sages-femmes. | |

Et, pour le département :

| | | | |
|---|---|---|---|
| 1 docteur sur 10 communes de l'arrondissement de Saverne. | | | |
| 1 — — 5 — | — | Sélestat. | |
| 1 — — 6 — | — | Strasbourg. | |
| 1 — — 3 1/2 — | — | Wissembourg. | |

| | | | |
|---|---|---|---|
| 1 officier de santé sur 13 communes de l'arrond. de Saverne. | | | |
| 1 — — 8 | — | Sélestat. | |
| 1 — — 10 | — | Strasbourg. | |
| 1 — — 6 1/2 | — | Wissembourg. | |

Il en résulte que l'arrondissement de Wissembourg est le plus
favorisé sous le rapport des docteurs en médecine. Viennent ensuite Sélestat et Strasbourg, et enfin Saverne, qui n'a que la
moitié du nombre de Sélestat et seulement le tiers de celui de
Wissembourg.

C'est encore Saverne qui a le moins d'officiers de santé, puis vient Strasbourg, puis Sélestat, et enfin Wissembourg, qui a un officier de santé pour six communes.



Il résulte encore de nos relevés que dans l'arrondissement de Saverne il y a plus de 68 communes, par conséquent un tiers, qui n'ont pas de sages-femmes; que dans l'arrondissement de Sélestat il y a une sage-femme au moins pour chaque commune; que l'arrondissement de Strasbourg en compte une à peu près pour chaque commune, et qu'enfin l'arrondissement de Wissembourg compte 31 villages où il n'y a pas de sage-femme.

Pourquoi l'arrondissement de Wissembourg a-t-il attiré le plus de médecins? Nous l'ignorons. Ce n'est pas là toutefois qu'ils sont le mieux rétribués; bien au contraire. Il est évident que les officiers de santé ont suivi les docteurs en médecine. Là où ceux-ci se trouvent en plus grand nombre, ceux-là ont afflué aussi.

Notons encore que 5 cantons n'ont chacun qu'un médecin. Ce sont Drulingen, Marmoutier, Marckolsheim, Rosheim et Truch-  tersheim. Neuf cantons n'ont qu'un officier de santé; trois n'en ont pas du tout. Trois cantons (Truchtersheim, Villé et la Petite-Pierre) n'ont pas de pharmaciens.

Une des questions importantes, et que nous avions à cœur de  résoudre sous le rapport de l'assistance, est celle relative à la population indigente et aux secours dont disposaient les communes pour subvenir aux besoins des malheureux, soit en cas de maladie, soit en temps de disette, soit en général et sous rapport de l'extinction de la mendicité. Dans notre rapport sur l'assistance publique, nous posâmes en principe que la commune devait être envisagée comme une grande famille où tous les membres se devaient une assistance mutuelle; nous admîmes qu'il pourrait y avoir une certaine solidarité entre les différentes familles ou communes d'une même circonscription cantonale, d'arrondissement ou départementale.

Il devait donc nous importer d'élucider le chiffre de la population souffrante, de cette fraction qui, pour vivre, avait besoin de ses semblables. Là nous devons principalement regretter de n'avoir eu les réponses que d'un certain nombre de ces agglomérations par familles, ou, en d'autres termes, de communes. En outre, beaucoup des rapports reçus me permettent seulement de deviner, si c'est par famille, par feux ou par individus, par âmes qu'ils donnent le chiffre proportionnel des pauvres; que les uns n'envisagent comme pauvres que les mendiants, tandis que

Commissions sanitaires communales.

d'autres comptent dans cette catégorie tous les individus non aisés.

Population indigente.

Les données sur les ressources des communes sont également indiquées d'une manière insuffisante. Les commissions sanitaires sont cependant composées d'hommes parfaitement compétents pour la solution de ces questions. J'attribue l'insuffisance de leurs réponses à la circonstance que cette question n'a pas été assez clairement posée.

Je ne me suis servi que des rapports qui sont assez explicites sur ce point. Voici ce qu'ils nous apprennent :

Sur 187 communes, comprenant ensemble 199,390 (soit 200,000) individus, nous trouvons 27,665 pauvres; un peu plus d'un septième de la population notée, comme ayant besoin de secours à certaines époques de l'année, ou dans certaines conditions de leur existence.

Les communes rapprochées du Rhin, sujettes aux inondations et ayant par leur situation des terres moins productives, ainsi que les communes des montagnes, situées dans des terrains pierreux où la terre végétale est trop facilement emportée par les torrents, sont les plus pauvres.

Birkenwald (canton de Marmoutier) a 400 individus pauvres sur 659 habitants; Marmoutier lui-même, un quart de sa population; Saint-Martin (Villé), la moitié; Heiligenberg, petit hameau, canton de Molsheim, en compte 200; Engenthal (Wasselonne), cinq sixièmes; Gerstheim, près du Rhin, canton de Benfeld, un tiers de la population; Offendorf, canton de Bischwiller, terrain ingrat, sablonneux, a trois quarts de pauvres; Mertzwiller, situé dans les sables, entre Haguenau et Niederbronn, en compte 1000; la Wantzenau, 500; Daubensand (Erstein), la moitié.

Tandis que Heiligenstein et Coxwiller, entre Barr et Obernai, deux villages où il y a beaucoup d'ordre, où l'on est laborieux et économe, où les procès sont très-rares, n'ont chacun que six à huit familles très-peu aisées. Aussi les percepteurs classent-ils ces villages parmi les villages distingués. La commission médi-

Une commune qui n'a pas de pauvres.

cale de Heidolsheim, canton de Marckolsheim, village aux bonnes terres par excellence, affirme ne pas avoir de pauvres dans sa commune; Blæsheim n'a que 20 âmes qui comptent parmi la catégorie des pauvres; Düttlenheim et Lipsheim, un nombre égal; Dachstein, 15 âmes; Ernolsheim, 10; Mundolsheim, 3 familles; Hürtigheim, 4 familles; Bofzheim, 5 familles, etc.

Passons maintenant aux différentes questions posées par le Conseil et voyons ce que ces réponses nous offrent d'intéressant et d'utile. Commissions sanitaires communales.

Les quatre premières questions ont trait aux causes d'insalubrité et aux maladies régnantes. Quant aux causes d'insalubrité, c'est principalement la stagnation des eaux qu'on accuse. Il semble, en effet, qu'il y ait quelque chose de plus à faire que ce qu'on a fait jusqu'à présent. Causes d'insalubrité et maladies régnantes.

Voici, par exemple, comment s'explique la commune de Rossfeld (Benfeld) par l'organe de sa commission sanitaire : Rossfeld.

« Tous les ans, à l'époque des grandes eaux, notre commune
« est entourée dans un rayon assez considérable d'une masse d'eau
« telle que les communications dans le village, de voisin à voisin
« même, sont parfois interrompues. L'eau pénètre dans les étables,
« les granges, les caves, les chambres d'habitation. C'est pour la
« troisième fois que nous faisons ce triste exposé à l'administra-
« tion supérieure, sans que jamais on n'ait pris des mesures pour
« obvier à ces accidents déplorables. D'année en année ces inon-
« dations deviennent plus fréquentes et plus désastreuses, au
« point que souvent les semailles d'automne sont détruites dans
« nos meilleurs terrains. Pendant quinze jours ou trois semaines,
« notre banlieue est un lac. De là la fréquence des fièvres inter-
« mittentes. En peut-il être autrement, lorsque les provisions se
« gâtent dans les caves, et n'est-il pas étonnant que des épi-
« zooties ne se déclarent, etc. ? Nous avons déjà signalé deux fois
« les moyens propres à prévenir ces désastres, nous faisons un
« nouvel appel aux membres du Conseil de salubrité et à M. le
« préfet du département. La prospérité de la commune et l'hygiène
« publique réclament leur sérieuse attention. »

La commune de Herbsheim (même canton) s'exprime encore plus énergiquement. Après avoir fait ressortir l'influence désastreuse des inondations sur les hommes et sur les bestiaux, elle dit que c'est pour la cinquième fois qu'elle réclame, et toujours inutilement. Les digues le long de la Zembs sont trop peu élevées; « mais au lieu de faire exhausser ces digues, continue le « rapport, nous sommes obligés de faire des prestations à trois « lieues de là sur des chemins d'intérêt commun, tandis qu'on nous « refuse cette prestation chez nous et pour notre intérêt propre. » Cette commune sollicite l'envoi d'une commission sur les lieux, pour que celle-ci puisse s'assurer des faits et les signaler à l'autorité. Herbsheim.

*Commissions sanitaires communales.*

C'est à la misère résultant de ce mauvais état de choses que la commune de Herbsheim attribue le décroissement de la population qui va, en grande partie, s'expatrier en Amérique.

Ses vœux sont que le Conseil d'hygiène publique et de salubrité intervienne auprès du préfet, afin que la Zembs soit endiguée depuis Müttersholtz jusqu'au Heidenstrœssel, en passant par les banlieues de Hilsenheim, Witternheim et Rossfeld.

*Hindisheim.*

Le rapport de la commune de Hindisheim (Benfeld), probablement rédigé par un homme de l'art, M. le docteur MEYER, s'occupe aussi des eaux stagnantes et des marais. Il décrit très-judicieusement deux sortes de marais, les uns à découvert et les autres, pour ainsi dire, souterrains ou invisibles. Ces derniers sont dus à des couches de terre végétale imprégnée d'eau et reposant sur un fond argileux plus ou moins imperméable à la couche d'eau; celle-ci forme avec la terre végétale une espèce de terrain mouvant susceptible d'émanations, pour le moins aussi nuisibles que celles qui se font à la surface de vrais marais. «Toutefois, y est-«il dit, faut-il reconnaître que ces marais sont beaucoup moins «nombreux et moins vastes depuis les travaux exécutés dans les «dernières années. Aussi les fièvres intermittentes sont-elles moins «fréquentes et moins opiniâtres. Néanmoins il existe encore dans «le village même des eaux stagnantes, formant une superficie de «30 à 40 ares, et qu'il serait très-facile de dessécher. Il serait «d'autant plus urgent de le faire que ces mares ont incontestable-«ment une mauvaise influence sur la santé des habitants, tandis «que les marais du dehors, séparés du village par des forêts, «exercent principalement une influence très-funeste sur les bes-«tiaux au parcours desquels ils sont livrés.»

*Artolsheim.*

La commune d'Artolsheim, canton de Marckolsheim, signale également des eaux stagnantes au milieu du village; ces flaques d'eau ont de 150 à 200 mètres de longueur sur 20 à 30 centimètres de profondeur. L'administration des ponts et chaussées est accusée de cet état de choses. Elle a fait des rigoles et des puisards qui sont insuffisants pour recevoir les eaux de la pluie.

*Orschwiller.*

La commune d'Orschwiller, canton de Sélestat, fait les mêmes doléances. Rhinau a lieu d'espérer que les travaux de rectification du Rhin le débarrasseront des eaux stagnantes et par conséquent des fièvres intermittentes.

*Bischwiller.*

Bischwiller n'a pas de marais proprement dits, mais une grande partie de ses prairies sont sujettes aux inondations et les eaux ne peuvent s'écouler. Depuis trois ans, la commune réclame la construction d'un canal de desséchement qui traverserait la commune de Rohrwiller dans la longueur d'environ 400 mètres. Commissions sanitaires communales.

La commune de Mommenheim a aussi à se plaindre de l'insuffisance de l'écoulement des eaux dans les rues. Mommenheim.

Hochfelden dit que le canal de la Marne-au-Rhin, interceptant les eaux, a donné lieu à des mares et à des fièvres intermittentes beaucoup plus fréquentes qu'autrefois. Hochfelden.

C'est depuis qu'on a commencé les terrassements du chemin de fer que les fièvres intermittentes sont devenues endémiques à Hochfelden.

On sait, à Strasbourg, combien les fièvres intermittentes étaient toujours fréquentes à Ostwald; depuis le défrichement des forêts par la colonie agricole et la mise en culture des terres incultes et marécageuses par la commune, depuis l'établissement de tranchées faites avec intelligence, l'état sanitaire d'Ostwald s'est considérablement amélioré; nous pouvons dire la même chose du Neuhof et principalement de la Robertsau. Ostwald.

Diebolsheim, canton de Marckolsheim, est moins favorisé. Cette commune est située à deux kilomètres du Rhin, et séparée de ce fleuve par des forêts et des broussailles qui récèlent des marais, dont les plus grands ont jusqu'à 200 mètres carrés. De là beaucoup de fièvres intermittentes. Les goîtres, autrefois fréquents, sont plus rares. Ici on fait la singulière remarque que les habitants originaires des endroits vinicoles au delà de l'Ill n'ont jamais eu la fièvre depuis cinquante ans. Ce qu'on semble attribuer au régime que ces étrangers continuent à suivre, et principalement à l'usage du vin. La phthisie n'y est pas rare. Diebolsheim.

Soultz-les-Bains se plaint aussi des inondations. En 1834 et 1835, les eaux se sont élevées à 4 mètres dans Soultz même. Depuis l'exhaussement de la route départementale n°18, non-seulement les caves sont submersibles, mais aussi les habitations, les écuries, les granges le sont à un tel degré qu'elles ont perdu beaucoup de leur valeur. Soultz-les-Bains.

A Baldenheim (Marckolsheim), on parle de dix hectares de terrains marécageux. Baldenheim.

A Gambsheim et à son annexe Bittenhofen (canton de Brumath), on signale une mare de deux ares dans la commune même. Gambsheim.

A Heiligenstein, il y a une mare au milieu du village, dont la suppression a déjà été votée en 1848. Je l'ai vue exister encore Heiligenstein.

Commissions sanitaires communales.

Diedendorf.

Sparsbach.

Offendorf.

Ingwiller et Benfeld.

Maladies régnantes ; progrès de la santé publique.

Saverne.

en 1849. Il serait très-facile de la faire disparaître. L'incurie et la négligence seules peuvent laisser subsister de pareils inconvénients.

A l'ouest de Diedendorf (Drulingen), à deux kilomètres du village, il y a un étang attenant à quatre autres étangs qui sont signalés comme cause d'insalubrité.

A Sparsbach (Petite-Pierre), les fièvres intermittentes ont disparu depuis la suppression des étangs, et les typhus y sont très-rares depuis cette époque.

A Offendorf (Bischwiller), beaucoup de terrains ont été mis à sec par l'endiguement du Rhin. Ces terrains se couvrent de forêts. On semble craindre qu'il n'en résulte quelque chose de fâcheux pour la santé.

Telles sont les causes d'insalubrité provenant de l'état des eaux ; mais, à en juger par les communications qui nous sont parvenues, on a déjà réalisé beaucoup d'améliorations sous ce rapport et le nombre des marais a diminué. On a généralement assez mal apprécié leur étendue, on ne dit pas non plus dans quelles conditions ils se trouvent. Je ne doute pas qu'avec un peu de bonne volonté, en faisant des coupes intelligentes, en assurant l'écoulement, en endiguant mieux les rivières, on ne parvienne à faire disparaître plus complétement ces causes d'insalubrité. Mais il faudra que l'administration supérieure y veille et que les administrations locales soient poussées à agir.

Plusieurs localités ont d'autres griefs à exposer sous le rapport de l'hygiène publique. Ainsi Ingwiller (Bouxwiller) se plaint beaucoup de l'exposition en plein air et au milieu des habitations de tas de matières excrémentitielles, mêlées à des débris de végétaux servant d'engrais, ainsi que de l'abattoir qui est au milieu de la petite ville. Benfeld fait les mêmes plaintes au sujet de l'abattoir. Néanmoins on affirme qu'à Ingwiller il n'y a eu que huit cas de fièvre intermittente en sept ans, et ces huit cas ont eu lieu dans le même mois, très-probablement à une époque où des conditions atmosphériques passagères les avaient engendrées.

Quant aux maladies régnantes, à en croire les rapports, il y a un progrès général, quoiqu'on parle beaucoup de fièvres typhoïdes et qu'on accuse comme nuisibles à la santé quelques travaux publics qui s'exécutent dans notre département et qui sont encore inachevés. Ainsi, à Saverne, les fièvres intermittentes sont endémiques depuis les travaux du chemin de fer et du canal. Cela se conçoit, et si nous avions tous les rapports, nous aurions, sans

doute, à enregistrer plus d'une plainte à cet égard. Nous savons
d'ailleurs ce qui est arrivé à Bollwiller, dans le Haut-Rhin, et
vous avez déjà fait une enquête à ce sujet concernant l'établissement de Stéphansfeld.

*Commissions sanitaires communales.*

A Diedendorf (Drulingen), on pense que les fièvres qui y règnent
depuis quelques années et dont on ne spécifie d'ailleurs pas la nature, tiennent à la maladie des pommes de terre.

*Diedendorf.*

A Steinbourg, près de Saverne, la nourriture est accusée d'entretenir la maladie scrofuleuse.

*Steinbourg.*

Andlau, qui paraît être une localité très-favorisée sous le rapport sanitaire, expose que les maladies scrofuleuses ont beaucoup
diminué depuis que le peuple est à même de se mieux nourrir. Il
n'y existe d'ailleurs ni fièvres intermittentes, ni fièvres typhoïdes,
ni phthisies.

*Andlau.*

Le typhus, qui a ravagé récemment beaucoup de communes
aux environs de Marmoutier, n'a pas régné dans cette localité,
malgré la misère habituelle de la plupart de ses habitants. La
phthisie est rare à Marmoutier, quoiqu'elle soit fréquente dans
des localités qui ne présentent point une exposition ou des conditions plus défavorables et quoiqu'à Marmoutier il y ait beaucoup
de tailleurs de pierre qui, comme vous le savez, sont sujets à une
forme particulière de cette terrible maladie.

*Marmoutier.*

A Dettweiler il y a beaucoup de fièvres intermittentes et de
fièvres typhoïques.

*Dettweiler.*

Rosheim est toujours le berceau de la miliaire depuis 1812. A
Bœrsch, où les pleurésies sont fréquentes, ce qui tient certainement aux courants d'air qui y règnent, la miliaire est également
endémique.

*Rosheim.*

Tout ce que nous apprennent les commissions sanitaires communales à cet égard est sans doute insuffisant; mais cela nous
prouve néanmoins tout l'intérêt que pourraient présenter ces questions sous le rapport de la topographie médicale, si elles étaient
traitées par des hommes compétents. C'est là un devoir qu'ont à
remplir les médecins cantonaux, et nous ne pouvons qu'engager
le Conseil à encourager les médecins cantonaux à nous fournir
ces documents.

A la question, n° 7, relative à la mortalité dans les années de
disette, les réponses sont très-diverses et souvent opposées. Les
unes prétendent que les maladies ont été moins fréquentes par
suite d'une certaine sobriété forcée; selon d'autres, la fréquence

*Mortalité dans des années de disette.*

*Commissions sanitaires communales.* des maladies, et par conséquent la mortalité, a été plus grande. Ces dernières sont en plus grand nombre. Je me réserve de traiter cette question dans un travail plus complet et spécial sur la mortalité en général, aux différents âges et selon les positions topographiques et géologiques des localités; j'aurai l'honneur de le soumettre prochainement au Conseil. Ce travail m'a été inspiré par les recherches laborieuses et consciencieuses d'un jeune employé de la préfecture, de M. A. Plarr.

*Défrichements, étendue des forêts, etc.* Il y a une question sur laquelle nous n'avons encore qu'une réponse insuffisante. C'est celle du défrichement des terrains incultes, de l'étendue des forêts, des terrains à parcours, etc. Il faudrait, pour résoudre complétement cette question, consulter les opérations du cadastre et la carte du département.

*Forêts.* Les communes situées près des Vosges, au nord et à l'ouest du département, ont généralement part aux forêts qui les bordent. Celles situées vers le Rhin, comme Erstein et plusieurs villages de son canton, ont beaucoup de forêts. Il y a néanmoins des communes situées presqu'à égale distance du Rhin et des Vosges dont le communal renferme également d'assez vastes étendues de forêts en plaine. Vous connaissez tous la belle forêt de Haguenau dont le pin forme une espèce particulière en botanique. La seule commune de Weitbruch (Haguenau) possède 3100 hectares de forêts. Ces bois, qui relient les forêts du Rhin à celles des Vosges, sont là comme les restes de l'ancien climat de l'Alsace gauloise, époque à laquelle tout notre sol était couvert de vastes forêts. Il serait intéressant de savoir jusqu'à quel point le déboisement a modifié la température et les conditions hygiéniques locales. Les savantes recherches de M. Fuster nous font pressentir les changements qui doivent avoir eu lieu sous ce rapport.

*Terrains incultes.* Quant aux terrains incultes, il semble, d'après les données que nous possédons, qu'il n'y en a plus beaucoup. Obernai toutefois a encore 100 hectares de terres incultes. La petite commune de Siltzheim (Saar-Union), qui ne compte que 417 âmes, a 26 hectares de terres incultes sur 340 hectares de forêts.

*Vaine pâture.* Depuis quelques années la vaine pâture a considérablement diminué. Il n'y a que peu de communes qui s'obstinent à la considérer comme préférable, et qui négligent de cultiver des terrains dont le rapport serait plus favorable à l'éducation du bétail que la nourriture toujours insuffisante que celui-ci y trouve.

*Nulle mention des tourbières.* Aucune des communes ne fait mention des tourbières et des avantages ou des inconvénients qui sont attachés à cette exploitation sous le rapport hygiénique. On ne s'est guère préoccupé de l'état sanitaire des populations, de la constitution des habitants. C'est là cependant un sujet d'un haut intérêt humanitaire. Ne savons-nous pas, en effet, par les conseils institués pour la conscription militaire, que la race tend à se dégrader, que le même nombre d'hommes ne fournit plus, comme autrefois, autant de sujets vigoureux et propres au service militaire ? Commissions sanitaires communales.

Les pays vignobles et les contrées à grande et belle culture offrent les hommes les plus robustes, les mieux bâtis, tandis que du côté du Rhin et dans les vallées des Vosges se rencontre une race plus rabougrie. Disons toutefois que la race seule n'est pas la cause de ces conditions et qu'elles nous paraissent dépendre aussi, en grande partie, de l'alimentation. Race.

Cela nous conduira naturellement à parler du genre de vie et de la nourriture habituelle de nos populations. Le genre de nourriture donne rarement lieu à des maladies, si ce n'est là où la nourriture est insuffisante. Toutes les réponses sont à peu près unanimes sur ce point. Or, elle est précisément insuffisante dans les vallées pauvres de nos montagnes et dans les terrains ingrats des bords du Rhin. Erstein signale comme nuisible à la santé la viande vendue par les colporteurs, provenant souvent d'animaux malades, et celle des veaux tués peu de jours après leur naissance. Le rapport lucide d'un de nos collègues nous a dit ce qu'il fallait penser du premier point ; et quand au second, nous ne pensons pas qu'il puisse jamais donner lieu à des maladies sérieuses. Reste l'insuffisance de l'alimentation qui détériore à la longue la constitution, chez des hommes surtout qui, dépassant la mesure de leurs forces, sont obligés de disputer à un sol ingrat les productions dont ils ont besoin pour vivre. Genre de vie et nourriture habituelle.

Le rapport d'Andlau nous dit que les maladies ont notablement diminué depuis qu'une plus grande aisance permet aux habitants de mieux se nourrir.

Les boissons alcooliques sont un vaste sujet de récrimination pour les médecins. Il n'en est pas de même pour le public. L'eau-de-vie, faite généralement avec du marc de raisin, avec des prunes, des cerises, etc., est assez en usage chez les gens de la campagne, surtout dans certaines localités où les enfants, en bas âge même, en reçoivent habituellement le matin à jeun, comme, par exemple, dans beaucoup de communes agricoles entre Was- Boissons. Eau-de-vie.

Commissions sanitaires communales.

seloune et Strasbourg et dans tout le Kochersberg. Là, les trois cinquièmes des habitants masculins en font leur premier déjeuner. Or, il résulte des rapports que nous avons examinés que l'eau-de-vie, prise habituellement chez les gens qui travaillent beaucoup et au grand air, n'a aucun inconvénient pour la santé. Le médecin vous dira peut-être que les asthmes, les toux chroniques, les irritations de poitrine, si fréquentes chez les paysans avancés en âge, ont en partie leur source dans l'usage trop fréquent des spiritueux ; que les éruptions chroniques de la peau, les teignes, etc., les ophthalmies dartreuses de beaucoup de ces enfants tirent de là leur origine ou leur entretien.

*Vin.* L'usage du vin est sans inconvénient, disent tous les rapports. Plusieurs d'entre eux ajoutent judicieusement : *là où il y en a.* On ne semble pas se préoccuper de l'abus, et l'on est bien loin de s'inspirer des sociétés de tempérance. Oberbronn, qui ne fournit pas le meilleur des vins, dit que les libations du matin n'empêchent pas les soirées spiritueuses. C'est entre Scherwiller et Mittelbergheim qu'on en fait la plus grande consommation. A Andlau, par exemple, l'ouvrier boit de quatre à cinq litres de vin par jour, dans la saison des grands travaux de campagne (du piochement de la vigne principalement).

Là où l'on boit du vin il y a plus de vigueur, plus d'énergie morale, plus d'aptitude à fournir un travail productif. Nous n'hésitons pas à dire, d'après la connaissance que nous avons des localités, que l'usage modéré d'un bon vin est un bénéfice pour les races.

*Bière.* La bière est peu en usage à la campagne, elle n'est pas du goût des gens qui peuvent boire du vin, et on se récrie généralement sur sa mauvaise qualité. Plusieurs rapports signalent la bière de Strasbourg comme étant notablement de qualité inférieure. Décidément, sauf quelques honorables exceptions, la bière de Strasbourg a perdu son ancienne réputation.

*Eau.* Quant à l'eau, on la trouve, avec trop de facilité, bonne partout. Cela n'empêche pas qu'on ne la recommande nulle part comme boisson salutaire ou exclusive. Elle est tout au plus bonne pour ceux qui ne peuvent se procurer du vin. Il y a bien des paysans et des vignerons qui croiraient s'ingérer une maladie en buvant de l'eau, comme il y a nombre de paysannes qui, leur vie durante, n'ont pris de bain.

Le nettoyage des puits est généralement négligé.

La quinzième de nos questions a trait à la propreté individuelle et à celle des habitations et de leurs alentours. Quoique les rapports que nous analysons ne conviennent pas toujours de la malpropreté générale, et que beaucoup d'entre eux prétendent que la propreté ne laisse rien à désirer, il n'en est pas moins vrai que le défaut de cette vertu perce partout dans les réponses. *(Commissions sanitaires communales. Propreté individuelle.)*

L'aération et les lavages manquent partout. Le pauvre est rarement logé avec propreté. Quelques-uns blâment les fumiers entassés devant et autour des maisons ; d'autres prétendent que cela n'est pas malsain.

Le rapport de Siewiller (Drulingen), dit toutefois que la malpropreté est repoussante autour des habitations. Hochfelden fait des vœux pour la propreté. Obernai se plaint des fumiers qui encombrent la ville. *(Malpropreté publique.)*

Il est incontestable que si tout cela ne contribue pas directement à engendrer des maladies, il n'en serait pas moins à désirer qu'il se fît un progrès sous ce rapport et que la santé s'en trouverait mieux.

La plus grande fréquence des maladies a lieu partout au printemps, puis en automne. Les réponses ne varient pas sur ce point. C'est la règle générale pour la campagne.

Les bouleversements sociaux ne semblent avoir nulle part exercé une influence sur nos populations rurales. Elles sont trop éloignées des centres révolutionnaires, et elles se tournent trop dans un autre cercle d'idées pour se ressentir des passions ardentes qui remuent les têtes dans les grands foyers où s'agitent les questions politiques. *(Bouleversements sociaux.)*

La question de l'accroissement ou du décroissement des populations est résolue, en thèse générale, en faveur du premier. S'il y a eu décroissement dans certaines localités, cela tient principalement aux émigrations pour l'Amérique ou pour l'Algérie qui, ainsi qu'on peut le prévoir, ont été plus fréquentes dans les cantons pauvres (comme à Drulingen, à la Petite-Pierre, etc.). *(Accroissement de la population.)*

Diedendorf (Drulingen) accuse en outre, comme cause de la diminution de ses habitants, la gêne et le manque de logements des gens aisés que cette circonstance empêche de se marier, tandis que les pauvres, ajoute le rapport, ne sont jamais arrêtés par là.

A Soultz-sous-Forêts, la population diminue depuis quelques années sans cause connue. Strasbourg est dans le même cas. Les

*Commissions sanitaires communales.* décès sont plus nombreux que les naissances. A Bischwiller, au contraire, les naissances dépassent les décès de beaucoup depuis une série d'années.

Ce résultat opposé pourrait bien tenir à une même cause, s'exerçant en sens inverse.

A Strasbourg affluent beaucoup de gens misérables de la campagne, souvent des gens d'un certain âge, sans grande famille et se déplaçant plus facilement; un certain nombre succombe à l'hôpital avant d'être acclimatés et souvent sans postérité.

A Bischwiller, au contraire, l'état florissant de l'industrie attir de jeunes ménages valides qui prospèrent, s'y propagent et accroissent le chiffre de la population.

*Vêtements.* Comme cause de maladie en général, on accuse encore les vêtements insuffisants et les mauvais logements. Il est de fait que les chambres basses, étroites, à petites ouvertures, situées au rez-de-chaussée des maisons, chauffées outre mesure, sans aération et encombrées, ne peuvent qu'être préjudiciables à la santé. La plupart des campagnards, même aisés, habitent les rez-de-chaussée.

*Construction des habitations.* La législation ne devrait-elle pas intervenir dans la construction des habitations notablement malsaines? Ne devrait-elle pas prescrire une certaine élévation au-dessus du sol, et peut-être même un minimum de dimension pour les fenêtres et pour les appartements, etc.? N'avons-nous pas vu maintes fois, lors des inondations annuelles, des étages inférieurs submergés, qui ne l'eussent pas été si l'on avait pris le moindre souci de la chose?

Les caves aussi laissent à désirer dans beaucoup de localités.

*Literie.* Les plumeaux de duvet, dont on se couvre généralement dans notre pays, trouvent grâce aux yeux de toutes les commissions sanitaires, une seule exceptée, si ce n'est là où il y a des miliaires endémiques.

Les ciels-de-lit, par contre, sont généralement considérés comme vicieux, et à juste titre là où déjà on a si peu souci de purger l'air des émanations animales.

*Travaux combinés.* Quant aux établissements industriels qui donnent lieu à une réunion de beaucoup de personnes, il appert, par les rapports, que partout où les ouvriers ont un travail mixte, c'est-à-dire où ils peuvent partager leur temps entre les travaux des champs et ceux de la fabrique, la santé se soutient; tandis que le travail constant et exclusif dans les ateliers plus ou moins encombrés altère le plus souvent la santé et détériore la constitution. Commissions sanitaires communales.

Bischwiller et Hüttenheim sont particulièrement favorisés sous ce rapport, parce que là les ouvriers sont tous, presque sans exception, habitants sédentaires de leurs communes respectives, et, comme tels, attachés à un champ qu'ils cultivent.

L'économie du chauffage a introduit dans les usages des ménages pauvres une habitude qui fait souvent du mal. C'est la cuisson dans les poêles des appartements. Il y a deux grands inconvénients attachés à cet usage : d'abord celui de trop chauffer l'appartement, et ensuite de répandre des vapeurs de toutes sortes dans l'air qu'on respire. La plupart des rapports signalent et accusent ce mode vicieux de chauffer, sans toutefois spécifier les maux qui en résultent. Chauffage défectueux.

La vingt et unième question que nous avons posée concerne l'influence des travaux de campagne sur la santé des hommes. Les réponses sont insuffisantes. Les médecins ne paraissent pas leur avoir donné assez d'attention, et les rapports sont souvent faits par des personnes étrangères aux observations médicales. Travaux de la campagne.

Le battage et le vannage du grain ne peuvent-ils pas donner lieu à des maladies des organes respiratoires, soit par la poussière qu'on inspire, soit par les courants d'air auxquels les hommes qui s'y livrent sont exposés? Le mode de casser les tiges du chanvre répand de petits corpuscules dans l'air que l'ouvrier respire. Pendant la coupe des blés, les moissonneurs sont exposés au soleil ardent du matin au soir. Certains travaux exigent de grands efforts musculaires, tels que le piochage des vignes, l'extraction des racines de garance, etc. On admet généralement que les terres fraîchement remuées donnent lieu à des émanations qui engendrent des fièvres intermittentes, non-seulement dans les lieux bas, mais aussi dans les lieux élevés. Eh bien! l'extraction de la tourbe, des pommes de terre, le hersage, le labourage, en général, donnent-ils lieu à des fièvres, et, si ce n'est pas le cas pour toutes ces opérations, quelles en sont les causes? Faut-il que les terres soient remuées plus profondément, ou bien y a-t-il d'autres conditions qui prévalent, etc.? Ces travaux engendrent-ils des maladies particulières? Ces questions et beaucoup d'autres de ce genre n'ont point fixé l'attention des commissions sanitaires.

On nous dit tout simplement que le rouissage du chanvre n'a

*Commissions sanitaires communales.* aucun inconvénient pour la santé, en tant que les hommes ne sont pas obligés de travailler dans l'eau. Le mode de rouissage adopté presque généralement aujourd'hui n'expose d'ailleurs plus les ouvriers à séjourner dans des eaux croupissantes. On signale comme particulièrement insalubre le manoquage et le triage du tabac, qui se fait en automne dans les appartements.

Dans les vignobles, on a l'habitude de porter des fardeaux très-lourds dans des endroits inaccessibles aux voitures; là on voit beaucoup de hernies, des maladies du cœur et des gros vaisseaux (anévrismes), et plus souvent qu'ailleurs des crachements de sang.

Quant aux pneumonies et aux gastrites, on les attribue plus particulièrement à l'abus du vin. Cela peut être vrai pour les secondes, mais pas pour les premières, qui sont plus souvent le produit de certaines conditions atmosphériques ou des certaines saisons.

*Assistance.* J'arrive à un autre ordre des questions, à celles qui ont trait à l'assistance. Dans la plupart des communes, il y a peu de ressources, et celles-ci, dit-on, sont partout insuffisantes. Vous savez déjà ce que je pense, et je vous ai dit ailleurs quelles sont les mesures qui me semblent devoir être adoptées. Je ne pense pas que nous puissions ne pas donner suite, sans manquer à nos devoirs, à cette partie de l'assistance publique, ou, en d'autres termes, à l'organisation des secours à donner aux malades pour la santé publique.

Les ressources des communes, pour les soins médicaux à donner aux pauvres, consistent généralement dans un fonds de quelques francs inscrit annuellement au budget. Cette somme est insuffisante, et n'hésitons pas à le dire, elle est *distraite* de son véritable objet dans beaucoup, sinon dans la plupart des communes.

*Hôpitaux.* Quelques localités plus importantes possèdent des maisons originairement destinées à un hôpital, ou hospice, ou maison de refuge. Encore s'en trouve-t-il parmi celles-ci qui n'ont jamais reçu leur véritable destination.

Quelques communes revendiquent le droit de faire traiter leurs malades pauvres dans des hôpitaux établis dans les anciens temps à frais communs. Ainsi, Marmoutier expose que ses malades furent anciennement admis à l'hôpital de Saverne dont on les exclut aujourd'hui. Obermodern prétend avoir des droits sur l'hôpital de Bouxwiller.

Il y a des hôpitaux à Obernai et Rosheim. Celui de Benfeld a 24 lits, celui de Rhinau a 12 lits, outre les 52 lits pour les infirmes et orphelins. (Rhinau paraît, en général, une commune bien administrée.) Erstein n'a que 3 lits; Saverne, par contre, en a 120. *Commissions sanitaires communales.*

Sparsbach, Œrmingen, Dettwiller, etc., ont des locaux, mais rien n'y est organisé.

Hâtons-nous de dire que beaucoup de communes font des vœux pour l'organisation de l'assistance publique. Quelques-unes demandent que le gouvernement prenne l'initiative pour établir dans chaque commune des maisons de santé et de refuge et des caisses de secours. Ces dernières n'existent à peu près nulle part à la campagne. Une seule localité en fait mention, c'est Bischwiller.

Disons encore qu'une commune, celle de Pfuhlgriesheim, par l'organe de son pasteur, si je ne me trompe, entend s'opposer à ce qu'elle appelle *la charité légale*. C'est très-bien, si la charité privée est assez active pour tarir les plaies sociales.

Les communes de Benfeld et de Hüttenheim se plaignent de ce que la grande fabrique de Hüttenheim ne fasse rien pour les ouvriers malades.

L'ouvrier concourt par son travail assidu à la prospérité d'un établissement; l'équité ne commande-t-elle pas, de la part du maître, quelque sollicitude pour l'instrument de ses bénéfices? Il n'y a pas de loi, il est vrai, qui assujettit le maître à concourir pour une part égale à celle de l'ouvrier, dans une caisse d'épargne ou de secours, et il serait souverainement injuste d'obliger le patron à doubler la mise de fonds de l'ouvrier, tandis que l'ouvrier ne court aucun risque et ne saurait participer aux pertes, et que, d'ailleurs, il n'a pas non plus concouru pour sa part à la fondation de l'établissement. Mais il l'entretient par un labeur de tous les jours, il s'y associe pendant de longues années; de son intelligence, de son exactitude, de son dévouement dépend souvent le succès d'une entreprise. Comment n'aurait-il pas droit aussi à une protection réciproque, à un secours dans sa maladie, à un soulagement pour sa vieillesse? Les patrons devraient sentir tout cela et agir librement et spontanément là où la loi trop timide et une réglementation qui pourrait devenir injuste, n'osent intervenir. *Indifférence des grands établissements industriels pour l'assistance de l'ouvrier.*

Question n° 30. Gardes-malades. Il n'y en a nulle part à la campagne. Tout se fait par un esprit de famille ou de charité. Ce sont des proches, des parents, des voisins, des âmes charitables *Gardes-malades.*

*Commissions sanitaires communales.* — qui se dévouent au bien de leurs semblables. C'est cet esprit si différent de l'égoïsme qui règne dans les relations des grandes villes, où le voisin ne connaît pas le voisin et le locataire pas son colocataire; c'est ce souffle de la vraie fraternité qu'il conviendrait de mettre à profit pour fonder quelque chose de bien et de durable dans ces agglomérations de familles que nous nommons communes.

*Répartition assez bien proportionnée des médecins.* — L'assistance publique reçoit une large part par les médecins. Je vous ai fait connaître plus haut, dans mon rapport, la distribution du personnel médical dans notre département. On ne peut pas dire que le département, en général, manque de médecins; néanmoins il y a beaucoup de localités qui sont à 5 et 6 kilomètres d'un homme de l'art. Knœrsheim (Marmoutier) est à 7 kilomètres d'un médecin; Sparsbach (la Petite-Pierre), à 8 kilomètres; Altwiller (Saar-Union) est dans le même cas, ainsi que Œrmingen, du même canton, etc.

*Pharmacies.* — Les pharmacies sont encore bien moins à la portée de beaucoup d'habitants de la campagne. Sundhausen, village considérable du canton de Marckolsheim, est à 12 kilomètres d'une pharmacie; Diebolsheim, même canton, à 13 kilomètres; Sessenheim et Stattmatten (Bischwiller) sont à 15 kilomètres de la plus proche pharmacie et tout aussi loin d'un docteur en médecine. Sessenheim, toutefois, a un officier de santé qui pourrait bien tenir officine. Qu'est-ce qui empêcherait d'ailleurs ces deux villages, assez aisés et rapprochés, à se donner un médecin, en lui faisant quelques petits avantages fixes.

*Médecins cantonaux.* — Cela me conduit tout naturellement à parler des médecins cantonaux; car n'ont-ils pas été institués précisément pour remédier à l'inconvénient que je signale, c'est-à-dire pour doter toutes les localités d'hommes de l'art? Sans doute, le préfet éminemment philanthrope auquel nous devons cette institution voulut, en assurant la vaccination, disséminer en même temps des médecins sur toute la surface du département. Chaque rayon cantonal devait avoir son médecin; mais le traitement de 600 fr. est si minime qu'on ne peut pas exiger d'un médecin qu'il donne des soins à tous les pauvres des 20 à 30 communes qui forment un canton. Ce serait, d'ailleurs, chose matériellement impossible dans la plupart des cantons. Il y en a, d'ailleurs, comme par exemple Truchtersheim, où le médecin cantonal est le seul docteur en médecine pour 33 communes. Pourrait-on raisonnablement exiger qu'il donnât des soins aux malades de toutes les communes qui forment sa circonscription ? Aussi le règlement qui régit la médecine cantonale ne l'exige-t-il pas. Et cependant nous devons désirer que tous les malades puissent être assistés; quoi de plus sage et de plus pratique dès lors que ce que nous proposons dans notre projet? Il est évident qu'il y a à faire quelque chose concernant le traitement des malades, et surtout des malades pauvres dans les villages dépourvus de médecins. Je propose, en conséquence, de faire de cette question l'objet spécial de demandes à adresser aux commissions cantonales, et de nommer une commission qui vous fasse un rapport sur cette matière, qui se reproduira, comme vous le verrez, lorsqu'il sera question de la constatation des décès. Cette question touche à la réorganisation de la médecine cantonale.

En voudrez-vous, d'ailleurs, au peuple crédule et ignorant de nos campagnes si, abandonné de médecins, voire même de sages-femmes, il se livre aux charlatans si avides à l'exploiter?

Plusieurs localités signalent, dans leurs rapports, des actes de charlatanisme. Rhinau, entre autres, s'élève contre le colportage de drogues par des Tyroliens. Cette plaie de la société est encore plus vive à l'endroit des maladies des bestiaux. Les charlatans les plus innocents sont encore les pâtres. C'est avec une grande bonne foi qu'ils font étalage de leur ignorance.

Là encore le Conseil a une mission à remplir et une initiative à prendre. Notre pays ne manque déjà pas de médecins et de pharmaciens; sous peu il ne manquera pas même de vétérinaires, si vous faites quelques efforts contre l'exercice illégal de l'art de guérir. Ce qu'un seul ne peut faire par mille et une raisons, un corps légalement constitué comme le vôtre, le fera aisément. Je m'abuse p ut-être ; je compte sans la justice qui, je le dis à regret, ne semble très-favorable au corps médical; elle est du moins très-molle à l'endroit de la répression des abus.

N'avons-nous pas au sein de notre ville des hommes qui, sans titre aucun, exercent largement la médecine au su de tout le monde. Allez les signaler au procureur de la République, vous y serez pour vos frais; on croira que vous êtes mû par une certaine jalousie de métier; on exige des preuves de ce qui est de notoriété publique. Les malades, dupés par l'individu, ne veulent pas paraître en justice; les morts sont muets; le médicastre ne signe pas ses prescriptions, il va commander lui-même

*Commissions sanitaires communales.* ses formules au pharmacien, afin de ne pas laisser de traces, de ne pas donner prise. Enfin, vous parvenez néanmoins à le faire condamner à la somme énorme de 5 fr. Il rit d'en être quitte à si bon marché, loue le procureur de la République et continue de plus belle.

Ce n'est pas du roman que je fais; c'est de l'histoire. Et que serait-ce si je voulais dérouler à vos yeux l'histoire locale du somnambulisme ?

Eh bien ! ne vous appartient-il pas de faire appliquer les lois, de sauvegarder les intérêts sanitaires de vos concitoyens, de prendre la défense du corps médical ? Ce sera la conséquence logique de votre institution. La liste des médecins qui se dresse sous vos auspices vous y oblige d'ailleurs indirectement. Le juge ne peut-il pas demander raison à M. X. de ce dont la notoriété publique l'informe ? M. X., exercez-vous la médecine, oui ou non ? Avez-vous traité un tel ? Où est votre diplôme ? Au pharmacien ne pourrait-il pas demander : Avez-vous exécuté des formules de M. X. ? etc. Que faut-il de plus ? Quelques exemples statués et tout rentrera dans l'ordre.

*Décès et inhumations.* Nous arrivons enfin à la dernière question posée par nous. Elle concerne l'homme au sortir de sa carrière terrestre, la mort, et spécialement la constatation des décès et l'inhumation.

La plupart des réponses au sujet de la première de ces questions se résument dans cette phrase : « Les visites des décédés se « font conformément à la loi, » ce qui se traduit, selon moi, en cette autre phrase : « La constatation des décès est insuffisante, « sinon nulle. »

Vous savez que la loi n'exige que vingt-quatre heures pour procéder à l'inhumation. Or, ce terme déjà bien court est souvent anticipé. Il l'est surtout par les israélites, qui ne craignent pas de faire de fausses déclarations, afin de pouvoir enterrer les morts avant le commencement du sabbat, ou afin de pouvoir retourner plus vite à leurs affaires mondaines, attendu que le culte israélite leur prescrit des observances contraires à leurs intérêts, et que d'ailleurs tout est impur aussi longtemps que le mort est dans la maison, et même quelques jours après, si je ne me trompe.

Il règne, en général, une latitude dangereuse dans la manière d'interpréter la loi dans tout ce qui concerne les inhumations.

*Un* ou *plusieurs* parents viennent déclarer le décès à la mairie.

Le maire, ou un adjoint, ou délégué se rendent dans la maison mortuaire pour constater la chose, ou bien cela n'a pas lieu et on se borne à inscrire la déclaration, comme par exemple à Ingwiller, grand village du canton de Bouxwiller. Dans quelques communes on prescrit quarante-huit heures de délai, comme à Andlau ; dans d'autres à peine vingt-quatre heures, comme à Knœrsheim (Marmoutier).

Erstein pense, dans sa réponse, qu'il serait de la plus haute importance que les décès fussent régulièrement constatés, tant à cause des inhumations précipitées qu'à cause de la possibilité des crimes, et ensuite aussi pour arriver à connaître les contraventions à la police médicale et pour enregistrer la nature des maladies.

Il faut bien que l'expérience ait révélé ces inconvénients au Conseil d'Erstein qui, ainsi que j'ai eu l'honneur de vous le dire, s'est attaché à répondre consciencieusement aux questions proposées.

Quant aux conditions et aux localités dans lesquelles se font les enterrements, il se trouve qu'il règne une grande irrégularité.

Les fosses sont profondes ou ne le sont pas, comme à Diedendorf (Drulingen), où elles ont à peine un mètre ; elles sont renouvelées à des intervalles plus ou moins longs et souvent beaucoup trop courts, comme à Epfig (Barr), à Bernardswiller (Obernai), à Benfeld, à Eckwersheim (Brumath) et surtout à Mühlhausen (Bouxwiller).

En outre, certains cimetières sont dans l'enceinte des villages. A Rosheim et à Epfig (Barr) les cimetières sont contigus aux habitations. Pourquoi le nouveau cimetière d'Offendorff (Bischwiller) n'est-il pas employé ?

Beaucoup de ces terrains sont trop petits, comme ceux de Mühlhausen (Bouxwiller), Bernardswiller (Obernai), Epfig (Barr). Celui de Benfeld est beaucoup trop petit, quoique éloigné de la ville.

Il y a des endroits où le cimetière est submersible. Berstett (Truchtersheim) signale un arrangement particulier admis dans les inhumations, afin de prévenir les cas d'asphyxie lors d'une mort apparente.

Il serait trop long d'entrer dans les détails à cet égard, et combien y en a-t-il de ces détails qui ne nous sont pas connus. Je pense en conséquence que c'est le cas de saisir les commissions canto-

Commissions sanitai-<br>res communales.<br>Cimetières.

nales de tout ce qui se rattache à cette question et de charger une commission, prise dans votre sein, d'en faire le sujet d'un règlement. A mon avis, la question ne pourra être tranchée que par l'organisation de l'assistance publique sous le rapport médical, et elle devra se rattacher au système que j'ai déjà eu l'honneur de proposer aux communes et qui me semble le seul praticable, si l'on ne veut engager le département dans des frais extraordinaires.

Ma tâche est finie; ce que j'ai pu vous dire est sans doute bien insuffisant. Ce ne sont que des têtes de chapitres dont chacun mérite une attention particulière, une étude spéciale : des jalons pour ce qu'il y a à faire, des avertissements plus ou moins utiles aux commissions cantonales. J'espère néanmoins que ce travail, malgré toutes ces lacunes regrettables, fera sentir à celles-ci l'importance des sujets qui y sont effleurés, et qu'elles sont appelées à compléter. Si tel est votre avis, je ne regretterai pas d'avoir un peu fatigué votre attention par des détails recueillis trop à la hâte, puisés dans des documents imparfaits et présentés avec trop peu d'ensemble.

Le Conseil, considérant qu'il importe d'utiliser les résultats de cette enquête et de mettre en activité l'institution des comités cantonaux qui, en cette circonstance, peut rendre les plus grands services, décide qu'un relevé des principales causes d'insalubrité signalées dans les réponses des communes sera adressé au comité cantonal de leur circonscription, et que les comités seront invités à donner leur avis sur les faits allégués et sur les moyens d'y porter remède.

Ce rapport est renvoyé à la commission de médecine cantonale chargée d'élaborer un projet d'organisation de l'assistance publique dans le département du Bas-Rhin.

Le bureau du Conseil, auquel est adjoint M. Boeckel, est chargé de faire ce relevé et de l'adresser aux comités compétents.

### *Séance du 9 janvier 1850.*

*Présidence de M. Stoeber, vice-président.*

Membres présents : MM. Stoeber, Forget, Schützenberger, Eissen, Boeckel, Morlet, Boulanger, de Billy, Heydenreich, Hepp, Koenig, G. Tourdes.

Le procès-verbal de la séance précédente est lu et adopté.

*Liste du personnel médical du département.* Plusieurs erreurs ont été reconnues dans cette liste. Le Conseil émet le vœu qu'elle soit révisée, et il exprime en même temps le désir que la liste des vétérinaires régulièrement reçus soit ajoutée à celle du personnel médical.

M. Durry[1] fait connaître au Conseil qu'on procède en ce moment à un nouveau tirage de la liste. Les membres du Conseil sont priés d'adresser à la préfecture la rectification des erreurs qu'ils pourraient découvrir.

*Rapports arriérés.* Les documents demandés au sujet de l'atelier de calcination du sieur Meyer et de la fabrique de produits chimiques des sieurs WOEHRLEN et KESSLER n'ont point encore été reçus. Les premiers doivent être fournis par la mairie de Strasbourg, les seconds par les pétitionnaires eux-mêmes.

*Récompenses accordées à l'occasion de l'épidémie de choléra.* Le Conseil n'entend soulever aucune discussion de personne au sujet de ces récompenses, mais, examinant la question de principe, il pense que l'institution des Conseils d'hygiène publique et de salubrité aurait dû surtout être utilisée dans une occasion de ce genre. Recevant tous les renseignements et tous les rapports médicaux, appelé à donner son avis sur toutes les décisions à rendre, le Conseil, par ses fonctions mêmes, est tout à fait en mesure d'apprécier les services rendus et d'empêcher des omissions regrettables. Le Conseil exprime le vœu que l'administration le consulte à l'occasion des récompenses qui pourront être accordées à l'avenir pour les faits qui concernent le service sanitaire du département.

*Enquête sur les logements insalubres à Strasbourg.* Le Conseil, considérant qu'il importe d'étudier cette grave question, demande la communication : 1º de l'enquête sur les logements insalubres faite à Strasbourg au mois de septembre 1849 ; 2º des rapports adressés à l'autorité municipale, à la même époque, par les médecins cantonaux.

*Réponses des commissions communales.* M. BOECKEL continue la lecture de son rapport[2].

---

[1] Chef de division à la préfecture, pouvant assister aux délibérations du Conseil avec voix consultative.

[2] Voir la séance du 12 décembre 1849.

## Séance du 15 février 1850.

### Présidence de M. STOEBER, vice-président.

Membres présents : MM. DE BILLY, MORLET, HEYDENREICH, OBERLIN, IMLIN, DURRY, EISSEN, BOECKEL, SCHÜTZENBERGER, STOEBER, G. TOURDES.

Le procès-verbal de la séance précédente est lu et adopté.

Amidonnerie.  *Autorisation d'une amidonnerie.* Le sieur Pfisterer demande l'autorisation d'établir une amidonnerie hors la porte Nationale, 9, près du pont Saint-Arbogaste. MM. HEYDENREICH et G. TOURDES ont visité l'établissement, qui est en activité, et ont pris connaissance du procédé de fabrication. M. HEYDENREICH donne lecture d'un rapport, duquel il résulte que la fécule est préparée à l'aide de la trituration et du lavage sans fermentation, et que l'atelier possède un canal assurant aux eaux de lavage un écoulement continu dans la rivière d'Ill. Ces deux conditions font passer l'atelier de la première classe des établissements insalubres dans la seconde.

L'établissement n'exhale aucune odeur fétide, mais le canal d'écoulement est imparfait; il est découvert dans une partie de son étendue et n'a point assez de pente. Le rapporteur est d'avis que l'autorisation peut être accordée aux deux conditions suivantes : 1° Le sieur Pfisterer fera construire un égout qui portera les eaux de lavage jusqu'à la rivière même; 2° le procédé de fabrication actuellement en usage ne pourra être modifié sans une nouvelle autorisation.

Le Conseil adopte unanimement ces conclusions.

Bains publics.  *Établissement de bains publics à Strasbourg.* Deux lettres sont communiquées au Conseil. M. le ministre du commerce accuse réception de documents qui lui ont été adressés par le Conseil. Ces documents ont été renvoyés à la commission spéciale chargée de préparer l'organisation des bains publics en France.

M. le directeur des contributions indirectes écrit au Conseil : 1° que l'administration est disposée à effectuer tous les travaux qui auront pour but de fournir de l'eau chaude, à un niveau convenable, à l'établissement de bains, mais à la condition que toutes les dépenses seront supportées par la ville; 2° que l'administration, tout en étant décidée au plus bienveillant concours, ne peut prendre aucun engagement quant à la température et à la quantité d'eau à livrer, aussi bien qu'en ce qui concerne l'époque et la régularité des livraisons; que toutes ces conditions sont nécessairement subordonnées à la marche des travaux de la manufacture. *Bains publics.*

Le Conseil, considérant que ces documents viennent encore confirmer l'opinion déjà émise que l'établissement de bains devra toujours être organisé de manière à être assuré d'une existence indépendante et posséder un appareil de chauffage particulier, émet de nouveau l'avis qu'il importe de préparer dès aujourd'hui le plan de l'établissement. On évitera ainsi des retards préjudiciables, et en s'y prenant à temps, on rendra plus facile la solution de tous les problèmes. Si l'état des finances de la ville ne lui permet pas de faire face à tous les frais de cette création, un appel aux souscriptions particulières deviendra indispensable, et sous ce point de vue encore une prompte décision ne peut qu'être avantageuse.

M. Eissen fait remarquer que l'on pourra utiliser plus tard, pour des établissements du même genre, l'eau provenant de l'usine à gaz et d'autres ateliers industriels.

*Réclamation de la commune de Soultz-les-Bains au sujet des inondations. — Réponse du comité cantonal de Molsheim.* Les habitants de Soultz-les-Bains ont réclamé au sujet des inondations qu'a provoquées dans cette commune le rehaussement de la route départementale n° 18. *Inondations à Soultz-les-Bains.*

Le Conseil s'est adressé au comité cantonal de Molsheim pour lui demander son avis sur cette réclamation.

Le comité cantonal, dans sa séance du 20 janvier 1850, a émis l'avis suivant : L'exhaussement de la route, rendu nécessaire par la construction d'un pont sur la Mossig, se prolonge de 30 mètres dans la commune, et cinq maisons se trouvent au-dessous de son niveau. Des travaux faciles à établir mettraient les maisons complétement à l'abri des inondations ordinaires, et les propriétaires ont reçu depuis longtemps les indemnités allouées dans ce but. La position de Soultz-les-Bains expose parfois cette commune à des inondations presque diluviennes; mais les désastres n'ont lieu qu'à de bien rares intervalles, et il est malheureusement reconnu que les moyens d'y remédier entraîneraient des frais exorbitants qui équivalent presque à une impossibilité.

Le Conseil, adoptant les conclusions du comité cantonal de Molsheim, est d'avis qu'il n'y a pas lieu de donner suite à la réclamation des habitants de Soultz.

Saverne. *Comité d'arrondissement de Saverne.* Le procès-verbal de la séance trimestrielle de ce comité est renvoyé à l'examen de M. Boeckel.

Bischwiller. *Comité cantonal de Bischwiller. — Projet d'un canal de desséchement.* Le comité cantonal de Bischwiller propose d'ouvrir un canal de desséchement sur la rive droite de la Moder, entre Bischwiller et Rohrwiller; il demande l'avis du Conseil. M. Boulanger est chargé du rapport.

Boucheries. *Du commerce de la boucherie. — Publication du rapport de* M. Imlin. Plusieurs comités cantonaux ou communaux réclament des modifications aux règlements qui concernent le commerce de la boucherie; la plupart des mesures proposées auraient pour résultat de mettre des entraves à ce commerce et d'augmenter le prix de la viande; les réclamations reposent en grande partie sur des idées fausses qu'il importe de rectifier. Le rapport de M. Imlin [1], sur le règlement proposé par le comité central de Schiltigheim, expose avec netteté les conditions auxquelles il convient de soumettre ce genre de commerce, et est de nature à dissiper des préjugés fâcheux. Le Conseil émet le vœu que ce rapport soit publié dans le *Recueil des actes de la préfecture* et soit ainsi porté à la connaissance des maires et des comités cantonaux.

Publication des travaux du Conseil. *Publication des travaux du Conseil. — Demande au conseil général d'un crédit de* 300 *fr.* Les questions d'hygiène, examinées par le Conseil, ont souvent une grande importance. Les travaux des divers comités d'arrondissement et de canton aboutissent au Conseil central qui les résume et les apprécie; les procès-verbaux de ses séances contiennent des documents qui peuvent être consultés avec fruit et qui donnent des idées précises sur les besoins du département au point de vue sanitaire.

Le Conseil croit utile d'attirer l'attention publique sur les questions de ce genre; il est d'avis qu'un compte-rendu de ses travaux soit publié, et il émet le vœu que le préfet du Bas-Rhin demande au conseil général un crédit de 300 fr., destiné à cette publication.

Choléra. *Du traitement du choléra.* M. le ministre de l'agriculture et

---

[1] Voir la séance du 12 décembre 1849.

du commerce demande un avis sur la méthode de traitement employée contre le choléra par M. le docteur MISTLER, médecin cantonal à Sélestat. M. SCHÜTZENBERGER est chargé de présenter un rapport sur le travail de M. MISTLER.

*Médecine cantonale. — Rapports trimestriels.* M. le docteur BROUILLET, médecin cantonal à Geispolsheim, adresse au Conseil son rapport trimestriel.

M. BROUILLET fait connaître l'état des vaccinations pendant le dernier trimestre. Il demande à cette occasion que les rapports exigés, au lieu d'être trimestriels, soient semestriels.

Le Conseil, prenant ce vœu en considération, est d'avis que les rapports semestriels seront substitués par les médécins cantonaux aux rapports trimestriels.

*Exercice illégal de la médecine.* M. BROUILLET appelle ensuite l'attention du Conseil sur la nécessité d'organiser la pharmacie cantonale et d'annexer à chaque cimetière une salle d'autopsie. Il signale un cas d'exercice illégal de la médecine dans son canton. Le sieur Fels, qui y est domicilié, se livre d'une manière habituelle à la pratique médicale. L'allégation est précise, elle est appuyée sur un témoignage digne de foi; le Conseil est d'avis que ce fait soit déféré à M. le procureur de la République.

*Assistance publique.* M. BOECKEL communique au Conseil quelques vues sur l'organisation de l'assistance publique. Le comité de médecine cantonale est chargé d'examiner le projet, qui sera ensuite communiqué aux comités cantonaux.

La séance est levée à cinq heures.


### Séance du 28 février 1850.

*Présidence de M. STOEBER, vice-président.*

Membres présents : MM. BOECKEL, SCHÜTZENBERGER, BOULANGER, IMLIN, OPPERMANN, EISSEN, HEYDENREICH, HEPP, MORLET, STOEBER, G. TOURDES.

Le procès-verbal de la séance précédente est lu et adopté.

*Comité cantonal de Geispolsheim.* Envoi du procès-verbal de la séance trimestrielle du 14 février 1850. Rapporteur : M. BOECKEL.

*Réponses des comités communaux.* M. BOECKEL termine la lecture de son rapport sur les réponses de ces comités[1].

*Exercice illégal de la médecine.* M. WACHTER, officier de santé à Küttolsheim, se plaint de n'avoir pas été inscrit sur la liste du personnel médical du département ; il signale un sieur Gangloff, domicilié dans la commune, comme se livrant d'une manière habituelle à l'exercice illégal de la médecine.

Le Conseil demande que l'erreur concernant M. WACHTER soit réparée dans le nouveau tirage de la liste. Des renseignements seront demandés à M. RITTELMEYER, médecin cantonal à Truchtersheim, sur les faits imputés au sieur Gangloff.

*Du traitement du choléra.* Consulté sur la valeur du traitement employé contre le choléra asiatique par le docteur MISTLER, dans l'épidémie du canton de Sélestat, le Conseil adopte, sur le rapport de M. SCHÜTZENBERGER, les conditions suivantes :

Les résultats de l'expérimentation faite par M. MISTLER, tout en ne prouvant pas suffisamment ce que ce médecin croit avoir démontré, ont une valeur réelle et positive; ils prouvent :

1° Que la médecine vomitive n'est pas nuisible, comme certains points de vue théoriques pourraient le faire croire ;

2° Que les cas légers de cholérine guérissent très-bien sous l'influence de cette médication ;

3° Que dans l'épidémie du canton de Sélestat, la méthode évacuante vomitive paraît avoir exercé une influence favorable en enrayant le développement ultérieur des accidents dans un certain nombre de cas graves non algides ;

4° Que dans cette même épidémie, les cas algides, traités par la méthode évacuante vomitive, ont offert une proportion de guérisons très-favorable ;

5° Que, quant à présent, il n'est pas possible d'apprécier la valeur générale de la médication évacuante vomitive dans les épidémies de choléra, parce qu'il est de principe que le fait de l'efficacité thérapeutique d'un remède ne doit être considéré comme acquis à l'art de guérir que si ce fait est expérimentalement constaté par un grand nombre d'observateurs. Là où la certitude ne repose que sur l'expérience pure, il faut que les chiffres qui constatent l'action thérapeutique se présentent toujours les mêmes et avec une prépondérance qu'on ne puisse interpréter que par l'influence même du remède ;

---

[1] Voir la séance du 12 décembre 1849.

6° Que les résultats présentés par M. MISTLER, qui, du reste, ne sont pas isolés dans la science, paraissent dignes de fixer l'attention ; ils appellent un contrôle sérieux et ils doivent encourager à poursuivre une voie d'expérimentation qui fait espérer des résultats avantageux.

Le rapport avec les conclusions sera transmis à M. le préfet du Bas-Rhin. Le Conseil décide ensuite que des remerciments seront adressés à M. MISTLER pour le dévouement et le zèle dont il a fait preuve pendant l'épidémie de choléra.

La séance est levée à cinq heures.

### Séance du 15 mars 1850.

*Présidence de M. STOEBER, vice-président.*

Membres présents : MM. BOECKEL, DE BILLY, BOULANGER, HEYDENREICH, HEPP, OPPERMANN, FORGET, EISSEN, STOEBER, G. TOURDES.

Le procès-verbal de la séance précédente est lu et adopté.

*Projet d'un canal de desséchement de Bischwiller à Rohrwiller.* M. BOULANGER donne lecture d'un rapport sur ce projet. La question d'art est aujourd'hui résolue. Le nouveau canal, établi sur la rive droite de la Moder, aura pour résultat de dessécher des terrains assez étendus, en abaissant le plan des eaux d'environ un demi-mètre. L'utilité de ce projet au point de vue sanitaire ne peut être l'objet d'aucun doute. Le comité cantonal de Bischwiller regarde ces travaux comme étant d'une grande importance pour la salubrité du pays. Le desséchement projeté assainira les communes de Bischwiller, de Rohrwiller, de Gries et de Weiersheim ; il fera disparaître des marais qui sont un foyer actif de fièvres intermittentes.

Le Conseil, adoptant les conclusions du rapporteur, est d'avis que le canal projeté est utile au point de vue de la santé publique.

Canal de desséchement.

#### RELEVÉ

*des rapports fournis par les Conseils cantonaux et d'arrondissement, par M. BOECKEL.*

Rapports fournis par les conseils sanitaires d'arrondissement et de canton.

Vous m'avez remis quatre dossiers.

Le premier comprend une lettre de M. MISTLER, du 29 septembre 1849, sur l'épidémie cholérique du canton de Sélestat. Elle renferme des détails qui vous sont connus. M. Mistler se loue du concours bienveillant des autorités de Sélestat et de Scherwiller.

Permettez-moi seulement cette observation au sujet du traitement *par excellence*, préconisé par M. Mistler, à savoir que les cas notés par M. Mistler comme étant des cas de choléra, ou n'étaient pas le choléra confirmé, ou bien que cette maladie s'est montrée dans le canton confié à M. Mistler, avec une bénignité que nous n'avons pas constatée parmi nous.

Brumath.    Le second dossier est celui de la commission cantonale de Brumath, dont les séances ont eu lieu les 18 septembre et 31 octobre, sous la présidence de M. Trautmann, maire de Brumath.

Cette commission signale la rue basse de Mommenheim comme offrant une stagnation d'eaux qui n'ont pas d'écoulement, puis des eaux stagnantes dans la commune de la Wautzenau, sur lesquelles M. Paulus, médecin de cette commune, est chargé de faire un rapport; puis encore un foyer de miasmes dus à des eaux stagnantes entre Brumath et Stéphansfeld et infectant l'établissement de Stéphansfeld. La commission charge le maire de faire faire le nivellement dès que les matériaux seront disponibles. Vous aurez à vous enquérir de la suite donnée aux mesures prises ou à prendre à ce sujet.

Une proposition de M. le docteur Zilliox, concernant la mauvaise qualité de la bière, n'est pas prise en considération.

Cimetières.    Plusieurs cimetières du canton de Brumath étant trop petits et situés dans l'enceinte des communes, M. le docteur Gass insiste sur l'agrandissement et la translation de ces cimetières. La législation qui règle la matière étant explicite à cet égard, votre Conseil aura à veiller à l'exécution des règlements adoptés à ce sujet. Nous aurons à vous signaler par la suite un certain nombre de communes du département qui sont dans le même cas.

M. le docteur Reibel propose la création d'un hôpital cantonal. M. le maire de Brumath s'engage à étudier la question et à en faire le sujet d'une proposition formelle. Vous aurez à voir s'il y a opportunité et possibilité de prendre une initiative à cet égard, en étendant cette mesure à tous les cantons du département.

Sélestat.    Le troisième dossier renferme les procès-verbaux de la commission d'arrondissement de Sélestat et des commissions canto-

nales de Villé, de Benfeld, d'Erstein, de Rosheim, de Marckolsheim et d'Obernai. Le canton d'Obernai s'est borné à constituer
sa commission cantonale.

Au Conseil de salubrité de l'arrondissement, M. Lach lit un
long rapport sur le choléra. Il vous est connu ; il est publié dans
la *Gazette médicale*. M. le docteur Sultzer indique les mesures
à prendre lors de l'invasion du choléra. Elles sont en tous points
conformes à celles qui ont été prises parmi nous.

La commission cantonale de Villé s'occupe également du cho- Villé.
léra. Vous avez été amplement informés de tout ce qui s'y est
passé et de tout ce qui a été fait.

La commission de Benfeld signale le mauvais état des égouts Benfeld.
de la Grand'rue de Benfeld ; elle décide que l'administration de la
ville sera mise en demeure de remédier à cet état de choses. Elle
décide également l'agrandissement du cimetière. Elle ordonne le
curage et le balayage des rues et les vidanges, ainsi que cela a
été proposé pour Strasbourg.

La commission veut qu'en cas de choléra, il y ait dans chaque
commune du canton des locaux disponibles servant d'hôpitaux
temporaires. Vous aurez à examiner si, dans le cas d'une réapparition du choléra, il ne conviendrait pas d'établir plutôt des
bureaux de secours, ainsi que la commission l'indique elle-même,
que des hôpitaux qui, dans ces petites localités, seront ou insuffisants, ou trop dispendieux, et si vous ne devrez pas donner
l'impulsion dans cette direction. Un membre (contagioniste sans
aucun doute) propose la désinfection des habillements et effets
ayant servi aux militaires de passage à l'étape d'Erstein. La mesure
est adoptée !

La commission s'occupe ensuite de la police des marchés et des
denrées, sous le rapport hygiénique, et prescrit enfin des tournées sanitaires dans le canton.

Dans une autre séance, elle ordonne une large saignée au routoir d'Erstein, afin de faciliter l'écoulement des eaux infectes.

Dans une troisième séance, toutes ces mesures sont complétées. Activité de la com-
Je ne puix que louer le zèle de cette commission, ainsi que l'ac- mission de Benfeld.
tivité et l'intelligence qu'elle a déployées généralement dans l'a-
doption et l'exécution de ces mesures.

La commission du canton de Rosheim s'est aussi constituée et Rosheim.
a désigné des membres qui feraient des rapports sur leurs communes respectives.

*Marckolsheim.*  La commission cantonale de Marckolsheim a également adopté quelques mesures hygiéniques, et pris les mesures pour que les fonds nécessaires, en cas de choléra, soient votés.

Le quatrième dossier, enfin, est celui du comité de salubrité de l'arrondissement de Saverne.

Six comités cantonaux ont fait parvenir leurs procès-verbaux; ce sont les comités de la Petite-Pierre, de Drulingen, de Saar-Union, de Marmoutier, de Hochfelden et de Bouxwiller.

Marmoutier et Hochfelden seulement ont pris des délibérations; les autres cantons ne fournissent que les procès-verbaux d'installation.

*Marmoutier.*  Le comité du canton de Marmoutier signale des flaques d'eaux stagnantes à Marmoutier même et à Lochwiller, ainsi que l'extrême malpropreté de la voie publique à Allenwiller. Le sous-préfet de Saverne a déjà pris les mesures nécessaires pour faire disparaître ces causes d'insalubrité.

Le même comité cantonal se plaint de la difficulté extrême que rencontre l'opération si salutaire de la vaccination. Enfin, il fait des vœux pour l'application sévère concernant la viande de boucherie. Il serait peut-être utile de communiquer à ce comité le travail qui a été lu récemment sur cette question par M. Imlin.

*Hochfelden.*  Le comité de Hochfelden propose plusieurs mesures à prendre en vue du choléra, comme, par exemple, la formation de comités de charité pour la distribution des secours, l'acquisition d'un local pour y déposer les morts (cette mesure lui paraît indispensable), des fosses plus profondes pour les inhumations; différentes mesures de police médicale de la voirie, la désinfection des fosses d'aisance par le sulfate de fer, l'établissement d'un hôpital cantonal.

Tous ces Conseils sont présidés par les maires cantonaux ou par des juges de paix. Les secrétaires appartiennent tous à la médecine.

Voilà le relevé des pièces qui nous sont parvenues; permettez-moi de vous rendre attentifs à l'importance d'une publication de vos travaux. Bien des questions sont traitées et approfondies dans vos réunions.

Ces mêmes questions sont quelquefois aussi portées devant les comités d'arrondissement ou de canton et diversement résolues, faute de lumières suffisantes, ou *vice versâ*.

Je n'ai qu'à citer le rapport de M. Imlin sur la vente des

viandes de boucherie. C'est là une question qui se reproduira dans
presque tous les comités cantonaux. Si vous adoptez le rapport
de M. Imlin, il faudrait que les conclusions en fussent portées à
la connaissance des commissions sanitaires du département.

La plupart des comités, sinon tous, ont cru devoir voter des *Assistance publique.*
fonds pour le traitement des malades pauvres pendant le choléra.
Beaucoup d'entre eux demandent la création d'un hôpital cantonal, etc. Qu'est-ce que cela prouve, et pourquoi ne pas faire un
pas de plus? N'y a-t-il de besoins de ce genre à satisfaire que
pendant le règne du choléra? Personne ne l'oserait affirmer. La
saison rigoureuse de l'hiver, des malheurs de famille, des épidémies de tout genre, des calamités publiques, etc., n'ont-elles pas
aussi leurs exigences? Qu'on organise donc enfin convenablement
ces secours à donner aux indigents malheureux! Que, s'il est impossible d'offrir à tous des asiles où l'on soigne leurs infirmités,
où l'on subvienne à leur vieillesse, que, du moins, on mette à
leur disposition les secours qui les sauvent de la maladie, de la
misère et du désespoir. Les Conseils de salubrité pourraient-ils
avoir une plus belle mission? Vous savez que j'ai fait depuis longtemps une proposition d'organisation sous ce rapport. Elle renferme les secours à donner aux malades, aux infirmes, aux vieillards, aux veuves peut-être et aux orphelins; elle concerne plus
spécialement les secours médicaux, le traitement des malades, la
constatation des décès, etc.

Je propose donc de nommer une commission qui examine cette
question d'organisation des secours médicaux, non-seulement
temporaires, mais permanents. Tous les comités de salubrité le
désirent. Aidons-nous de leurs lumières; mettons nous résolu-
ment à l'œuvre, et nous aurons la gloire d'avoir exécuté ce dont
d'autres n'ont fait que beaucoup parler.

*De la désinfection des fosses d'aisance.* Le Conseil, consi- *Désinfection des fos-*
dérant qu'il importe d'examiner la question si grave de la désin- *ses d'aisance.*
fection des fosses d'aisance, nomme une commission de quatre
membres chargée d'étudier les problèmes qui s'y rattachent,
au point de vue hygiénique, comme au point de vue agricole.
MM. Morlet, de Billy, Hepp et Oppermann sont nommés
membres de cette commission.

Le Conseil décide ensuite que des renseignements seront demandés aux Conseils de salubrité de Paris et de Lyon, au sujet

des mesures adoptées dans ces deux villes, en ce qui concerne la désinfection. M. HEPP est invité à continuer à l'hôpital civil les expériences qu'il a commencées l'année dernière sur les effets des différentes substances désinfectantes.

La séance est levée à quatre heures.

### Séance du 10 avril 1850.

Membres présents : MM. STOEBER, OBERLIN, BOULANGER, OPPERMANN, KOENIG, HEYDENREICH, HEPP, EISSEN.

Le procès-verbal de la séance précédente est lu et adopté.

L'ordre du jour appelle le rapport de M. HEYDENREICH sur l'établissement d'une amidonnerie au hameau dit Lingolsheimer-Buckel, par M. Meyer.

Amidonnerie. — Une commission, composée de MM. HEYDENREICH, OBERLIN et G. TOURDES, s'est transportée à Lingolsheim; son avis est que l'établissement peut être autorisé, à la condition : 1° que le procédé de fabrication actuellement en usage ne soit pas modifié; 2° qu'on entretiendra dans un état convenable le canal d'écoulement des eaux.

M. HEYDENREICH rend compte, en même temps, de l'état d'une autre amidonnerie, appartenant au sieur Bührlein, existant au même endroit. Les eaux de la fabrication, au lieu de s'écouler, s'accumulent dans une large mare et s'y putréfient; il est urgent de remédier à cet abus et de faire disparaître une cause évidente d'insalubrité.

Les conclusions du rapport sont adoptées par le Conseil.

Envoi d'un dossier contenant les réclamations des habitants de Thal (arrondissement de Saverne), contre une fabrique de chiques, qui doit altérer la qualité des eaux de la commune.

Le Conseil décide qu'il y a lieu de demander préalablement l'avis du Conseil de salubrité de l'arrondissement de Saverne.

La séance est levée à quatre heures.

### Séance du 8 mai 1850.

Membres présents : MM. STOEBER, SCHÜTZENBERGER, BŒCKEL, BOULANGER, MORLET, EISSEN, HEPP, OPPERMANN, OBERLIN, IMLIN, DURRY, HEYDENREICH, G. TOURDES.

Le procès-verbal de la séance précédente est lu et adopté.

*Comités cantonaux de salubrité*. M. BOECKEL rend compte des procès-verbaux des comités cantonaux de salubrité de Bouxwiller, Saar-Union, Hochfelden, Marmoutier et Drulingen.

*Rapport annuel sur les travaux des Conseils de salubrité d'arrondissement*. M. le ministre de l'agriculture et du commerce, rappelant la nécessité d'un rapport annuel sur les travaux des Conseils de salubrité, signale le vœu qui lui a été exprimé que les rapports soient chaque année livrés à l'impression pour être échangés entre les divers départements. Le ministre invite le préfet à faire tout ce qui dépendra de lui pour que cette mesure soit exécutée, et il espère que les conseils généraux voteront les allocations nécessaires.

Le Conseil a déjà émis le vœu que ses travaux soient publiés; il demande que communication de cette lettre du ministre soit donnée aux Conseils d'arrondissement, et qu'ils soient invités à préparer les travaux nécessaires à la confection de ce rapport, c'est-à-dire l'analyse de leurs travaux mêmes et de ceux des comités cantonaux de leur ressort.

*Organisation de l'assistance médicale*. M. BOECKEL donne lecture d'un projet d'organisation de l'assistance publique. Ce projet repose sur les bases suivantes: 1° Organisation dans chaque commune d'une caisse de secours ayant pour but d'assurer des soins médicaux aux malades indigents; 2° abonnement de ces caisses avec des médecins et des pharmaciens.

Ce projet est adopté dans son principe et renvoyé à la commission pour être régularisé et être soumis à une nouvelle discussion.

*Du curage des rigoles dans les maisons et dans les rues de Strasbourg*. Le Conseil émet le vœu que l'autorité municipale de Strasbourg remette en vigueur un arrêté pris en 1832 et en 1849, et relatif au curage des rigoles des rues de Strasbourg. Chaque propriétaire serait tenu, deux fois par jour, de faire jouer la pompe de sa maison pendant un certain temps, de manière à nettoyer complétement la rigole de sa cour. On obtiendrait ainsi dans chaque rue une chasse d'eau périodique qui entraînerait vers les égouts les matières impures contenues dans les ruisseaux. Cette mesure est d'autant plus nécessaire qu'à Strasbourg l'absence d'eau courante rend très-imparfait le nettoyage habituel des rues. Les immondices qui y séjournent, surtout dans certaines ruelles, se décomposent et deviennent des foyers d'infection dangereux pour la santé publique. Une lettre indiquant la nécessité de ces mesures sera adressée à M. le maire de Strasbourg.

La séance est levée à quatre heures et demie.

### Séance du 12 juin 1850.

Membres présents : MM. Stoeber, de Billy, Heydenreich, Hepp, Morlet, G. Tourdes.

Le procès-verbal de la séance précédente est lu et adopté.

*Bains publics.* **Établissement de bains publics à Strasbourg.** Un projet de loi présenté par le ministre de l'agriculture et du commerce propose d'accorder une subvention aux villes qui feront construire des établissements de ce genre. Le Conseil voit dans ce projet un motif de plus pour préparer sans retard le plan des bains publics à Strasbourg ; il décide qu'une nouvelle démarche sera faite en ce sens auprès de l'administration municipale.

*Vérification des décès.* **De la vérification des décès.** Le Conseil, pénétré de toute l'importance d'établir dans le département du Bas-Rhin un service de vérification des décès, décide qu'un projet d'organisation de ce service serait préparé sur les bases suivantes : Vérification des décès par les médecins cantonaux, rétribution de ce service sur le budget des communes, la vérification des décès étant, d'après la loi, une obligation municipale.

*Annonce de remèdes secrets.* Le Conseil émet le vœu que l'autorité interdise l'affichage de toute annonce concernant les remèdes secrets, les méthodes de traitement et les consultations médicales.

Ces affiches constituent un délit lorsqu'elles concernent des remèdes secrets ; elles nuisent à la santé publique en mettant à la portée des malades des moyens empiriques et dangereux dont ils ne peuvent pas eux-mêmes connaître les indications ; le plus souvent elles outragent la décence publique par la nature même des maladies et des remèdes sur lesquels elles attirent l'attention.

### Séance du 12 juillet 1850.

Membres présents : MM. Stoeber, Forget, Imlin, Oppermann, Heydenreich, Koenig, de Billy, Boulanger, Schützenberger, G. Tourdes.

Le procès-verbal de la séance précédente est lu et adopté.

*Exercice illégal de la médecine.* M. Rittelmeyer, médecin cantonal à Truchtersheim, donne des explications sur des faits d'exercice illégal imputés au sieur Gangloff d'Ittenheim ; aucune preuve n'a pu être recueillie.

*Plainte du sieur Seltz à l'occasion de la pharmacie de MM. Woehrlen et Kessler, rue de la Nuée-Bleue.* M. Seltz se plaint des exhalations qui s'échappent de cet établissement, qu'il considère non comme une pharmacie, mais comme une fabrique de produits chimiques. Les eaux qui proviennent du laboratoire doivent, par suite d'une servitude, traverser sa cour ; elles répandent une odeur fétide et nuisent à la salubrité de sa maison. Les eaux de son puits sont également altérées par les infiltrations provenant de la cour du sieur Woehrlen.

*Plainte contre une pharmacie.*

MM. de Billy, Hepp, Oppermann et G. Tourdes sont chargés d'examiner cette réclamation.

*Circulaire du ministre de l'agriculture et du commerce sur la statistique de l'épidémie de choléra.* Cette circulaire demande 1º des renseignements statistiques sur le mouvement de la population, qui ne peuvent être fournis que par l'administration ; 2º des renseignements médicaux sur la marche, la durée, le caractère de l'épidémie. M. Boeckel est chargé de préparer ce travail.

*Statistique du choléra.*

*Comité cantonal de Geispolsheim. Séance trimestrielle.* Le comité signale les inconvénients qui résultent pour le canton de l'existence de mares d'eau et de fosses nombreuses creusées pour le rouissage du chanvre.

*Geispolsheim.*

RAPPORT

de M. Brouillet, *médecin cantonal à Geispolsheim.*

*Des vaccinations.* J'ai l'honneur de vous adresser les résultats des vaccinations opérées sur deux trimestres (le quatrième de 1849 et le premier de 1850), faisant immédiatement suite à ceux qui firent en partie l'objet de mon rapport du mois de janvier dernier. Bien que ces résultats fussent assez satisfaisants, eu égard à la saison pendant laquelle les vaccinations avaient été opérées, ils sont cependant loin d'égaler ceux-ci. En effet, sur les deuxième et troisième trimestres de 1849 il y eut 46 vaccinations

*Vaccinations dans le canton de Geispolsheim. Rapport du médecin cantonal.*

de moins que d'enfants à vacciner. Ici, tout au contraire, il y a, avec l'adjonction d'enfants nés dans des trimestres précédents, plus de vaccinations que, déduction faite des décès, il ne restait d'enfants à vacciner.

Ces vaccinations se décomposent de la manière suivante :



Quatrième trimestre de 1849. Naissances, 154; décès sur ces naissances, 23; reste à vacciner, 131; vaccinés sur ces naissances, 122; de trimestres précédents, 34; total, 156.

Premier trimestre de 1850. Naissances, 170; décès sur ces naissances, 18; reste à vacciner, 152; vaccinés sur ces naissances, 120; de trimestres précédents, 18; total, 138.

Ensemble : naissances, 324; décès sur ces naissances, 41; reste à vacciner, 283; vaccinés sur ces naissances, 42; de trimestres précédents, 52; total des vaccinations, 294.

On retrouve encore ici la confirmation de ce que j'ai dit à plusieurs reprises, savoir : Que les vaccinations sont d'autant plus fructueuses qu'elles s'opèrent à une époque plus éloignée de la naissance des enfants à vacciner. En effet, tout l'avantage d'ensemble n'est ici obtenu que par les vaccinations opérées sur les enfants nés pendant le quatrième trimestre de 1849, qui se trouvaient être les plus âgés au moment des vaccinations; les autres offrent une assez notable différence en moins des vaccinations sur les naissances. Que conclure de là, sinon que, ainsi que vous avez daigné l'approuver, il est bon, et pour la régularité du service et pour le nombre d'enfants à vacciner, de substituer aux



vaccinations et aux états trimestriels des états semestriels et des vaccinations s'opérant en automne sur les enfants nés pendant le premier semestre de l'année courante, et au printemps sur les enfants nés pendant le second semestre de l'année précédente? Aussi c'est, instruit par une pratique de dix années et soutenu par votre assentiment, ce que je me propose, Messieurs et honorés confrères, d'entrer enfin dans une voie plus régulière et plus fructueuse. Pour cela, au prochain automne, je n'opérerai que sur les enfants nés pendant le second trimestre de 1850, laissant ainsi intact le second semestre de cette année qui sera vacciné au printemps prochain. Le premier semestre de 1851 sera, à son tour, vacciné pendant l'automne de la même année, et ainsi de suite, laissant toujours un intervalle d'environ trois mois entre l'époque des vaccinations et les plus jeunes des enfants à vacciner. Comme je l'ai déjà dit pour ce qui est des états, il suffira de substituer en tête des cadres le mot *semestre* au mot *trimestre*, et cette substitution pourra même être faite à la plume jusqu'à parfait écoulement des cadres imprimés qui peuvent encore exister à la préfecture.



En ce qui touche au côté moral des dernières vaccinations, je n'ai rien à retrancher ni à ajouter aux considérations dans lesquelles je suis déjà entré à plusieurs reprises. Toujours même indifférence des autorités locales et mêmes préjugés des populations, indifférence et préjugés qui ne seront probablement pas détruits de longtemps, mais dont un zèle soutenu parvient cependant, jusqu'à un certain point, à annihiler les effets.

*Des comités cantonaux.* Les questions d'hygiène publique qui touchent de si près au bien-être physique des populations, sont l'objet d'un examen attentif de la part du comité cantonal de salubrité, constitué au mois de septembre de l'année dernière.



Depuis cette époque, trois réunions ont eu lieu, une tous les trois mois, et le procès-verbal de chaque séance a été adressé à M. le préfet par les soins de M. le maire de Geispolsheim, président du comité. Toutefois, Messieurs et honorés confrères, en rendant plein et entier hommage à l'esprit de sollicitude éclairée qui a dicté la création des comités cantonaux de salubrité, il est bien difficile de ne pas en reconnaître l'insuffisance. En effet, de quelle utilité pourraient être quelques vœux sommaires, toujours forcément les mêmes, puisqu'aucun d'eux n'a encore reçu ni exécution ni commencement d'exécution ; de quelle utilité, dis-je, pourraient être de tels vœux périodiquement exprimés tous les trois mois? Tous ces vœux d'améliorations hygiéniques n'ont-ils pas d'ailleurs été exprimés mainte et mainte fois dans les rapports des médecins cantonaux? Je ne sache qu'un moyen de rendre fructueuse une création, excellente par elle-même, mais que son mode de fonctionner frappe d'une stérilité en quelque sorte forcée. Ce serait, dans chaque réunion trimestrielle, au lieu de toucher sommairement à plusieurs questions, au lieu d'effleurer un certain nombre de sujets, de se borner à traiter un seul point, en l'approfondissant autant que faire se pourrait, en en montrant surtout le côté pratique ; car, en définitive, c'est à la pratique qu'il faut aboutir : une institution créée dans l'unique but d'améliorer, ne pourrait se résigner longtemps à n'être qu'une vaine formalité. Elle tomberait bientôt en désuétude, n'ayant servi qu'à prouver une fois de plus le bon vouloir de l'administration

*Rapport du médecin du canton de Geispols-heim.* — et son impuissance. La question à traiter pour chaque séance trimestrielle serait donnée par le comité central et envoyée à chaque membre du comité local, assez longtemps à l'avance pour qu'au moment de la réunion qui, pour ce qui est de notre canton, a lieu le second jeudi de chaque trimestre, chacun ait pu étudier la question posée et vînt apporter son tribut de lumières à la discussion générale.

*Médecine légale.* — *Médecine légale.* D'assez nombreux cas de médecine légale ont marqué, dans notre canton, le premier semestre de 1850. La plupart consistent dans des rixes entre jeunes gens, rixes plus ou moins graves, mais toujours avec effusion de sang. L'usage du couteau semble devenir de jour en jour plus fréquent au sein des populations rurales peu moralisées et surtout peu instruites.

*Cimetières.* — A ce sujet je dirai que dans notre canton, et au mépris d'un décret impérial encore en vigueur, sur quatorze communes il n'y en a que trois qui aient leurs cimetières éloignés à une plus ou moins grande distance des habitations; ce sont : Geispolsheim, Entzheim et Blæsheim. Toutes les autres enterrent leurs morts autour de l'église qui, presque toujours, est située au centre du village. J'ai remarqué de plus que les autorités locales ne tenaient pas partout la main à l'exécution des règlements sanitaires, relativement à la profondeur des fosses.

*Exercice illégal de la médecine.* — L'exercice illégal de la médecine et de la pharmacie, sans avoir cessé sans doute, a lieu du moins clandestinement et avec une sorte de modération depuis la condamnation du sieur Fels, de Geispolsheim, sur lequel j'avais appelé votre attention dans mon dernier rapport. Cette condamnation, assez forte, eu égard à la position de famille du contrevenant, bien minime si l'on considère le respect dû aux lois et aux intérêts de l'humanité, a eu jusqu'ici pour résultat de faire rentrer le sieur Fels dans une circonspection et une réserve où il s'était assez longtemps maintenu et d'où il n'aurait jamais dû sortir.


## Séance du 14 août 1850.


Membres présents : MM. Stœber, Eissen, Hepp, de Billy, Schützenberger, Boeckel, G. Tourdes.

Le procès-verbal de la séance précédente est lu et adopté.

*Réclamation au sujet de la pharmacie de MM. WOERHLEN et KOESSLER.* Le Conseil, sur le rapport de M. DE BILLY, adopte les conclusions suivantes :

Le Conseil, après avoir fait visiter par une commission l'établissement de MM. WOERHLEN et KOESSLER, est d'avis que leur laboratoire ne dépasse pas les proportions d'un grand laboratoire de pharmacie, tel que celui de l'hôpital civil. Des modifications ont été récemment introduites dans le mode d'écoulement des eaux provenant du laboratoire, de telle sorte qu'elles ne traversent plus la cour du plaignant. Quant à la portion des eaux pour lesquelles la servitude est conservée, des mesures ont été prises pour empêcher leur pénétration dans le puits de la maison voisine, soit par l'orifice du puits, soit par infiltration. Le rebord du puits va être exhaussé par un couronnement en pierre et la paroi intérieure sera mastiquée au béton. MM. WOERHLEN et KOESSLER font construire hors de la ville un laboratoire destiné aux opérations les plus incommodes. Le Conseil pense, par ces motifs, qu'il n'y a pas lieu, quant à présent, de donner suite à la plainte dirigée contre leur établissement.

*De la révocation des médecins cantonaux.* Un médecin cantonal ayant été récemment révoqué sans l'intervention du Conseil, le Conseil demande pour l'avenir l'exécution de l'art. 50 de l'arrêté du 30 juillet 1835, réglant l'institution des médecins cantonaux. Cet article, confirmé par un autre arrêté de 1848, est ainsi conçu : « Le Conseil d'hygiène publique et de salubrité sera appelé à donner son avis sur la révocation des médecins cantonaux, quand les motifs qui sembleraient donner lieu à cette mesure de sévérité seront relatifs à l'exercice de leurs fonctions. »

*De l'état des égouts à Strasbourg.* L'abaissement du niveau de l'Ill a eu pour résultat de mettre à découvert l'orifice des égouts qui aboutissent à la rivière le long du quai Saint-Thomas ; les immondices s'accumulent sur le sol desséché ; il en est de même des matières fécales provenant de deux maisons qui n'ont point de fosses d'aisance. Ces foyers d'infection nuisent d'une manière évidente à la salubrité de la ville, le Conseil demande à l'autorité municipale de prendre les mesures nécessaires pour les faire disparaître.

*Demande d'un médecin pour la commune de Lembach.*

M. MESMANN, médecin cantonal à Wissembourg, et M. le sous-préfet de l'arrondissement font connaître que la commune de Lembach et les communes voisines manquent de médecin; ils demandent l'envoi d'un officier de santé.

Le Conseil n'a aucun moyen d'assurer des secours médicaux aux communes; il ne peut intervenir dans la répartition des médecins. La commune de Lembach et les communes voisines privées de secours médicaux doivent se réunir et voter une allocation annuelle pour le médecin qui viendrait s'établir sur leur territoire. Ces conditions réglées, l'administration les ferait connaître au doyen de la faculté de médecine et au Conseil, et on aviserait à leur donner une publicité suffisante. Telle est la seule marche à suivre pour satisfaire aux besoins qui nous sont signalés.

*Rapport trimestriel du médecin du canton de Geispolsheim.*

*Rapport trimestriel.* M. BROUILLET, médecin cantonal à Geispolsheim, adresse au Conseil son rapport trimestriel. Ce travail qui mérite l'approbation du Conseil, porte entre autres sur les points suivants :

1° *Des vaccinations.* Elles ont été faites avec exactitude. M. BROUILLET propose de substituer des états trimestriels aux états semestriels et de ne vacciner pendant chaque semestre que les enfants nés dans le semestre précédent.

2° *État sanitaire du canton.* Il a été satisfaisant; pas de maladies épidémiques.

3° *Comités cantonaux.* M. BROUILLET pense que les comités cantonaux de salubrité sont une institution avantageuse, mais qu'elle est menacée de désuétude, si l'autorité l'abandonne à son initiative. Il croit qu'il serait utile d'adresser à chaque comité, pour sa séance trimestrielle, un programme de questions pratiques portant sur l'état de l'hygiène publique dans les communes de leur circonscription.

*Exercice illégal de la médecine.* Les faits d'exercice illégal sont devenus moins nombreux depuis la condamnation prononcée contre le délinquant signalé par M. BROUILLET au Conseil.

*Assistance médicale et vérification des décès.*

*De l'organisation des secours médicaux et de la vérification des décès dans les communes rurales.* Le Conseil, conformément à une délibération prise dans une de ses dernières séances, demande l'envoi aux comités cantonaux du projet d'organisation des secours médicaux et de la vérification des décès dans les communes rurales, dont il a adopté les bases, sur la proposition de M. BOECKEL, dans les séances des mois de mai et

de juin. Avant d'élaborer un projet définitif, il croit nécessaire
de connaître l'opinion des parties intéressées sur les moyens pratiques de résoudre le problème.

1° Création de caisses de secours, par commune ou par canton;

2° Vote d'allocations par les communes;

3° Abonnement avec un médecin et avec un pharmacien, par
une ou plusieurs communes;

4° Détermination des personnes qui ont droit aux secours gratuits, formalités pour les déclarations d'indigence;

5° Surveillance du service;

6° Vérification des décès par les médecins cantonaux dans les
communes de leurs circonscriptions;

7° Allocation d'une indemnité par vérification de décès au médecin cantonal; allocation votée par le budget communal et pouvant monter environ à un franc pour chaque vérification.

Le Conseil demande : 1° la mise à l'ordre du jour du projet
pour la prochaine séance trimestrielle de chaque comité cantonal;
2° l'envoi à chacun de ces comités, comme point de départ de
ses travaux, du projet d'organisation élaboré par M. Boeckel et
provisoirement approuvé par le Conseil.


### Séance du 15 novembre 1850.

Membres présents: MM. DE BILLY, EISSEN, MORLET, KOE-
NIG, HEYDENREICH, IMLIN, OBERLIN, OPPERMANN, BOECKEL,
STOEBER, G. TOURDES.

Le procès-verbal de la séance précédente est lu et adopté.

*Médecine vétérinaire. Usurpation de titre.* M. IMLIN expose
qu'un habitant de Hochfelden, le sieur Wilztein, a devant sa maison une enseigne où il prend indûment le titre de vétérinaire.
Exercice illégal de l'art vétérinaire.

Le Conseil, tout en regrettant que la loi ne donne pas les
moyens d'empêcher l'exercice de la médecine vétérinaire sans
titre légal, demande à l'autorité administrative de faire disparaître une enseigne mensongère et qui favorise un charlatanisme
nuisible aux habitants des campagnes et de nature à abuser la
crédulité publique.

*Autorisations demandées pour l'établissement de fonderies de*
*suifs dans la ville de Strasbourg.* Deux autorisations sont demandées, l'une pour le faubourg de Pierre, l'autre pour la rue
Fonderies de suif.

du Fossé-des-Tanneurs. L'examen des deux affaires est renvoyé au comité d'hygiène industrielle.

*Renseignement sur l'épidémie de choléra.* Le ministre du commerce réclame les renseignements relatifs à l'épidémie du Bas-Rhin.

*Comité cantonal de Geispolsheim.* Le comité cantonal de Geispolsheim signale la situation de trois cimetières de ce canton qui, contrairement à la loi, sont placés dans l'intérieur des communes. Le Conseil croit nécessaire d'attirer sur cet état dé choses l'attention de l'autorité.

Le comité de Geispolsheim demande l'établissement d'une voirie dans le canton. Le Conseil est d'avis de ne point donner suite à ce projet; les animaux morts doivent être utilisés.

Le Conseil a reçu les réponses des comités de Wœrth, de Geispolsheim, de Soultz-sous-Forêts, de Bischwiller; un rapport d'ensemble sera fait sur ces documents.

*De l'assistance médicale.* Réponses des comités cantonaux aux questions posées par le Conseil.

*Le comité cantonal de Wœrth* approuve le fond du projet, mais il se prononce contre les moyens d'exécution : il pense, 1° que les caisses de secours ne pourront être alimentées au moyen de souscriptions volontaires; 2° que les médecins cantonaux ne peuvent vérifier la totalité des décès de leurs cantons; il demande le fractionnement des cantons en circonscriptions plus petites pour le traitement des malades indigents et pour la vérification des décès.

*Le comité cantonal de Geispolsheim* demande la création de caisses de secours par communes et non par cantons; chaque chef de famille s'engagerait à y verser une cotisation annuelle proportionnée à sa fortune. La caisse serait gérée par l'administration de la commune, sous la surveillance du comité de salubrité. Tout en doutant de l'efficacité des souscriptions volontaires, le comité signale comme besoins urgents l'abonnement avec un pharmacien pour la fourniture gratuite des médicaments, l'établissement dans les communes de locaux destinés aux malades indigents, la distribution de secours en argent ou en linge. La visite des indigents malades serait en général confiée aux médecins cantonaux, mais les communes auraient aussi la faculté de contracter des abonnements avec des médecins de leur choix.

Quant à la vérification des décès, le comité de Geispolsheim pense qu'elle devrait être faite par les médecins cantonaux et être Assistance médicale. rétribuée par les budgets des communes; une somme de 600 fr., répartie proportionnellement entre les communes d'après la moyenne des décès de plusieurs années, devrait être ajoutée au traitement des médecins cantonaux et serait soldée de la même manière que l'indemnité actuelle.

*Le comité de Soultz-sous-Forêts* signale l'existence d'une Soultz-sous-Forêts. caisse de secours à Soultz; cette caisse est formée par des souscriptions volontaires et est administrée par un comité particulier qui s'est adjoint les membres du bureau de bienfaisance, afin de déterminer les individus qui ont droit aux secours; on est parvenu ainsi à détruire la mendicité dans la commune.

Le médecin cantonal ne peut être chargé de la vérification de la totalité des décès, chaque commune doit conserver le droit de faire vérifier ses décès par le médecin avec lequel elle a un abonnement pour le traitement des malades pauvres.

Les souscriptions volontaires semblent nécessaires par l'organisation de l'assistance médicale. Le meilleur mode serait le vote par le conseil général de centimes additionnels qui seraient consacrés au service médical des pauvres. Une caisse spéciale serait créée au chef-lieu du département.

COMITÉ CANTONAL DE BISCHWILLER. Bischwiller.

MÉMOIRE

*sur l'organisation de l'assistance médicale, par M. le docteur* LUROTH.

« L'assistance médicale se présente sous deux espèces qu'il importe de distinguer nettement. J'appellerai l'une de ces espèces l'assistance publique et l'autre l'assistance privée.

« L'assistance publique a pour objet de garantir la santé des populations en général, elle est appelée en outre à éclairer l'autorité administrative et judiciaire sur les questions d'hygiène publique, de police médicale et de médecine légale, dont la solution intéresse ces autorités. Tout le domaine de la médecine publique est de son ressort.

« Le médecin cantonal est l'agent naturel de cette assistance. Aussi, depuis l'origine de son institution, lui a-t-on dévolu les fonctions qui en ressortent. Elles comprennent le service des vaccinations, la surveillance des maladies épidémiques, la recherche des causes d'insalubrité, la constatation des décès, la police médicale en ce qui touche l'exercice de la profession et les opérations médico-judiciaires.

« En leur qualité de médecins publics, les médecins cantonaux doivent tenir leur mandat de l'autorité publique, et c'est sur les fonds publics qu'ils doivent être rémunérés de leurs services. Un seul médecin par canton suffit à la tâche qui lui est imposée pour les fonctions que je viens d'énumérer.

« L'assistance médicale privée ou particulière, par contre, a pour objet le traitement des malades pris individuellement sans distinction de condition sociale. Cette assistance se pratique de trois différentes manières, savoir : 1º Au sein de la famille qui choisit elle-même son médecin, l'appelle en cas de besoin et lui doit directement la rémunération de ses services ; c'est la médecine privée proprement dite. 2º Par l'intermédiaire d'un établissement de charité, hôpital, hospice, bureau de bienfaisance qui remplace la famille pour l'appel des médecins, les soins à donner au malade et le règlement des honoraires ; c'est l'assistance charitable ou gratuite. 3º Par l'association mutuelle des parties intéressées, moyennant une cotisation régulière servant de prime d'assurance et constituant une caisse de secours ; c'est l'assistance mutuelle. On voit que le ressort de l'assistance médicale particulière comprend le domaine entier de la médecine pratique.

« Les agents, pour l'application du premier de ces trois modes d'assistance, ce sont tous les médecins qui se livrent à la pratique de leur art. On rencontre ces médecins partout où il y a des malades et des familles en état de les rétribuer convenablement pour leurs services. Les agents de l'assistance charitable ou gratuite, ce sont les médecins des hôpitaux et des hospices, et les médecins des pauvres en général, y compris les médecins cantonaux. Dans les hôpitaux et hospices la tâche des médecins est singulièrement facilitée par le rapprochement des malades en un centre commun. Il en est autrement de la tâche des médecins appelés à traiter les pauvres à domicile, ceux-ci rencontrent devant eux l'obstacle des distances. Cet obstacle circonscrit leur activité dans un rayon dont les limites sont bien plus restreintes que celle du plus grand nombre de nos cantons ruraux. Aussi les règlements qui ont exigé des médecins cantonaux le traitement des malades pauvres de toutes les communes de leur canton, sont-ils forcément restés une lettre morte pour toutes les communes dont la distance du chef-lieu de canton excède un myriamètre. Les malades eux-mêmes ou leurs familles ne se décident que difficilement et seulement dans les cas extrêmes à chercher le médecin à une aussi grande distance. Au reste, c'est à tort qu'on a toujours considéré le traitement des malades pauvres comme une branche de la médecine publique.

« L'assistance médicale accordée gratuitement aux pauvres n'a pour objet essentiel que le rétablissement de la santé individuelle de ceux qui lui sont confiés. Elle rentre par là dans le ressort de l'assistance particulière. Seulement les obligations de la famille sont ici remplies par un établissement charitable qui se substitue volontairement à la première.

« Il résulte de ce qui précède que le médecin cantonal ne saurait être l'agent exclusif de l'assistance médicale gratuite. Il y a lieu de répartir ce service entre les différents médecins habitant le même canton, en tenant compte du lieu de leur résidence et des distances à parcourir.

« La création d'hôpitaux pour les cantons ruraux serait une très-bonne mesure ; mais, pour être réellement efficace, elle exigerait des sacrifices d'argent très-considérables, et pour ce motif elle pourra encore longtemps rester à l'état de projet.

« Occupons-nous en attendant de perfectionner et de répandre le troisième mode de l'assistance médicale particulière, celui qui repose sur l'association mutuelle. Ce mode réunit en lui les avantages de l'assistance de famille et de l'assistance charitable, car il exige de tout associé un sacrifice personnel, au moyen duquel il se procure les avantages de l'association, et ensuite il accorde au membre malade bien au delà de ce qu'il a apporté à la masse, et le fait participer ainsi à un véritable bienfait.

« L'assistance mutuelle occupe ainsi une position intermédiaire entre l'assistance de famille et l'assistance gratuite. Elle est appelée à restreindre de proche en proche le domaine de l'assistance gratuite, et même à l'occuper un jour totalement.

« La première règle de toute association mutuelle, c'est que, pour recevoir, il faut donner. Ainsi, pour avoir droit à l'assistance sociale, chacun doit apporter à la masse sa contribution individuelle.

« La quotité de cette contribution peut et doit varier suivant les facultés des associés. Elle peut descendre à un minimum extrêmement faible, mais elle ne doit jamais descendre à zéro. Il n'est pas indispensable que la contribution individuelle soit toujours fournie en argent. Pour ceux qui manquent de ressources de ce genre, elle pourra être fournie en nature par des services personnels rendus à la société dans la personne de ses membres malades, lorsque ceux-ci n'ont point de famille pour y suppléer.

« Dans toute association d'assistance mutuelle, le premier fonds, celui qui en formera la ressource ordinaire, doit être constitué par les versements des associés. A ce premier fonds viendront se joindre comme ressource extraordinaire les dons des personnes riches ou aisées, les secours des caisses d'aumônes des églises, les subventions communales et départementales et, s'il y a lieu, les secours de l'État.

« Les dons des personnes riches ou aisées seront provoqués dans les moments où, par suite de maladies épidémiques ou d'autres causes imprévues, les ressources ordinaires de l'association ne suffiront plus pour couvrir les dépenses courantes. Il serait utile aussi que les chefs d'exploitations industrielles et agricoles voulussent prendre un intérêt direct dans l'association mutuelle de leur ressort, en assurant directement la santé de leurs ouvriers, sauf à imputer la prime payée sur le montant de leur salaire.

« Les secours des caisses d'aumônes des églises seront affectés au paiement des cotisations individuelles d'un certain nombre de membres de ces églises qui se trouveraient pour le moment hors d'état de faire leur versement à la masse sociale. Chaque église renferme dans son sein des membres qui pourront se trouver dans ce cas. Les églises exerceraient ainsi une sorte de patronage personnel, qui ne manquerait pas de tourner à leur propre avantage. Notons que, dans le moyen âge, c'est l'église qui a fait les frais de l'assistance médicale des pauvres. C'est ainsi que, par décret du concile de Lyon de l'année 1274, une indemnité était allouée aux médecins des pauvres sur les fonds des églises, et qu'en 1436, l'empereur Sigismond assignait sur les mêmes fonds le traitement du maître-médecin (*Meister-Arzt*), dont il avait ordonné l'institution dans chaque ville de l'empire.

« La société religieuse ou l'église est appelée, en vertu de sa fondation, à donner l'assistance à ses membres qui se trouvent

dans le besoin. Il est vrai que les églises du moyen âge étaient Assistance médicale.
autrement riches que celles des temps modernes. Aussi la charge
de l'assistance ne leur revient-elle que dans la mesure de leurs
ressources actuelles.

« Les subventions communales, départementales, ainsi que
celles données par l'État, seront réservées aux associations mutuelles dont les ressources seront habituellement au-dessous de
leurs besoins. Les obligations de la caisse sociale envers les associés doivent toujours se régler sur la quotité des versements individuels. Autrement il serait impossible d'arriver à une juste
balance du budget de l'association.

« La conduite des affaires de chaque association d'assistance
mutuelle sera remise à un comité choisi dans le sein de l'association et nommé par ses membres. A la tête de ce comité il y aura
un directeur ou président pris en dehors de l'association. De cette
manière, la surveillance des opérations sera conférée à une personne dégagée de tout intérêt direct et immédiat.

« La même personne pourrait exercer cette surveillance sur la
comptabilité et les opérations des caisses de secours de plusieurs
communes à la fois. Ou bien ces communes, si elles sont rapprochées les unes des autres, pourront ne former qu'une seule
caisse commune avec un seul comité d'administration. Ce comité
fonctionnera d'après un règlement qui lui servira de guide et
auquel auront également aussi à se soumettre tous les membres
de l'association. Ce règlement, tracé d'après un modèle uniforme, devra cependant se modifier dans ses applications suivant
les besoins des localités.

« On admettra dans l'association des personnes de tout âge,
de tout sexe et de toute condition, qui voudront y prendre part.
Le règlement à établir déterminera les charges et les avantages
de chacune des catégories qu'on aura à établir parmi les personnes intéressées. Chaque association sera libre de choisir le
médecin ou les médecins à qui elle voudra confier ses malades.
On peut s'en rapporter à elle pour le soin de prendre de préférence ceux qu'elles trouveront le mieux à leur portée.

« L'abonnement avec les médecins semble à première vue mé-
nager la dignité de ces derniers ; mais, dans le fait, il les expose
à des exigences, de la part des malades, qui ne sont pas en rapport avec leurs honoraires. Je suis d'avis qu'en général il vaut
mieux établir un tarif des visites, dans lequel on aura soin de ne

 pas négliger l'article des distances parcourues. Pour les médecins des cantons ruraux, cet article est indispensable, si on ne veut pas tomber dans des évaluations tout à fait arbitraires.

« Un tarif analogue sera arrêté avec les pharmaciens qui deviendront les fournisseurs des associations de secours.

« Lorsque nos cantons ruraux seront une fois dotés de l'utile institution des caisses de secours, les secours de la médecine ne manqueront plus aux habitants de nos campagnes. Car ceux-ci n'auront plus de motif pour s'abstenir d'appeler le médecin, et les médecins, assurés d'une rémunération convenable de leurs services, se rapprocheront des populations aujourd'hui abandonnées. On voit que, dans mon idée, le rôle principal dans l'organisation des caisses de secours n'appartient ni au gouvernement ni à la commune, mais à l'initiative des populations intéressées. Que l'autorité supérieure provoque le mouvement; que l'autorité communale soit appelée à le seconder, c'est là tout ce qu'il faut leur demander.

« Mais, à mon avis, c'est aller au delà du but que d'imposer au gouvernement la tâche de rendre le travail possible à tous dans le présent et profitable pour l'avenir, de fortifier le faible et de rendre à la santé le malade, pour qu'il puisse travailler, d'aviser enfin à l'existence de celui qui ne pourra plus travailler.

« Exprimons-nous une vérité quand nous disons que la société est une grande famille dont le gouvernement est le chef? N'est-il pas vrai plutôt que la société, dans son état actuel, est une grande cohue qui se débarrasse de son chef toutes les fois qu'elle en est dégoûtée? Et nous voudrions que ce chef, dont l'existence est si précaire, s'occupât de la santé de chacun des membres de la grande famille, qu'il lui rendît ses forces quand il serait invalide, ou lui donnât des moyens d'existence quand il en manquerait?

« Mais non, le gouvernement ou le chef ne peut pas entrer dans tous ces détails, nous répond-on; il ne peut agir qu'en grand : c'est à la famille plus circonscrite, à la *commune*, à se charger plus spécialement de cette mission. Mais, à notre tour, je répondrai que la commune, telle qu'elle existe aujourd'hui dans notre pays, ne répond pas plus à l'idée de la famille que la société tout entière ou l'État; car, dans le fait, nos communes actuelles ne sont constituées que par des agglomérations d'individus vivant sur le sol de la même banlieue, sans esprit de communauté, sans

aucun lien de solidarité : chacun pouvant entrer et sortir à son 
gré, sans aucun avis préalable, le tout sous un chef non moins
précaire dans sa dignité que celui de la société tout entière.

« Dans la famille, au contraire, telle que Dieu l'a instituée,
nous voyons un chef qui n'a rien de précaire, et qui dure toute
sa vie, et nous voyons de plus des membres qui n'y entrent et
n'en sortent pas au gré de leur volonté. Il suit de là que la famille
d'une part, et la société civile (commune ou l'État) de l'autre,
sont des êtres collectifs d'une constitution très-différente, et que
la similitude que l'on s'efforce d'établir entre eux n'est qu'apparente.

« Laissez à la famille, telle que Dieu lui-même l'a instituée, la
tâche qui lui est imposée par son institution divine, et gardez-
vous de charger de cette tâche sacrée les agglomérations humaines
connues sous les noms de commune et d'État.

« A la famille donc le soin de pourvoir à la santé de ses
membres pris individuellement.

« A l'association mutuelle des familles la tâche de suppléer
à l'insuffisance des ressources individuelles, surtout parmi les
classes nécessiteuses.

« Aux citoyens riches ou aisés le devoir de contribuer à la
prospérité de ces associations.

« Aux églises ou communautés religieuses l'obligation de pourvoir aux besoins individuels de leurs membres nécessiteux, en
les faisant participer aux avantages de l'association.

« Aux communes, aux départements, à l'État enfin, la charge
de provoquer les associations mutuelles dont ils s'agit, d'en seconder l'organisation, d'en régler la marche et d'y contribuer
par des subventions là où les autres ressources font défaut.

« Tel est, en résumé, le plan que je me suis tracé d'une organisation rationnelle de l'assistance médicale.

« On voit que, si le point d'appui donné au levier de l'association par mon honorable ami M. le docteur BOECKEL n'est pas le
même que le mien, nos idées se laissent néanmoins coordonner
dans la pratique. Dans l'un comme dans l'autre système, l'assistance médicale repose sur le médecin cantonal comme médecin
public d'une part, et sur tous les autres médecins, y compris le
médecin cantonal, comme médecins privés. »

*Le comité de Bischwiller*, adoptant les conclusions de M. le

Assistance médicale. docteur Luroth, propose la création de caisses de secours par groupes de communes, ayant pour base les circonscriptions des percepteurs; les percepteurs pourraient être les agents de ces caisses; ils recevraient les cotisations, et distribueraient ensuite les fonds nécessaires à chaque commune.

Les recettes consisteraient en cotisations individuelles; des allocations sur les budgets communaux pourraient y être ajoutées.

Les conseils municipaux désigneraient les individus incapables de faire des versements à la caisse, et remplaceraient leurs cotisations par une allocation au budget communal.

On traiterait avec un ou plusieurs médecins par abonnement à forfait ou suivant les bases d'un tarif réglé à l'avance.

On contracterait un abonnement semblable avec un ou plusieurs pharmaciens qui accepteraient le tarif.

La surveillance de ces caisses et du service communal serait confiée aux Conseils de salubrité.

La vérification des décès, faisant partie de l'assistance publique, serait attribuée aux médecins cantonaux et serait rétribuée par les budgets des communes.

*Séance du 11 décembre 1850.*

*Présidence de M. Stoeber, vice-président.*

Membres présents : MM. Boulanger, de Billy, Heydenreich, Oberlin, Oppermann, Stoeber, G. Tourdes.

Le procès-verbal de la séance précédente est lu et adopté.

Comité de Brumath. Inhumations précipitées. *Comité cantonal de salubrité de Brumath.* Le comité se plaint de la promptitude avec laquelle on inhume les morts appartenant au culte juif. Le délai de vingt-quatre heures prescrit par la loi n'est pas observé.

Le Conseil est d'avis que pour remédier à cet abus, le délai de vingt-quatre heures soit compté à dater du moment de la déclaration à la mairie, et non à dater de l'époque du décès indiquée par la famille.

*Renseignement sur le choléra.* M. le ministre du commerce et de l'agriculture demande l'envoi des renseignements qui concernent le Bas-Rhin.

MM. de Billy et Boulanger donnent lecture d'un travail sur

les faits relatifs à l'hydrographie et à la géologie des cantons où
le choléra a régné.

*Établissement d'un routoir à Plobsheim.* Sur le rapport de M. DE BILLY, le Conseil est d'avis que le routoir peut être autorisé. Le routoir est situé à 500 mètres des habitations, au nord-est du village, dans une direction opposée à celle des vents dominants. Le Conseil demande comme condition de cette autorisation que le niveau des eaux soit toujours maintenu à une élévation suffisante pour que le routoir ne se transforme pas en marais. La disposition des lieux permet facilement d'obtenir ce résultat, il importe que l'autorité veille à ce que cette condition soit strictement observée.

Plusieurs membres font observer que l'eau des routoirs faisant périr les poissons des rivières où elle aboutit, il serait peut-être avantageux de la laisser s'écouler d'une manière successive au lieu de vider le routoir en une fois. Ce procédé atténuerait peut-être l'action toxique de ces eaux. Le routoir de Plobsheim se prêterait à des expériences de ce genre.

*Fonderie de suif du faubourg de Pierre.* Le Conseil, sur le rapport de M. HEYDENREICH, est d'avis que l'autorisation demandée pour cette fonderie ne peut être accordée. Cette fonderie existe depuis trois ans, faubourg de Pierre, 4 ; elle est dans un grand état de délabrement. La chaudière principale n'est point surmontée d'un appareil destiné à recevoir les émanations fétides ; la ventilation se fait par un trou pratiqué au mur du côté du quai ; la fumée d'un des feux sort par un tuyau de poêle à travers une fenêtre ; la fumée de l'autre feu se rend par un conduit horizontal à une cheminée placée à quelques mètres de la chaudière.

Si l'opinion du Conseil, contraire à l'autorisation, ne devait point prévaloir, il serait urgent de modifier, conformément aux règles indiquées dans le rapport, les conditions actuelles de cette fonderie.

*Fonderie de suifs de la rue des Tanneurs.* Le Conseil, sur le rapport de M. HEYDENREICH, est d'avis que l'autorisation demandée pour cette fonderie ne doit point être accordée. La maison dans laquelle on voudrait établir cette fonderie est située entre la rue du Foulon et la rue de l'Argile, dans un quartier qui se compose de ruelles étroites et peu aérées, habitées par une population nombreuse. Il importe au plus haut degré de ne

6.

pas augmenter les conditions d'insalubrité qui existent déjà dans cette partie de la ville.

*Vente de médicaments*
*par la douane.*

*Vente de médicaments saisis par la douane.* M. OBERLIN fait connaître au Conseil que des médicaments saisis par la douane ont été vendus à l'enchère à charge de réexportation. Des échantillons de morphine et de strychnine ont été distribués et ont été présentés à diverses personnes de Strasbourg. Cette distribution de médicaments actifs au plus haut point est un abus grave, une infraction aux lois sur la vente des poisons. Tout porte à croire d'ailleurs que l'exportation exigée n'a pas eu lieu, car on a offert à diverses maisons de Strasbourg les médicaments vendus à la douane.

Le Conseil appelle sur ces abus l'attention de l'autorité.

La séance est levée à cinq heures.


## Séance du 15 janvier 1851.

Membres présents : MM. STOEBER, MORLET, BOULANGER, OPPERMANN, HEYDENREICH, EISSEN.

Le procès-verbal de la séance précédente est lu et adopté.

1° *Avis à donner sur l'établissement d'une tannerie à West-hoffen.* Renvoi au comité d'hygiène industrielle.

2° *Fabrique de chiques de Thal.* Le Conseil fait demander un plan détaillé des lieux avec des détails topographiques. Renvoi à M. le préfet avec prière de fournir les pièces demandées.


## Séance du 12 février 1851.

Membres présents : MM. EISSEN, KOENIG, MORLET, DE BILLY, BOECKEL, IMLIN, HEYDENREICH, OPPERMANN, OBERLIN, SCHÜTZENBERGER, STOEBER, G. TOURDES.

Le procès-verbal de la séance précédente est lu et adopté.

*Fabrique de billes.*

*Fabrique de billes établie dans la commune de Thal.* Les habitants de la commune de Thal réclament la suppression d'une fabrique de billes qui altère la pureté des eaux dont ils font usage. Le Conseil de salubrité de Saverne s'est prononcé pour cette suppression. D'un autre côté, un établissement du même genre existe depuis longtemps à Wasselonne sans faire naître aucune plainte.

Le principe que cette fabrication mêle aux eaux n'étant autre chose qu'un carbonate calcaire insoluble, il est permis de supposer qu'au moyen de bassins de dépôt convenablement établis, il sera possible de faire disparaître les inconvénients de cette industrie et d'éviter la mesure toujours fâcheuse d'une suppression d'industrie. La question est d'ailleurs nouvelle, l'établissement n'est pas classé. Le Conseil, par ces motifs, croit nécessaire que deux de ses membres, MM. DE BILLY et OPPERMANN, se rendent à Thal pour étudier sur les lieux mêmes cette importante question.

*Établissement d'une tannerie à Westhoffen.* L'instruction relative à cette affaire n'est point complète, le Conseil réclame les pièces suivantes : 1° une demande en autorisation signée par le propriétaire, précisant la nature de son industrie et les procédés qu'il mettra en usage; 2° le plan de la fabrique. 

*Rapport trimestriel.* M. BROUILLET adresse au Conseil un rapport trimestriel sur les vaccinations et sur l'état sanitaire du canton de Geispolsheim. Il signale entre autres la fréquence des accidents occasionnés par la disposition des rives du canal du Rhône-au-Rhin; depuis une dizaine d'années de nombreux cas de mort par submersion en ont été le résultat. 

M. BROUILLET attire l'attention du Conseil sur les questions suivantes :

« *Des vaccinations.* Je n'ai dans mes vaccinations d'automne opéré que sur les enfants nés pendant le deuxième trimestre de l'année 1850, afin de compléter le premier semestre de la même année, laissant intact le troisième trimestre qui, avec le quatrième, formera le deuxième semestre de 1850, sur lequel je me propose d'opérer au commencement du printemps prochain, entrant ainsi enfin dans une voie plus régulière et, je l'espère, plus fructueuse. 

« Je ne rentrerai point, Messieurs et honorés confrères, dans l'exposé des motifs qui m'ont paru devoir faire adopter une marche que réclamaient depuis longtemps et des préjugés dont on est bien forcé de tenir compte, et des nécessités rurales respectables, et, enfin, la sincérité des états nominatifs et des relevés généraux des vaccinations. Ces motifs, exposés avec détail à plusieurs reprises, vous avez daigné les approuver et il serait au moins superflu de les reproduire. Qu'il me soit toutefois permis

Vaccinations. d'ajouter que les populations à qui j'en ai fait part, m'ont paru
satisfaites d'une mesure qui les affranchissait de l'obligation,
obligation à laquelle elles ne se soumettaient guère, du reste,
d'apporter aux vaccinations des enfants qui pouvaient quelquefois
n'avoir pas un mois d'existence, comme il arrivait en opérant au
commencement d'un trimestre sur les enfants nés dans le trimestre
précédent.

« Voici quels sont les résultats des vaccinations opérées pendant les mois d'octobre et novembre de l'année dernière sur les enfants nés pendant le deuxième trimestre 1850, et dont j'adresse
les états nominatifs, par commune, à M. le préfet du Bas-Rhin.

> Naissances du deuxième trimestre 1850.　.　134
> Décès sur ces naissances .　.　.　.　.　.　21
>
> Restaient à vacciner.　.　.　113
>
> Vaccinés sur ces naissances .　.　.　.　.　88
> De trimestres précédents .　.　.　.　.　.　16
>
> Total des vaccinations.　.　.　104

« D'après ce résumé, on voit que le total des vaccinations
opérées n'est inférieur que de neuf au nombre des enfants à
vacciner.

Mode de rétribution  « *Du mode de rétribution des médecins cantonaux.* Il serait
des médecins cantonaux. bon aussi de soustraire le médecin vaccinateur à cette espèce
de dépendance et de subordination dans laquelle il se trouve
placé vis-à-vis des administrations communales, pour ce qui est
de la faible rétribution qui lui est allouée par chacune d'elles.
Le médecin cantonal est obligé tous les six mois de se pourvoir
d'autant de mandats de paiement qu'il y a de communes et de
s'adresser, pour en toucher le montant, à autant de percepteurs
qu'ils y a de circonscriptions dans le canton, heureux encore
quand le conseil municipal, pour témoigner d'une omnipotence
qui ne lui appartient pas dans l'espèce, car la dépense est obligatoire, ne s'est pas avisé de rogner ou même de supprimer le
traitement; le médecin est alors dans la nécessité ou de renoncer
à ce qui lui est bien légitimement dû, ou de se résigner à des
démarches pénibles et souvent désagréables, que son modique

traitement, eu égard à ce que ces fonctions ont de relevé et d'utile, n'est certainement pas de nature à entraîner. Dans tous les cas, l'amour-propre et l'intérêt privé n'en souffrent pas seuls; la dignité professionnelle est atteinte, et c'est en son nom qu'on voudrait voir cesser un état de choses qui la rabaisse encore, là où elle aurait tant besoin d'être relevée au profit de populations ignorantes qui ne sont que trop portées à la méconnaître. Il semble que les fonds des communes concentrés dans une seule main, dans celle du payeur du département par exemple, pour ce qui est du traitement des médecins cantonaux, et délivrés semestriellement aux ayants-droit sur simple quittance, offriraient le meilleur moyen de soustraire des hommes honorables à une sujétion qui compromet tout à la fois et leurs intérêts privés, et la considération dont il est bon qu'ils jouissent.

*Mode de rétribution des médecins cantonaux.*

« *Danger provenant de certains animaux domestiques.* Il y a environ trois mois que je fus mandé en toute hâte à la ferme de Thumenau, près Plobsheim, pour y donner des soins à une pauvre journalière blessée grièvement par un énorme verrat de la ferme, dans la matinée du même jour. La personne blessée était une femme âgée d'environ cinquante ans, jouissant ordinairement d'un bon état de santé. Elle me raconta que le matin de ce jour, ayant ouvert l'étable à porcs pour donner à manger à ces animaux, elle avait commis l'imprudence de laisser sortir le verrat dont la férocité était connue et redoutée de tous; que, s'étant armée d'une fourche à fumier afin de forcer l'animal à rentrer dans son étable, celui-ci, loin de céder à l'arme dont elle le menaçait, était entré en fureur, s'était précipité sur elle et ne s'était retiré qu'après l'avoir frappée et jetée à terre baignée dans son sang. Un seul coup de boutoir avait été porté à cette femme, une seule défense avait agi, mais la plaie qu'elle avait faite était réellement affreuse à voir. Elle comprenait toute la partie antérieure de la cuisse gauche, depuis le genou jusque près de l'aine. Les tissus entamés, entièrement et nettement divisés comme aurait pu le faire une arme tranchante, formaient une vaste ouverture béante, laissant complétement à nu le muscle droit antérieur jusque près de son insertion à la rotule; ce muscle était atteint lui-même dans ses fibres superficielles.

*Animaux domestiques dangereux.*

« La femme, effrayée par cette énorme blessure, était en proie à la plus vive émotion. Je la rassurai et je fis la réunion immédiate de la plaie au moyen de la suture entortillée. Je n'employai pas

Animaux domestiques dangereux. moins de vingt points de suture pour fermer cette énorme solution de continuité. La guérison fut prompte et complète.

« Cette observation, indépendamment de son intérêt pratique, est de nature à suggérer quelques réflexions sur les dangers qui peuvent résulter de l'élève de certains animaux dits *domestiques*, mais qui n'en agissent pas moins parfois comme s'ils vivaient encore dans un complet état de sauvage indépendance. En tête de ces animaux, parmi lesquels certaines espèces de chiens occupent une large place, il faut placer, comme étant les plus redoutables, ces taureaux qu'on voit pendant plus de six mois de l'année sortir et rentrer tous les jours dans les communes rurales, sans liens, sans entraves d'aucune sorte. Ils sont cependant aussi craints qu'ils méritent de l'être, puisqu'à leur approche on voit presque toujours se produire une espèce de sauve qui peut général. Comment se fait-il alors qu'on ne prenne pas plus de précautions contre leurs atteintes ? N'est-on pas éclairé par les accidents qu'on constate de temps à autre et veut-on attendre que de plus grands malheurs soient arrivés ? Il y a peu de mois que j'ai été appelé à visiter un pauvre homme blessé au bras par le taureau banal de Holtzheim, et qui n'avait probablement dû la vie qu'à une porte qui, au dernier moment, s'était ouverte et refermée sur lui. De pareils exemples ne manquent pas ; presque chaque commune pourrait fournir les siens. Malgré cela, on ne fait rien, on ne tente même pas de faire ; et il en est ainsi dans les campagnes pour tout ce qui semble avoir reçu de la routine du temps une sorte de consécration. Ne serait-il pas d'une bonne police rurale, dans une question qu'on ne saurait regarder comme futile, de forcer enfin les propriétaires de ces animaux ou les vachers qui les conduisent, à leur mettre des entraves qui les empêchent de nuire, avant de les produire sur la voie publique ?

Accidents au canal du Rhône-au-Rhin. « *Accidents occasionnés par le canal du Rhône-au-Rhin.* Des trois cas de mort accidentelle que j'ai observés dans ce trimestre, deux ont eu lieu par asphyxie par submersion, et dans le canal du Rhône-au-Rhin. Il y a peu de jours, j'ai encore été appelé pour un accident semblable, et c'est peut-être la vingtième levée de cadavre de ce genre que j'ai eu la triste mission de faire depuis moins de onze ans que je suis dans le canton de Geispolsheim. Si dans tous son parcours ce canal fait proportionnellement autant de victimes, le chiffre doit en être vraiment dé-

plorable, et il appartiendrait à une administration sage et pater- Accidents au canal du<br>Rhône-au-Rhin.
nelle de chercher à prévenir, dans la mesure du possible, d'aussi
fâcheux résultats. J'ai déjà signalé, et à plusieurs reprises, dans
de précédents rapports, un état de choses dont la persistance
semble me faire un devoir d'insister encore sur ce point. Le canal du Rhône-au-Rhin, irréprochable peut-être comme œuvre
d'art, ne l'est certainement pas au point de vue de la sûreté des
personnes. On met des grilles aux ouvertures des égouts, des
margelles autour des puits, des garde-fous sur les ponts, et
ici rien ! Et cependant ce canal, partout très-profond et taillé
presque à pic sur ses bords, ou du moins n'offrant que des talus
extrêmement rapides, n'est qu'une sorte de puisard d'une longueur démesurée, dont l'étendue multiplie d'autant les dangers !

« L'individu tombé dans ce gouffre, n'en peut sortir vivant que par
des moyens de sauvetage qui s'offrent rarement à lui, quand il
y tombe vers le soir et loin des habitations des éclusiers. Dans
ces terribles circonstances, l'art de la natation peut lui-même
devenir impuissant et ne servir qu'à prolonger l'agonie du malheureux qui cherche vainement à gravir, pour remonter sur la
berge, de talus raides, glissants, et où ne se rencontrent que
des herbes peu résistantes sous l'action de sa main et qui ne
servent, en définitive, après lui avoir fourni quelques lueurs
d'espérance, qu'à mettre le comble à son désespoir. Non que je
veuille demander que des parapets en pierre, ou même une main-
courante en bois soutenue par des poteaux, soient établis à
droite et à gauche, dans toute la longueur du canal; ce moyen
serait trop dispendieux et peut-être impraticable à cause du hallage des bateaux. Mais serait-ce trop, en présence d'accidents
si nombreux et si déplorables, que de demander, ainsi que je
l'ai déjà fait, que des piquets plongeant dans l'eau et garnis de
quelques échelons, fussent placés de chaque côté et de distance
en distance, reliés entre eux par une corde à fleur d'eau ? C'est
là, Messieurs et honorés confrères, une de ces questions que
l'humanité seule est appelée à résoudre, et devant laquelle l'administration des ponts et chaussées ne reculerait pas, j'aime à
le croire, si elle lui était offerte entourée de votre bienveillant
appui. »

Le Conseil renvoie à M. BOULANGER l'examen de cette question.

Les rapports trimestriels des médecins cantonaux doivent désormais être remplacés par des rapports semestriels.

Les rapports trimestriels des médecins cantonaux étant tombés presqu'entièrement en désuétude, le Conseil émet le vœu qu'ils soient remplacés par des rapports semestriels, nécessaires pour tenir l'administration au courant de l'état sanitaire du pays. Le Conseil signale en même temps à M. le préfet le zèle éclairé de M. BROUILLET, qui a continué ses rapports avec la plus louable exactitude et a adressé au Conseil des communications pleines d'intérêt.

### Séance du 12 mars 1851.

Membres présents : MM. BOECKEL, DE BILLY, HEPP, HEYDENREICH, FORGET, STOEBER, EISSEN, MORLET.

Tannerie à Westhoffen.

*Tannerie de Westhoffen.* Le Conseil, sur le rapport de M. HEYDENREICH, adopte les conclusions suivantes : L'établissement peut être autorisé à la condition que l'industrie se bornera au tannage des peaux de veau, suivant les termes mêmes de la demande faite par le sieur Müller. Ainsi restreinte, cette industrie ne peut avoir d'inconvénients ; l'eau du ruisseau qui doit servir à l'usine étant déjà par elle-même impropre aux usages domestiques.

Canal du Rhône-au-Rhin.

*Accidents sur le canal du Rhône-au-Rhin.* M. BOULANGER demande que le médecin cantonal précise le point du canal où ont lieu les accidents ; est-ce le long du chemin de hallage, ou bien aux abords des ponts ?

Assistance médicale.

*Assistance médicale pour les ouvriers cantonniers.* M. BOULANGER est prié de donner au Conseil le tableau de la répartition du personnel des ouvriers cantonniers employés dans le département par l'administration des ponts et chaussées. Il serait possible de leur assurer des secours médicaux réguliers par des abonnements avec les médecins cantonaux et avec les pharmaciens.

### Séance du 9 avril 1851.

Membres présents : MM. STOEBER, FORGET, BOULANGER, MORLET, HEYDENREICH, IMLIN, HEPP, OPPERMANN, EISSEN.

*Correspondance.* Le Conseil reçoit un travail imprimé de M. HAROU-ROMAIN *relatif à l'assainissement des habitations insalubres* (rapporteur, M. MORLET).

*Fabrique de billes établie à Thal.* Deux membres du Conseil, MM. DE BILLY et OPPERMANN, se sont transportés à Thal pour examiner l'état des lieux et les conditions de la fabrication. Le Conseil, sur leur rapport et après avoir pris communication de toutes les pièces de l'enquête, a adopté les conditions suivantes :

1° La fabrique de billes établie à Thal, dans son état actuel, n'atteint pas d'une manière sensible la salubrité de la commune;

2° Cette fabrique peut être autorisée aux conditions suivantes qui en feront disparaître tous les inconvénients : établissement de deux bassins de réserve d'une capacité suffisante pour laisser déposer le principe calcaire insoluble que les eaux tiennent en suspension; obligation de ne laisser écouler l'eau des bassins dans le ruisseau de la commune que de nuit et à des intervalles hebdomadaires.

*De la désinfection des fosses d'aisance.* M. le président donne communication d'une lettre de l'administration municipale de Strasbourg, demandant au Conseil la communication de ses travaux sur la désinfection des fosses d'aisance.

M. HEPP, au nom de la commission nommée à cet effet, lit un rapport sur les expériences relatives à l'action des différentes substances désinfectantes.

Ce rapport se termine par les conclusions suivantes :

1° Les sels métalliques, soit seuls, soit employés concurremment avec des sels à base de chaux, offrent le moyen le plus certain de désinfection des fosses d'aisance.

2° Les sels de fer, de manganèse, de zinc, de plomb, de cuivre agissent sur les matières fécales et produisent par double décomposition un sel ammonique, du sulfure et du carbonate du métal employé. On peut ajouter au sel métallique du plâtre, qui décompose le carbonate d'ammoniaque, et un peu de charbon, qui sert à absorber les odeurs particulières autres que celles des sels ammoniacaux.

3° Le sulfate de fer offre pour notre contrée, à côté d'une efficacité qui ne le cède en rien aux autres sels cités, l'avantage de son bas prix.

4° La quantité de sulfate de fer qui peut être employée à la désinfection d'une fosse varie de 1 à 2 kilog. de ce sel par 100 litres de matières fécales, ou de 40 à 80 kilog. par voiture d'une contenance de 80 baquets.

5° Le sulfate de fer doit être employé en dissolution dans son poids d'eau.

6° La quantité du sel désinfectant à employer ne pouvant être fixée d'une manière précise, il faudra l'introduire en telle quantité que pendant le travail il ne se dégage aucune odeur.

Si pendant l'extraction des matières fécales on s'apercevait que la désinfection ne fût pas complète, on devrait sur-le-champ y remédier.

7° Il est indispensable, pour éviter que les gaz qui remplissent la fosse au-dessus des matières liquides ne se répandent au loin par le travail dans la fosse, d'user de moyens mécaniques, de pompes ou autres agents, qui permettent d'extraire les matières fécales, et de les introduire directement dans des tonnes fermées servant seules au transport des vidanges hors de la ville.

8° Les sels de chaux, la tourbe, la terre argileuse calcinée, ainsi que le charbon, agissent comme désinfectants faibles. Ces substances peuvent être associées avec avantage aux sels métalliques.

Le mélange suivant suffit à la désinfection d'une fosse contenant 80 hectolitres de matières fécales.

| Sulfate de fer . . . . | 25 | kilog. |
| Terre argileuse . . . | 50 | » |
| Sulfate de chaux . . . | 10 | » |
| Charbon animal . . . | 2 | » |

Le sulfate de fer, dissous dans son poids d'eau, est introduit dans la fosse par quantités de 5 kilog.; on laisse un intervalle d'un jour avant l'introduction d'une nouvelle quantité.

Les autres ingrédients se répandent en poudre à la surface du contenu de la fosse.

La terre argileuse devra être calcinée légèrement avant son emploi.

9° Les administrations de plusieurs des villes de l'intérieur de la France, dans le but de préserver les habitants des inconvénients des vidanges faites par des personnes étrangères à ce genre d'industrie, ont décidé qu'on n'accorderait l'autorisation qu'à ceux qui disposent des moyens spéciaux pour opérer la vidange des fosses d'aisance d'une manière inodore, et à l'aide de procédés plus expéditifs que les moyens ordinaires d'extraction.

10° La permission n'est accordée qu'après que le demandeur a justifié : Désinfection des fosses d'aisance.

*a)* Qu'il a à sa disposition le matériel nécessaire en chevaux, voitures, tonneaux, etc., pour faire la vidange suivant les conditions exigées.

*b)* Qu'il fera la vidange par des procédés prompts et inodores;

*c)* Qu'il pourra opérer le transport des résultats de l'extraction, sans aucune odeur ni pertes de matières, dans des tonneaux solides et en tous points convenables à cet usage.

11° La fabrication des engrais désinfectés est établie actuellement à Marseille, Lyon, Tours, Bordeaux, Poitiers, Nevers, Niort, Nantes, le Havre, Rochefort, Besançon, Montauban, Limoges, Metz, Amiens, Troyes, Rouen, Toulouse, et va s'introduire auprès de Paris.

12° Afin d'assurer l'exécution des règlements concernant les vidanges des fosses d'aisance, tout entrepreneur appelé à vidanger une fosse devra en faire la déclaration préalable à M. le commissaire de police, afin que ce fonctionnaire puisse faire visiter les lieux pendant et après l'opération et s'assurer si la vidange est faite par des procédés inodores.

13° La fosse vidée devra être examinée par un agent nommé dans ce but, afin de constater la bonne construction de la fosse, et d'empêcher par les réparations nécessaires les infiltrations des matières contenues dans la fosse.

Les conclusions du rapport de M. Hepp, adoptées par le Conseil, ont été adressées à l'autorité municipale avec la lettre suivante :

« Monsieur le maire,

« Vous nous avez consultés sur les moyens d'organiser le service des vidanges et d'obtenir la désinfection des fosses d'aisance de la ville de Strasbourg. Nous avons l'honneur de vous adresser les conclusions détaillées d'un rapport approuvé par le Conseil et indiquant les principaux moyens de faire disparaître les inconvénients graves qui résultent de l'état de choses actuel.

« Le Conseil pense qu'il importe avant tout d'obtenir une organisation du service des vidanges analogue à celle qui existe déjà dans plusieurs grandes villes, telles que Lyon, Besançon et Metz. »

Désinfection des fosses d'aisance.

« Ce service serait confié à des entrepreneurs présentant des garanties réelles et auxquels on imposerait comme conditions :

« 1° L'obligation de faire usage d'appareils mécaniques qui diminuent notablement les inconvénients des vidanges ;

« 2° L'obligation d'employer des agents de désinfection dont le choix leur serait laissé, mais dont l'efficacité devrait être constatée par le Conseil. Le rapport indique les substances dont l'emploi serait surtout avantageux et économique à Strasbourg.

« Le contrôle de l'autorité municipale assurerait l'exécution de ces mesures. »

### Séance du 14 mai 1851.

Membres présents : MM. STOEBER, président, FORGET, MORLET, HEYDENREICH, OPPERMANN, OBERLIN, SCHÜTZENBERGER, EISSEN, BOECKEL.

Assainissement des habitations.

M. MORLET rend compte d'une brochure adressée au Conseil, intitulée : *Rapport sur la proposition de M. HAROU-ROMAIN, relative à l'assainissement des habitations insalubres.*

Le but de cet ouvrage est de faire connaître quelles sont les causes de l'insalubrité des habitations et d'indiquer les moyens à employer pour y porter remède.

Ces causes sont : 1° celles extérieures et indépendantes des habitations, telles que les boues qui se forment sur la voie publique, les résidus des fumiers, les eaux stagnantes, les émanations des produits des arts et métiers, les établissements insalubres, le peu de largeur des rues, le mauvais état de leur sol et le voisinage trop rapproché des arbres.

2° Celles inhérentes aux habitations mêmes, telles que : l'orientation des maisons, leur trop grande profondeur, le choix des matériaux, la mauvaise ventilation des appartements, les cours trop restreintes, non pavées, couvertes et sans ventilation, la mauvaise qualité d'eau fournie par les puits, les fosses d'aisance mal construites, enfin l'occupation trop prompte des maisons nouvellement bâties.

L'auteur passe en revue toutes ces causes d'insalubrité et indique les moyens les plus efficaces d'y remédier.

Nous remarquerons que la plupart des causes d'insalubrité signalées dans la première catégorie peuvent être évitées par les

soins des administrations municipales, et que les règlements de
police suffiraient pour cela, s'ils étaient exécutés.



La largeur des rues doit être en rapport avec les hauteurs des
maisons et, à ce sujet, l'auteur fait connaître que le Conseil de
salubrité de la Seine a décidé que le maximum de hauteur des
maisons devait être égal à la largeur de la rue. A Strasbourg,
les hauteurs des maisons fixées par l'arrêté du maire du 16 juin
1845 sont : de 18 mètres pour les rues de 10 mètres de largeur
et au-dessus, de 15 mètres pour celles de 8 à 10 mètres, de
12 mètres pour celles de 6 à 8 mètres, et de 9 mètres pour
celles de 4 à 6 mètres.

Ces hauteurs paraissent beaucoup trop fortes en rapport avec
la largeur des rues.

La deuxième catégorie des causes d'insalubrité donne lieu à
d'excellentes observations de l'auteur. Nous citerons entre autres
l'inconvénient des cours intérieures hermétiquement fermées par
des vitrages ou autres modes de couverture qui empêchent la
ventilation. L'auteur demande que ces couvertures ne puissent
être établies sans autorisation de l'autorité municipale qui s'assurerait qu'on y a organisé des moyens de ventilation ; il signale
aussi les puisards qui absorbent dans les cours les eaux ména-
gères et qui devraient être remplacés par de petits aqueducs dé-
bouchant dans l'égout de la rue, ainsi que cela a lieu à Londres.

Quant aux fosses d'aisance, on ne saurait trop répéter le danger qu'elles présentent. La question de construction de ces fosses
a été étudiée dans tous ses détails. Tout ce que demande l'auteur serait fait si l'on observait les prescriptions municipales. Il
importe surtout que l'on fasse le recensement de toutes les fosses
et que l'on soumette à un examen spécial celles qui n'ont pas été
vidangées depuis longtemps.

Après cette question, la plus importante est celle de la mauvaise ventilation des appartements. Cette question est importante,
surtout dans nos contrées où les cheminées sont remplacées par
des poêles. L'auteur indique les résultats des expériences de
MM. Dumas et Peclet relativement au cube d'air nécessaire par
personne et par heure pour l'assainissement des lieux habités, et
il cite un exemple terrible de l'accumulation d'un trop grand
nombre d'hommes dans un petit espace, extrait de l'histoire des
guerres de l'Indoustan ; puis il indique les divers systèmes de
ventouses usités en France et en Angleterre, et il termine en

 exposant l'insuffisance des moyens de chauffage et les dangers d'une habitation immédiate des logements récemment construits.

Sur ce dernier point, il signale la nécessité d'une disposition législative, dans le cas où il serait reconnu que cette cause d'insalubrité n'est pas comprise dans la nouvelle loi.

Toutes ces considérations sont très-bien résumées à la fin de l'ouvrage, et, à la suite de ce résumé, l'auteur donne des formulaires de questions qui devront être remplis par les commissions sanitaires pour éclairer complétement l'administration.

Tel est l'exposé succinct d'un ouvrage très-utile à consulter pour toutes les questions de salubrité publique. Nous pensons que cette brochure devrait être déposée dans les archives de toutes les commissions de salubrité du département et des mairies des chefs-lieux du canton.

 *Exercice illégal de la médecine.* Un membre communique au Conseil une réclamation de trois officiers de santé concernant de nombreuses infractions à la police médicale. Cette réclamation devait être adressée à M. le préfet, mais les réclamants ayant changé d'avis, ont préféré la faire parvenir au Conseil, en priant le Conseil de s'en occuper.

Un membre propose d'adresser un rapport complet à M. le préfet, en le priant de faire exécuter la loi.

Un autre membre signale la vente des pilules de Morisson chez les épiciers.

Une commission composée de MM. Tourdes, Oppermann et Eissen est chargée de faire un rapport au préfet sur l'objet en question [1].


### Séance du 14 juin 1851.


Membres présents : MM. Boulanger, de Billy, Schützenberger, Oberlin, Heydenreich, Forget, Eissen, Stoeber, G. Tourdes.

 *Accidents occasionnés par la disposition des rives du canal du Rhône-au-Rhin.* M. Boulanger fait un rapport verbal sur les faits signalés par M. Brouillet, médecin cantonal à Geis-

---

[1] Ces faits d'exercice illégal de la médecine ont été déférés à M. le procureur de la République (20 juin 1851).

polsheim. Par suite de la disposition des rives du canal du Rhône-au-Rhin, et notamment aux abords des ponts , des accidents nombreux sont à déplorer. Des individus tombent dans le canal et ne peuvent remonter ses berges dont la pente est très-roide. M. Boulanger demande que ces observations soient transmises à l'ingénieur en chef du canal, résidant à Besançon. Il est vraisemblable que des accidents du même genre ont été observés sur d'autres points. L'ingénieur en chef est mieux que tout autre en mesure de constater régulièrement les faits, de rechercher les causes de ces accidents et les moyens d'y remédier.

*Canal du Rhône-au-Rhin. — Accidents.*

*Séance du 9 juillet 1851.*

Membres présents : MM. Forget, Boeckel, de Billy, Heydenreich, Imlin, Oberlin, G. Tourdes.

Le procès-verbal de la séance précédente est lu et adopté.

*Demande en autorisation d'une savonnerie, rue Basse-des-Païens, 12, à Strasbourg.* Le Conseil, sur le rapport de M. Heydenreich et après avoir fait visiter par une commission la maison où doit être construit l'établissement projeté , est d'avis que l'autorisation demandée peut être accordée aux conditions suivantes :

*Savonnerie.*

1° Le sieur Treibert , propriétaire de la savonnerie, se conformera dans ses constructions aux dispositions indiquées par l'architecte de la ville ;

2° Il n'ajoutera à la savonnerie aucune autre exploitation sans autorisation préalable ;

3° Il s'engagera à faire construire un égout couvert depuis sa maison jusqu'à l'égout public, dans le cas où l'écoulement des eaux de la savonnerie, dans le ruisseau de la rue, répandrait une odeur désagréable et susciterait des réclamations.

Le Conseil croit en même temps nécessaire de signaler à l'autorité municipale le mauvais état de l'égout public qui doit recevoir les eaux de cette usine , et auquel aboutissent déjà les eaux d'une autre savonnerie et celles des maisons voisines.

*Établissement d'une fonderie de fer dans l'allée de la Robertsau , entre les n°s 14 et 19.* Le Conseil, sur le rapport verbal de M. de Billy, est d'avis que l'autorisation peut être ac-

*Fonderie de fer.*

7

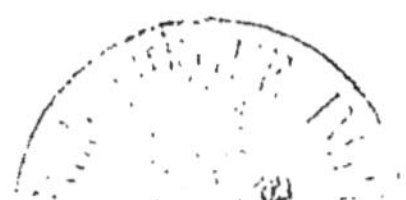

cordée. Une fonderie de fer ne dégage aucune vapeur nuisible, et le cubilot devant être alimenté au coke, ne peut incommoder les habitations voisines, ni exercer d'influence fâcheuse sur la végétation des jardins qui entourent l'établissement. Une autre fonderie placée dans les mêmes conditions a déjà été autorisée; elle est en activité depuis plusieurs années sans avoir excité de réclamations.

*Amidonnerie.*    *Établissement d'une amidonnerie à la Robertsau.* La maison dans laquelle le sieur Huck demande à construire son amidonnerie est située à douze mètres du canal des Moulins et à une petite distance de la route de la Wantzenau. L'établissement sera dans une position favorable, entouré de champs, éloigné des habitations, à proximité d'une eau courante. Le Conseil, sur le rapport de M. HEYDENREICH, est d'avis que l'autorisation peut être accordée aux conditions suivantes :

1° Le fabricant sera tenu de conserver le procédé actuellement en usage, et qui consiste à faire ramollir le blé dans l'eau tiède pendant trois ou quatre jours et à le moudre ensuite, sans avoir recours à la fermentation putride ;

2° Il fera construire un égout depuis sa maison jusqu'à la rivière, afin d'assurer un écoulement constant aux eaux qui proviennent de son usine.

*Four à plâtre.*    *Établissement d'un four à plâtre à Wasselonne.* Le Conseil, après avoir examiné les différentes pièces dont le dossier se compose, et sur le rapport de M. DE BILLY, est d'avis que le four à plâtre, exploité à Wasselonne par le sieur Barbenez, peut être autorisé. Un établissement de ce genre ne dégage pas de vapeurs nuisibles ou incommodes. Le danger du feu est le seul qu'il présente, et c'est à l'autorité administrative à prescrire, d'après l'avis d'un architecte, les dispositions nécessaires pour mettre à l'abri de ce danger. Le Conseil, en ce qui concerne la salubrité publique, ne voit aucun inconvénient à l'exploitation de ce four.

*Boisson nouvelle.*    *Demande d'un avis sur une boisson particulière composée par le sieur Mathis, de Dorlisheim.* Le sieur Mathis, domicilié à Dorlisheim, demande un certificat constatant qu'une boisson particulière composée par lui et ayant pour base la fécule de pommes de terre avec de la crème de tartre et du marc de raisin, ne contient aucune substance nuisible à la santé. Le mode de fabrication de ce breuvage reste le secret de l'inventeur. Le préfet renvoie cette demande au Conseil.

Le Conseil est d'avis que, pour se prononcer sur cette question, il est nécessaire de procéder à l'analyse chimique du breuvage. Le Conseil ne possédant ni les fonds, ni le matériel nécessaire pour ces expériences, il conviendrait de nommer trois experts chimistes pris parmi ses membres ou en dehors d'eux, qui feraient le premier travail ; les frais d'analyse seraient supportés par le demandeur. Ces opérations préliminaires terminées, le Conseil devrait être mis à même d'apprécier les procédés de fabrication et d'étudier avec détails tous les éléments de la question, afin de pouvoir donner un avis complet et avec entière connaissance de cause. La simple déclaration que le breuvage ne contient rien de nuisible à la santé pourrait être interprétée dans un autre sens par le public, et être présentée comme la recommandation d'une entreprise industrielle. Boisson nouvelle.

*Établissement d'une fonderie de suif hors la porte d'Austerlitz.* L'examen de cette demande en autorisation qui est combattue par des oppositions nombreuses et sur laquelle le maire de Strasbourg a donné un avis négatif, est renvoyé à la commission d'hygiène industrielle. Ses membres iront examiner le bâtiment d'exploitation dont la construction est déjà commencée, et M. OBERLIN est chargé du rapport. Fonderie de suif.

*De la falsification du beurre.* Deux membres se plaignent de l'extension que prend à Strasbourg la falsification du beurre. Falsification du beurre.

Le Conseil invite MM. OBERLIN et OPPERMANN à faire l'analyse chimique de quelques échantillons de beurre, afin de pouvoir appuyer sur des faits précis, s'il y avait lieu à réclamations, les avis qu'on adresserait à l'autorité municipale.

*Du mode de transport des veaux au marché de Strasbourg.* M. le maire de Strasbourg adresse au Conseil la lettre suivante : Transport des veaux au marché.

« Vous avez sans doute connaissance des critiques que soulève le mode de transport des veaux amenés au marché de Strasbourg. Ces animaux sont jetés sur des charrettes découvertes, les pieds liés, la langue pendante, objets de dégoût et de pitié. Puis, arrivés au marché, on les jette du haut de la voiture sur le pavé.

« L'administration a le projet de réglementer ce transport. Toutefois, avant de publier un arrêté de police, je désirerais être fixé sur une question qui, dans les débats relatifs à cette matière, a reçu des solutions contradictoires. Les tourments infligés aux animaux conduits à l'abattoir peuvent-ils détériorer la

7.

*Transport des veaux au marché.* qualité des viandes et exercer ainsi une action nuisible sur la santé des consommateurs ? Je viens prier MM. les membres du Conseil de salubrité de vouloir bien m'éclairer de leurs lumières »

Le mode de transport des veaux ayant déjà été l'objet de réclamations analogues à Paris et à Munich, le Conseil charge un de ses membres, M. IMLIN, de faire prendre des renseignements dans ces deux villes sur les mesures qui y ont été adoptées.

Plusieurs membres font observer que les fatigues et les tortures imposées aux animaux ont pour résultat d'altérer leur santé, de provoquer des congestions sanguines de divers organes, de diminuer la quantité de graisse et de nuire au moins à la qualité de la viande, sinon à sa salubrité. En général, à Strasbourg, les veaux sont abattus beaucoup trop jeunes; la limite de quinze jours fixée par les règlements n'est pas observée.

*Vérification des décès.* *Mémoire de M. RÆMERT, officier de santé à Osthoffen, sur la vérification des décès.* M. BOECKEL fait un rapport verbal sur ce mémoire qui renferme des idées utiles. Pour organiser la vérification des décès dans le département, il faut une allocation de fonds qu'il paraît bien difficile d'obtenir. Le Conseil renouvellera ses demandes à ce sujet auprès de l'autorité supérieure. Des remerciments sont adressés à l'auteur du mémoire.

## Séance du 15 août 1851.

### Présidence de M. STOEBER.

Membres présents: MM. BOECKEL, IMLIN, FORGET, HEPP, HEYDENREICH, DE MORLET, OBERLIN, STOEBER, EISSEN.

Le procès-verbal de la séance précédente est lu et adopté.

*Publication des travaux du Conseil.* *Publication des travaux du Conseil.* Le Conseil émet le vœu qu'une somme de 200 fr. soit allouée annuellement pour la publication de ses travaux par le conseil général. Cette publication est conforme au désir du ministre de l'agriculture et du commerce qui l'a demandée à différentes reprises; elle est autorisée dans un certain nombre de départements, notamment dans la Seine-Inférieure et dans le Nord. Les questions d'hygiène publique sont évidemment d'un intérêt général, et il importe de porter à la connaissance des populations les faits qui émanent un de leurs besoins les plus essentiels.

*Établissement d'une fonderie de suif hors la porte d'Austerlitz.* Le Conseil, sur le rapport de M. OBERLIN, adopte les conclusions suivantes :



Le Conseil est d'avis d'autoriser le sieur Richert à établir une fabrique de savon et une fonderie de suif hors la porte d'Austerlitz, au canton dit Schurmfeld, section 6, n° 558 à 560, aux conditions suivantes :

1° Le sieur Richert emploiera exclusivement pour la fonte des suifs le procédé à la soude et à la potasse, et exclura tout autre procédé, notamment ceux qui consistent à chauffer la matière à feu nu et à faire usage d'acides;



2° Les opérations devront être faites dans une chaudière cylindrique, garnie d'un double fond percé de trous, laissant passer la vapeur et retenant les cretons au moment où l'on vide la chaudière au moyen d'un robinet adapté à sa partie inférieure;

3° Un système de ventilation sera établi avec une cheminée d'appel, d'une élévation de douze mètres au moins à partir du sol;

4° La vidange des eaux se fera au moyen de tonneaux mobiles qu'on devra désinfecter et vider fréquemment; aucun réservoir fixe ne pourra être établi;

5° Le chemin qui conduit à l'usine devra être déplacé, afin de passer au milieu même de sa propriété et à une distance de vingt mètres au moins des propriétés voisines;

6° Le sieur Richert s'engagera à se soumettre à toute autre condition qui pourra être jugée nécessaire dans l'intérêt de la salubrité publique;

7° Le Conseil invite l'administration à profiter de cette occasion pour faire fermer la fonderie de suif actuellement exploitée par le sieur Richert, dans un des quartiers populeux de la ville, dont il compromet la salubrité.

*Mode de transport des veaux.* M. le maire de la ville de Strasbourg ayant saisi le Conseil de cette question, M. IMLIN rend compte des mesures adoptées dans d'autres villes. En général, on a adopté le transport des veaux sur des voitures spéciales, où ils restent libres sans être entassés les uns sur les autres. A Munich, la question a été soulevée, mais n'est pas encore résolue.



Le Conseil adopte les conclusions suivantes : Tout en déplorant

*Transport des veaux.* le triste spectacle auquel donne lieu le transport de ces animaux, il ne peut pas considérer les mauvais traitements dont ces animaux sont l'objet, comme nuisant à la salubrité publique ; tout au plus pourrait-on supposer que les souffrances éprouvées par ces animaux diminuent la qualité de la viande. Pour remédier à ces actes de barbarie, on pourrait appliquer la loi relative aux mauvais traitements exercés contre les animaux ; l'opinion publique applaudirait à ces mesures répressives. Le Conseil saisit cette occasion pour réclamer la stricte exécution des arrêtés municipaux qui interdisent la vente des veaux trop jeunes, dont la viande ne possède pas des propriétés nutritives suffisantes.

Un des membres du Conseil fait remarquer que la colonie d'Ostwald, appartenant à la ville, a donné elle-même le mauvais exemple, en mettant en vente des veaux âgés de six jours.

*Rapport réglementaire du médecin cantonal de Geispolsheim.* *Rapport trimestriel.* M. BROUILLET, médecin cantonal à Geispolsheim, adresse au Conseil son rapport trimestriel. M. BOECKEL est chargé de l'analyse de ce travail.

*Curage d'égout.* *Curage de l'égout de la rue des Païens.* M. le maire écrit au préfet du Bas-Rhin que la ville vient d'entreprendre la réparation de cet égout, dont le mauvais état vient d'être signalé par le Conseil.

## Séance du 10 septembre 1851.

*Publication des travaux du Conseil.* *Publication des travaux du Conseil.* Le président donne communication au Conseil d'une lettre de M. le préfet, en date du 1ᵉʳ septembre 1851, concernant la publication des travaux du Conseil, dont les frais devront être prélevés sur le crédit de 400 fr. voté pour cet objet par le conseil général.

Le Conseil s'occupe de la question de savoir si les travaux du *Conseil médical,* existant depuis l'établissement de la République, en 1848, jusqu'au moment de la création du *Conseil d'hygiène publique et de salubrité* par le pouvoir central, seront compris dans la publication de ces documents. Après une courte délibération, MM. BOECKEL et EISSEN sont chargés de présenter un rapport au Conseil sur ce qui pourrait être fait à cet égard.

*Fièvres intermittentes. — Traitement du docteur GONDRET.* *Traitement des fièvres intermittentes.* Une circulaire du ministre de l'agriculture et du commerce appelle l'attention des médecins sur une méthode thérapeutique de la fièvre intermittente, proposée par le docteur GONDRET et consistant à appliquer des ventouses scarifiées au moment des accès.

Le Conseil décide qu'il sera donné acte à M. le préfet de cette communication, en le priant d'engager les médecins des hôpitaux et les médecins cantonaux de lui rendre compte des observations qu'ils auraient pu être à même de faire relativement à cette méthode curative.

*Renouvellement du Conseil. Tirage au sort.* Une autre lettre de M. le préfet avertit le Conseil que le moment est arrivé de procéder au tirage au sort pour désigner les membres sortants, aux termes de l'arrêté du chef du pouvoir exécutif du 18 décembre 1848.

Cet arrêté ayant prescrit la sortie de la moitié des membres, et le Conseil se composant de quinze membres, M. le président tire préalablement au sort pour savoir si le nombre des membres sortants sera de sept ou de huit pour cette fois. Le n° 7 ayant été amené, il sera procédé au tirage de sept noms, lesquels désigneront les membres sortant actuellement ; les huit restants sortiront de plein droit au mois de septembre 1853, tandis qu'il n'en sortira de nouveau que sept en 1855, et ainsi de suite.

Les quinze noms des membres du Conseil déposés dans une boîte, M. le président procède au tirage et retire dans l'ordre suivant les noms de MM. les membres sortants : 1° M. DE MORLET, 2° M. HEPP, 3° M. IMLIN, 4° M. TOURDES, 5° M. HEYDENREICH, 6° M. OBERLIN, 7° M. BOULANGER.

Les huit membres restants, sortant par conséquent de plein droit dans deux ans, sont : MM. FORGET, SCHÜTZENBERGER, DE BILLY, KOENIG, OPPERMANN, BOECKEL, STOEBER, EISSEN.

Ce résultat sera communiqué immédiatement à M. le préfet.

*Rapports semestriels des médecins cantonaux.* M. BOECKEL rend compte du rapport de M. BROUILLET, médecin du canton de Geispolsheim, relatif à son service pendant le premier semestre de 1851.

Nous insérons au procès-verbal quelques extraits de ce travail intéressant :

« *Vaccinations.* L'époque la plus favorable pour les vaccinations est l'objet de remarques sur lesquelles il nous a paru utile d'appeler l'attention des médecins.

«La campagne de vaccination du printemps de 1851 a été

aussi satisfaisante dans ses résultats que permettait de l'espérer la marche nouvellement adoptée, et qui consiste à vacciner dans un semestre les enfants nés dans le courant du semestre précédent. Vous en jugerez par le relevé qui suit :

Naissances du deuxième semestre 1850.  .  323
Décès sur ces naissances  .  .  .  .  .  .   63

Reste à vacciner  .  .  .  260

Vaccinés sur ces naissances  .  .  .  .  .  .  236
Enfants plus âgés  .  .  .  .  .  .  .  .  .   41

Total des enfants vaccinés.  .  .  277

« Ces chiffres parlent assez éloquemment d'eux-mêmes, sans qu'il soit besoin d'y ajouter un long commentaire. Dix-sept vaccinations de plus qu'il ne restait d'enfants à vacciner, déduction faite des décès, certes, c'est là un résultat que des vaccinations opérées dans un trimestre sur les enfants nés dans le trimestre précédent, seraient loin d'offrir. La première moitié du trimestre, c'est-à-dire les enfants les plus âgés, arrivent volontiers, mais presque tout le reste fait défaut. Les encouragements, les reproches, les menaces même, rien n'y fait. *Ils sont trop jeunes*, telle est l'*ultima ratio* de ces populations peu éclairées.

« J'ai dû chercher à me rendre compte de cette opiniâtreté si tenace à une idée préconçue, qu'aucun raisonnement ne justifie, et je crois en avoir trouvé le motif dans la mortalité plus grande des enfants peu de temps après leur entrée dans la vie, alors que faibles, assaillis par de nombreuses maladies, trop souvent mal soignés, ou soignés sans discernement, ils doivent nécessairement succomber en plus grand nombre.

« On conçoit dès lors, qu'une mère ignorante, et qui vient à perdre son enfant à la suite de l'opération de la vaccine, sera portée à attribuer sa mort, non aux causes énumérées plus haut et dont elle ne se rend pas compte, mais bien à la vaccine, seule circonstance qui ait dû la frapper et à laquelle elle s'attache avec d'autant plus de force et d'obstination, que son esprit ne saurait en entrevoir d'autre. Voilà, je crois, le seul motif de cette répugnance, en quelque sorte instinctive des mères, à apporter leurs enfants aux vaccinations dans les trois premiers mois de leur naissance. Encore un coup, c'est là un préjugé sans doute, mais qui ne laisse pas que d'avoir une origine respectable.



« Le mieux est alors, ce me semble, de se plier à une prévention qu'on ne saurait vaincre, en ne perdant jamais de vue que s'il peut être bon de vacciner les enfants plutôt à telle époque de leur naissance qu'à telle autre, il est encore bien meilleur d'en vacciner le plus grand nombre possible, et que c'est ici, surtout, le cas de veiller attentivement à ce que la *forme* ne fasse pas tort au *fond*. Or, c'est ce dont je crois m'être préoccupé utilement dans ma nouvelle manière de procéder.

« *Mouvement de la population.* Le recensement quinquennal de la population a eu lieu ce printemps, pour le canton de Geispolsheim comme pour toute la France. Les résultats de ce dénombrement ont été favorables dans ce canton, ainsi que le constate un tableau ci-joint.

« Il me semble qu'un tableau synoptique pareil, pour chacun des cantons du département, avec l'appréciation des causes d'augmentation ou de décroissance, ne pourrait qu'être utile comme document d'un travail d'ensemble, et il serait à désirer que mes honorables confrères, les médecins cantonaux du Bas-Rhin, fussent invités à fournir ce renseignement.

« *État sanitaire du canton.* L'état sanitaire du canton de Geispolsheim a été des plus satisfaisants pendant le semestre qui vient de s'écouler. Comme dans le semestre précédent, ce canton a été exempt de toute affection épidémique, et les maladies sporadiques, bien qu'assez nombreuses vers la fin de l'hiver et au commencement du printemps, ont été, généralement, peu graves et sont loin d'avoir amené une mortalité exceptionnelle. La maladie régnante, on pourrait même dire presque exclusive, affectait, à divers degrés, l'appareil respiratoire. Ainsi, tandis que l'année dernière, au printemps, comme je le constatais dans mon rapport de juillet 1850, la plupart des maladies étaient des affections éruptives, telles que rougeoles, scarlatines, érysipèles, miliaires, etc., au printemps de cette année on n'avait à faire, presque exclusivement, je le répète, qu'à des inflammations aiguës du poumon ou de ses dépendances.

« *Hygiène publique et police médicale.* Il y a onze ans, dans le canton de Geispolsheim, tout était encore, pour ainsi dire, à faire, au point de vue de la salubrité et de l'hygiène publique.

Les maisons d'école vieilles, basses, humides, étroites, mal aérées; les rues sales, en tout temps, coupées çà et là de mares stagnantes; les routes et les chemins mal entretenus, couverts de flaques d'eau ou d'ornières profondes à la moindre pluie, tout concourait à produire de mauvaises conditions sanitaires qui se traduisaient par des épidémies fréquentes et par une mortalité certainement plus considérable qu'elle ne l'est aujourd'hui. Depuis quelques années surtout, on constate, sous ces différents rapports, une amélioration notable. Des maisons d'école neuves, vastes, construites dans de bonnes conditions hygiéniques, ont été élevées dans la plupart des communes. Les mares stagnantes et souvent infectes ont déjà disparu d'un grand nombre de villages. Enfin, les chemins vicinaux ont, depuis le régime des prestations en nature, acquis une viabilité convenable. Tout cela est bien sans doute, mais est-ce à dire que tout soit fait? Non, certes, et sous d'autres rapports surtout, il reste encore malheureusement beaucoup à faire. Tant qu'on n'aura pas trouvé un moyen de rouissage du chanvre autre que celui qui se pratique, on aura conservé dans les populations rurales un des éléments les plus fâcheux de mortalité et d'épidémie; tant que la désinfection des vidanges et des fumiers liquides ne sera pas devenue obligatoire dans les campagnes, comme elle commence à le devenir dans certaines grandes villes, on se verra, à plusieurs époques de l'année, exposé à des miasmes incommodes et dangereux.

« *Police des cimetières.* Il est un point d'hygiène publique sur lequel je crois devoir plus particulièrement appeler votre attention, je veux parler de la *police des cimetières.*

« Dans le canton de Geispolsheim, sur quatorze communes, il n'y en avait que trois, il y a peu de temps, qui se trouvaient dans les conditions du décret impérial du 23 prairial an XII. Depuis, deux nouveaux cimetières établis, l'un à Düttlenheim et le second sur le point de l'être à Düppigheim, sont venus augmenter ce petit nombre de cimetières disposés conformément à la loi et en porter le nombre à cinq. Restent donc neuf cimetières sur quatorze qui sont encore dans des conditions réprouvées et par la loi et par les préceptes de l'hygiène publique; ce sont ceux: 1° de Holtzheim; 2° de Lingolsheim; 3° d'Ostwald; 4° d'Illkirch-Graffenstaden (cette commune, composée de deux villages, a deux cimetières, tous deux établis

autour de l'église, c'est-à-dire en infraction à la loi) ; 5° d'E-
schau ; 6° de Plobsheim ; 7° de Fegersheim ; 8° d'Ichtratz-
heim ; 9° de Lipsheim. Tous ces cimetières sont situés autour
de l'église du village, au centre des habitations, et ne réunissent
en outre, pour la plupart, aucune des conditions voulues par
le décret précité, telles que exposition du terrain, hauteur des
murs de clôture et plantations d'arbres (art. 3, titre I du décret).

Analyse du rapport du médecin cantonal de Geispolsheim (1er se-mestre 1851).

« Les cinq communes du canton de Geispolsheim qui se sont
rangées aux prescriptions du décret, encore en vigueur, concernant les sépultures, sont :

« 1° Le plus anciennement, *Blœsheim*. Son cimetière est placé
au sommet de la colline dite Glöckelsberg, au pied de la vieille
tour byzantine qu'on y aperçoit de loin. Il est en défaut sous le
rapport de la hauteur du mur d'enceinte et des plantations, mais
la hauteur à laquelle il se trouve placé rend ces omissions sans
autre inconvénient que celui d'être en opposition avec un texte
formel de loi.

« 2° *Geispolsheim*. Son nouveau cimetière, établi depuis environ douze ans, est à la distance voulue des habitations ; il ne
pèche ni par l'étendue ni par la hauteur des murs de clôture ;
mais il manque des plantations d'arbres exigées et il n'est pas
dans une bonne exposition, relativement au vent dominant. Il
est vrai que cette dernière circonstance n'est pas une infraction
formelle au décret, qui se borne à indiquer et à conseiller une
bonne exposition, sans en faire toutefois une condition rigoureuse.

« 3° *Entzheim* a cessé d'enterrer ses morts autour de l'église
depuis un assez grand nombre d'années, mais cette commune n'a
agrandi et élevé convenablement les murs de son cimetière que
depuis six ou sept ans. Ce cimetière est en conformité au décret,
sauf pour ce qui est de l'exposition et des plantations.

« 4° *Düttlenheim*. Cette commune commence seulement à
inhumer dans le cimetière qu'elle a établi il y a quelques mois.
Ce cimetière est à la distance rigoureusement exigée des habitations ; il est vaste, bien exposé, et les murs de clôture ont les
dimensions légales. Il ne lui manque que les plantations d'arbres
pour être complétement dans les prescriptions du décret.

« 5° *Düppigheim*. Son nouveau cimetière n'est encore qu'un
projet, mais ce projet est, je le pense, sur le point de recevoir

son exécution. Après une demande en autorisation et une enquête de *commodo* et *incommodo* favorable, je fus consulté par l'administration départementale pour savoir si, au point de vue sanitaire, l'emplacement du cimetière projeté répondait aux prescriptions du décret qui régit encore cette matière. Après examen des lieux, j'adressai à l'administration un rapport favorable au projet, pour ce qui était de la distance des habitations et de l'étendue du terrain, concluant à ce que l'autorisation fût accordée, sous toutes réserves de la hauteur des murs à élever et des plantations à faire. Tout me porte donc à croire que ce nouvel établissement de cimetière aura lieu.

« *Des comités cantonaux de salubrité.* Peut-être y aurait-il un moyen de raviver le zèle à peu près éteint de ces comités, en leur soumettant les questions à traiter, une par une, et à chaque séance. Quatre questions pour l'année, une pour chaque séance trimestrielle, adressée au maire cantonal président, immédiatement après la réception du procès-verbal de la dernière séance, afin que les membres du comité eussent le temps de bien étudier la question sous toutes ses faces, et qu'au jour de la discussion, chacun pût, en connaissance de cause, venir apporter au débat son contingent d'études et de lumières, telle est la marche qui, de l'assentiment de tous les membres du comité, nous paraît devoir être adoptée pour sauver de sa ruine une institution vraiment philantropique et qui, dans certaines circonstances données, peut être appelée surtout à rendre de précieux services. »

Le Conseil décide qu'il appellera l'attention de M. le préfet sur les services de M. Brouillet, avec la prière de l'encourager à persévérer dans le· louable accomplissement de ses devoirs et dans le zèle qui le distingue entre tous ses confrères.

La non-exécution de la loi relative aux cimetières dans la majorité des communes du canton de Geispolsheim, signalée par M. Brouillet, sera également recommandée à la sollicitude de M. le préfet, ainsi que l'état de langueur où se trouve le comité de salubrité du canton, et les propositions faites par le médecin pour assurer l'exécution des lois et règlements concernant la police médicale.

A cette occasion, un membre fait observer que c'est en vain qu'on rappelle les autres médecins cantonaux à l'obligation réglementaire d'adresser des rapports semestriels à l'administra-

tion ; il émet le vœu de voir M. le préfet user de toute son autorité pour obtenir la stricte exécution des règlements.

M. HEYDENREICH donne communication d'un rapport sur un Tuilerie à Dorlisheim. dossier concernant l'établissement d'une tuilerie dans la commune de Dorlisheim. Il conclut à un avis favorable. Ces conclu-
sions sont adoptées par le Conseil.

La séance est levée à quatre heures et demie.


### Séance du 20 novembre 1851.


Membres présents : MM. OPPERMANN, MORLET, HEPP, OBER-
LIN, HEYDENREICH, KOENIG, DE BILLY, EISSEN, BOULANGER,
STOEBER, G. TOURDES.

Le procès-verbal de la séance précédente est lu et adopté.

*Reconstitution du Conseil.* M. MORLET, président d'âge, donne    Reconstitution du Conseil.
lecture de l'arrêté de M. le préfet du Bas-Rhin, en date du 30
septembre 1851, qui nomme membres du Conseil, pour une nouvelle période de quatre ans, MM. TOURDES, professeur à la faculté de médecine; HEPP, HEYDENREICH et OBERLIN, pharmaciens; DE MORLET, lieutenant-colonel du génie, et BOULANGER,
ingénieur en chef des ponts et chaussées.

Le Conseil procède à l'organisation de son bureau; MM. STOE-
BER et G. TOURDES sont réélus vice-président et secrétaire.

*Correspondance.* Travaux des Conseils de salubrité du Nord
et de la Gironde. M. le préfet communique au Conseil du Bas-
Rhin les rapports imprimés provenant de ces deux départements.

*Circulaire relative à la falsification des sirops.* Le Conseil    Falsification des si-
reçoit communication d'une circulaire du ministre de l'agriculture    rops.
et du commerce sur la falsification des sirops. Le ministre a décidé, sur l'avis conforme du comité consultatif d'hygiène publique, qu'en aucun cas les sirops médicamenteux ne pourront être
préparés par d'autres moyens que ceux qui sont formulés au codex,
mais que les fabricants pourront vendre des sirops d'agrément préparés avec de la glocose, à la condition d'indiquer dans leurs étiquettes et factures la substance qui a servi à composer ces sirops.

*Travaux de l'ancien Conseil médical du Bas-Rhin.* M. EIS-
SEN présente un relevé sommaire des travaux de l'ancien Conseil
médical du Bas-Rhin. Le Conseil de salubrité décide qu'un ex-

trait de ce relevé sera compris dans une introduction qui précèdera la relation de ses travaux actuels ; cette introduction contiendra en même temps une notice sur le premier Conseil de salubrité du Bas-Rhin.

*Démission de deux membres du Conseil.* MM. DE MORLET et DE BILLY, appelés par des fonctions publiques hors du département du Bas-Rhin, annoncent au Conseil qu'ils cessent à dater de ce jour de prendre part à ses travaux.

Le Conseil décide que l'expression de ses regrets sera consignée au procès-verbal.


### Séance du 17 décembre 1851.


Membres présents : MM. BOECKEL, BOULANGER, MORIN, HEYDENREICH, OBERLIN, BLAVIER, OPPERMANN, EISSEN, STOEBER, G. TOURDES.

Le procès-verbal de la séance précédente est lu et adopté.

*Nomination de deux membres du Conseil, en remplacement de MM.* DE MORLET *et* DE BILLY. Un arrêté du préfet du Bas-Rhin, en date du 15 décembre 1851, nomme membres du Conseil, MM. BLAVIER, ingénieur en chef des mines, et MORIN, architecte en chef du département.

Goître et crétinisme.    *Circulaire relative au goître et au crétinisme.* M. le ministre de l'agriculture et du commerce, dans une circulaire du 15 novembre 1851, adresse aux Conseils de salubrité les questions suivantes : 1° Y a-t-il dans l'arrondissement des communes où l'on observe le goître endémique ? 2° quelles sont ces communes ? 3° quel est le nombre des goîtreux que l'on suppose exister dans chacune d'elles ? Le tableau suivant doit réunir les renseignements demandés par le ministre : 1° Noms des communes où le goître endémique est observé ; 2° nombre connu ou supposé des goîtreux existants dans chaque commune ; 3° observations.

Le Conseil est d'avis qu'une circulaire soit adressée aux médecins cantonaux, à l'effet de leur demander les renseignements indiqués ci-dessus. Un délai de trois semaines leur serait accordé pour réunir ces documents. Par la nature même de leurs fonctions, les médecins cantonaux sont tout à fait en mesure de faire les recherches nécessaires pour résoudre les questions posées par le ministre. Le Conseil compte sur leur active coopération.

En ce qui concerne Strasbourg et sa banlieue, les médecins membres du Conseil réuniront par eux-mêmes et en s'adressant aux médecins communaux les renseignements demandés. Un rapport général sera ensuite adressé au ministre sur l'ensemble de ces documents.

M. OBERLIN rend compte de recherches qu'il a faites sur la présence de la magnésie dans les eaux de Strasbourg et de quelques communes voisines :



*Mode d'analyse.* On a employé de chaque eau 1000 grammes, évaporée à siccité ; le résidu, convenablement desséché, a été dissous dans de l'eau distillée aiguisée d'acide nitrique ; séparation faite des corps insolubles, on a versé dans la solution du chlorure ammonique, puis de l'ammoniaque en excès. C'est dans cette liqueur qu'on a précipité toute la chaux par l'oxalate ammonique. Après séparation de l'oxalate calcique et repos de quelques heures pour s'assurer que la liqueur conserve sa limpidité, on a ajouté encore quelques gouttes d'ammoniaque, puis précipité la *magnésie* par le phosphate sodique. *Le phosphate ammonico-magnésique,* bien lavé et desséché, a été calciné dans un creuset en platine, pour peser la quantité de magnésie.

Eau de l'Ill, donne, par 1000 grammes, phosphate de magnésie 0,0175, ou 0,004 oxide de magnésie.

Eau du Rhin, par 1000 grammes, phosphate de magnésie 0,041, ou oxide magnésique 0,015.

Eau de l'Académie, par 1000 grammes, phosphate de magnésie 0,052, ou oxide magnésique 0,019.

Eau d'une pompe Vieux-Marché-aux-Poissons, 111 : Phosphate de magnésie 0,21, ou oxide magnésique 0,077.

Eau du Neuhof, maison dite du *Soleil :* Phosphate de magnésie 0,06, ou oxide magnésique 0,02.

»       route du Polygone : Traces de sel du magnésie.

»       d'un puits d'une maison de crétins : Traces de sel de magnésie.

Eaux de la Robertsau : 1° Eau d'une pompe située sur la grande route, vers l'ouest (là famille qui habite cette maison est goîtreuse, un membre est crétin imbécile), par 1000 grammes, phosphate de magnésie 0,035, ou oxide de magnésie 0,017.

2° Eau du fond de la Robertsau, vers le nord (la famille qui habite cette maison est goîtreuse, crétine et méchante), par 1000 grammes, phosphate de magnésie 0,041, ou oxide de magnésie 0,0175.

*Nota.* Les eaux le long du Rhin, de Dalhunden, Stadtmatten, Fort-Louis, Munchhausen, Neuhæusel, villages où l'on rencontre beaucoup de goîtreux et de crétins, paraissent renfermer une plus forte quantité de sels de magnésie; l'analyse n'en est pas achevée.

L'eau de la commune de Lièpvre, près de Sainte-Marie-aux-Mines, renferme aussi une forte proportion de sels de magnésie.

Rapports de Conseils
d'autres départements. *Rapports sur les travaux des Conseils des autres départements.* Les rapports sur les travaux des Conseils de salubrité de la Gironde, de la Loire-Inférieure, de la Seine-Inférieure et du Nord ont été adressés au Conseil du Bas-Rhin. Ces rapports pouvant contenir des faits applicables au département du Bas-Rhin ou des vues d'un intérêt général, le Conseil décide que tous les travaux de ce genre seront examinés et analysés par l'un de ses membres.

La séance est levée à quatre heures.

### Séance du 14 janvier 1852.

Membres présents : MM. STOEBER, SCHÜTZENBERGER, OPPERMANN, HEYDENREICH, MORIN, G. TOURDES.

Le procès-verbal de la séance précédente est lu et adopté.

*Nomination d'un médecin cantonal à Erstein.* M. le préfet communique au Conseil un arrêté du 17 décembre 1851, portant nomination d'un médecin cantonal à Erstein.

Cet arrêté est ainsi conçu :

« Vu le procès-verbal dressé le 25 novembre dernier, à l'effet de constater le résultat d'un concours ouvert pour la place de médecin cantonal, vacante à Erstein,

« Nous préfet du Bas-Rhin, arrêtons :

« M. VALENTIN MEYER, docteur en médecine à Fegersheim, est nommé médecin cantonal à Erstein. »

*Réclamation des propriétaires de la fonderie de suif éta-
blie hors la porte d'Austerlitz, près Strasbourg.* Ces proprié-
taires se plaignent des différentes conditions qui leur ont été imposées; ils affirment qu'elles les placent dans des conditions d'infériorité qui ne leur permettent pas de lutter avec les produits d'autres fabriques. (Renvoi à la commission d'hygiène industrielle.)

*Rapports des médecins cantonaux.* Le Conseil reçoit les rapports des médecins cantonaux de Lauterbourg, Niederbronn, Soultz, Saverne, Marmoutier, Hochfelden, Saar-Union et La Petite-Pierre.

M. BOECKEL est chargé de l'examen de ces rapports.

*Tableau des renseignements à fournir par les médecins cantonaux.* M. TOURDES présente, de concert avec M. STOEBER, un projet de tableau des renseignements à fournir, par chaque semestre, par les médecins cantonaux.

La forme d'un tableau rendra la production des renseignements plus facile et plus complète; elle précise les questions et elle évite les difficultés et la perte de temps qu'entraîne la rédaction d'un rapport.

Ce tableau est provisoirement adopté dans la forme suivante ; il sera revu pour les détails par une commission composée de MM. STOEBER, BOECKEL et TOURDES :

ARRONDISSEMENT D

Canton d

Semestre d

## MÉDECINE CANTONALE.

### RAPPORT SEMESTRIEL.

*Tableau des renseignements à fournir.*

1° *Mouvement de la population.*

Noms des communes.
Naissances.
Décès.

2° *Vaccinations.*

Noms des communes.
Nombre de vaccinations.
»      de revaccinations.
»      de cas de variole.

3° *Maladies régnantes*.

Nature.
Causes probables.

4° *Endémies*.

Localités.
Nature.
Causes présumées.

5° *Épidémies*.

Noms des communes.
Nature de l'épidémie.
Nombre de cas.
  »   de décès.
Marche et durée de l'épidémie.
Causes probables.
  Contagion.
  Infection.
  Traitement.

6° *Épizooties*.

Noms des communes.
Nature de l'épizootie.
Gravité.
Mesures hygiéniques.

7° *Hygiène publique*.

Causes d'insalubrité.
  Voie publique.
    Cimetières.
    Marais, etc.
  Habitations privées.
    Vidanges, etc.
  Établissements publics.
    Écoles, etc.
  Établissements industriels.
  Culture. Travaux publics.
  Aliments. Boissons.
    Paupérisme.
      Secours médicaux aux indigents.
  Vérification des décès.

8° *Eaux minérales.*

9° *Médecine légale.*

Accidents.

Nombre et nature des expertises.

10° *Police médicale.*

Mutation dans le personnel médical du canton.

Exercice illégal de la médecine.

11° *Météorologie.*

Faits notables.

12° *Observations particulières.*

Parmi ces renseignements les uns doivent être fournis pour chaque semestre, les autres se rapportent évidemment à des faits exceptionnels.

Ces tableaux doivent être adressés à la préfecture, dans le courant de juillet, pour le premier semestre ; dans le courant de janvier, pour le second semestre.

La lettre suivante a été adressée à M. le préfet du Bas-Rhin :

« Monsieur le préfet,

« Les médecins cantonaux ont pour devoir d'appeler l'attention de l'autorité sur tous les faits qui concernent la santé publique, sur toutes les causes d'insalubrité qui peuvent se rencontrer dans leur circonscription. Les premiers arrêtés portant institution de la médecine cantonale exigent des rapports trimestriels ; cette prescription est depuis longtemps tombée en désuétude.

« Nous croyons nécessaire, Monsieur le préfet, de demander aux médecins cantonaux des rapports semestriels, et pour rendre la production des renseignements plus facile et plus complète, nous avons l'honneur de vous proposer un modèle de tableau qui serait imprimé et adressé à chacun des médecins cantonaux ; leur tâche se bornerait à répondre sommairement aux questions posées dans ce cadre, et la forme d'un tableau précisant les questions et abrégeant les réponses, éviterait les difficultés et la perte de temps que peut entraîner la rédaction d'un rapport.

« Nous avons l'honneur, Monsieur le préfet, de vous demander l'impression du modèle de tableau ci-joint, et son envoi aux mé-

8.

decins cantonaux pour servir de base à leurs rapports semestriels. »

La séance est levée à cinq heures.


## Séance du 11 février 1852.

Membres présents : MM. STOEBER, EISSEN, OPPERMANN,
HEYDENREICH, MORIN, BŒCKEL, G. TOURDES.

Le procès-verbal de la séance précédente est lu et adopté.

*Demande en autorisation d'un abattoir particulier à Bisch-*
*heim-au-Saum.* Le sieur Golder, maître-maçon et cultivateur à
Bischheim, demande l'autorisation d'établir une tuerie de bétail,
dans sa propriété, rue dite Bienengass. Cet abattoir serait placé
dans son arrière-cour, entourée de bâtiments qui lui appartiennent,
et les matières seraient reçues dans une fosse en maçonnerie fermée et voûtée.

Une enquête de *commodo* et *incommodo* a été ouverte à Bischheim : les voisins du sieur Golder se sont opposés à l'établissement projeté, par les motifs suivants : deux habitations contiguës
à l'abattoir seraient infectées par l'odeur qui s'en exhalerait nécessairement; la fosse destinée à recevoir le sang attirerait des
rats qui pénétreraient dans les granges voisines et détruiraient
les récoltes; la vidange de la fosse, en été surtout, répandrait
une odeur insupportable; un des voisins possède indivis le puits
situé dans la cour du sieur Golder, et il est à peu près certain
que la proximité de la fosse, située dans la même cour, altère-
rait par filtration les eaux de ce puits.

Le maire de la commune de Bischheim se prononce contre l'autorisation à cause des exhalaisons infectes que cet abattoir ne peut
manquer de produire, et des dangers qu'il présente dans le quartier le plus populeux de la commune.

Une commission de trois membres, composée de MM. STOEBER,
OPPERMANN et G. TOURDES, s'est transportée à Bischheim; elle
a constaté les faits suivants : La maison du sieur Golder est au
centre du village, elle est entourée d'habitations; la cour, où serait
établie la fosse destinée à recevoir le sang, est très-petite. Il n'y
a pas d'eau courante à proximité de cette maison. Cet abattoir se-

rait donc placé dans les conditions les plus défavorables ; l'odeur Abattoir privé à Bisch-heim. qui s'en exhalerait, en été surtout et à l'époque des vidanges de la fosse, nuirait aux habitations voisines et serait pour la commune une cause évidente d'insalubrité.

Par ces motifs, la commission est d'avis que l'autorisation demandée par le sieur Golder ne lui soit pas accordée.

La commission a appris par M. le maire de Bischheim que plusieurs abattoirs particuliers existaient dans cette commune ; elle a visité deux de ces établissements ; elle a reconnu que l'un d'eux, principalement, était dans des conditions d'imperfection qui en faisaient une cause flagrante d'insalubrité ; cet abattoir est situé dans le village même, la fosse qui reçoit le sang des animaux est placée dans un bas-fond et n'est pas même couverte ; en été elle doit exhaler une odeur affreuse, et, d'après le rapport du maire, à l'époque des vidanges, l'infection qui s'en exhale est un véritable fléau pour les habitations voisines. Les autres abattoirs doivent, à un degré plus ou moins fort, entraîner des inconvénients analogues.

La commission émet le vœu que tous les abattoirs privés soient supprimés à Bischheim, et qu'un abattoir public soit établi en dehors du village ; cette mesure, réclamée par l'hygiène publique, est d'autant plus nécessaire que la commune de Bischheim fait un commerce considérable de bestiaux et de viande de boucherie ; l'étendue même de ce commerce rendrait facile, au point de vue financier, la réalisation de cette mesure.

Ces conclusions sont adoptées

*Fonderie de suif établie hors la porte d'Austerlitz. Modifi-* Fonderie de suif. *cation des conditions de l'autorisation.* Le sieur Richert, propriétaire de cette fonderie, demande l'autorisation de renoncer au procédé de fabrication par la potasse ou par la soude, et à l'usage d'une chaudière à double fond, ces conditions qui lui ont été imposées entraînant une trop grande infériorité dans ses produits.

Une commission du Conseil, composée de MM. Stœber, Morin, Heydenreich, Oppermann, Oberlin et G. Tourdes, s'est de nouveau transportée à l'établissement du sieur Richert.

Après examen des localités, la commission a été d'avis que le sieur Richert pouvait être autorisé à renoncer au procédé de fabrication par la potasse et par la soude, et à l'usage de la chaudière à double fond ; mais elle insiste sur l'accomplissement des

Fonderie de suif. autres conditions, exigées dans un but de salubrité publique, et qui ont été négligées ou exécutées d'une manière très-incomplète.

La commission demande :

1° *L'amélioration du système de ventilation* existant; le manteau de la cheminée d'appel est en bois, circonstance qui expose aux incendies, il est en outre de dimensions insuffisantes; un manteau en briques ou en tole devra être substitué à ce manteau en bois; on lui donnera assez d'ampleur pour couvrir tout le fourneau à chaudière, et il devra descendre assez bas pour diriger toutes les vapeurs vers la cheminée d'appel;

2° *L'établissement de tonneaux mobiles* pour recevoir les liquides qui proviennent de la fabrication; ces tonneaux seront désinfectés et renouvelés fréquemment. Cette condition imposée dans le premier rapport n'a pas été remplie; une fosse fixe a été construite contrairement à l'avis formel du Conseil.

3° La commission demande en outre que le sieur Richert s'engage à se soumettre à toutes les modifications et précautions nouvelles dont l'expérience pourra faire connaître la nécessité dans l'intérêt de la santé publique.

Le chemin d'exploitation devait être éloigné des propriétés voisines; cette condition n'a pas été remplie, mais elle devient inutile, le sieur Richert nous ayant affirmé avoir acheté la propriété Ernst cotoyée par ce chemin.

Le Conseil avait demandé que l'autorité profitât de cette concession nouvelle pour obtenir la fermeture d'une fonderie de suif appartenant au sieur Richert et située à Strasbourg, dans un quartier populeux. Elle ignore si cette condition a été remplie et, en tout état de cause, elle croit devoir la rappeler; il serait très-important pour la salubrité publique qu'aucun établissement de ce genre n'existât dans l'intérieur de la ville.

Crétinisme et goitre. *Du crétinisme et du goitre.* Les renseignements demandés par la circulaire du ministre de l'agriculture et du commerce sont fournis pour les cantons de Molsheim, de Geispolsheim et de Schiltigheim.

Exercice illégal de la médecine. *Exercice illégal de la médecine.* M. EISSEN signale de nouveau le sieur KRAFT comme exerçant illégalement la médecine; cet individu est étranger, il a déjà été condamné en 1848 pour le même délit; les faits sont flagrants; il importe qu'ils soient sévèrement réprimés.

Le Conseil décide que l'attention de l'autorité sera de nouveau appelée sur ce fait d'exercice illégal de la médecine.

La séance est levée à cinq heures.


## Séance du 10 mars 1852.


Membres présents : MM. BOULANGER, SCHÜTZENBERGER, MORIN, OPPERMANN, HEYDENREICH, IMLIN, BLAVIER, EISSEN, STOEBER, G. TOURDES.

Le procès-verbal de la séance précédente, est lu et adopté.

*Épizootie dans l'arrondissement de Wissembourg.* M. IMLIN Épizootie. donne lecture d'un rapport sur une épizootie qui s'est étendue à plusieurs communes de l'arrondissement de Wissembourg.

La maladie, connue sous le nom de cachexie aqueuse, règne sur les bêtes à grosses cornes dans les communes de Hatten, Studenwiller, Bühl, Seltz, Niederrœdern, Schaffhausen, Beinheim, Kesseldorf, mais notamment dans les communes de Hatten et de Bühl. Les faits ont été observés par MM. KANNEPEL, vétérinaire à Soultz-sous-Forêts, et LOSIEVIEZ, vétérinaire à Wissembourg.

Cette maladie n'est pas contagieuse, elle dépend de l'altération et de l'appauvrissement du sang; elle se manifeste par un affaiblissement général, une infiltration du tissu cellulaire sous-cutané et des épanchements séreux dans les grandes cavités splanchniques. Elle affecte les animaux des races bovine et ovine. Sa marche est lente, sa terminaison toujours funeste. C'est sur les bêtes bovines qu'elle sévit en ce moment, les bêtes à laine étant peu nombreuses dans ces communes.

L'année 1851 a présenté la réunion des causes les plus aptes à produire cette maladie : la submersion des prairies pendant la floraison des graminées, la pluie pendant la fenaison, la mise en grange des foins après un fanage imparfait, la mauvaise qualité du fourrage vert, l'alimentation en automne avec de jeunes trèfles de l'année, le pâturage d'automne sur des prairies marécageuses et couvertes de flaques d'eau, le défaut de maturité des pommes de terre employées en hiver à l'alimentation des bestiaux. L'influence de ces causes a été favorisée par la constitution généralement lymphatique de ces bêtes.

Épizootie.    Parmi les lésions caractéristiques, les vétérinaires de Wissembourg ont signalé l'altération du foie et la présence des hydatides dans cet organe.

La nature même des causes fait prévoir toute la gravité du mal, qni est presque toujours incurable; la pauvreté des cultivateurs, qui contribue à le produire, empêche d'y porter remède. L'étendue des ravages de cette épizootie a été cependant exagérée. La commune de Hatten, la plus maltraitée, avait perdu à la date du 19 février six bêtes adultes et sept veaux; les renseignements statistiques manquent pour les autres communes.

Les moyens préservatifs les plus efficaces sont l'aération et la propreté des étables, le renouvellement fréquent de la litière, l'emploi d'un fourrage de meilleure qualité. Il est au moins nécessaire de battre et de secouer les fourrages inférieurs dont on est réduit à faire usage, afin d'en séparer la poussière et les moisissures, et d'y mêler des poudres toniques, de gentiane d'écorce de chêne ou de substances analogues.

La viande des animaux abattus à l'invasion du mal n'est pas nuisible à la santé de l'homme, mais elle est peu nourrissante; elle doit être rejetée à la période des infiltrations séreuses. C'est aux propriétaires des bêtes à ne pas attendre l'apparition de cette période pour abattre l'animal, et il importe que l'autorité prenne les précautions nécessaires pour que la viande provenant des animaux qui succombent à une époque tardive, ne soit pas transportée et vendue dans d'autres communes.

Fabriques de billes.    *Réclamation au sujet de la fabrique de billes établie à Thal.* Une nouvelle réclamation est adressée au Conseil. Le maire de Thal expose que plusieurs bêtes bovines dans cette commune ont été atteintes de péripneumonie, et il attribue cette affection à l'altération de l'eau qui provient de la fabrique de billes.

Le Conseil ne considère pas cette opinion comme fondée. Le principe que la fabrique de billes mêle à l'eau n'est autre chose qu'un carbonate calcaire insoluble qui doit se déposer rapidement; cette substance est d'ailleurs inerte et ne peut en aucune manière contribuer au développement d'une péripneumonie. Cette maladie règne en ce moment dans une commune voisine de Thal et qui n'est pas alimentée par la même eau.

Le maire de Thal fait remarquer que le réservoir qui reçoit l'eau de la fabrique n'est ni assez long ni assez profond pour que l'eau ait le temps d'y déposer ses parties calcaires. Nous appelions sur ce point l'attention de l'autorité. Le Conseil, dans son avis du 12 avril 1851, avait demandé comme condition de l'autorisation :

« L'établissement de deux bassins de réserve d'une capacité « suffisante pour laisser déposer le principe calcaire insoluble que « l'eau tient en suspension ; l'obligation de ne laisser écouler l'eau « des bassins que de nuit et à des intervalles hebdomadaires. »

Le Conseil insiste de nouveau sur l'accomplissement de ces conditions.

*Statistique du crétinisme.* Le Conseil a reçu les documents Crétinisme. des cantons de Truchtersheim, Bischwiller, Wasselonne, Haguenau, Schiltigheim, Geispolsheim, Molsheim et Brumath.

*Établissement de bains et de lavoirs publics à Strasbourg.* Bains et lavoirs publics. Le Conseil renouvelle le vœu qu'il a déjà exprimé à diverses reprises au sujet de l'établissement de bains et de lavoirs publics à Strasbourg. La manufacture de tabac offre gratuitement à la ville une quantité considérable d'eau chaude provenant de la machine à vapeur. En 1849 déjà, le maire de Strasbourg a songé à utiliser cette importante ressource. Des négociations avaient été entamées avec l'administration des contributions indirectes ; le manque de fonds de la part de la ville a seul fait ajourner la réalisation de ce projet. Il n'est pas nécessaire d'insister sur ses avantages au point de vue de la salubrité publique. Introduire des soins de propreté presque inconnus aujourd'hui dans l'hygiène du pauvre, c'est assurer un bienfait inestimable aux populations nécessiteuses. Le Conseil pense qu'il serait nécessaire de faire une nouvelle démarche auprès de l'autorité municipale de Strasbourg. Il importerait de savoir positivement si la ville est ou non en mesure d'accomplir cette œuvre. Si ses ressources ne le lui permettent pas, un appel adressé à la bienfaisance publique serait certainement entendu. Déjà dans plusieurs villes de France, à Rouen entre autres, des entreprises particulières ont organisé des bains et des lavoirs où la population est admise à des prix très-réduits, et tout en réalisant une œuvre de bienfaisance, les souscripteurs ont trouvé pour leurs capitaux une suffisante rémunération. Si les circonstances ne permettaient pas à la ville de profiter de l'occasion favorable qui se présente, le Conseil appellerait l'attention du préfet sur un projet d'établissement de bains et de lavoirs publics, au moyen de souscriptions particulières.

Habitations insalubres.

*Des habitations insalubres.* Le Conseil signale à M. le préfet du Bas-Rhin la nécessité d'appliquer à la ville de Strasbourg la loi sur les habitations insalubres. Cette loi pourrait rendre à la ville de Strasbourg d'incontestables services; elle permettrait d'améliorer ou de déclarer inhabitables un certain nombre de logements humides ou de dimensions insuffisantes, situés dans des ruelles étroites et sombres, où est entassée une population nombreuse. Il importerait de faire dresser la liste des habitations insalubres à une époque de l'année où les travaux deviennent faciles. Le Conseil pense qu'il serait utile d'appeler sur ce point l'attention de l'autorité municipale, plus spécialement chargée de l'exécution de cette loi.

La séance est levée à cinq heures.

## Séance du 14 avril 1852.

Membres présents : MM. BOECKEL, MORIN, FORGET, HEYDENREICH, IMLIN, BLAVIER, EISSEN, STOEBER, G. TOURDES.

Le procès-verbal de la séance précédente est lu et adopté.

Statistique du crétinisme dans l'arrondissement de Strasbourg.

*Statistique du crétinisme.* MM. FRANÇOIS, médecin cantonal à la Robertsau; SCHAAFF, médecin des cantons Est et Sud, *extra-muros,* de la ville de Strasbourg, adressent au Conseil la statistique du crétinisme dans leurs circonscriptions.

M. G. TOURDES présente au Conseil le tableau général des renseignements fournis par les médecins cantonaux de l'arrondissement de Strasbourg.

1° *Banlieue de Strasbourg* (M. le docteur FRANÇOIS).

| Noms des communes. | Nombre connu ou supposé de crétins. | de goîtreux. | Total. | Âge. |
|---|---|---|---|---|
| Robertsau. . . . . . | 5 | 31 | 36 | au-dessus de 17 ans. |

2° *Banlieue de Strasbourg* (M. le docteur SCHAAFF).

| Noms des communes. | de crétins. | de goîtreux. | Total. |
|---|---|---|---|
| Neuhof et Neudorf . | 21 | 29 | 50 |

*Observations.* La Robertsau présentait autrefois aux portes de Strasbourg l'affreux spectacle du crétinisme endémique dans des proportions considérables. Cet état de choses est aujourd'hui complétement changé.

Statistique du crétinisme dans l'arrondissement de Strasbourg.

La génération actuelle ne fournit plus de crétins ; le crétinisme et le goître ont presque totalement disparu sous l'influence des améliorations hygiéniques et des travaux de desséchement qui ont complétement modifié l'état sanitaire de la Robertsau (Docteur FRANÇOIS).

Les villages de Neuhof et de Neudorf sont bâtis sur un terrain couvert de bas-fonds vaseux, coupé en tous sens par des fossés et par des canaux, bordé par le Rhin et par l'Ill et sujet à des inondations périodiques. Le crétinisme et le goître y étaient autrefois très-communs ; aujourd'hui encore le nombre des malheureux atteints de ces infirmités est assez considérable. Sur les 21 crétins, on compte 8 hommes et 13 femmes ; sur les 29 goîtreux, 7 hommes et 22 femmes. Quelle que soit l'élévation actuelle de ce chiffre, depuis une vingtaine d'années, il n'en a pas moins notablement diminué. Cette diminution paraît due à des travaux d'assainissement qui ont amené un abaissement dans le niveau général des eaux. D'autres circonstances y ont encore concouru. Autrefois cette population se composait de familles qui s'alliaient toujours entre elles ; aujourd'hui, grâce à l'affluence des étrangers, elle est formée d'éléments très-hétérogènes. Jadis on conservait les crétins au foyer domestique, maintenant on s'empresse de les faire recevoir dans les asiles de charité. On s'oppose ainsi à la propagation héréditaire du mal. On peut supposer que l'établissement récent de salles d'asile et d'écoles bien tenues exercera une heureuse influence sur l'avenir de ces populations (Docteur SCHAAFF).

3º *Canton de Geispolsheim* (M. le docteur BROUILLET).

| Noms des communes. | Nombre connu ou supposé de crétins. | de goîtreux. | Total. |
|---|---|---|---|
| Illkirch-Graffenstaden . | 8 | 10 | 18 |
| Plobsheim . . . . . . . | 9 | 4 | 13 |
| Eschau-Wibolsheim . . | 8 | 10 | 18 |
| Total . . . | 25 | 24 | 49 |

*Observations.* Trois communes sur 14 dans ce canton présentent des cas de crétinisme et de goître endémiques ; elles sont

Statistique du créti-
nisme dans l'arrondisse-
ment de Strasbourg. toutes situées au delà de l'Ill, sur les terrains bas et humides compris entre cette rivière et le Rhin (Docteur BROUILLET).

#### 4° *Canton de Bischwiller* (M. le docteur LUROTH).

| Noms des communes. | Nombre connu ou supposé. | | | Age. |
|---|---|---|---|---|
| | de crétins. | de goîtreux. | Total. | |
| Auenheim . . . | 1 | 2 | 3 | de 40 à 47 aus. |
| Dalhunden. . . | 13 | 4 | 17 | de 15 à 47 |
| Drusenheim . . | 7 | 9 | 16 | de 26 à 50 |
| Fort-Louis. . . | » | 11 | 11 | de 17 à 51 |
| Neubæusel. . . | 8 | 20 | 28 | |
| Offendorf . . . | 4 | 10 | 14 | de 27 à 71 |
| Reschwoog . . | 1 | 6 | 7 | |
| Stattmatten . . | 1 | 4 | 5 | de 12 à 60 |
| Schirrhein . . . | 6 | 5 | 11 | de 15 à 63 |
| Soufflenheim. . | 2 | 4 | 6 | |
| Total. . | 43 | 76 | 119 | |

*Observations.* Sur les 24 communes du canton de Bischwiller, il y en a 10 où l'on observe le goître et le crétinisme endémiques. Sur ces 10 communes, 8 sont riveraines du Rhin. L'âge des crétins indique que la génération actuelle échappe à cette infirmité (Docteur LUROTH).

#### 5° *Canton de Molsheim* (M. le docteur LITSCHGI).

Ce canton ne présente pas le crétinisme ou le goître à l'état endémique, et cependant l'eau de Molsheim, celle de Wolxheim et de Gresswiller, contiennent des sels de magnésie. La vallée de la Bruche ne renferme ni crétins ni goîtreux.

D'après les réponses de MM. les docteurs ENGEL, FODÉRÉ, ARNOLD, REIBEL et JACOBI, les cantons de Truchtersheim, de Wasselonne, de Haguenau, de Brumath et de Schiltigheim, sont exempts du goître et du crétinisme endémiques.

La banlieue de Strasbourg, les cantons de Geispolsheim et de Bischwiller, présentent seuls le goître et le crétinisme endémiques dans l'arrondissement de Strasbourg. Ces affections règnent dans des communes riveraines du Rhin et de l'Ill, et situées sur des terrains bas et marécageux. Le total des crétins recensés est de 94; le total des goitreux est de 254, ce qui forme un total de 348 individus plus ou moins atteints par ces causes de dégradation de l'espèce humaine. Il importe de remarquer que l'âge des individus observés indique une diminution notable dans l'activité du mal. On est unanime pour reconnaître que le goître et surtout le crétinisme ont notablement diminué depuis une trentaine d'années, et il est permis d'espérer que les travaux de canalisation et de desséchement et les autres améliorations hygiéniques introduites dans cette partie de l'arrondissement, réduiront de plus en plus l'étendue du fléau. *(Statistique du crétinisme dans l'arrondissement de Strasbourg.)*

Quelques analyses chimiques démontrant la présence de la magnésie dans les eaux de communes où le crétinisme et le goître endémiques n'ont jamais existé, ou dans les eaux d'autres communes où ces affections, naguère répandues, ont aujourd'hui notablement diminué, permettent d'élever des doutes sérieux sur la théorie qui attribue le développement du goître et du crétinisme à l'influence des sels magnésiens.

Le Conseil a maintenant réuni tous les documents qui concernent l'arrondissement de Strasbourg; mais, pour présenter au ministre le travail d'ensemble qu'il réclame, il est nécessaire que la statistique des arrondissements de Saverne, de Sélestat et de Wissembourg lui soit communiquée. Le Conseil décide que cette communication sera demandée à M. le préfet du Bas-Rhin.

*Autorisation d'un four à plâtre à Marlenheim.* Le sieur Gangloff demande l'autorisation d'établir un four à plâtre à l'entrée de Marlenheim, sur la droite de la route nationale, à 300 mètres environ des premières maisons du village. *(Four à plâtre.)*

Par son éloignement de toute habitation, cet établissement ne présente aucun inconvénient pour la santé publique. Sur le rapport de M. Morin, le Conseil est d'avis que l'autorisation peut être accordée.

*Demande en autorisation d'une fabrique de gélatine.* Le sieur Rochus Martin demande l'autorisation d'établir une fabrique de gélatine hors la porte d'Austerlitz, au canton dit Musau, n° 55. Cette fabrique sera isolée et à 300 mètres environ des habitations les plus voisines. L'avis du maire de Strasbourg est favorable. *(Fabrique de gélatine.)*

Le Conseil, considérant qu'il importe d'éloigner autant que possible de la ville de Strasbourg les établissements de ce genre, que la fabrique projetée se trouvera dans un canton isolé où existe déjà un autre établissement de ce genre, loin de toute habitation et à proximité d'un cours d'eau, circonstances qui rendent sa situation hygiéniquement très-favorable, est d'avis que l'autorisation demandée peut être accordée.

*Rapport semestriel des médecins cantonaux.* M. BOECKEL présente l'analyse des rapports semestriels adressés à la préfecture par les médecins cantonaux.

Le Conseil décide qu'un extrait de ces rapports, renfermant les faits les plus importants, sera inséré dans le procès-verbal de ses séances.

Bains publics. — Devis. *Établissement de bains publics à Strasbourg.* M. MORIN présente au Conseil quelques détails sur l'établissement de bains publics à Strasbourg, avec l'estimation sommaire des dépenses[1].

La séance est levée à cinq heures.

---

[1] Nous croyons devoir insérer ici cette note qui renferme des renseignements utiles.

«Le projet de loi du 31 mai 1851, dit M. MORIN, ouvre un crédit de 600,000 fr. pour secours de bains et lavoirs à bas prix jusqu'à concurrence du tiers de la dépense.

«Le rapport indique qu'on administre à Paris environ 2 bains 1/4 par an et par tête.

«En Angleterre, le prix des bains est de 20 cent. et peut couvrir les frais. Les lavoirs sont ordinairement une cause de perte; on paie environ 10 cent. par heure, 20 cent. pour 2 heures, et 10 cent. pour chaque demi-heure en sus.

«En Angleterre, la dépense d'eau par bain est de 182 à 227 litres, et la durée une demi-heure; c'est moitié en sus en France.

«On peut donner 20 bains par jour dans chaque baignoire. La plupart des établissements de l'Angleterre comprennent 100 baignoires et autant de places pour laver. On estime que les dépenses s'équilibrent difficilement avec les produits.

«A Paris, le prix de revient par bain est pour chauffage, 0,125; personnel, 0,10; loyer et impositions, 0,10; achat de l'eau, 0,05; frais généraux, matériel et construction, 0,10. — Total, 0,475.

«A l'hospice Saint-Louis, sans linge, chauffage, 0,075; entretien du matériel, 0,10. — Total, 0,175.

«A Paris, le prix de revient d'un cabinet varie de 500 fr. à 2000 fr., sans le terrain.

«Les bains de Rouen ont été établis par souscriptions et comprennent 5 baignoires alimentées par l'eau de condensation d'une machine à vapeur; les bains sont de 25 et 10 cent.; on y a

### Séance du 12 mai 1852.

Membres présents: MM. BOULANGER, MORIN, EISSEN, BOECKEL, IMLIN, OPPERMANN, OBERLIN, STOEBER, SCHÜTZENBERGER, G. TOURDES.

Le procès-verbal de la séance précédente est lu et adopté.

*Autorisation d'une fonderie de fer.* Dans l'intervalle des deux séances d'avril et de mai, le vice-président a reçu communication de la demande en autorisation d'une fonderie de fer. Le sieur Philippe Pulfermüller demande à construire une fonderie

Fonderie de fer.

---

joint deux bassins pour lavoirs; on a dépensé 2,935 fr.; le loyer est de 250 fr.; l'eau de condensation est à 36°; les dépenses s'équilibrent avec les recettes.

« La manufacture de tabac de Strasbourg peut donner par jour 200 mètres cubes d'eau à 23° qui découle à quelques centimètres au-dessous du terrain.

« Elle peut fournir gratuitement la force pour élever l'eau au point nécessaire, moyennant les frais d'établissement d'une pompe, évalués à 600 fr.

« Cette quantité d'eau est beaucoup plus considérable que celle reconnue nécessaire, et suffirait pour 800 bains par jour; mais la température est insuffisante et devra être portée à 34°, ce qui fera avec la perte de 1°,30 environ par 500 mètres de distance, 10 à 12° à réchauffer.

*Détail pour un cabinet de bains.*

|                                          | Fr. | C. |
|------------------------------------------|-----|----|
| Baignoire en zinc.                       | 34  | —  |
| Trois robinets en cuivre.                | 45  | —  |
| Tuyaux en plomb.                         | 15  | —  |
| Rigole en pierre pour écoulement.        | 12  | —  |
| Chaise, glace, porte-manteau.            | 14  | —  |
| Ensemble.                                | 120 | —  |

|                                          | Fr. | C. |   |   |
|------------------------------------------|-----|----|---|---|
| Chaudière en cuivre et maçonnerie .      | 400 | —  |   |   |
| Réservoir en zinc et bâtis.              | 200 | —  |   |   |
| Cinq robinets en cuivre                  | 100 | —  |   |   |
| Tuyaux de fumée et éclairage.            | 100 | —  |   |   |
| La 12e partie de.                        | 800 | —  | 65 | — |
| A reporter.                              |     |    | 185 | — |

Fonderie de fer. de fer dans sa propriété, n° 452, section F, n° 1695, entre Ill-kirch et Graffenstaden. Une enquête a été ouverte, et aucune réclamation ne s'est élevée. Une commission du Conseil, composée de MM. STOEBER, OBERLIN, BOULANGER et G. TOURDES, membres du comité d'hygiène industrielle, s'est réunie et a reconnu qu'une fonderie de ce genre ne pouvait être considérée comme nuisible à la salubrité publique, mais elle fait remarquer que le dossier concernant cette affaire n'est pas complet et ne contient pas les plans nécessaires pour apprécier la situation de l'établissement.

|  | Fr. | C. |
|---|---|---|
| Report. . . . | 185 | — |
| Trois poêles pour chauffage, 300 fr. pour 12 et pour 1. . . . . . . . . . . . . . . . . | 25 | — |
|  | 210 | — |
| Construction d'un bâtiment à simple rez-de-chaussée de 15 mètres de long sur 7 mètres de large, surface 105 mètres, coûtera 5,880 fr., c'est par cabinet. | 490 | — |
| Total par baignoire ou cabinet. . . | 700 | — |

*Dépense pour chauffage d'un bain.*

| | | |
|---|---|---|
| L'eau sera livrée à la température de 23°; elle arrivera seulement à 20° et devra être réchauffée à 33°, soit 1 kil. de houille à 5 fr. le 0/0, pour 2 hectolitres 1/2 d'eau. | 0,05 |
| Service, 3 personnes, ensemble 6 fr., et pour 40 bains par jour, l'un dans l'autre. . . . . . . . . . . | 0,15 |
| Loyer estimé à 300 fr., soit 0,84 par jour, c'est par bain . . . . . . . . . . . . . . . . . . . | 0,022 |
| Amortissement et intérêt des appareils à 10 p. 0/0 . | 0,048 |
| Chauffage, éclairage. . . . . . . . . . . | 0,01 |
| Par bain. . . | 0,250 |

« L'établissement, composé de vingt baignoires, coûterait environ 14,600 fr., en supposant que la ville accordât le terrain sur lequel s'élèverait la construction. Le tiers de la dépense, conformément à la loi du 31 mai 1851, serait supporté par l'Etat. »

M. BLAVIER pense que la manufacture étant en activité complète, livrera de l'eau à une température plus élevée, à 30° au moins, et qu'on réalisera une économie sur les frais présumés de chauffage.

Le plan demandé a été fourni. Le Conseil, considérant qu'un établissement de ce genre n'est pas nuisible à la santé publique, et qu'il résulte du plan que la fonderie sera de petites dimensions et qu'elle sera placée dans une situation favorable, est d'avis que l'autorisation demandée peut être accordée.

*Examen de farines avariées.* M. le préfet du Bas-Rhin a adressé au Conseil un échantillon de farine que l'on suppose avariée et un morceau de pain fait avec cette farine.

M. DURRY fait connaître que 165 sacs de farine ont été mis sous les scellés chez un commissionnaire; l'administration demande à connaître l'état de ces farines, si elles sont avariées ou mélangées de substances nuisibles.

M. OPPERMANN a commencé l'examen de cette farine; elle paraît de qualité inférieure et elle est altérée; le gluten a perdu sa consistance normale.

La séance est levée à cinq heures.


### Séance du 9 juin 1852.


Membres présents : MM. OBERLIN, HEYDENREICH, OPPERMANN, FORGET, EISSEN, BOECKEL, IMLIN, KOENIG, BOULANGER, BLAVIER, STOEBER, G. TOURDES.

*Analyse de pain et de farine.* Le 6 mai 1852, des échantillons de pain et de farine ont été adressés par le préfet au Conseil, avec la demande d'analyser ces matières, et d'en déterminer la qualité.

L'examen de ces échantillons a été fait par MM. OPPERMANN, HEYDENREICH et TOURDES.

Voici les résultats de leurs recherches :

La farine est d'un blanc grisâtre, en grains très-fins et se pelotant assez bien; elle crie sous la dent et a une saveur désagréable.

Examinée au microscope, elle présente des grains de fécule entiers, d'autres brisés et en poussière, de nombreux tubes provenant des villosités du grain et des grumeaux de son.

Traitée par la potasse caustique, elle dégage une odeur infecte et se transforme en une bouillie grisâtre, peu consistante, dans laquelle on remarque de nombreux grains de son. Une farine de froment de bonne qualité, traitée de la même manière, dégage

9

*Analyse de farines.* une odeur d'amidon et se transforme en une gelée jaunâtre et très-épaisse. De la farine de seigle de bonne qualité, traitée par la potasse caustique, fournit une bouillie jaunâtre et exhale une odeur assez forte, mais beaucoup moins désagréable que celle de la farine dont l'échantillon nous a été remis.

La farine a ensuite été traitée par l'eau, dans le but d'en extraire le gluten. On a obtenu une faible quantité d'une matière à peine glutineuse, grisâtre, courte, disparaissant presque entièrement par l'action d'un filet d'eau. Cette matière n'a aucun des caractères qui appartiennent au gluten du froment. De la farine de seigle, prise en ville et examinée comparativement, a fourni un gluten jaunâtre, court, mais plus adhérent que celui de l'échantillon.

L'eau de lavage provenant de l'extraction du gluten se divise en deux couches, l'une blanche, formée par de la fécule, et l'autre d'un gris sale, provenant de la matière glutineuse.

Le pain fabriqué à l'aide de cette farine nous a été remis dans un état complet de dessiccation ; il est noirâtre, d'une cassure vitreuse, d'un aspect rebutant ; mouillé, il répand une odeur désagréable, et il a une forte saveur de moisi.

Il résulte des faits qui précèdent :

1º Que l'échantillon de farine soumis à notre examen, renferme une forte proportion de son ;

2º Que cette farine ne contient pas de gluten analogue à celui de la farine de froment ; .

3º Qu'elle présente une petite quantité de matière glutineuse, grisâtre, courte, peu adhérente, disparaissant presque complétement par l'action d'un filet d'eau ;

4º Que cette farine paraît renfermer une forte proportion de farine de seigle, ayant subi un commencement de décomposition ;

5º Qu'elle a fourni un pain noirâtre, d'une cassure vitreuse, exhalant, quand on le mouille, une odeur désagréable, et ayant une forte saveur de moisi.

*Tableau des renseignements.* ***Tableau des renseignements à fournir par les médecins cantonaux.*** L'épreuve de ce tableau a été adressée au préfet, avec demande d'autoriser un tirage de 500 exemplaires.

Ce tableau a pour but de rendre plus facile la production des documents sur l'état sanitaire du pays, et d'obtenir en même temps des renseignements plus complets.

Le tirage ne sera fait qu'à un nombre restreint d'exemplaires.

afin qu'il soit possible de tenir compte, sans trop de délai, des observations qui pourront être adressées par MM. les médecins cantonaux, et d'effectuer les changements que l'expérience montrera nécessaires.

*Statistique du crétinisme.* D'après des renseignements fournis par M. Jacobi fils, la commune de la Wantzenau renferme cinq crétins, quatre filles de quinze à trente ans et un homme de trente ans. Ces individus sont goitreux, d'une taille très-petite, d'une intelligence à peu près nulle.

Le Conseil n'a pas reçu les documents qui concernent les trois arrondissements de Saverne, Sélestat et Wissembourg.

Une lettre de rappel sera adressée aux trois conseils d'arrondissement, par l'intermédiaire de la préfecture.

*Congrès d'hygiène publique à Bruxelles.* Le Conseil a reçu le programme des questions qui seront débattues à ce congrès. Les séances auront lieu le 20, le 21 et le 22 septembre 1852. La commission de Bruxelles demande au Conseil des renseignements sur l'état de l'hygiène publique dans le Bas-Rhin; elle engage le Conseil à envoyer une députation à Bruxelles.

*Butyromètre proposé par MM. Luroth et Heck, de Bischwiller.* M. Hepp donne lecture du rapport suivant :

« M. Luroth, médecin cantonal, et M. Heck, pharmacien à Bischwiller, ont été appelés dans ces derniers temps à examiner du beurre, apporté au marché de Bischwiller, et contenant de l'eau dans des proportions très-considérables, infiniment supérieures aux quantités que le beurre peut renfermer sans avoir subi des manipulations frauduleuses.

« Désirant mettre entre les mains des consommateurs un moyen simple à la fois et pratique d'apprécier la valeur de la marchandise achetée, ils imaginèrent un petit instrument, auquel ils donnèrent le nom de *butyromètre*. En le soumettant à l'appréciation du Conseil, ils demandent, si cet instrument ne mériterait pas d'être adopté pour devenir d'un emploi général.

« Le butyromètre se compose d'un tube en verre ouvert aux deux extrémités. Le beurre à vérifier étant introduit dans le tube en verre, on ferme le bout inférieur à l'aide d'un bouchon en liége. Le beurre occupe toute l'étendue d'une échelle graduée sur le verre; comme pour le crémomètre de Quévenne, on apprécie

9.

d'un coup d'œil l'épaisseur de la couche de liquide par le
nombre de divisions.

« Afin d'opérer la liquéfaction du beurre, et, en même temps,
la séparation de l'eau et des substances hétérogènes qui peuvent
se trouver dans le beurre, le tube chargé se plonge dans une enveloppe en fer blanc qui contient de l'eau tiède, et cette première enveloppe se place dans une seconde, où se trouve de
l'eau bouillante. Le beurre fondu et refroidi dans le tube se sépare en deux couches : l'une, inférieure, qui se compose de
l'eau et des matières solides qu'on a pu introduire dans le beurre;
l'autre, supérieure, qui est formée de beurre, ainsi que de quelques particules de caséum qui n'ont pu gagner le fond du tube.
D'après les inventeurs de l'instrument, on pourra dès lors déterminer, à la simple inspection de l'échelle, combien la masse soumise à la fusion et ensuite refroidie, contient de centièmes de
beurre, et, par conséquent, combien elle renferme de centièmes
d'autres matières. Il se présente cependant dans l'application
quelques difficultés qui faussent les indications de l'instrument.
Le caséum, en se précipitant conjointement avec l'eau, empêche
une séparation bien déterminée entre le beurre et l'eau et ne permet pas d'exprimer exactement en centièmes les proportions de
beurre, d'eau et de matières hétérogènes.

« D'autres fois, le caséum reste comme suspendu au-dessus
de l'eau, et, en raison de sa consistance grumeleuse, il retient
du beurre enveloppé entre ses parties; là encore la lecture de
l'échelle devient, sinon impossible, du moins très-inexacte.

« On arriverait nécessairement à une connaissance plus exacte
de la quantité d'eau dans le beurre, en faisant la tare de l'instrument. Le beurre étant introduit dans le tube, on le laisserait
fondre à la chaleur de l'eau bouillante, afin d'opérer la séparation
de l'eau. La masse refroidie, on ouvrirait le bouchon et on laisserait couler l'eau dans un flacon taré. On connaîtrait ainsi en
même temps le poids du beurre et de l'eau avec les matières
hétérogènes contenues dans le beurre.

« Mais, en rendant le butyromètre de MM. LUROTH et HECK
plus exact, on lui enlèverait en même temps sa facile application; je me garderai, par conséquent, de substituer un instrument plus complet à l'instrument si simple et d'un maniement
si facile de ces messieurs. Toutes les fois que les quantités d'eau
introduites dans le beurre sont considérables, comme dans les

cas où à l'aide d'un peu d'alun ou de borax les fabricants de beurre y ont incorporé de 40 à 50 pour 100 de liquide, le butyromètre ne manquera pas de rendre un service immédiat. Il n'en sera pas de même pour des proportions faibles et peu importantes; les matières caséeuses, en se plaçant entre les couches d'eau et de beurre, rendent l'appréciation d'un ou de deux centièmes d'eau impossible. L'instrument, par conséquent, ne répond pas au but de ses auteurs. Il ne pourrait être employé dans les grands établissements, où on refuse le beurre, non-seulement quand la falsification est grossière, mais chaque fois que cette substance alimentaire contient une fraction quelconque de matières étrangères au delà de ce qu'on peut admettre dans un bon beurre. C'est ainsi que l'administration de l'hôpital de Strasbourg a fixé, en se fondant sur de nombreuses expériences, la limite des pertes que le beurre admis peut éprouver par la fonte à 20 pour 100. Toute différence au delà de ce chiffre est à la charge du fournisseur, auquel on compense, du reste, avec la même équité, la différence en moins. Examen d'un butyro-mètre.

« Cette manière d'acheter le beurre est du reste, à mon avis, la seule admissible pour les grands établissements ; car l'épreuve d'une ou de deux mottes de beurre ne les mettrait pas à l'abri de la falsification possible d'une autre fraction de la marchandise achetée.

« Je me suis aperçu que l'addition de quelques gouttes d'ammoniaque faisait disparaître en grande partie l'inconvénient signalé ci-dessus, en rendant la caséine soluble.

« Je ne sais si MM. LUROTH et HECK ne trouveraient là une indication utile.

« Toujours faudra-t-il que le butyromètre ait acquis dans son application cette netteté et cette précision qu'on doit attendre d'un instrument qui doit devenir d'un emploi général, comme le désirent ses auteurs.

«Il faut surtout, pour que le Conseil puisse le recommander, qu'il soit à l'abri des reproches qu'on peut encore lui adresser ; il faut non-seulement qu'il garantisse contre la fraude grossière, évidente déjà à la simple inspection de la marchandise, mais qu'il dénote exactement le degré de l'altération qu'on aura fait subir au beurre.»

Le Conseil adopte les conclusions du rapport. Tout en enga-

geant les auteurs du butyromètre à continuer leurs utiles recherches
et à perfectionner leur instrument, le Conseil pense que, dans
son état actuel , cet instrument ne donne pas des résultats assez
exacts pour pouvoir être admis dans la pratique de l'hygiène publique.

*Rapport sur les vaccinations.* M. Froehlich adresse au Conseil un rapport sur les vaccinations du canton de Drulingen. Ce
médecin propose un nouveau mode de rédaction des états.
MM. Boeckel et Eissen sont chargés de l'examen de cette proposition.

*Rapport sur l'épidémie du choléra de la Nièvre en 1849.*
MM. Senelle, Robert, Saint-Cyr et Leblanc-Bettereau
ont adressé au Conseil de salubrité de la Nièvre un rapport sur
cette épidémie. Communication en a été donnée au Conseil du
Bas-Rhin.

La séance est levée à quatre heures et demie.


### Séance du 14 juillet 1852.

Membres présents : MM. Morin, Heydenreich, Oberlin,
Imlin, Stoeber, G. Tourdes.

Le procès-verbal de la séance précédente est lu et adopté.

*Renseignements sur la rage.* Le Conseil a reçu communication
d'une circulaire du préfet du Bas-Rhin, relative aux renseignements sur la rage, demandés par le ministre de l'intérieur. Les
tableaux synoptiques à fournir doivent contenir les renseignements suivants :

1° Le sexe de la personne exposée à la contagion ou atteinte ;

2° Son âge ;

3° Sa résidence ; .

4° L'espèce de l'animal qui a fait la morsure ;

5° Le mode d'inoculation, ou la nature et le siége des blessures virulentes ;

6° Les signes propres à établir l'existence de la maladie chez
l'animal supposé enragé ; les causes probables à lui assigner ; la
marche qu'elle a suivie en se transmettant d'un premier individu
aux autres, et les différences d'énergie que peut présenter le
principe contagieux après plusieurs transmissions ;

7° La date du jour où a eu lieu la transmission du mal ;

8° Le nombre des individus simultanémeut mordus, et la proportion de ceux qui ont été atteints de la rage ;

9° La date du jour où se sont manifestés les premiers symptômes et la durée de l'incubation ;

10° La durée de la maladie ;

11° Le mode de terminaison ;

12° Les moyens préventifs qui auront été employés pour combattre la contagion ;

13° L'époque exacte où auront été appliqués ces moyens, et le
temps qui s'est écoulé entre leur emploi et l'inoculation ;

14° Les moyens de traitement et les divers remèdes mis en
usage ;

15° Les observations particulières que chaque cas d'hydrophobie pourrait susciter.

M. Imlin croit qu'il n'y a rien de fondé dans les bruits relatifs
à un cas d'hydrophobie qui aurait eu lieu récemment à Strasbourg.

*Statistique du crétinisme.* Les renseignements qui concernent
les arrondissements de Saverne et de Sélestat viennent d'être
fournis. La statistique de l'arrondissement de Wissembourg
manque encore.

*Mesures à prendre contre la vente de veaux trop jeunes.*
Les membres du syndicat des bouchers signalent au préfet du
Bas-Rhin les inconvénients qui résultent de la vente des veaux
trop jeunes. Cet abus a pour résultat de livrer à la consommation
une viande peu nutritive et de qualité inférieure. Les syndics proposent l'adoption d'une mesure qui est déjà usitée en Allemagne :
Chaque maire de village tiendrait un contrôle exact des dates de
la naissance des veaux et délivrerait, pour la vente de cette espèce de bétail, un certificat attestant l'âge qui devrait être au
moins de trois à quatre semaines.

M. le maire de Strasbourg, à qui l'examen de cette proposition a été renvoyée, adhère complétement à la mesure réclamée
par les pétitionnaires. Il considère comme nécessaire d'imposer
aux éleveurs l'obligation de conserver les veaux jusqu'à l'âge de
trois ou quatre semaines avant de les livrer à la boucherie. Un
arrêté municipal a déjà cherché à atteindre ce but en défendant
d'abattre des veaux ayant moins de huit dents ; mais cet arrêté a
été reconnu inexécutable, ce signe se rencontrant parfois chez
des veaux âgés de huit jours, et ne paraissant chez d'autres qu'à

l'âge d'un mois. Un règlement spécial à la ville de Strasbourg n'aurait aucun effet; les veaux trop jeunes seraient abattus dans les villages voisins, et les marchands introduiraient les viandes dépecées. Il faudrait une mesure générale atteignant tout le département. La taille et le poids ne pouvant faire connaître l'âge avec assez de précision, un règlement exigeant la production de certificats réguliers pourrait seul empêcher la vente de veaux trop jeunes.

M. IMLIN croit qu'il n'y a aucun moyen de reconnaître avec précision l'âge d'un veau. La dentition se développe d'une manière très-variable; il y a des veaux qui naissent avec toutes les dents de lait; chez d'autres elles ne paraissent que le dixième jour, le quinzième jour ou même au bout d'un mois. Le poids et la taille sont aussi des caractères incertains, variables suivant les espèces et les sujets. A Strasbourg, il y a, à cause du prix du lait, un avantage tel à se défaire le plus tôt possible des veaux qu'on les vend quelquefois à l'âge de quatre et de cinq jours. A Ostwald même, établissement de la ville, on s'en défait à cet âge. Il est douteux que l'exigence de certificats suffise pour empêcher cet abus; il serait bien difficile d'assurer la sincérité de ces attestations.

Le Conseil adopte l'avis suivant : Il serait utile, au point de vue de la salubrité, de ne permettre la vente des veaux qu'à l'âge de trois semaines ou d'un mois. Au-dessous de cet âge, la viande de veau est peu nutritive et de qualité inférieure ; elle peut même déranger les fonctions digestives. Mais il n'y a point de caractère positif qui permette de préciser l'âge des veaux dans les limites de quelques semaines; la dentition, la taille et le poids ne fournissent que des signes variables et incertains. C'est donc par des mesures qui ne reposent pas sur la constatation physiologique de l'âge qu'il convient de chercher à atteindre le but que se propose l'administration.


*Mortalité dans la maison centrale de Haguenau.* M. STOEBER, sur l'invitation du préfet, a visité, avec M. STOLTZ, la maison centrale de Haguenau, où règne en ce moment une mortalité assez considérable. En six mois, il y a eu 42 morts sur une population moyenne de 500 détenues; c'est le chiffre ordinaire d'une année entière. La phthisie, la pneumonie, la dysenterie et la diarrhée chronique ont occasionné le plus grand nombre des décès. Le scorbut et la fièvre typhoïde n'y règnent pas. Aucune cause particulière à la maison n'a pu être reconnue. En général, la mortalité a été plus forte cette année à Haguenau, comme dans une partie de l'Alsace. On peut encore attribuer cet accroissement de mortalité à l'évacuation de 150 détenues venant de la maison de Loos, près de Lille, maison centrale placée dans des conditions très-insalubres.

*Examen d'échantillons de pain et de farine.* M. OBERLIN rend compte de l'analyse d'échantillons de farines avariées, dont l'examen a été renvoyé par le préfet au Conseil. *(Examen de farines.)*

La farine ne renferme aucune substance nuisible. On continue les recherches qui ont pour but l'appréciation de la qualité de ces farines.

*Épidémie de morve à Boltzenheim.* M. IMLIN a constaté l'existence de la morve sur cinq chevaux de la commune de Boltzenheim. Il demande l'application de la loi qui ordonne l'abattage des chevaux atteints de cette affection. Il signale en même temps l'intervention d'un charlatan du pays de Bade qui traite ces chevaux et promet une guérison impossible. La maladie étant contagieuse, les retards contribuent à la propagation de la morve, qui a déjà fait périr 23 chevaux dans cette commune. *(Épidémie de morve.)*

*Présence de l'arsenic dans le papier à mouche.* M. OBERLIN fait remarquer que le papier à mouche, vendu en grande quantité dans les campagnes, contient de l'arsenic; qu'il peut donner lieu à des accidents et qu'il importerait peut-être d'en interdire la vente, comme on l'a déjà fait dans plusieurs départements. *(Arsenic dans le papier à mouche.)*

Le Conseil invite M. OBERLIN à continuer ses recherches sur cet objet.

La séance est levée à cinq heures.

*Séance du 11 août 1852.*

## STATISTIQUE DU GOÎTRE ET DU CRÉTINISME DANS LE DÉPARTEMENT DU BAS-RHIN.

M. G. TOURDES présente le rapport suivant, qui est adopté par le Conseil; ce rapport sera adressé à M. le ministre de l'intérieur, conformément à la circulaire du 17 novembre 1851 : *(Statistique du goître et du crétinisme.)*

Monsieur le ministre,

Nous avons l'honneur de vous présenter la statistique du goître et du crétinisme dans le département du Bas-Rhin.

Les documents qui forment la base de ce travail ont été recueillis par les médecins cantonaux du département; nos honorables confrères ont donné, en cette circonstance, une nouvelle preuve de leur zèle et des services qu'est appelée à rendre la médecine cantonale.

Le goître et le crétinisme se présentent dans notre département avec une extension que sa richesse ne faisait point prévoir. Des témoignages unanimes attestent, il est vrai, que cette dégradation de l'espèce humaine devient d'année en année moins profonde et plus rare; mais cette déplorable endémie existe encore dans des proportions assez considérables pour appeler l'attention de l'autorité, et pour qu'il soit nécessaire d'en étudier les causes et de chercher les moyens d'y mettre un terme.

Nous allons successivement examiner, sous ce point de vue, la statistique des quatre arrondissements dont le département se compose; nous terminerons par quelques conclusions générales sur le nombre, la distribution et sur les causes probables du crétinisme et du goître endémiques dans le Bas-Rhin.

## ARRONDISSEMENT DE STRASBOURG.

| NOMS DES COMMUNES. | POPULATION. | NOMBRE PRÉSUMÉ | | TOTAL. | OBSERVATIONS. |
|---|---|---|---|---|---|
| | | de crétins | de goîtreux | | |
| *Banlieue de Strasbourg.* | | | | | |
| Robertsau . . . . . . . | | 5 | 31 | 36 | au-dessus de 17 ans |
| Neuhof et Neudorf. . | | 21 | 29 | 50 | |
| Total . . . . . . . | | 26 | 60 | 86 | |

*Canton de Geispolsheim.*

| | | | | |
|---|---|---|---|---|
| Illkirch-Graffenstaden | 3208 | 8 | 10 | 18 |
| Plobsheim. . . . . . | 1473 | 9 | 4 | 13 |
| Eschau-Wibolsheim . | 1336 | 8 | 10 | 18 |
| Total . . . . . . . | | 25 | 24 | 49 |

*Canton de Brumath.*

| | | | | |
|---|---|---|---|---|
| La Wantzenau. . . . | 2504 | 5 | | 5 |de 15-20 ans |

*Canton de Bischwiller.*

| | | | | | |
|---|---|---|---|---|---|
| Offendorf . . . . . . | 1464 | 4 | 10 | 14 | de 27-71 ans |
| Drusenheim . . . . . | 1848 | 7 | 9 | 16 | de 26-50 ans |
| Schirrhein. . . . . . | 1215 | 6 | 5 | 11 | de 15-63 ans |
| Soufflenheim . . . . | 3080 | 2 | 4 | 6 | |
| Dahlunden. . . . . . | 752 | 13 | 4 | 17 | de 15-47 ans |
| Stattmatten . . . . . | 455 | 1 | 4 | 5 | de 12-60 ans |
| Fort-Louis . . . . . | 373 | — | 11 | 11 | de 17-51 ans |
| Auenheim . . . . . . | 539 | 1 | 2 | 3 | de 40-47 ans |
| Neuhæusel . . . . . | 282 | 8 | 20 | 28 | |
| Rœschwoog. . . . . | 1287 | 1 | 6 | 7 | |
| Total . . . . . . . | | 43 | 76 | 119 | |

En résumé, quatre cantons et seize communes de l'arrondissement de Strasbourg sont encore atteints par l'endémie :

| | Crétins. | Goitreux. | Total. |
|---|---|---|---|
| Banlieue de Strasbourg. . . . | 26 | 60 | 86 |
| Canton de Geispolsheim . . . | 25 | 24 | 49 |
| Canton de Brumath . . . . . | 5 | 2 | 5 |
| Canton de Bischwiller . . . . | 43 | 76 | 119 |
| Total . . . . | 99 | 160 | 259 |

La Robertsau présentait autrefois, aux portes mêmes de Strasbourg, l'affreux spectacle du crétinisme endémique dans des proportions considérables. Cet état de choses est aujourd'hui complétement changé.

La génération actuelle ne fournit plus de crétins; la statistique de M. le docteur FRANÇOIS en donne la preuve.

Statistique du goître et du crétinisme.

Le crétinisme et le goître ont presque entièrement disparu sous l'influence des améliorations hygiéniques et des travaux de desséchement qui ont complétement modifié l'état sanitaire de cette partie de la banlieue de Strasbourg.

Les villages de Neuhof et de Neudorf sont bâtis sur un terrain couvert de bas-fonds vaseux, coupé en tout sens par des fossés et des canaux, bordé par le Rhin et par l'Ill, et sujet à des inondations périodiques. Le crétinisme et le goître y étaient autrefois très-communs; aujourd'hui encore le nombre des malheureux atteints par cette infirmité est assez considérable. Sur les 24 crétins recensés par M. le docteur SCHAAF, on compte 8 hommes et 15 femmes; sur les 29 goîtreux, 7 hommes et 22 femmes. La plupart étaient à l'âge adulte. Quelle que soit l'élévation actuelle de ce chiffre, le nombre des crétins, depuis une vingtaine d'années, n'en a pas moins diminué d'une manière sensible. Cette diminution paraît due aux travaux d'assainissement qui ont amené un abaissement dans le niveau général des eaux et ont ainsi rendu le sol et les habitations moins humides. D'autres circonstances, suivant la remarque de M. SCHAAFF, y ont encore concouru. Autrefois la population de ces villages se composait de familles qui s'alliaient entre elles; aujourd'hui, grâce à l'affluence des étrangers qui sont venus se fixer autour de Strasbourg, la population est formée d'éléments très-hétérogènes, et l'influence du croisement des races s'y fait sentir. Jadis on conservait les crétins au foyer domestique; aujourd'hui on s'empresse de les faire recevoir dans les asiles de charité. On s'oppose ainsi à la propagation héréditaire du mal. On peut espérer que l'établissement récent de salles d'asile et d'écoles bien tenues exercera encore une influence heureuse sur l'avenir de ces po-

pulations et continuera à accroître le progrès très-réel
que présente leur état sanitaire.



Trois communes sur quatorze dans le canton de Geispolsheim sont atteintes par le goitre et par le crétinisme
endémiques. M. le docteur BROUILLET fait remarquer que
toutes ces communes sont situées en deçà de l'Ill, sur les
terrains bas et humides compris entre cette rivière et le
Rhin.

La Wantzenau, dans le canton de Brumath, située au
confluent de l'Ill et du Rhin, présente aussi quelques traces
de l'endémie. M. JACOBI fils y a signalé plusieurs crétins.

Sur les 24 communes du canton de Bischwiller, il y en
a 10 où l'on observe le goître et le crétinisme endémiques. Sur ces 10 communes, 8 sont riveraines du
Rhin, placées sur des terrains humides et exposées à des
inondations fréquentes. L'âge des crétins indique que la
génération actuelle échappe en grande partie à cette infirmité. Les individus les plus jeunes observés par M. le
docteur LUROTH étaient âgés de douze à quinze ans; le
plus grand nombre étaient parvenus à l'âge mûr et à la
vieillesse.

Tous les autres cantons de l'arrondissement de Strasbourg, Schiltigheim, Truchtersheim, Wasselonne, Haguenau, Molsheim, sont exempts du goître et du crétinisme endémiques. Ces cantons comprennent le territoire
fertile qui s'étend jusqu'aux Vosges et quelques vallées de
leur versant oriental. La vallée de la Bruche, qui s'élève
à une assez grande hauteur, ne présente ni crétins ni
goitreux. On n'en rencontre pas sur les bords de la Zorn
et de la Moder, avant le voisinage du Rhin; l'endémie
est encore inconnue dans les plaines sablonneuses du nord
de l'arrondissement.

La banlieue de Strasbourg, les cantons de Geispolsheim, de Bischwiller et de Brumath, sont les seules parties de l'arrondissement atteintes par le crétinisme et par le goître. L'endémie règne dans seize communes riveraines du Rhin et de l'Ill; on y a compté au moins 99 crétins et 160 goîtreux; c'est un total de 259 individus atteints à divers degrés de cette dégradation de l'espèce humaine. En présence de ce triste tableau, on est heureux de constater que l'âge des individus affectés indique un affaiblissement progressif dans l'activité du mal. Les médecins cantonaux sont unanimes pour reconnaître que le goître et surtout le crétinisme ont notablement diminué depuis une trentaine d'années. Il est permis d'espérer que les travaux de canalisation et de desséchement et les autres améliorations hygiéniques, introduites dans cette partie de l'arrondissement, réduiront de plus en plus l'étendue du fléau.

Quelques analyses chimiques démontrent la présence de la magnésie dans les eaux de plusieurs communes où le crétinisme et le goître endémiques n'ont jamais existé, et dans les eaux d'autres communes où ces affections, naguères répandues, ont aujourd'hui notablement diminué; ces analyses permettent d'élever des doutes sérieux sur la théorie qui attribue le développement de l'endémie à l'influence des sels magnésiens.

Voici le résultat de quelques recherches entreprises dans ce but. M. OBERLIN, professeur à l'école de pharmacie, a trouvé, dans l'eau du Rhin, 0,045 de magnésie (sur 1000 grammes); dans l'eau de l'Ill, 0,004; dans l'eau de deux puits à Strasbourg, 0,049 et 0,077; au Neuhof, 0,020; sur la route du Polygone et dans une maison habitée par des crétins, des traces; à la Robertsau, dans les puits de deux maisons de goîtreux, 0,047.

Le docteur LITSCHGI a également rencontré des sels magnésiens dans les eaux de Molsheim, de Wolxheim et de
Gresswiller, où le crétinisme est inconnu.

Statistique du goître<br>et du crétinisme.

### ARRONDISSEMENT DE SCHLESTADT.

#### Canton de Villé.

| NOMS DES COMMUNES. | POPULATION. | NOMBRE PRÉSUMÉ | | TOTAL. | OBSERVATIONS. |
|---|---|---|---|---|---|
| | | de crétins. | de goitreux | | |
| Charbes-Lalaye . . . | 934 | — | 10 | 10 | |
| Erlenbach . . . . . . | 1060 | 1 | 5 | 6 | |
| Neubois . . . . . . . | 696 | — | 6 | 6 | |
| Scherwiller . . . . . | 2836 | 10 | 20 | 30 | |
| Steige . . . . . . . . | 1330 | — | 8 | 8 | |
| Total . . . | . . . . | 11 | 39 | 50 | |

#### Canton de Benfeld.

| NOMS DES COMMUNES. | POPULATION. | de crétins. | de goitreux | TOTAL. | OBSERVATIONS. |
|---|---|---|---|---|---|
| Rhinau . . . . . . . | 1562 | 15 | 150 | 165 | |
| Friesenheim . . . . | 689 | — | 30 | 30 | |
| Total . . . | . . . . | 15 | 180 | 195 | |

#### Canton de Marckolsheim.

| NOMS DES COMMUNES. | POPULATION. | de crétins. | de goitreux | TOTAL. | OBSERVATIONS. |
|---|---|---|---|---|---|
| Schœnau . . . . . . | 712 | — | 66 | — | |
| Diebolsheim . . . . | 745 | — | 56 | — | |
| Bootzheim . . . . . | 600 | — | 47 | — | |
| Richtolsheim . . . . | 320 | — | 27 | — | |
| Mackenheim . . . . | 1026 | — | 70 | — | |
| Saasenheim . . . . | 600 | — | 65 | — | |
| Artolsheim . . . . | 916 | — | 62 | — | |
| Total . . . | . . . . | — | 373 | 373 | |

#### Canton d'Erstein.

| NOMS DES COMMUNES. | POPULATION. | de crétins. | de goitreux | TOTAL. | OBSERVATIONS. |
|---|---|---|---|---|---|
| Gerstheim . . . . . | 1583 | — | 17 | — | |
| Daubensand . . . . | 277 | — | 22 | — | |
| Obenheim . . . . . | 870 | — | 14 | — | |
| Total . . . | . . . . | — | 53 | 53 | |

Statistique du goitre
et du crétinisme.

Quatre cantons de l'arrondissement de Schlestadt, Villé, Erstein, Benfeld et Marckolsheim, sont atteints par le goitre et par le crétinisme endémiques. Dix-sept communes de ces quatre cantons ont présenté un total de 26 crétins et de 655 goitreux; 681 individus au moins sont atteints à des degrés divers.

Les quatre autres cantons de l'arrondissement, Schlestadt dans la plaine, Obernai, Barr, Rosheim, sur le versant des Vosges, sont, au contraire, exempts du crétinisme et du goitre. L'absence de l'endémie est surtout remarquable dans les cantons de la montagne, où se trouvent déjà des vallées élevées et profondes. Le val de Villé fait seul exception.

C'est à l'entrée de la vallée, à Scherwiller, dans la plaine, que se trouvent les cas les plus nombreux; c'est aussi là presque exclusivement, suivant la remarque de M. CONRAUX, que l'on rencontre des crétins. Mais le goitre endémique est disséminé dans les autres communes, et la maladie remonte même jusqu'à Steige, au haut de la vallée. Pourquoi le val de Villé est-il atteint par une endémie qui épargne toutes les vallées voisines? Indépendamment des raisons physiques que l'on peut invoquer, la misère du pays doit être portée en ligne de compte. Cette région contraste, par sa pauvreté, par l'insalubrité des habitations, par l'insuffisance des ressources alimentaires, avec la richesse des autres parties du département.

Les trois autres cantons, Marckolsheim, Benfeld et Erstein, où règnent le goitre et le crétinisme, sont situés près du Rhin; les douze communes atteintes par l'endémie sont toutes placées entre l'Ill et le fleuve.

Le canton de Marckolsheim tout entier occupe à l'entrée du département les terrains bas et faciles à inonder qui s'étendent entre le Rhin et l'Ill. C'est un de ceux qui renferment le plus grand nombre de goitreux : 575 cas y sont indiqués. Les sept communes où la maladie domine sont les plus rapprochées du Rhin et sont toutes situées le long du fleuve, d'une extrémité à l'autre du canton. M. le docteur RITZINGER a constaté que depuis vingt-cinq ou trente ans la fréquence du goître avait notamment diminuée dans le canton de Marckolsheim. A Schœnau, la proportion des goitreux serait aujourd'hui de 10 p. 100 sur la population totale, au lieu de 18 p. 100 ; à Diebolsheim, à Bootzheim et à Richtolsheim, 9 au lieu de 15 ; à Mackenheim, à Saasenheim, à Artolsheim, 7 au lieu de 12 p. 100. Dans les communes éloignées du fleuve, le goître endémique est beaucoup plus rare et tend à disparaître presque entièrement.

Dans le canton de Benfeld, les communes de Rhinau et de Friesenheim, situées près du Rhin, sont les seules où le goître et le crétinisme règnent d'une manière endémique. Les cas observés par M. le docteur RACK sont nombreux et graves. Rhinau est une des localités où l'on rencontre le plus grand nombre de crétins ; son territoire est infertile et marécageux, désolé par les fièvres intermittentes ; la population est pauvre et sans industrie. La grande inondation du mois de septembre va ajouter de nouvelles causes d'insalubrité et de misères à toutes celles qui pesaient sur ce canton, et dont l'action permanente se manifestait par la dégradation endémique trop fréquente de l'espèce humaine.

Les autres communes du canton, situées aussi entre le Rhin et l'Ill, mais plus éloignées du fleuve, présentent encore, mais à un degré beaucoup moindre, des cas de goître que l'on peut considérer comme endémiques. Au delà de l'Ill, il n'en existe pour ainsi dire plus d'exemple.

Dans le canton d'Erstein, ce sont encore trois communes situées entre l'Ill et le Rhin et les plus rapprochées du fleuve qui sont atteintes par le goitre endémique; 53 cas d'une certaine gravité ont été signalés par M. le docteur Ringeissen, mais ce médecin constate en même temps la décroissance rapide de l'endémie, sous l'influence des améliorations hygiéniques réalisées dans ce canton. A Gerstheim, sur 17 goitreux, un seul est âgé de moins de vingt ans; à Daubensand, 2 sur 20 seulement sont au-dessous de cet âge; à Obenheim, 15 goitreux sur 14 ont plus de vingt ans. La génération actuelle est donc presque entièrement exempte du goitre endémique. La prédominance du sexe féminin parmi les individus affectés de goitre est manifeste; sur 53 cas, on a compté 12 hommes et 41 femmes. Le crétinisme et le goitre endémiques, autrefois si communs dans ces trois communes, ont aujourd'hui presque entièrement disparu à Gerstheim et à Obenheim, et ont notablement diminué à Daubensand. M. le docteur Ringeissen attribue ces heureux résultats au partage des biens communaux et au desséchement des marais. La première de ces mesures a répandu l'aisance et l'activité dans les communes; la seconde a assaini leur territoire. Pour faire disparaître les eaux marécageuses, on a pratiqué des saignées, ouvert des canaux d'une grande étendue. La commune d'Erstein seule a fait creuser un canal de 1200 mètres, à travers des terrains habituellement inondés. La composition chimique des eaux a sans doute eu peu d'influence sur la production de l'endémie, puisque cette composition restant très-probablement la même, le goitre et le crétinisme ont diminué, en même temps qu'on voyait s'affaiblir les causes d'insalubrité provenant de la misère et de l'action des marais.



### ARRONDISSEMENT DE WISSEMBOURG.

Le sol de cet arrondissement s'abaisse près du Rhin, où il présente quelques marécages; il se relève ensuite et devient légèrement montueux, il s'étend à l'ouest sur le versant oriental des Vosges. Le crétinisme y est presque entièrement inconnu; le goitre n'existe qu'exceptionnellement et dans des proportions trop peu considérables pour pouvoir être considéré comme endémique.

Le canton de Seltz est en grande partie limitrophe du Rhin; le canton de Lauterbourg ne touche au fleuve depuis 1815 que par une étroite langue de terre. MM. BERNAUER et HUBER, médecins cantonaux, ont constaté que le goitre et le crétinisme n'étaient pas endémiques dans ces deux cantons; ils n'ont rencontré que des cas isolés de l'une ou de l'autre de ces affections; 8 cas à Lauterbourg, 1 à Schleithal, 1 à Salmbach, quelques goitreux à Seltz et à Beinheim. Cette partie du département, quoique riveraine du Rhin, est épargnée par l'endémie qui a plus haut son foyer principal, le long du fleuve. Mais ici les rives du Rhin changent de nature; elles se relèvent et deviennent plus sablonneuses; l'élévation de leur niveau rend les inondations moins fréquentes et moins générales. Les communes voisines du Rhin sont d'ailleurs peu nombreuses. A l'exception de Seltz et de Beinheim, la plupart des villages sont éloignés du fleuve.

Les autres cantons de l'arrondissement sont situés en partie dans la plaine et en partie sur les premières collines des Vosges. Le crétinisme et le goitre n'y existent pas à l'état endémique. M. le docteur METZMANN signale pour le

Statistique du goître
et du crétinisme.

canton de Wissembourg quelques cas isolés de goître, particulièrement chez les femmes , dans les villages rapprochés de la montagne , tels que Lembach , Wingen et Clim-
bach. M. POUILLOT, dans le canton de Soultz-sous-Forêts,
a aussi constaté le goître chez quelques femmes de la
commune de Lembach. M. SADOUL, de Wœrth-sur-Sauer,
a observé la même affection dans les deux communes de
Langensoultzbach et de Néewiller. Niederbronn, tout à fait
dans la montagne , ne présente ni goître ni crétinisme.
M. le docteur KUHN a constaté l'absence de cette endémie
dans les vallées de ce canton qui comprend déjà les cimes
élevées des Vosges.

### ARRONDISSEMENT DE SAVERNE.

*Canton de Saverne.*

| | Crétins. | Goîtreux. |
|---|---|---|
| Ottersthal | — | 20 |
| Ernolsheim | quelques cas. | 30 |
| Saint-Jean-des-Choux / Eckartswiller | — | quelques cas. |

L'arrondissement de Saverne occupe les plaines acci-
dentées qui précèdent les Vosges et s'étend sur les deux
versants de ces montagnes. Le crétinisme et le goître
n'existent à l'état endémique que dans quatre communes
de cet arrondissement. Ernolsheim et Ottersthal, du canton
de Saverne, suivant le rapport de M. HINTZ, sont atteints
par l'endémie dans des proportions encore assez considérables. La première de ces communes renferme quelques
crétins et une trentaine de goîtreux ; on compte dans la
seconde une vingtaine de goîtreux. Ces deux communes
sont situées dans la montagne et ont assez d'analogie l'une
avec l'autre par leur position topographique. Il y a une
trentaine d'années , l'endémie y faisait un bien plus grand

nombre de victimes. A Saint-Jean-des-Choux et à Eckarts- Statistique du goitre et du crétinisme.
willer on remarque aussi quelques goîtreux, mais, d'après
l'avis du Conseil d'hygiène de Saverne, ces cas ne pourraient être considérés comme endémiques. Ces quatre communes sont voisines les unes des autres ; elles sont les
seules, dans cette partie des Vosges, où l'affection qui
nous occupe ait été signalée.

Le goître n'est endémique dans aucun des autres cantons, Hochfelden, Marmoutier, Drulingen, la Petite-
Pierre, Bouxwiller, Saar-Union. M. MICHEL affirme que
dans le canton de Bouxwiller on ne rencontre que des
goîtreux accidentels et très-rarement des crétins. M. SOL-
GER, médecin cantonal de Saar-Union, déclare avoir observé quelques goîtres, particulièrement chez les femmes,
dans la commune de Bütten ; il y a trois ans, deux crétins
existaient dans la commune de Bissert; mais ces cas étaient
isolés et ne paraissaient pas dépendre d'une cause générale.

### Conclusions.

De l'ensemble des faits qui viennent d'être exposés, on
peut déduire les conclusions suivantes :

1° Le crétinisme et le goître existent encore à l'état endémique dans le département du Bas-Rhin.

Le recensement effectué en 1852 par les médecins cantonaux constate les résultats suivants :

|  | | Nombre de communes atteintes. | Nombre de crétins. | Nombre de goîtreux. | Total. |
|---|---|---|---|---|---|
| Arrondiss. | de Strasbourg . . | 16 | 99 | 160 | 259 |
| » | de Schlestadt . . | 17 | 26 | 655 | 681 |
| » | de Wissembourg. | 1 | — | 8 | 8 |
| » | de Saverne . . . | 4 | — | 50 | 50 |
|  | Total . . . . | 38 | 125 | 873 | 998 |

Il existe donc dans le département du Bas Rhin 58 communes où règnent le crétinisme et le goitre endémiques ; elles comprennent au moins 125 crétins et 873 goîtreux, c'est un total de 998 individus atteints à divers degrés de cette dégradation de l'espèce humaine ; ce nombre même n'est qu'un minimum évidemment dépassé par la réalité.

2° Le goître et le crétinisme ont pour siége principal les bords du Rhin ; deux vallées des Vosges sont aussi atteintes par l'endémie.

3° Vingt-neuf communes sur trente-huit sont situées sur les bords du Rhin ; elles contiennent 114 crétins et 774 goîtreux ; c'est le plus grand nombre des cas signalés pour tout le département.

Dix-huit de ces communes sont placées entre le Rhin et l'Ill et appartiennent aux cantons de Marckolsheim, de Benfeld , d'Erstein et de Strasbourg.

La portion du territoire comprise entre le Rhin et l'Ill, jusqu'au confluent de la rivière et du fleuve, peut être considérée comme le principal foyer du crétinisme et du goître dans le département du Bas-Rhin.

Sur une longueur d'une cinquantaine de kilomètres, les terrains situés entre la rivière et le fleuve sont bas et humides, exposés à des inondations fréquentes et, malgré de grands travaux d'assainissement , couverts encore de marécages. L'inondation qui vient de désoler l'Alsace a porté ses principaux ravages sur cette partie du département ; il est à craindre que la misère et les diverses causes d'insalubrité provenant de ce désastre ne donnent à l'endémie une activité nouvelle.

4° Dix autres communes sont situées dans le voisinage du Rhin , au delà l'embouchure de l'Ill , sur les terrains humides que traversent deux de ses affluents , la Zorn et la Moder. On y compte environ 45 crétins et 76 goîtreux ; la plupart de ces communes appartiennent au canton de Bischwiller.

Statistique du goître et du crétinisme.

Les bords du Rhin changent plus loin de nature ; ils se relèvent et deviennent sablonneux ; l'endémie cesse alors, elle n'existe plus dans les cantons de Seltz et de Lauterbourg.

5º En général, les vallées des Vosges qui appartiennent au département du Bas-Rhin sont exemptes du crétinisme et du goître. Deux exceptions seulement ont été signalées.

Le val de Villé, dans l'arrondissement de Schlestadt, un groupe de quatre communes dans l'arrondissement de Saverne, sont les seules parties des Vosges comprises dans le département où l'on ait constaté l'existence du crétinisme et du goître endémiques. Ces villages renferment une douzaine de crétins et environ 90 goîtreux. Les causes de l'endémie n'ont pas été déterminées, mais les communes où elle règne, surtout celles du val de Villé, comptent parmi les plus pauvres du département.

6º La partie moyenne du département, les plaines et les collines qui s'étendent du Rhin et de l'Ill aux Vosges, sont entièrement exemptes de cette affection.

7º On a constaté la présence de la magnésie dans les eaux de quelques communes où règnent le goître et le crétinisme ; la même substance a été rencontrée dans les eaux d'autres communes où l'endémie est en décroissance et où elle est même entièrement inconnue.

8º Le sexe féminin a prédominé d'une manière évidente parmi les victimes de l'endémie.

9º Le goître et le crétinisme ont notablement diminué dans le département du Bas-Rhin ; l'âge de la plupart des crétins indique que la génération actuelle échappe en

Statistique du goître<br>du crétinisme. grande partie à cette infirmité. La décroissance de l'endémie a particulièrement coïncidé avec l'assainissement du sol et avec le desséchement des marais. On peut encore signaler l'influence générale des améliorations introduites dans l'hygiène des populations.

### Suite de la séance du 11 août 1852.

Analyse de farines. *Analyse d'échantillons de farine.* M. OPPERMANN donne lecture d'un rapport sur l'analyse d'échantillons de farine saisis à Strasbourg et à Fegersheim.

Il résulte des recherches auxquelles se sont livrés MM. OPPERMANN et OBERLIN :

1° Que ces échantillons de farine ne renferment aucune substance métallique ou terreuse nuisible à la santé ;

2° Que les farines de première et de deuxième qualité saisies chez le sieur Andrès, de Strasbourg, sont ou des farines de froment de qualité inférieure ou des farines de froment mêlées de seigle ;

3° Que les farines de troisième qualité du sieur Andrès et celles des sieurs Léopold Meyer et Gimbel, de Fegersheim, sont encore d'une valeur moindre ; qu'elles ne contiennent que des traces de gluten ; que ces échantillons sont composés de farine de froment altérée ou mélangée d'une forte proportion de seigle ;

4° Que ces différentes farines fournissaient un pain de qualité très-inférieure et peu nutritif.

Altération du seigle. *Altération du seigle dans le canton de Villé.* M. le sous-préfet de Schlestadt adresse au préfet, pour être transmis au Conseil, des épis de seigle avec l'échantillon d'un poison dont on lui a signalé l'apparition dans le canton de Villé.

Cet échantillon communiqué au Conseil n'est autre chose que du seigle ergoté.

Le Conseil est d'avis qu'il soit recommandé aux cultivateurs de séparer avec soin l'ergot de seigle du grain qui doit être consommé. Ce champignon est vénéneux et pourrait produire des accidents graves ; sa présence donne d'ailleurs à la farine une saveur et une odeur repoussantes. Il serait utile encore de prévenir les cultivateurs que le seigle ergoté peut se vendre avec assez d'avantage dans le commerce de la droguerie et de la pharmacie.

*Rapports semestriels.* Le Conseil reçoit les rapports semestriels des médecins cantonaux de Wœrth, Drulingen, Wissembourg, Bischwiller, Haguenau, Geispolsheim, Soultz-sous-Forêts, Lauterbourg, Saar-Union et La Petite-Pierre. Une analyse de ces documents sera insérée au procès-verbal. Rapports semestriels.

*Statistique du canton de Geispolsheim.* M. le docteur BROUILLET, médecin cantonal, adresse au Conseil un tableau statistique du canton de Geispolsheim. Ce tableau comprend la statistique territoriale, administrative, agricole, industrielle, médicale du canton. Ces documents présentent pour chaque commune la contenance en hectares, la population, le nombre de maisons, de ménages, de rues, le budget ordinaire, la provenance des revenus, les principaux établissements et produits agricoles, les établissements industriels, la constitution géologique des lieux, les maladies dominantes, les maladies endémiques; des recherches historiques complètent ces indications. Statistique du canton de Geispolsheim.

Le Conseil donne toute son approbation au travail de M. BROUILLET; des recherches semblables, faites dans chaque canton, fourniraient pour le département du Bas-Rhin une statistique du plus grand intérêt. Le travail de M. BROUILLET sera signalé à l'attention du préfet; ces documents pourraient être insérés dans l'*Annuaire* du département.

*Statistique du goitre et du crétinisme.* M. TOURDES présente ensuite un rapport sur la statistique du crétinisme et du goitre dans le département du Bas-Rhin[1]. Ce document a été adressé à M. le ministre de l'intérieur, conformément à sa circulaire du 17 novembre 1851. Statistique du goitre et du crétinisme.

## Séance du 16 octobre 1852.

Membres présents : MM. MORIN, BLAVIER, IMLIN, OPPERMANN, STOEBER.

M. MORIN donne les détails suivants sur les mesures de salubrité publique prises à l'occasion des inondations qui ont désolé le département du Bas-Rhin, en septembre 1852.

---

[1] Voy. p. 137.

*Inondations du Rhin et de l'Ill.* Les inondations du 19 septembre dernier, provenant du Rhin et de l'Ill, ont fait éprouver aux communes situées dans le département du Bas-Rhin des pertes considérables, tant en denrées qu'en dépréciation des terres et dégradation des bâtiments.

Les dégâts ont été surtout considérables dans l'arrondissement de Schlestadt, moindres dans celui de Strasbourg, presque nuls dans celui de Wissembourg, et on peut compter que 22 communes ont été sérieusement atteintes par l'élément dévastateur.

Quatre commissions composées d'un médecin, d'un inspecteur-voyer et d'un architecte, ont été chargées, par arrêté du 26 septembre, de visiter ces 22 communes, d'examiner les bâtiments submergés, d'en constater l'état, de prescrire les moyens de consolidation, de rechercher les causes d'insalubrité et d'indiquer les moyens de les combattre.

Ces commissions se sont empressées de répondre à cet appel, et il résulte de nombreux rapports et documents présentés à l'administration supérieure, qu'il y a près de 120 maisons à reconstruire, 873 maisons à réparer, et que la dépense provenant, non des dégâts, mais des frais nécessaires pour rendre de nouveau les bâtiments habitables, ne s'élève pas à moins de 160,000 fr.

Il résulte de ces mêmes rapports que la plupart des maisons dévastées étant dans de mauvaises conditions d'emplacement et de construction, l'eau a atteint les planchers sur une hauteur moyenne qui variait entre 1$^m$,60 et 0$^m$,15. Beaucoup de ces maisons sont situées dans des parties basses et marécageuses. Le plancher des habitations est généralement au niveau du sol extérieur ; les cours n'ont pas d'écoulement ; les plafonds ont quelquefois une hauteur moindre que la taille ordinaire de l'homme.

Les maisons sont mal orientées.

En même temps que ces habitations étaient situées de la manière la plus déplorable, les matériaux les moins résistants avaient été employés pour leur construction. Ces deux conditions défavorables sont l'une et l'autre la conséquence de la pauvreté des habitants.

Quatre communes ont surtout été signalées comme renfermant des quartiers complétement insalubres : ce sont Gerstheim, Obenheim, Bootzheim et Mackenheim. Ces quartiers sont situés dans des parties basses au delà d'un cours d'eau qui alimente les moulins ; autrefois terrains communaux , ces marais ont été cédés à bas prix à des malheureux qui ont élevé des maisons en terre.

Les commissions ont pensé qu'il serait possible de s'aider de la loi du 22 avril 1850, sur les habitations insalubres, pour interdire la construction de nouvelles habitations dans les parties basses, dont la délimitation serait tracée d'une manière précise.

Les reconstructions à entreprendre sur les fonds de secours devraient être élevées sur des terrains à l'abri d'inondations et dans des conditions plus salubres; le plancher devrait être élevé de 0<sup>m</sup>,50 au moins au-dessus du sol extérieur; le plafond serait à 2<sup>m</sup>,50 d'élévation.

Les murs seraient en maçonnerie de brique cuite ou de moellon ; les croisées principales ouvertes au sud-est, les bâtiments isolés et quelque peu distants des écuries et granges.

En ce qui concerne les maisons qu'il convient d'assainir, les commissions ont généralement proposé de soulever les planchers des chambres, afin d'enlever les terres souvent vaseuses qui devraient être remplacées par des matières sèches, gravier, sable, scories ou décombres ; puis de maçonner par des briques cuites les parties basses des murs extérieurs, généralement faits en boussillage ou en briques crues.

Ces mesures seront sans doute efficaces et de nature à améliorer les constructions, tant sous le rapport de la solidité que sous celui de la santé des habitants.

*Établissement d'une fonderie de suif à Molsheim.* Le sieur Stœckel, de Molsheim, demande à être autorisé à établir une fonderie de suif à Molsheim, dans la maison n° 68 , Schmittgasse. L'information *de commodo et incommodo* ayant été ouverte, les voisins les plus rapprochés de la maison indiquée ont formé opposition à l'établissement de la fonderie de suif. Des voisins plus éloignés ont déclaré ne pas s'y opposer. L'adjoint faisant fonctions de maire a donné un avis favorable.

Le Conseil ayant été saisi de la question par une lettre de M. le préfet, en date du 25 septembre, en a délibéré dans sa séance de ce jour. Conformément à ses décisions antérieures, le Conseil pense que les fonderies de suif répandant toujours une odeur plus ou moins infecte, devraient être éloignées de l'intérieur des villes ; ces établissements présentent un certain danger et déprécient les propriétés voisines. Dans le cas spécial, les inconvénients sont aggravés par la situation de la maison du sieur

Stœckel, qui se trouve dans une rue assez étroite, dans la partie la plus basse et la moins ventilée de la ville de Molsheim. Le Conseil croit en conséquence qu'il n'y a pas lieu d'autoriser l'établissement d'une fonderie de suif dans la maison n° 68, Schmittgasse, à Molsheim.

*Blanchisserie de chapeaux de paille et soufroir au Wacken.* Le sieur Cordier a adressé à M. le préfet une demande en autorisation d'une blanchisserie de chapeaux de paille et de tresses, et d'un soufroir au Wacken (banlieue de Strasbourg).

L'information *de commodo et incommodo*, ouverte à la mairie de Strasbourg, n'a provoqué aucune opposition. Cependant, par une lettre en date du 29 septembre, le maire de Strasbourg déclare s'opposer à la demande du sieur Cordier, attendu que l'opération qui se fait au moyen du soufre *répand des émanations suffocantes, qui, vu la proximité de la plantation du Wacken, incommoderaient gravement les nombreux promeneurs qui fréquentent cette promenade.*

Le Conseil décide qu'une commission composée de MM. Blavier, Morin, Imlin et Stoeber, examinera sur les lieux le procédé employé par le sieur Cordier et les inconvénients qui pourraient résulter de cette fabrication.

La séance est levée à quatre heures et demie.

### Séance du 17 novembre 1852.

Membres présents : MM. Forget, Heydenreich, Morin, Koenig, Oberlin, Oppermann, Stoeber, G. Tourdes.

*Demande en autorisation d'un soufroir et d'une blanchisserie de chapeaux de paille au Wacken.* MM. Morin, Blavier et Stoeber, chargés d'examiner cette demande, ont constaté que le soufroir, construit avec soin et de petites dimensions, ne pouvait avoir aucun inconvénient, et qu'il en était de même de la blanchisserie. La commission est d'avis que la demande peut être autorisée. Ces conclusions sont adoptées.

*Rapports semestriels.* Le Conseil reçoit les rapports des médecins cantonaux de Schiltigheim, de Saar-Union, de Bouxwiller et de Seltz.

M. Michel, médecin cantonal à Bouxwiller, signale un Bavarois nommé Frédéric Schmidt, comme exerçant illégalement la médecine.

M. Bernauer, de Seltz, constate un fait semblable ; un Allemand exerce sans titre la médecine à Oberséebach.

Le Conseil signale ces faits au préfet du Bas-Rhin, en demandant qu'ils soient déférés aux procureurs impériaux de Saverne et de Wissembourg.

La séance est levée à quatre heures.

### Séance du 15 décembre 1852.

Membres présents : MM. Oppermann, Morin, Imlin, Heydenreich, Stoeber, G. Tourdes.

Le procès-verbal de la séance précédente est lu et adopté.

M. Stoeber donne lecture de l'arrêté préfectoral, en date du 30 novembre, qui nomme membres du Conseil, en remplacement de MM. Boeckel et Eissen, démissionnaires, MM. Marchal, professeur à la faculté de médecine, et Lereboullet, professeur à la faculté des sciences. *Nomination de membres du Conseil.*

Le Conseil reçoit les communications suivantes :

1° Compte rendu des travaux du Conseil de salubrité du Nord (rapporteur, M. Morin) ;

2° Rapport sur l'épidémie de choléra qui a régné en 1849 dans le département de la Gironde.

*Demande d'un fonds spécial pour indemnités à accorder aux médecins cantonaux.* Sur la proposition de MM. Stoeber et Tourdes, le Conseil émet le vœu suivant : *Indemnités aux médecins cantonaux.*

Le Conseil demande à M. le préfet du Bas-Rhin de vouloir bien proposer au conseil général du département l'allocation d'un crédit spécial qui servirait à accorder aux médecins cantonaux les indemnités et les récompenses auxquelles ils pourraient avoir droit. Les médecins cantonaux sont obligés souvent, par la nature même de leurs fonctions, à des dépenses extraordinaires, dont il serait juste de les indemniser. Il importerait encore de pouvoir récompenser des services rendus dans des circonstances exceptionnelles, des travaux utiles et des actes de dévouement. Autrefois le conseil général avait créé des prix annuels pour les médecins cantonaux qui contribuaient le plus à la propagation de la vaccine. Le budget départemental ne contient plus aucune allocation de fonds pour la médecine cantonale. Le Conseil pense qu'il serait utile de provoquer le vote d'un crédit au moyen duquel l'autorité pourrait accorder les indemnités et les récompenses dont la convenance lui serait démontrée.

La séance est levée.

## Séance du 12 janvier 1855.

Membres présents : MM. IMLIN, MARCHAL, LEREBOULLET, HEY-DENREICH, MORIN, OBERLIN, SCHÜTZENBERGER, STOEBER, TOURDES.

**Fabrique de couleurs et de vernis.** *Demande en autorisation d'une fabrique de couleurs et de vernis.* Le sieur Rapp, demeurant à Strasbourg, demande l'autorisation d'établir à la Robertsau, allée des Pêcheurs, n° 12, une fabrique de couleurs et de vernis. Le blanc de céruse et le blanc de zinc ne seraient pas compris dans cette fabrication. Les vernis seraient faits en plein air. Aucune réclamation ne s'est élevée dans l'enquête contre cette demande.

L'examen de l'affaire est renvoyée à une commission composée des membres du bureau et de M. HEYDENREICH.

*Compte rendu des travaux du Conseil de salubrité du Nord.* M. MORIN présente l'analyse de la partie de ces documents qui concerne les établissements industriels et qui peut être applicable au département du Bas-Rhin.

**Exercice illégal de la médecine.** *Exercice illégal de la médecine.* M. le procureur impérial de Wissembourg fait connaître que la personne signalée par le médecin cantonal de Seltz comme exerçant illégalement la médecine à Oberséebach est un Bavarois nommé Flœthen, qui vient de se soustraire par la fuite aux poursuites dirigées contre lui.

La séance est levée à quatre heures.

## Séance du 16 février 1855.

Membres présents : MM. MORIN, MARCHAL, KOENIG, OPPER-MANN, IMLIN, HEYDENREICH, STOEBER, TOURDES.

**Fabrique de couleurs et de vernis.** *Demande en autorisation d'une fabrique de couleurs et de vernis.* M. HEYDENREICH donne lecture du rapport suivant sur cette demande :

« Ce 5 février 1855, nous soussignés V. STOEBER, G. TOURDES, professeurs à la faculté de médecine, et AD. HEYDENREICH, pharmacien, membres du Conseil, nous nous sommes transportés Fabrique de couleurs<br>et de vernis. à la Robertsau pour examiner la fabrique du sieur Rapp.

« La maison n° 12 qu'occupe cette fabrique est située au milieu de l'allée des platanes, à droite, à environ 50 mètres en arrière de la chaussée, au milieu d'un jardin.

« Au bord de la route, entre celle-ci et la fabrique, il y a deux maisons habitées : ce sont là les voisins les plus rapprochés ; toutes les autres habitations sont à une grande distance.

« La maison n'a qu'un rez-de-chaussée ; elle se compose de plusieurs pièces qui servent de laboratoire, de séchoir et de magasin.

« L'eau qui s'écoule du laboratoire, provenant des différentes préparations, vient se rendre dans un puits perdu, creusé dans le jardin, à côté de la maison.

« La demande du sieur Rapp est complexe ; il veut se livrer à la fabrication des couleurs et à celle des vernis.

« Quant aux vernis, nous nous sommes fait représenter l'appareil qui doit servir à les préparer. C'est une marmite de 60 à 70 centimètres d'élévation, se terminant en cône tronqué par en haut et recouverte d'un petit chapiteau ou d'un couvercle, suivant la nécessité de l'opération. Elle est placée sur un fourneau portatif en fer, qu'un seul homme peut manier. Quand on opère, on le transporte au milieu des champs ou du jardin ; l'odeur qui s'en exhale pendant la fusion du copal ou du succin n'est ni assez forte ni assez désagréable pour incommoder personne, et quoique ce genre de fabrication soit rangé dans la première catégorie des établissements incommodes, il n'y aurait aucun inconvénient à en accorder l'autorisation dans cette localité.

« La fabrication des couleurs soulève des questions plus délicates. Il n'existe, à la vérité, dans les trois catégories des établissements incommodes ou insalubres, qui exigent une autorisation spéciale, aucune défense contre une fabrique de couleurs en général, il y est seulement question de la fabrication de certaines couleurs, qui sont ainsi classées :

Le blanc de plomb ou de céruse . . 2e classe.
—       d'Espagne . . . . . . 3e
Bleu de Prusse . . . . . . . 1re
Chromate de plomb . . . . . 3e
—       de potasse . . . . . 2e
Laques . . . . . . . . . . 3e

Minium. . . . . . . . . . . 1re classe.
Blanc de zinc. . . . . . . . . 2e
. Précipité de cuivre (cendres bleues) . 3e
Rouge de Prusse (oxide de fer) . . 1-2e
Verdet . . . . . . . . . . . 3e

« Le sieur Rapp déclare déjà, dans sa demande en autorisation, qu'il ne veut fabriquer ni céruse, ni blanc de zinc, et dans sa note explicative jointe au dossier, qui renferme l'énumération des couleurs qu'il entend fabriquer, il n'est question que du chromate de plomb et des laques qui exigeraient une autorisation, et qui tous les deux sont rangés dans la troisième catégorie, leur fabrication n'étant pas de nature à exposer les voisins ou les ouvriers à de grands inconvénients.

« Mais en considérant que dans certaines de ces couleurs, telles que le vert de montagne, le vermillon vert, etc., il entre des sels de cuivre et d'arsenic, nous avons dû examiner les eaux de lavage du laboratoire, dont la quantité s'élève, suivant le dire de l'ouvrier, à 2 ou 3 hectolitres par jour.

« Les réactifs ont fait reconnaître dans les eaux de lavage la présence du cuivre et de l'arsenic. Or, le terrain de la Robertsau étant un terrain d'alluvion, très-perméable aux eaux du Rhin et de l'Ill, il s'ensuit que le puits et la pompe des deux maisons, qui sont à une distance de 25 à 30 mètres du puisard, doivent être exposés aux infiltrations des eaux d'écoulement de la fabrique, particulièrement quand les eaux du Rhin sont plus élevées que celles de l'Ill, ce qui établit un courant du Rhin vers l'Ill, par conséquent dans la direction de la fabrique vers les maisons du voisinage.

« Il y a pourtant une circonstance qui jette quelques doutes sur la possibilité de cette infiltration, c'est que, comparativement au cours de l'Ill, le puits se trouve à 4 mètres et les pompes à 8 mètres en amont de la rivière, de telle sorte que la pression de l'eau doit s'opposer aux infiltrations du puisard dans la direction des pompes. Nous avons analysé l'eau des deux pompes, et, bien que la fabrication dure déjà depuis quatre semaines, nous n'y avons trouvé aucune trace de cuivre ou d'arsenic. Mais rien ne prouve qu'à la longue l'infiltration ne puisse avoir lieu, et la prudence ordonne d'y obvier. Le moyen le plus sûr est de remplacer le puisard par des tonnes mobiles que l'on viderait dans la rivière. »

Les conclusions du rapport sont adoptées en ces termes :

Le Conseil émet l'avis que le sieur Rapp soit autorisé à établir, conformément à sa demande, une fabrique de couleurs et de vernis, dans sa propriété, allée de la Robertsau, n° 12, aux conditions suivantes :

1° Les vernis se fabriqueront toujours en plein air et à une certaine distance des habitations ;

2° Le sieur Rapp s'abstiendra de fabriquer du bleu de Prusse, du minium, de la céruse, du blanc d'Espagne, du rouge de Prusse et de l'oxide de zinc, à moins d'en obtenir ultérieurement l'autorisation ;

3° Les eaux de lavage de la fabrique devront être reçues dans des tonneaux mobiles qui seront vidés chaque jour dans la rivière ; il sera interdit au sieur Rapp de laisser ces eaux de lavage s'écouler dans un puits perdu, attendu qu'elles contiennent de l'arsenic ou du cuivre qui pourraient pénétrer par infiltration dans les puits des maisons voisines ;

4° Une cheminée sera établie dans le laboratoire afin de donner issue aux vapeurs qui pourraient se produire pendant la fabrication ;

5° Le sieur Rapp devra se soumettre à toutes les prescriptions qui plus tard pourront être reconnues nécessaires dans l'intérêt de la salubrité publique.

*Demande en autorisation d'une amidonnerie à Schiltigheim.*
Le sieur Ehrhard demande l'autorisation de continuer la fabrication d'amidon qu'il avait suspendue pendant plus de six mois, dans sa propriété située rue Kussgass, 157, à Schiltigheim.

Il résulte de l'enquête ouverte dans cette commune, que les voisins du sieur Ehrhard réclament tous contre la reprise de cette fabrication. L'établissement est situé dans le quartier le plus élevé de Schiltigheim, près de la mairie et des salles d'école. Les eaux de lavage sont reçues dans une fosse établie dans un jardin, où elles n'ont d'autre issue que l'évaporation et l'infiltration dans le sol. L'eau qui s'écoule des amidonneries est chargée de principes végétaux qui se putrifient avec rapidité et exhalent une odeur extrêmement fétide ; ces établissements doivent être placés à une certaine distance des habitations et à proximité de cours d'eau qui peuvent recevoir les eaux de lavage. L'établissement projeté ne présentant aucune de ces conditions, le Con—

seil est d'avis qu'il n'y a pas lieu d'accorder l'autorisation demandée.

Rapports semestriels.

*Rapports semestriels des médecins cantonaux.* Le Conseil a reçu les rapports semestriels des médecins cantonaux de Haguenau, Bischwiller et Geispolsheim pour l'arrondissement de Strasbourg ; de Saar-Union, Drulingen, Bouxwiller et La Petite-Pierre pour l'arrondissement de Saverne ; de Wœrth, Niederbronn, Wissembourg, Seltz, Soultz-sous-Forêts et Lauterbourg pour l'arrondissement de Wissembourg ; de Barr, Schlestadt, Rosheim, Molsheim et Obernai pour l'arrondissement de Schlestadt.

M. Stoeber est chargé d'analyser les rapports de l'arrondissement de Strasbourg ; M. Tourdes ceux de l'arrondissement de Saverne ; M. Marchal ceux de l'arrondissement de Wissembourg, et M. Schützenberger ceux de l'arrondissement de Schlestadt. — La séance est levée à cinq heures.

### Séance du 16 mars 1853.

Membres présents : MM. Stoeber, Heydenreich, Oppermann, Marchal, Morin, Imlin, Schützenberger, Tourdes.

Le procès-verbal de la séance précédente est lu et adopté.

Constatation des causes des décès.

*Constatation des causes des décès.* Le Conseil reçoit en communication une circulaire ministérielle du 29 décembre 1852 et un arrêté préfectoral du 7 février 1853, ayant pour objet la constatation des causes des décès.

Ces pièces sont ainsi conçues :

« S. Exc. le ministre de l'intérieur vient de prescrire un nouveau cadre pour la formation du tableau du mouvement annuel de la population.

« Une des modifications les plus importantes apportées par cette décision est la répartition des décès suivant leurs causes, ainsi que cela se pratique dans des pays voisins, notamment en Prusse et en Angleterre.

« Voici comment s'exprime S. Exc. le ministre dans sa circulaire du 29 décembre dernier :

« Convaincu que la cause des décès est l'un des documents les « plus intéressants à porter à la connaissance du gouvernement, « je n'ai pas hésité à en réclamer la transmission annuelle. J'ai

« lieu d'espérer que le corps médical, appréciant, au point de
« vue de la science, la haute utilité de ce renseignement, comme
« élément d'une géographie médicale de la France, voudra bien,
« sur l'appel de l'administration, concourir de ses plus loyaux
« efforts à l'exécution, sur ce point, de mes instructions en ce
« qui concerne le tableau du mouvement de la population. »

*Constatation des causes des décès.*

« C'est dans le but de régulariser et de rendre uniforme, dans
tout le département, la production du certificat constatant les
causes des décès, que j'ai pris l'arrêté qui suit.

« En faisant appel au zèle et au dévouement accoutumés de
MM. les médecins et officiers de santé, j'ai la conviction qu'ils y
répondront avec empressement. »

### *Arrêté.*

« Nous préfet du Bas-Rhin,

« Arrêtons :

« Art. 1er. A partir de ce jour, tout docteur en médecine ou
officier de santé, ayant donné ses soins, dans la dernière maladie, à une personne décédée, devra remettre aux parents ou
amis du défunt, qui le feront parvenir à l'officier de l'état civil
de la commune où le décès a eu lieu, un bulletin constatant la
nature de la maladie ayant occasionné le décès.

« Ce document étant réclamé dans un intérêt purement scientifique, MM. les médecins pourront classer, parmi les causes inconnues, toutes celles dont la désignation leur paraîtrait de nature à blesser les justes susceptibilités des familles.

« Le certificat dont il s'agit sera distinct de toute autre déclaration de même nature qui, dans un intérêt de haute police, aurait été ou serait exigée ultérieurement par l'autorité municipale.

« Art. 2. Le présent arrêté sera publié dans toutes les communes où il existe des médecins ou des officiers de santé, par
les soins de MM. les maires, et inséré au *Recueil des actes de la
préfecture.* »

### *Classification des causes de décès, établie par M. le ministre.*

« S. Exc. le ministre invite MM. les médecins à faire suivre,
sur les certificats qu'ils sont appelés à délivrer, le nom scientifique de la maladie, de sa dénomination usuelle et familière :

« Fièvres cérébrale, typhoïde, puerpérale, paludéenne, périodiques, intermittentes et autres ; variole, rougeole, scarlatine, convulsions, maladies du cœur, maladies aiguës des organes respiratoires, phthisie pulmonaire, maladies du foie et de la rate, maladies des reins et de la vessie (autres que les calculs vésicaux), maladies de l'estomac, maladies des intestins, maladies des os, maladies de la moelle épinière, dyssenterie, diarrhée, calculs vésicaux, diabète, cancer, syphilis, apoplexie, épilepsie, hydrophobie, hydropisie, névralgie en général, décès en couches (par une autre cause que la fièvre puerpérale), décès par suite d'opérations chirurgicales, sénilité ou vieillesse, suicide, meurtres, morts en duel, morts par suite d'accidents, exécutions, autres causes, causes inconnues. »

Le Conseil s'est occupé des moyens d'exécution de cet arrêté : il pense qu'il serait utile de faire imprimer des modèles de bulletins contenant tous les renseignements à fournir. Ces bulletins seraient adressés à tous les maires du département, qui les remettraient, au fur et à mesure des besoins, aux docteurs en médecine et aux officiers de santé domiciliés dans leur circonscription. A chaque déclaration de décès, un bulletin serait remis au déclarant, en l'invitant à le transmettre au médecin traitant, qui fournirait les indications demandées. On pourrait, dans les villes, n'autoriser l'inhumation qu'après la remise de ce bulletin, qu'on assimilerait ainsi au bulletin de vérification du décès. Voici le modèle de ce bulletin :

DÉPARTEMENT DU BAS-RHIN. CONSTATATION DES CAUSES DES DÉCÈS.

Arrondissement de        ————

Commune de

**BULLETIN MÉDICAL.**

————

Je soussigné, docteur en médecine ou officier de santé, domicilié à                    certifie que M
    état civil                    profession
demeurant à                    rue            n°
    étage                    a succombé le
à   heures du        par suite de {nom scientifique de la maladie.
                            {nom vulgaire[1].
Fait à              le              18

*Signature du médecin :*

————

[1] La circulaire ministérielle du 29 décembre 1852, dans le

Le Conseil pense qu'on pourra obtenir, dans les villes, à l'aide de ces formalités, l'exécution de l'arrêté préfectoral prescrivant la constatation des causes des décès ; mais il ne croit pas que l'application de cette mesure soit possible dans les campagnes. Constatation des causes des décès.

La vérification des décès n'existe pas pour la population rurale ; beaucoup de malades succombent même sans avoir reçu les secours de la médecine. La constatation des causes de la mort est, par conséquent, impossible dans la plupart des cas, et il conviendrait avant tout d'organiser d'une manière plus complète les secours médicaux, et d'instituer dans les campagnes un service de vérification des décès.

Le Conseil est d'avis qu'il serait utile de profiter de l'occasion offerte par la circulaire ministérielle, pour organiser, dans le département du Bas-Rhin, le service de la vérification des décès, qui n'existe jusqu'ici que pour les villes. Vérification des décès.

La nécessité de cette vérification, prescrite d'ailleurs par la loi, ne peut être révoquée en doute ; elle a pour but d'empêcher l'inhumation d'individus vivants, de constater l'identité du mort, de déterminer les causes du décès et souvent de dévoiler des crimes qui, sans cette mesure, resteraient inconnus.

Cette vérification pourrait être soldée par les budgets communaux, au taux moyen de 1 fr. 50 c. par décès. Cette allocation de fonds servirait à contracter des abonnements avec des docteurs en médecine et des officiers de santé résidant dans le canton. Une circonscription particulière, contenant un certain nombre de communes, serait affectée à chaque vérificateur.

Les maires seraient invités à prendre un arrêté d'après lequel aucune inhumation n'aurait lieu sans la remise préalable d'un bulletin de vérification, constatant en même temps la cause du décès.

L'autorité doterait ainsi le département d'une institution im-

---

but de donner une même forme à toutes les déclarations des causes des décès, invite les médecins à adopter les dénominations suivantes : Le bulletin reproduit ici les dénominations indiquées dans la circulaire.

Le Conseil n'était pas appelé à rectifier cette nomenclature, malgré ses imperfections ; elle est la même pour toute la France ; les documents ne seraient plus comparables si les médecins ne l'acceptaient pas.

portante et assurerait d'une manière efficace l'exécution de la circulaire ministérielle.

Rapports semestriels.

Rapports semestriels.
Arrondissement de Saverne.

*Arrondissement de Saverne.* M. G. Tourdes présente l'analyse de ces documents :

Quatre rapports nous sont parvenus de l'arrondissement de Saverne pour le second semestre de 1852 : ce sont ceux des médecins cantonaux de Bouxwiller, Saar-Union, La Petite-Pierre et Drulingen.

*Canton de Bouxwiller.* M. Michel ne constate ni épidémie ni endémie ; les maladies régnantes ont été de nature très-variée.

Les vaccinations sont égales au nombre des naissances.

Treize communes ont encore leur cimetière au milieu du village.

Un grand nombre des habitations destinées à la classe ouvrière sont signalées comme étant très-insalubres, dans la ville de Bouxwiller. Les matières des fosses d'aisances sont versées sur les fumiers placés devant les maisons.

Les expertises signalées se rapportent à quatre suicides, trois par strangulation, un par instrument tranchant.

*Canton de Saar-Union.* Le rapport de M. Steinbrenner constate 230 naissances, 104 vaccinations et 32 revaccinations.

La dyssenterie et la fièvre typhoïde ont régné en automne dans quelques communes et ont occasionné plusieurs décès. Neuf cas de fièvre typhoïde ont paru dans une seule famille. M. Steinbrenner attribue leur développement à l'infection et à la contagion.

Dix cimetières sont encore au milieu du village.

Le paupérisme augmente d'année en année. Les médicaments ne sont délivrés gratuitement qu'à Saar-Union même.

Les expertises ont eu pour occasion deux cas de submersion et deux cas de blessures.

Les décès l'ont emporté sur les naissances : 250 contre 230. Beaucoup d'enfants ont succombé par suite de la coqueluche. L'excédant des décès s'explique par les deux épidémies de dyssenterie et de fièvre typhoïde.

*Canton de la Petite-Pierre.* Les affections catarrhales ont dominé. M. Solger indique les différents genres de mort du canon ; la phthisie pulmonaire figure en première ligne pour 23 cas sur 137 décès.



*Canton de Drulingen.* Le rapport de M. FROEHLICH signale 168 naissances, 168 décès, 260 vaccinations et 4 revaccinations.

Plusieurs épidémies ont été observées pendant ce semestre : une rougeole bénigne qui a atteint près de 400 malades dans les communes du nord et du nord-est ; la dyssenterie dans la commune de Weyer, 80 malades et 5 décès ; une fièvre rémittente miliaire peu grave dans la même commune, 100 malades et 1 décès ; la fièvre typhoïde à Wolfskirchen, en août et en septembre, 45 malades et 6 décès ; une fièvre typhoïde miliaire à Diemeringen , 180 malades et 4 décès.

M. le docteur FROEHLICH a constaté un fait de propagation de la morve du cheval à l'homme : un palefrenier qui pansait deux chevaux morveux a succombé à cette affection. Notre confrère insiste sur la nécessité de faire exercer une surveillance plus sévère sur les chevaux morveux que les cultivateurs conservent trop longtemps, compromettant ainsi non-seulement leurs intérêts matériels , mais encore la vie des hommes qui soignent ces animaux.

Deux expertises médico-légales ont eu pour objet un cas d'infanticide.

L'espace nous manque pour analyser tous les documents que renferment ces rapports. Ils présenteront, au bout d'un certain temps, un ensemble de matériaux précieux pour l'hygiène publique du département. Nous ne pouvons aujourd'hui qu'appeler l'attention sur les questions qui exigent une solution immédiate. Nous signalerons deux faits de ce genre : 1° l'insalubrité des logements occupés à Bouxwiller par la population ouvrière ; nous croyons utile de demander à l'autorité de provoquer auprès de l'administration municipale de cette commune l'application de la loi sur les habitations insalubres et l'ouverture immédiate de l'enquête destinée à faire apprécier l'étendue du mal ; 2° le fait de communication de la morve à l'homme, observé dans le canton de Drulingen ; il nous paraît nécessaire de porter ce fait à la connaissance de la population rurale, pour l'avertir de nouveau des dangers qu'entraîne la conservation des animaux atteints de cette affection ; il conviendrait encore d'inviter les vétérinaires à exercer sur ce point la surveillance la plus sévère.

*Arrondissement de Strasbourg.* M. Stœber présente l'analyse de ces documents.

Les rapports des cantons de Schiltigheim, Geispolsheim, Brumath, Bischwiller et Haguenau sont seuls parvenus à la préfecture jusqu'à ce jour.

*Canton de Schiltigheim.* Il n'y a point eu d'épidémie dans ce canton. Les maladies régnantes ont été les affections rhumatismales et catarrhales, surtout à la fin de l'année. Le mois de décembre a été principalement funeste aux phthisiques.

*Canton de Geispolsheim.* M. le médecin cantonal Brouillet a joint à son tableau semestriel un rapport spécial. Il y a eu peu de malades pendant le semestre. Les affections catarrhales légères ont été nombreuses.

Le crétinisme continue à être endémique dans trois communes; il est dû à l'humidité et à l'extrême pauvreté.

Une épidémie de fièvre typhoïde a régné à Geispolsheim; il y a eu 15 malades et 2 décès.

Parmi les causes d'insalubrité, M. Brouillet cite surtout le rouissage du chanvre. Les autres conditions hygiéniques sont bonnes. La culture est bien conduite.

Le paupérisme n'existe que dans les communes de Plobsheim, Eschau, Illkirch et Ostwald; mais il s'y présente sous son plus hideux aspect.

Les cimetières sont presque partout placés au milieu des communes.

Les secours médicaux donnés aux indigents se bornent aux visites du médecin cantonal. La vérification des décès ne se fait nulle part, malgré les vœux réitérés du comité de salubrité cantonal.

Dans le rapport que M. Brouillet joint à son tableau, ce médecin nous fait connaître en détail le mouvement de la population. L'accroissement de la population a été plus considérable que d'ordinaire. Dans trois communes, cependant, les décès ont dépassé les naissances. Il est digne de remarque que l'accroissement de la population se soit fait sentir surtout dans les communes pauvres, à Ostwald, à Illkirch, à Eschau, à Holtzheim. C'est dans quelques-uns de ces villages, cependant, que règnent encore le goître et le crétinisme. Comme remède à cette endémie, que M. Brouillet attribue à la misère et à l'humidité, notre confrère propose le défrichement intelligent des terrains vagues et improductifs.

M. Brouillet ajoute à son rapport trois observations : la première concerne un enfant qui avala un sou et le rendit sans accident au bout de huit jours ; dans la seconde, le forceps long fut appliqué avec succès dans une présentation par les fesses ; la troisième se rapporte à une séparation presque complète du pouce ; le doigt ne tenait plus que par une partie de la peau. M. Brouillet fit la coaptation des parties séparées, et la réunion eut lieu par ankylose.

Rapports semestriels. Arrondissem. de Strasbourg.

Le rapport est terminé par des détails intéressants sur les dégâts occasionnés par les inondations de septembre. C'est la commune de Plobsheim qui a eu le plus à souffrir du fléau.

*Canton de Brumath.* Les maladies qui ont principalement régné sont la grippe, la bronchite, la pneumonie, la fièvre typhoïde.

La fièvre intermittente a cessé d'être endémique depuis l'achèvement des grands travaux entrepris dans ce canton. La miliaire continue à y être fréquente ; M. Reibel en a observé onze cas.

Une épidémie de fièvre typhoïde a pris naissance à Weitbruch (canton de Haguenau) et s'est propagée de là à plusieurs communes du canton de Brumath : Gries, Kurtzenhausen, Weyersheim et Brumath ont présenté des cas assez nombreux. La plupart des malades avaient été soignés par le docteur Ziliox, de Weyersheim, jusqu'au moment où ce médecin étant tombé malade lui-même, M. Reibel a été appelé dans les communes principalement atteintes. Il y a vu 45 cas de fièvre typhoïde, sur lesquels 10 ont succombé. La forme bilieuse était prédominante, et les vomitifs ont rendu de bons services. L'épidémie était presque éteinte à la fin de décembre. M. Reibel évalue à 150 le nombre des malades dans les différentes communes.

Le paupérisme augmente dans plusieurs communes du canton. M. Reibel croit qu'il serait utile de centraliser les diverses caisses de secours communales.

Dans le chapitre de la météorologie se trouve noté un violent orage suivi de grêle, et qui a fait de grands dégâts.

M. Reibel nous donne un relevé des maladies traitées ; nous remarquons que, parmi les maladies de poitrine, ne se trouvent que 7 phthisies ; il y a eu en outre 29 bronchites et grippes et 23 pneumonies.

*Canton de Bischwiller.* M. le docteur Lunotu indique comme

Rapports semestriels.
Arrondissem. de Strasbourg.

maladies régnantes : en été, les affections gastro-intestinales, les névralgies intermittentes ; en automne, les catarrhes. Dans cette dernière saison, la périodicité a été un phénomène fréquent. Les fièvres intermittentes sont endémiques dans tout le canton.

Deux épidémies ont été observées durant le semestre : une épidémie de dyssenterie en été, et la grippe en décembre. Cette dernière a régné dans tout le canton ; la dyssenterie n'a frappé que certaines communes. Soufflenheim en a été le siége principal : 135 malades y ont fourni 21 décès. A Runtzenheim, il y a eu 21 malades, à Leutenheim 19, à Oberhoffen 22, à Bischwiller 16. L'épidémie a débuté dans la dernière semaine de juillet, et s'est terminée au milieu du mois de septembre. Dans bien des cas, la dyssenterie a pris des caractères typhoïdes.

M. Luroth attribue cette épidémie aux grandes chaleurs du commencement de juillet et à la misère, source d'une alimentation insuffisante. Cette dernière cause est surtout notée pour la commune de Soufflenheim. L'opium à haute dose et les astringents combinés ont rendu de grands services.

La principale cause d'insalubrité dans le canton, c'est la grande misère qui règne dans les campagnes par suite des mauvaises récoltes.

M. Luroth cite encore comme cause d'insalubrité propre à Soufflenheim le cimetière situé au milieu de la commune et trop petit de moitié, de sorte qu'il peut être considéré comme une vaste fosse commune.

Quelques observations sur la disposition du tableau imprimé terminent le rapport.

*Canton de Haguenau.* Le rapport sur ce canton ne contient guère qu'une note, dans laquelle M. le docteur Arnold dit avoir envoyé un rapport à M. le préfet, sur l'épidémie de fièvre typhoïde qui a régné à Weitbruch.

En résumé, nous voyons que, dans les différents cantons, les maladies catarrhales et rhumatismales ont prédominé pendant ce semestre :

Que la grippe a régné épidémiquement ;

Qu'une épidémie de fièvre typhoïde a été observée à Geispolsheim, et une autre à Weitbruch et dans quelques communes du canton de Brumath ;

Qu'une épidémie de dyssenterie a régné à Soufflenheim et dans quelques communes du canton de Bischwiller ;

Que le paupérisme augmente dans les campagnes ;

Que, parmi les causes d'insalubrité propre à certaines communes, il faut surtout compter le cimetière pour Soufflenheim , et les inondations de septembre pour Plobsheim et quelques autres communes du canton de Geispolsheim.

Le Conseil adopte les conclusions des rapports présentés par MM. Tourdes et Stoeber.

Les faits suivants seront signalés au préfet du département : 1° L'insalubrité des habitations occupées à Bouxwiller par la population ouvrière ; 2° l'insuffisance du cimetière de la commune de Soufflenheim ; 3° le fait de communication de la morve du cheval à l'homme, observé dans le canton de Drulingen.

La séance est levée.

*Séance du 25 mars 1855.*

Membres présents : MM. Oppermann, Oberlin, Imlin, Marchal, Blavier, Coumes, Heydenreich, Stoeber, Tourdes.

#### DÉPLACEMENT DE L'ABATTOIR DE LA VILLE DE STRASBOURG.

Sur l'invitation de M. le maire de la ville de Strasbourg , le Conseil s'est occupé des différentes questions hygiéniques qui se rattachent au déplacement de l'abattoir.

L'opinion du Conseil a été exprimée dans le rapport suivant , dont les termes ont été arrêtés par une commission composée de MM. Stoeber et G. Tourdes , rapporteur :

« Monsieu. le maire,

« Nous avons l'honneur de vous transmettre l'avis du Conseil sur les diverses questions relatives au déplacement et à la reconstruction de l'abattoir de la ville de Strasbourg, que vous nous avez posées dans vos lettres du 19 et du 24 mars.

« M. Friess, architecte de la ville, nous a communiqué le plan du nouvel abattoir ; il nous a fait connaître les différents emplacements sur lesquels s'était arrêtée l'attention de l'autorité municipale.

« Le Conseil n'a pu qu'approuver le projet de déplacement de

Déplacement de l'abattoir de la ville de Strasbourg.

l'abattoir actuel, qui, contrairement à toutes les règles de l'hygiène, est situé au centre de la ville.

« Le plan du nouvel édifice a également reçu notre entière approbation ; par son étendue et par sa disposition intérieure , il est de beaucoup supérieur à l'abattoir actuel , dont il sera loin d'avoir tous les inconvénients.

« Quatre emplacements principaux nous ont été signalés comme devant être examinés sous le point de vue de l'hygiène publique :

« Les terrains de Sainte-Marguerite ,

« Le marais Kageneck ,

« Le faubourg de Pierre ,

« Le jardin Weick.

« Les autres emplacements , tels que l'esplanade de la Citadelle, la cour de Bade, le Jardin-Botanique, n'ont été examinés qu'accessoirement, attendu qu'il nous a été déclaré que l'autorité municipale, par divers motifs, avait dû renoncer à ces projets.

« Les inconvénients d'un abattoir sont les émanations qui s'en exhalent, l'eau chargée de matières organiques qui s'en écoule, la circulation des bestiaux aux abords de l'édifice. L'éloignement des habitations, l'aération, la présence d'un cours d'eau assez considérable, telles sont les conditions qui doivent déterminer le choix du terrain.

« En principe, le Conseil est d'avis que l'abattoir nouveau devrait être placé hors de l'enceinte des remparts, sur la rivière d'Ill et en aval de la ville.

« Il nous a été déclaré que diverses circonstances rendaient impossible la construction de l'abattoir dans les conditions que nous indiquions comme les meilleures. En présence de cette déclaration , nous avons dû restreindre notre examen aux emplacements qui nous ont été signalés comme pouvant être admis par l'administration.

« Nous avons étudié ces emplacements sous les points de vue principaux pour la salubrité publique : 1° les inconvénients qui résultent des émanations provenant de l'abattoir ; 2° la distribution et l'écoulement des eaux.

« 1° *Des émanations provenant de l'abattoir*. Un local spacieux et aéré, une bonne disposition intérieure, de l'eau en abondance, une police très-sévère, sont des conditions qui diminuent de beaucoup les inconvénients qu'entraîne le voisinage d'un abattoir. Les émanations les plus fétides sont celles qui proviennent de la partie de l'établissement où l'on réunit les intestins des animaux et où l'on extrait les matières qu'ils renferment. Il importe de ne pas laisser séjourner ces matières et les débris inutiles dans l'abattoir, et de veiller à ce que tous les déchets soient enlevés chaque jour. Si, malgré son imperfection notoire, l'abattoir actuel a pu exister au centre de la ville, depuis un grand nombre d'années, sans exciter de trop vives réclamations, il est de toute évidence qu'un abattoir mieux construit et bien surveillé aura des inconvénients à peine sensibles, s'il est placé dans un quartier éloigné.

« Les terrains de Sainte-Marguerite présentent, sous ce point de vue, des avantages incontestables. Ils occupent la partie la plus élevée de la ville, à une de ses extrémités les plus isolées ; ils sont largement ouverts et facilement aérés du côté de la campagne ; les habitations y sont rares. On peut, sans doute, objecter le voisinage de la maison de correction et de la maison de refuge ; mais l'abattoir sera très-aéré, et ses bonnes dispositions intérieures rendront peu sensibles les inconvénients provenant des émanations. Par les mêmes motifs, la situation de cet emplacement à l'ouest de la ville n'a pas paru au Conseil de salubrité un obstacle sérieux. L'élévation du terrain et la facilité de l'aération ne permettent pas de supposer que la ville puisse souffrir d'émanations qui seront d'ailleurs notablement réduites par les dispositions favorables de l'établissement nouveau. L'observation déjà citée de l'abattoir actuel, placé au centre même de la ville, doit faire cesser toutes les craintes de ce genre.

« Les terrains de la Marguerite ont encore pour avantage d'avoir des abords faciles et de transporter la principale circulation des bestiaux dans un quartier reculé et où la population est peu considérable.

« L'emplacement du marais Kageneck nous a paru moins convenable ; il est plus bas, moins aéré, abrité par un rempart très-élevé, et plus voisin des habitations.

« Les terrains du faubourg de Pierre sont aujourd'hui mieux aérés et plus ouverts ; mais la population tend à s'agglomérer dans ce quartier par suite de la présence du chemin de fer ; il est évident que, dans un avenir très-rapproché, l'abattoir serait entouré de constructions nombreuses et n'offrirait plus les condi-

Déplacement de l'a-
battoir de la ville de
Strasbourg.
tions d'isolement et d'aération nécessaires à un établissement de
ce genre.

« L'emplacement du jardin Weick, situé dans une partie de la
ville plus basse et plus peuplée, est moins bien aéré que le terrain de la Marguerite; il est voisin de bâtiments élevés, tels que
ceux de la manufacture de tabacs; il est assez loin et au nord de
l'hôpital militaire, dont il est séparé par des maisons et par des
cours spacieuses. L'abattoir y serait bien orienté; les vents dominants du sud et de l'ouest éloigneraient les émanations du
centre de la ville. Cet emplacement est assez vaste et d'un abord
facile.

« 2° *De l'écoulement des eaux.* L'aménagement des eaux est
la question capitale dans la construction d'un abattoir. Il faut que
l'eau y arrive en abondance et avec facilité, pour servir à tous
les usages de l'établissement et pour y maintenir, par des lavages
continuels, une propreté excessive; il faut, en second lieu, que
cette eau, chargée de matières animales et facilement putrescibles, s'écoule rapidement et sans nuire à la salubrité publique.
Cette condition est obtenue par le voisinage d'un cours d'eau
assez considérable pour recevoir les liquides de l'abattoir et neu-
traliser leurs effets.

« Les trois projets qui placent l'abattoir sur la rive gauche du
canal des Faux-Remparts, ont tous pour disposition commune de
diriger les eaux d'écoulement vers le fossé des fortifications, au
moyen d'un égout qui traverse le rempart.

« Le Conseil a considéré cette disposition comme pouvant nuire
à la salubrité publique. Le fossé des fortifications n'a qu'une
très-faible pente; l'eau y est presque stagnante; elle n'arrive à
la rivière qu'après de nombreux détours, après avoir longé une
grande partie de la ville et des promenades publiques. Ce fossé
reçoit déjà les matières provenant de plusieurs égouts; en été, il
est souvent infect. Ses berges sont fréquemment inondées, et,
quand l'eau se retire, elle y laisse une vase végétale qui répand
une odeur marécageuse. L'eau de l'abattoir y mêlerait des matières animales et ajouterait une nouvelle cause d'infection à celles
qui existent déjà.

« Par ces motifs, le Conseil considère comme pouvant nuire
à la santé publique le projet de faire écouler les eaux de l'abattoir dans le fossé des fortifications.

« Il ne peut être question de diriger ces eaux vers le canal des

Faux-Remparts; ce canal n'a qu'un courant très-faible; les chasses y sont rares; il reçoit déjà plusieurs égouts, et, pendant les chaleurs de l'été, il exhale souvent une odeur très-fétide.

« Le Conseil appelle l'attention de l'autorité municipale sur un autre mode d'écoulement des eaux de l'abattoir; ce mode conviendrait à tous les établissements de la rive gauche et particulièrement à l'emplacement de la Marguerite.

« On construirait un nouvel égout qui longerait toute la rive gauche du canal des Faux-Remparts et aboutirait à la rivière d'Ill près du Pont-Royal. Cet égout conduirait les eaux de l'abattoir en aval de la ville; il aurait une forte pente, et les chasses y seraient faciles. La construction de cet égout ne serait pas seulement utile pour le service de l'abattoir; elle est nécessaire pour l'assainissement des quartiers situés sur la rive gauche du canal des Faux-Remparts, et tôt ou tard on devra se résoudre à exécuter ce projet. Aujourd'hui les eaux de cette partie de la ville se déversent dans le fossé des fortifications et dans le canal des Faux-Remparts; ce système d'écoulement est insuffisant, et, pendant la belle saison, il a l'inconvénient d'infecter les deux canaux, auxquels les égouts aboutissent.

« Le nouvel égout pourrait plus tard servir encore à recevoir des tuyaux de conduite, lorsqu'on doterait la ville d'un système de distribution des eaux potables.

« La construction de l'égout parallèle au canal des Faux-Remparts s'applique aux trois projets de la rive gauche; mais elle serait surtout avantageuse, si l'abattoir était placé à la Marguerite. Dans ce système, la prise d'eau nécessaire pour alimenter l'abattoir serait faite, non pas au canal, mais à la rivière même, au-dessus de la maison de correction.

« Cette prise d'eau provenant d'un point plus élevé que l'abattoir, permettrait d'en laver les parties inférieures et contribuerait à la salubrité publique, en assurant la chasse de l'égout qu'on pourrait rendre aussi fréquente que l'exigeraient les besoins du service. La chasse aurait encore l'avantage de partir avec toute sa puissance du point même où les eaux de l'abattoir pénétreraient dans l'égout.

« Sous le point de vue de la distribution des eaux, l'emplacement du jardin Weick présente aussi des dispositions très-convenables. Il est à proximité du canal de l'Ill-au-Rhin, où se ferait la prise d'eau, qui pourrait être aussi considérable que l'exigeraient

Déplacement de l'a-
battoir de la ville de
Strasbourg.

les besoins de l'établissement. La pente serait assez forte pour
avoir une circulation rapide, et les eaux de l'abattoir s'écoule-
raient avec facilité, soit dans l'égout de la rue de l'Académie,
qui reçoit déjà les eaux fournies par la manufacture de tabacs,
soit dans un nouvel égout qui déboucherait dans la rivière d'Ill,
en aval de la ville.

« Le projet de placer l'abattoir sur l'esplanade de la Citadelle,
du côté est, près du Canal-Français, présente des avantages évidents sous le point de vue de l'éloignement, de l'aération, de
l'orientation, de la facilité des abords et de l'écoulement des
eaux ; mais le Conseil ne l'a pas discuté d'une manière approfondie et n'a pas cru devoir le classer, attendu qu'il lui a été déclaré que l'opposition du génie militaire rendait impossible le
choix de cet emplacement.

« *Conclusions.* En résumé, le Conseil est d'avis :

« 1° Que les plans du nouvel abattoir méritent toute approbation au point de vue de l'hygiène publique ; que ses dispositions
intérieures diminueront d'une manière notable les inconvénients
d'un établissement de ce genre ;

« 2° Qu'en principe il conviendrait de placer l'abattoir hors de
la ville, sur la rivière d'Ill, en aval et à une certaine distance
des habitations ;

« 3° Que, ce principe ne pouvant être appliqué, l'emplacement
de la Marguerite doit être mis en première ligne ; que ce terrain
présente les conditions les plus convenables d'isolement, d'aération, d'abord facile, de distribution et d'écoulement des eaux,
à la condition que l'on construira un égout, longeant le canal
des Faux-Remparts et aboutissant à la rivière d'Ill, en aval de
la ville ;

« 4° Que la construction de cet égout n'est pas seulement utile
pour le service de l'abattoir, mais qu'elle est nécessaire pour
l'assainissement des quartiers situés sur la rive gauche du canal
des Faux-Remparts ;

« 5° Que le projet ayant pour résultat de déverser les eaux de
l'abattoir dans le fossé des fortifications, a des inconvénients
pour la salubrité publique ;

« 6° Que l'emplacement du jardin Weick doit être mis en seconde ligne ; que cet emplacement, moins isolé et moins bien
aéré que celui de la Marguerite, est convenablement orienté et

présente une situation avantageuse sous le point de vue de la dis- 
tribution et de l'écoulement des eaux ;

« 7° Que les emplacements du marais Kageneck et du faubourg de Pierre sont de beaucoup inférieurs aux deux précédents.

« Strasbourg, le 25 mars 1852.

« Le secrétaire-rapporteur,     Le vice-président ,<br>G. TOURDES.     V. STOEBER. »

### Séance du 13 avril 1855.

Membres présents : MM. STOEBER, MARCHAL, MORIN, COUMES, OPPERMANN, SCHÜTZENBERGER.

Le Conseil a reçu communication des pièces suivantes :

1° Lettre de M. le ministre de l'intérieur, qui demande, au nom de l'Académie de médecine, des rapports plus fréquents sur les épidémies ;

2° Rapport sur quelques procédés employés pour clarifier la bière (communication du Conseil de salubrité du Nord). M. OPPERMANN est chargé d'en rendre compte au Conseil.

3° Lettre de M. le préfet sur la substitution des tuyaux de fer aux tuyaux de plomb, pour la conduite de l'eau et du gaz d'éclairage. (Renvoyé pour rapport à M. BLAVIER.)

### Séance du 11 mai 1855.

Membres présents : MM. OPPERMANN, LEREBOULLET, HEPP, MORIN, MARCHAL, STOEBER, G. TOURDES.

Le procès-verbal des deux séances précédentes est lu et adopté.

*De l'emploi des tuyaux de fer pour la conduite des eaux et du gaz de l'éclairage.* (Rapporteur, M. MORIN, en remplacement de M. BLAVIER, absent.)

*Épidémie de suette miliaire à Altenwiller.* M. KUNTZ, mé- 
decin cantonal à Marmoutier, fait connaître que la suette miliaire, qui s'était montrée sporadiquement à Altenwiller pendant les mois de février et de mars, a pris tout à coup un caractère épidémique. Le 13 avril on comptait six cas de suette dans cette commune ; trois malades avaient succombé.

12

Fièvre typhoïde.　*Fièvre typhoïde à Illkirch.* M. BROUILLET, médecin cantonal, signale quinze cas de fièvre typhoïde, dont neuf ont été observés dans la même maison ; neuf malades ont succombé. On a recommandé l'évacuation provisoire de cette maison, mais cette précaution n'a été prise qu'incomplétement. L'épidémie paroît à sa fin.

Ophthalmie granuleuse.　*Ophthalmie des enfants de Rhinau.* M. WIEGER, médecin adjoint des orphelins, écrit au Conseil que plusieurs enfants de la commune de Rhinau, pendant leur séjour à l'hospice, ont été atteints d'ophthalmie catarrhale ou purulente avec granulations. Deux de ces enfants ont été renvoyés dans leur commune ayant encore des granulations très-fines ; cinq autres étaient affectés d'ophthalmie catarrhale incomplétement guérie. La nature contagieuse de ces maladies fait craindre qu'elles ne se propagent dans la commune de Rhinau, et il importerait de rechercher si des faits de contagion n'y ont pas été observés.

Le Conseil décide que des renseignements seront demandés à M. le médecin cantonal de Benfeld et que son attention sera appelée sur le développement possible de l'ophthalmie granuleuse à Rhinau.

*Rapports semestriels.* M. HIRTZ adresse au Conseil les rapports semestriels du canton de Saverne pour l'année 1852.

Clarification de la bière.　*Clarification de la bière avec des sels de plomb.* M. OPPERMANN rend compte d'une publication sur cet objet, adressée par le Conseil de salubrité du Nord à celui du Bas-Rhin. Dans quelques communes du département du Nord, on s'est aperçu que des buveurs de bière présentaient des symptômes d'intoxication saturnine. On constata que les cabaretiers et les brasseurs, pour clarifier la bière et la priver de-son acidité, plaçaient dans les tonneaux des boules formées de colle de poisson et de litharge, ou bien de farine et de sucre de saturne. Ces boules contenaient de 6 à 15 grammes de préparation de plomb. Il importe de faire connaître cette fraude coupable, qui peut avoir les conséquences les plus fâcheuses pour la santé publique.

### Séance du 8 juin 1855.

Membres présents : MM. OBERLIN, HEYDENREICH, FORGET, LEREBOULLET, TOURDES.

Le procès-verbal de la séance précédente est lu et adopté.

*Classement d'une fabrique de bougies stéariques.* Le sieur Lamasse demande l'autorisation d'établir à la Robertsau, Quartier-Rouge, 27, une fabrique de stéarine.

M. le préfet du Bas-Rhin renvoie cette demande au Conseil, en l'invitant à exprimer son avis sur la classe des établissements insalubres dans laquelle il convient de ranger cette fabrique de stéarine.

Le Conseil, prenant en considération les procédés de fabrication employés dans cette industrie et la nature de la matière première, est d'avis qu'il convient d'assimiler cette fabrique de stéarine aux fonderies de suifs, dont les procédés sont perfectionnés, et par conséquent de la ranger dans la deuxième classe des établissements insalubres.

*Rapports semestriels.* M. Tourdes présente l'analyse des rapports adressés par M. le docteur Hirtz, de Saverne, pour l'année 1852.

Les vaccinations ont été régulières et nombreuses. Dans deux communes, notamment à Saint-Jean-des-Choux, les décès l'ont emporté sur les naissances. Le canton a été exempt de toute épidémie ; aucune circonstance particulière n'est signalée sous le point de vue de l'hygiène publique. L'exercice illégal de la médecine est indiqué comme étant assez fréquent de la part des sages-femmes ou de charlatans qui parcourent les campagnes ; aucun fait n'est précisé, de manière à pouvoir être signalé à l'autorité judiciaire.

### Séance du 20 juillet 1853.

Membres présents : MM. Stoeber, président ; G. Tourdes, secrétaire ; Oberlin, Heydenreich, Lereboullet, Koenig.

*Rapports semestriels.* Le Conseil reçoit les rapports semestriels de M. Huber, médecin cantonal de Lauterbourg, et de M. Steinbrenner, médecin cantonal de Saar-Union.

*Demande en autorisation d'une amidonnerie.* Le sieur Alfred Nœtinger demande l'autorisation d'établir au moulin de Mutzig une fabrique d'amidon avec séchoirs et étuves. L'enquête des *commodo* et *incommodo* a été ouverte, et aucune opposition ne s'est produite.

12.

Les inconvénients d'une amidonnerie résultent du mode d'écoulement des eaux qui servent à la fabrication de l'amidon. La demande présentée par le pétitionnaire ne précise pas ce mode d'écoulement, et le plan ne fait pas connaître l'endroit où doit se trouver l'amidonnerie. Le Conseil demande un supplément d'information destiné à combler ces deux lacunes.

*Dépôt d'huile de pétrole.*

*Classement d'un dépôt d'huile de pétrole.* Le sieur Ernst, de Haguenau, entrepreneur de l'éclairage de cette ville, a tenu chez lui, sans autorisation préalable, un dépôt d'huile de pétrole. Cette huile, s'écoulant dans sa cave, a pénétré par infiltration dans les caves des maisons voisines et y a répandu une odeur infecte. Des plaintes nombreuses se sont élevées, et des poursuites ont été dirigées devant le tribunal de simple police contre le sieur Ernst, comme ayant tenu sans autorisation un dépôt d'huiles essentielles. Des difficultés se sont élevées devant le juge de paix sur la question de savoir si l'huile de pétrole devait être considérée comme une huile essentielle, dont les dépôts sont rangés dans la seconde classe des établissements insalubres.

M. le maire de Haguenau a soumis cette question à M. le préfet du Bas-Rhin, qui s'est adressé d'abord à M. le directeur de l'école de pharmacie.

M. le directeur de l'école a répondu que, si l'huile de pétrole «présentait les principales propriétés des huiles essentielles, elle se distinguait de celles-ci par des caractères spéciaux ; qu'elle n'était pas réellement une huile essentielle, mais une huile volatile.»

Le Conseil, se basant sur les caractères principaux de l'huile de pétrole, considère ce produit comme entièrement assimilable aux huiles essentielles minérales. L'huile de pétrole, par son inflammabilité et par son odeur, présente les mêmes inconvénients que les autres huiles essentielles ; au point de vue de l'hygiène publique, elle doit être évidemment assimilée à ces produits. L'ordonnance du 9 février 1825, qui range les dépôts d'huiles essentielles dans la deuxième classe des établissements insalubres, n'a pas désigné nominativement chacune des huiles essentielles ; elles y sont indiquées d'une manière générale. Le Conseil est d'avis que l'huile de pétrole doit être rangée parmi ces produits, et que les dispositions générales, relatives aux dépôts d'huiles essentielles, doivent lui être appliquées.

*Clarification de la bière.*

*De la clarification de la bière.* M. le ministre de l'agricul-

ture et du commerce, par une circulaire du 10 juillet 1853, ap- Clarification de la bière.
pelle l'attention des Conseils de salubrité sur les accidents qu'ont
produits dans quelques départements, notamment dans le département du Nord, les procédés employés pour la clarification de
la bière. On avait fait usage de préparations contenant des sels
de plomb, et plusieurs cas d'empoisonnement ont été constatés.
M. le ministre demande s'il y a lieu de supposer que des falsifi-
cations semblables soient en usage dans le département du Bas-
Rhin. M. le ministre recommande d'éviter avec soin tout ce qui
pourrait devenir inutilement une cause d'inquiétude et réagir
d'une manière fâcheuse sur une industrie importante. M. le
préfet du Bas-Rhin renvoie l'examen de cette question au
Conseil.

Le Conseil n'a eu connaissance d'aucun fait qui autorise à supposer que les sels de plomb soient employés à Strasbourg pour
la clarification de la bière. Si des procédés de ce genre étaient
mis en usage, des accidents nombreux n'auraient pas tardé à en
donner la preuve. L'attention est d'ailleurs appelée sur la possibilité de cette fraude par la circulaire de M. le ministre, et
comme il n'existe aucun indice d'une fraude semblable, le Conseil ne croit pas nécessaire d'ouvrir sur ce point une enquête
publique.

*Demande en autorisation d'une fabrique de toiles cirées.* Fabrique de toile cirée.
Les sieurs Hipp et Neubert demandent l'autorisation d'établir au
Neudorf une fabrique de toiles cirées. L'enquête des *commodo* et
*incommodo* a été ouverte, et aucune opposition ne s'est produite. Le Conseil, prenant en considération la situation de cette
fabrique, qui est placée à une grande distance de toute habitation, et sa distribution intérieure, est d'avis que l'autorisation
demandée peut être accordée sans inconvénient.

*Demande en autorisation d'une fabrique de produits chi-* Fabrique de produits
*miques.* Le sieur Kessler demande l'autorisation de continuer chimiques.
l'exploitation d'une fabrique d'alcool et de différents produits
chimiques, établie dans sa propriété, quartier Bleu, 35, à la
Robertsau. Cette fabrication comprendra l'alcool, l'acide acétique, l'éther et les différents produits accessoires qui se rattachent à ces préparations, tels que les acétates de chaux, de
soude et de plomb, le plomb carbonaté, l'ammoniaque, la potasse caustique, le sulfate de soude, le chlorure calcique, etc.

La fabrique se compose de plusieurs bâtiments, suffisamment

étendus et aérés. Les eaux s'écoulent sur un champ appartenant
au sieur Kessler ou dans une fosse qui y est creusée ; ces eaux
servent d'engrais et ne contiennent pas de principes nuisibles à
la végétation. Aucune opposition ne s'est produite dans l'enquête.

Le Conseil, sur le rapport de M. HEYDENREICH, est d'avis
qu'il y a lieu d'accorder l'autorisation demandée, à la condition
que le sieur Kessler n'introduira pas de changement dans son
mode d'exploitation sans en prévenir l'autorité, et qu'il se soumettra aux nouvelles précautions qui pourraient être reconnues
nécessaires dans l'intérêt de la salubrité publique.



*Du mode d'abatage des bestiaux.* M. le maire de Strasbourg,
sur la proposition du syndicat des bouchers, a pris un arrêté
qui substitue le stylet au maillet pour l'abatage du gros bétail.

Le syndicat des bouchers s'est prononcé en faveur de la section de la moelle épinière à l'aide du stylet, comme étant un
moyen d'abatage plus rapide et moins dangereux que l'assommage à l'aide du marteau. A Mayence et dans plusieurs grandes
villes de l'Allemagne et de l'Italie, on a successivement introduit
cette nouvelle méthode qui fait moins souffrir l'animal et qui expose l'abatteur à moins de risques.

M. le maire de Strasbourg a pris à la date du 21 juin l'arrêté
suivant :

Vu la proposition du syndic des bouchers, tendant à substituer le stylet au maillet pour l'abatage du gros bétail ; considérant que ce nouveau mode a déjà été expérimenté avec succès
dans un grand nombre de villes, et qu'il a été reconnu préférable
à l'ancien, en ce qu'il présente moins de danger pour le tueur,
et que, son effet étant presque instantané, le bétail doit éprouver
une souffrance moins longue, arrêtons :

1° A l'avenir, aucune pièce de gros bétail ne pourra être abattue qu'au moyen du stylet ;

2° Il est fait défense expresse de faire l'abatage à coups de
maillet.

3° Le présent arrêté sera soumis à l'approbation de M. le préfet du Bas-Rhin.

Des bouchers de Strasbourg, au nombre de trente deux , se
sont adressés à M. le préfet du Bas-Rhin pour demander le maintien de l'ancien mode d'abatage. Ils affirment que la section de
la moelle épinière à l'aide du stylet est plus cruelle que l'assommage, qu'à la suite de ce genre de mort le sang s'écoule plus

difficilement et avec lenteur, que la viande perd ainsi de sa qualité, qu'elle conserve une couleur rouge très-prononcée et qu'elle
se putréfie avec une rapidité tellement grande qu'un seul jour
suffit pour la décomposer pendant la saison des chaleurs.

M. le préfet du Bas-Rhin renvoie l'examen de cette question au
Conseil.

Le Conseil charge une commission de faire sur ce sujet des
expériences comparatives et de préparer la solution de cette importante question.

La séance est levée à cinq heures.

### *Séance du 10 août 1855.*

Membres présents : MM STOEBER, président; G. TOURDES,
secrétaire; OBERLIN, OPPERMANN, SCHÜTZENBERGER, HEYDEN-
REICH, IMLIN, MARCHAL, MORIN.

*Du mode d'abatage des bestiaux.* M. STOEBER expose les résultats des premiers travaux de la commission. Ses membres ont
assisté à un certain nombre d'abatages : par le stylet, la mort a
été instantanée; par le maillet, deux bœufs ont résisté plus longtemps; un autre a été tué très-rapidement. Quant au danger, il est
nul des deux manières si l'abatteur est exercé. L'écoulement du
sang a paru se faire avec la même facilité, mais, sous ce point de
vue, il faudra de nombreuses expériences pour se prononcer et
pour déterminer dans quel genre de mort la circulation persiste
le plus longtemps.

Adoptant ces motifs, le Conseil demande qu'un nouveau délai
lui soit accordé pour présenter son avis sur cette question. Le
problème de l'abatage est complexe ; il doit être examiné sous
le point de vue de la sûreté et de la facilité du procédé, du danger que l'abatteur peut courir, de la rapidité du genre de mort,
des souffrances inutiles à épargner à l'animal, et, enfin, de l'influence du procédé sur la qualité et sur la conservation de la
viande. Le Conseil désire s'éclairer par des expériences directes
et par la connaissance de ce qui se passe dans d'autres villes; du
temps est nécessaire pour recueillir ces documents. La demande
d'un nouveau délai sera adressée à M. le préfet du Bas-Rhin.

M. G TOURDES présente au Conseil une notice historique sur les
institutions sanitaires du département du Bas-Rhin. Cette notice
servira d'introduction au recueil des procès-verbaux du Conseil.

*Rapports semestriels.* *Rapports semestriels* (canton de Saar-Union, premier semestre 1853). M. Tourdes présente l'analyse du rapport semestriel adressé par M. Steinbrenner au Conseil. Le fait le plus saillant de ce rapport est la constatation d'un excédant de décès sur les naissances pour l'ensemble du canton. Depuis quelques années, le nombre des naissances diminue notablement. Cette décroissance est attribuée à deux causes : à l'émigration qui va toujours en augmentant et qui enlève au pays des individus jeunes et valides, et aux progrès incessants du paupérisme qui démoralise la population de cette contrée. L'accroissement des décès date de l'époque où la maladie des pommes de terre a privé la population d'une de ses principales ressources. Les vaccinations ont été régulières et atteignent le nombre des naissances, déduction faite des enfants qui ont succombé. Pendant le premier semestre de 1853, aucune épidémie et aucune épizootie n'ont régné dans le canton. Les maladies dominantes ont été, en hiver et au printemps, les affections pulmonaires ; au mois de mai et de juin, on a observé des rhumatismes articulaires et des diarrhées. En général, l'état sanitaire a été très-satisfaisant. Sur les vingt-deux cimetières du canton, douze sont construits dans les conditions exigées par le décret du 22 prairial an XII. La commune de Saar-Union est la seule qui donne des médicaments gratuits aux malades indigents.

Le Conseil reçoit les rapports semestriels des médecins cantonaux d'Obernai, Wœrth, Soultz-sous-Forêts et Seltz, Bouxwiller, Truchtersheim, Haguenau et Geispolsheim.

*Vaccinations.* *Vaccinations.* M. Brouillet adresse en outre un rapport sur les vaccinations et revaccinations faites à la colonie d'Ostwald.

*Amidonnerie.* *Amidonnerie de Mutzig.* M. Nœtinger adresse au Conseil les rectifications demandées : les eaux se déverseront dans la Bruche en aval de la ville.

Le Conseil décide que l'autorisation peut être accordée sans inconvénient.

*Fabrique de bougies stéariques.* *Fabrique de bougies stéariques à la Robertsau.* Deux oppositions se sont produites. Des observations sont faites sur le mode d'écoulement et d'évaporation des eaux qui proviennent de cette fabrication. Le Conseil décide qu'il y a lieu de procéder à un supplément d'information.

La séance est levée à cinq heures.

## Séance du 12 octobre 1855.

Membres présents : MM. Stoeber, Marchal, Heydenreich, Koenig, Morin, Oberlin, Lereboullet.

*Rapports semestriels.* Le Conseil reçoit les tableaux semestriels des médecins cantonaux de Brumath, de Saverne et d'Erstein.

*Statistique des aliénés.* M. le préfet du Bas-Rhin adresse au Conseil une lettre de M. le directeur de l'asile d'aliénés de Stéphansfeld, accompagnée de tableaux imprimés, destinés à recueillir les renseignements nécessaires pour une statistique des aliénés de l'arrondissement de Strasbourg. M. le directeur désire que le Conseil fasse pour l'aliénation mentale ce qu'il a fait avec succès déjà pour le crétinisme.

Le Conseil décide que les médecins cantonaux de l'arrondissement de Strasbourg seront priés de remplir, aussi complétement que possible, les tableaux dressés par l'administration de Stéphansfeld, afin qu'on arrive à une statistique des aliénés de l'arrondissement.

*Narcotisme chez les enfants.* M. le préfet du Bas-Rhin signale au Conseil l'abus qu'on fait à la campagne d'une décoction de têtes de pavots pour faire dormir les enfants. Il prie le Conseil d'indiquer les mesures à prendre pour faire cesser cet abus. Le Conseil, après en avoir délibéré, décide qu'on écrira à M. le préfet : 1° qu'il est impossible de défendre la vente des têtes de pavots; cette plante étant cultivée en grand, ceux qui en voudront pourront toujours s'en procurer; 2° que la vente des *préparations narcotiques* est défendue par la loi, et que ces préparations ne peuvent être délivrées que par ordonnance du médecin; 3° que pour faire cesser l'abus qu'on fait de la décoction de têtes de pavots pour endormir les enfants, l'administration n'a d'autre moyen que d'en signaler les conséquences fâcheuses par une circulaire que les maires seraient chargés de porter à la connaissance de leurs administrés.

*Demande en autorisation d'une tannerie.* Le Conseil reçoit communication d'un dossier concernant une tannerie que le sieur Weiler a l'intention d'établir au faubourg National. Une commission, composée de MM. Stoeber, Marchal et Morin, est chargée de faire un rapport sur cet établissement.

*Statistique médicale.* **Statistique médicale.** M. le ministre de l'intérieur adresse à M. le préfet du Bas-Rhin diverses questions relatives à la statistique médicale. Le Conseil est invité à répondre aux questions posées dans la circulaire ministérielle. MM. OPPERMANN, LERE-BOULLET et STOEBER recueilleront les renseignements nécessaires pour pouvoir formuler ces réponses.

*Fabrique d'encre.* **Fabrique d'encre sympathique et d'une huile minérale inodore.** M. HEYDENREICH lit un rapport sur une demande faite par le sieur Bannwarth, à l'effet d'obtenir l'autorisation de fabriquer à Haguenau une encre sympathique et une huile minérale inodore. Le rapporteur fait voir que l'encre présentée par le pétitionnaire n'atteint pas le but que celui-ci se propose, et que sa fabrication donne lieu à un fort dégagement de chlore. Quant à l'huile minérale, l'échantillon joint à la demande est d'une odeur aussi pénétrante que celle de l'huile de pétrole. La préparation que lui fait subir le sieur Bannwarth répand une odeur des plus infectes et expose les voisins au danger du feu. Le pétitionnaire devra donc, avant de pouvoir obtenir une autorisation, désigner le local qu'il destine à ses deux fabrications insalubres. Cette conclusion du rapporteur est adoptée par le Conseil.

La séance est levée à cinq heures.


### Séance du 9 novembre 1853.


Membres présents : MM. BLAVIER, MORIN, MARCHAL, STOEBER, COUMES, OPPERMANN, HEPP, HEYDENREICH, LEREBOULLET.

Le procès-verbal de la dernière séance est lu et adopté.

*Tableau des épidémies.* **Tableau des épidémies.** M. le préfet communique au Conseil un nouveau modèle, dressé par l'Académie impériale de médecine de Paris, pour la description des épidémies. Le Conseil prie M. le préfet de faire imprimer un certain nombre d'exemplaires de ces tableaux et de les distribuer à MM. les médecins cantonaux, afin qu'ils puissent s'en servir comme modèles.

*Tannerie.* **Tannerie.** M. MORIN, au nom d'une commission composée de MM. STOEBER, MARCHAL et MORIN, fait un rapport sur la demande du sieur Weiler, à l'effet d'obtenir l'autorisation d'établir une tannerie dans sa propriété, sise au faubourg National, 6 et 7. La commission propose d'accorder l'autorisation

aux conditions suivantes : 1° clore hermétiquement l'appentis 
qui doit renfermer des cuves à chaux ; 2° ventiler cette pièce à
l'aide d'une cheminée d'appel, élevée à la hauteur des corniches
des deux maisons voisines ; 3° à la demande des deux voisins,
surélever les clôtures jusqu'à la hauteur des corniches ; 4° ne
traiter que des peaux sèches, faire enlever immédiatement et
tous les jours, au besoin, les détritus de peau et la bourre provenant du nettoyage ; 5° évacuer les eaux de chaux à l'aide d'une
bonde de fond, située à la partie inférieure des cuves, dans un
égout souterrain dirigé sous le quai, vers le grand égout que la
ville se propose d'exécuter pour le service de l'abattoir.

Un membre du Conseil ayant fait remarquer que cet égout ne
serait peut-être pas construit, et qu'alors les eaux fétides s'écou-
leraient dans le canal des Faux-Remparts et augmenteraient l'insalubrité de cette eau stagnante, le Conseil, tout en adoptant les
conclusions du rapport, ajoute, pour dernière condition,
qu'aussi longtemps que le grand égout latéral ne sera pas construit, le sieur Weiler sera tenu de recueillir les eaux de ses
cuves à chaux dans des tonneaux bouchés, et de les faire con-
duire hors la ville ou de les vider dans une eau courante.

*Statistique médicale.* M. STOEBER, au nom d'une commission 
composée de MM. LEREBOULLET, OPPERMANN et STOEBER,
communique au Conseil le projet de réponse aux questions
adressées par S. Exc. le ministre et relatives à la statistique
médicale de l'arrondissement de Strasbourg.

D. La statistique du personnel médical de l'arrondissement de
Strasbourg doit-elle être considérée comme exacte ?

R. La statistique est exacte, mais il est à remarquer qu'on a
compris dans le total tous les docteurs en médecine, même ceux
qui n'ont jamais pratiqué la médecine, ceux qui en ont abandonné l'exercice. Leur nombre s'élève à douze.

D. Ce personnel est-il suffisant pour les besoins de la population de l'arrondissement et de chaque canton en particulier ?

R. Ce personnel est suffisant.

D. La répartition du nombre des médecins, des pharmaciens
et des sages-femmes sur le territoire de l'arrondissement de

 Strasbourg est-elle assez égale pour que les secours médicaux soient assurés à tous les habitants ?

R. La répartition est en général bonne. Cependant il existe un canton dans l'arrondissement (celui de Truchtersheim) dans lequel il n'y a point de pharmacien.

D. Quel est le nombre des médecins qui sont autorisés à tenir chez eux des dépôts de médicaments, en vertu de l'art. 27 de la loi du 21 germinal an XI ?

R. Dix docteurs en médecine et douze officiers de santé.

D. Quelle est l'opinion du Conseil sur l'utilité que pourrait avoir, dans l'arrondissement de Strasbourg, l'institution de médecins cantonaux, telle qu'elle a été récemment introduite dans quelques départements ?

R. L'institution des médecins cantonaux existe dans le département du Bas-Rhin depuis 1810. Elle a eu pour résultats : 1° de généraliser la vaccination, plus peut-être qu'elle ne l'est dans aucun autre département ; 2° de ne laisser aucun canton sans médecin, ce qui aurait eu lieu dans plusieurs cantons du département, surtout à l'époque où le nombre des médecins était moins considérable que de nos jours ; 3° de placer dans chaque canton un docteur en médecine, par conséquent un homme instruit auquel l'administration et l'autorité judiciaire peuvent s'adresser pour toutes les questions d'hygiène publique et de médecine légale. ·

D. Quel est, en général, l'état sanitaire de l'arrondissement ? Y a-t-il, dans quelques parties de l'arrondissement, des maladies endémiques ? Quelles sont les affections le plus habituellement régnantes, et à quelles causes ces affections sont-elles attribuées ? Y a-t-il des cantons ou des localités d'une insalubrité notoire et où la mortalité soit ordinairement supérieure à la mortalité moyenne sur la population totale de l'arrondissement ? Quels sont ces cantons ou ces localités ? Le personnel médical est-il ou n'est-il pas suffisant dans ces localités ?

R. L'état sanitaire est, en général, satisfaisant. Dans quelques communes, situées près du Rhin, le crétinisme et le goitre existent encore, mais tendent à disparaître depuis que les travaux d'endiguement du Rhin diminuent les inondations, et par conséquent l'humidité et les émanations marécageuses. Les Statistique médicale. mêmes circonstances diminuent le nombre des fièvres intermittentes qui sont cependant assez fréquentes encore dans les parties basses de l'arrondissement, par suite du manque d'écoulement des eaux. Le personnel médical est partout suffisant.

D. Peut-on dire approximativement quel est le prix moyen payé aux médecins pour leurs visites, surtout dans les campagnes? Y a-t-il des communes ou des associations d'habitants qui aient contracté avec un ou plusieurs médecins un abonnement pour procurer à tous les membres de la communauté ou de l'association les soins nécessaires en cas de maladie? Là où ces abonnements existent, quel en est le taux? Quels avantages ou quels inconvénients ont-ils paru présenter?

R. Dans les bourgs et dans les communes rurales habités par un docteur en médecine, la visite se paie de 35 c. à 1 fr. 50 c. Lorsque le médecin est obligé de sortir de la commune, il se fait payer suivant la distance parcourue; généralement de 1 à 2 fr. par kilomètre. Il existe dans l'arrondissement plusieurs associations qui ont contracté un abonnement avec des médecins. A Strasbourg, 3 sociétés de secours mutuels ont contracté un pareil abonnement: l'une est composée de 30 membres, l'autre de 50, la troisième de 300. Ces sociétés ont traité avec plusieurs médecins, à raison de 5 fr. par an et par sociétaire, avec obligation pour le médecin de soigner en même temps la famille de l'abonné. Cet arrangement est trop onéreux pour le médecin et ne pourra subsister, car il réduit les honoraires de celui-ci à 20 ou 25 c. par visite.

Dans ces sociétés, les membres ont la faculté d'avoir les médicaments à raison de 30 c. par mois et par famille. La société paie au pharmacien les médicaments à 25 p. % de rabais au-dessous du prix ordinaire.

A Bischwiller, les ouvriers ont formé une société de secours mutuels qui paie 50 c. les visites du médecin ou ses consultations données dans son cabinet. Chaque sociétaire est libre de prendre le médecin qu'il préfère.

A Brumath, une société de 60 membres est soignée par un médecin qui, dans des vues philanthropiques, n'a demandé à la caisse qu'une somme minime de 25 fr.

*Logements insalubres.* Le Conseil, considérant que, dans l'im-

*Statistique médicale.* minence d'une nouvelle invasion du choléra, il lui importe plus que jamais d'être renseigné sur tout ce qui concerne la salubrité publique, émet le vœu que le nouveau plan d'alignement de la ville de Strasbourg, soumis dans ce moment à une commission municipale, ainsi que les travaux de la commission des logements insalubres, lui soient communiqués.

La séance est levée à cinq heures.

### Séance du 24 décembre 1853.

Membres présents : MM. Stoeber, vice-président ; G. Tourdes, secrétaire ; Morin, Marchal, Koenig, Oppermann, Lereboullet, Hepp, Heidenreich, Imlin.

Le procès-verbal de la séance précédente est lu et adopté.

*Alignements des rues de Strasbourg.* *Alignement général de la ville de Strasbourg.* M. le préfet du Bas-Rhin a communiqué au Conseil le nouveau plan d'alignement de la ville de Strasbourg. Une commission, composée de MM. Stoeber, Morin et Tourdes, a pris connaissance de ce plan et propose au Conseil d'adopter la résolution suivante :

Une largeur minimum de quatre mètres est généralement adoptée dans les nouveaux plans pour les ruelles les plus étroites ; mais le Conseil voit avec regret que les plans consacrent quelques exceptions à ce principe. La dimension de quatre mètres n'est pas atteinte pour la rue de l'Hôpital qui est longue et étroite, et qui manque de percées latérales. Le Conseil est d'avis que la largeur minimum de quatre mètres soit adoptée comme un principe général et qui ne souffre aucune exception.

Le Conseil adopte cette proposition ; il décide en même temps qu'on signalera à M. le préfet du Bas-Rhin l'existence d'un égout étroit, mal entretenu et en partie découvert, qui se prolonge parallèlement à la même rue de l'Hôpital. Cet égout est une cause évidente d'insalubrité publique.

*Logements insalubres.* *Travaux de la commission des logements insalubres.* Les travaux de cette commission ont été communiqués par M. le préfet du Bas-Rhin au Conseil.

MM. Stoeber, Morin et Tourdes ont été chargés d'examiner les procès-verbaux des séances de cette commission ; ils proposent au Conseil d'adopter la résolution suivante :

Le Conseil a pris connaissance des procès-verbaux des séances de la commission des logements insalubres. Le Conseil n'est pas appelé à contrôler dans ses détails le travail de cette commission, mais il considère comme étant très-peu considérable et hors de proportion avec les faits qui sont de notoriété publique, le nombre des logements déclarés insalubres. Treize maisons ou logements ont été déclarés insalubres dans le canton Ouest, dix-sept maisons dans le canton Est. Total, trente maisons ou logements insalubres. Ce petit nombre s'explique sans doute par cette circonstance que la commission n'a pas encore terminé ses travaux. Mais le Conseil ne peut que recommander la plus grande activité et une juste sévérité dans cette première application de la loi. Au moment où une épidémie grave s'est introduite en France, il est nécessaire de dresser une statistique exacte et complète des logements inhabitables et de commencer les travaux d'amélioration qu'exige la salubrité publique.

*Demande en autorisation d'une triperie.* Le sieur Winninger demande l'autorisation de transférer rue du Finckwiller, 38, un atelier de triperie qu'il exploite en ce moment dans une maison du quai des Bateliers. Aucune opposition ne s'est produite dans l'enquête ; le maire de Strasbourg émet un avis favorable.

Après l'examen du dossier de l'affaire et sur l'avis de MM. STOEBER et TOURNES, qui ont examiné l'atelier du sieur Winninger, le Conseil se prononce en faveur de l'autorisation demandée, aux deux conditions suivantes :

1° L'atelier sera établi dans un endroit clos et muni d'une cheminée d'appel.

2° Les eaux de lavage ne pourront, en aucun cas, être versées sur la voie publique ; jusqu'à l'époque où l'égout projeté sera construit dans la rue du Finckwiller, les eaux de lavage devront être reçues dans des tonneaux mobiles et portées chaque jour à la rivière.

Le Conseil demande que la même condition soit imposée à deux autres triperies qui existent déjà dans la rue du Finckwiller ; cette rue n'ayant encore aucun égout, les eaux de lavage des deux établissements sont versées sur la voie publique et répandent une odeur infecte dans tout le quartier, principalement pendant la saison des chaleurs. Il importe de mettre un terme à cet abus et d'exiger pour ces deux établissements, comme pour la triperie nouvelle, que les eaux de lavage soient reçues dans des tonneaux mobiles, jusqu'à ce que l'on ait construit l'égout projeté pour la rue du Finckwiller.

Cimetière de Souf-
flenheim.

*Du cimetière de Soufflenheim.* Le Conseil, sur le rapport de
M. Luroth, médecin cantonal à Bischwiller, avait signalé l'insuffisance du cimetière de la commune de Soufflenheim.

M. Morin, architecte du département, a été chargé par M. le
préfet du Bas-Rhin d'examiner cette question. M. Morin a constaté que le nombre des décès étant en moyenne de quatre-vingts
par an dans cette commune, la surface du cimetière étant en superficie de 2023 mètres carrés, présentait un espace suffisant;
ce qui confirme cette assertion, c'est qu'en 1853 on n'a pas encore touché aux tombes de 1840. En prenant une moyenne de
quatre-vingts décès à 2ᵐ,30 carrés chaque, il faut annuellement
184 mètres de surface. Le renouvellement des tombes doit donc
n'avoir lieu que tous les onze ans. Le cimetière est situé au milieu de la commune, et, sous ce point de vue, il serait utile de
le déplacer.

Statistique des aliénés.

*Statistique des aliénés du Bas-Rhin.* MM. Brouillet, Arnold, Luroth et Fodéré adressent au Conseil les documents
qui concernent les cantons de Geispolsheim, Haguenau, Bischwiller et Wasselonne.

Voici les résultats de ces documents :

|  | Cantons de | | | |
| --- | --- | --- | --- | --- |
|  | Geispolsheim. | Haguenau. | Bischwiller. | Wasselonne. |
| Idiotie et imbécillité . . | 20 | 8 | 4 | 4 |
| Aliénation avec épilepsie. | 2 | 1 | 2 | » |
| Monomanie. . . . . | 1 | » | » | 3 |
| Lypémanie . . . . . | 2 | » | » | 1 |
| Manie . . . . . . . | 1 | » | » | 2 |
| Démence . . . . . | 1 | » | » | › |
| Paralysie générale . . | » | » | » | » |
| Total. . . | 27 | 9 | 6 | 10 |

*Travaux des Conseils de salubrité du Nord et de la Gironde.*
Les comptes rendus des travaux de ces deux Conseils sont adressés
au Conseil de salubrité du Bas-Rhin. MM. Marchal et Hepp
sont chargés d'en faire l'analyse.

Rapport semestriel.

*Rapport semestriel du canton de Saverne.* Aucune épidémie
n'a régné dans ce canton. Le seul fait remarquable, cité par
M. Hirtz, est la mort accidentelle d'un épileptique que l'on

trouva étouffé dans son lit, la tête sous son oreiller ; il y avait
eu éjaculation spermatique dans les derniers moments de la vie.

La séance est levée à cinq heures.


### Séance du 11 janvier 1854.


Membres présents : MM. STOEBER, vice-président, G. TOURDES,
secrétaire, OBERLIN, MORIN, LEREBOULLET, SCHÜTZENBERGER,
HEYDENREICH.

Le procès-verbal de la séance précédente est lu et adopté.

*Du mode d'abatage des bestiaux.* Sur la proposition de
MM. STOEBER et TOURDES, le Conseil adopte le rapport suivant
qui sera adressé à M. le préfet du Bas-Rhin.

« M. le maire de Strasbourg, d'accord avec le syndicat des bouchers, propose de changer le mode actuel d'abatage des bestiaux
et de substituer à l'usage du maillet, la section de la moelle
épinière, opérée à l'aide du stylet.

« Le projet d'arrêté, en date du 20 juin 1853, s'appuie sur les
motifs suivants : le procédé nouveau est plus rapide et plus sûr
que l'assommage à l'aide du maillet ; il est moins dangereux
pour l'abatteur ; il épargne à l'animal des souffrances inutiles.

« La plupart des bouchers de Strasbourg ont réclamé contre
cette mesure ; ils affirment que l'animal abattu par la section de
la moelle épinière est plus difficile à saigner et qu'il fournit une
viande plus rouge et qui se décompose rapidement.

« Le Conseil, saisi de cette question, a demandé le temps nécessaire pour instituer quelques expériences et pour prendre des
renseignements sur les procédés adoptés dans d'autres villes.
C'est le résultat de ces recherches que nous avons l'honneur de
vous transmettre, Monsieur le préfet, avec l'avis du Conseil.

« Nous avons assisté, à Strasbourg, à l'abatage d'un certain
nombre de bœufs. Par la section de la moelle épinière l'animal
tombait comme foudroyé. La mort a aussi été rapide pour plusieurs animaux frappés avec le maillet ; un seul coup a suffi le
plus souvent ; d'autres fois quatre ou cinq coups ont été nécessaires pour abattre l'animal.

« Nous n'avons constaté aucune différence dans le mode d'écoulement du sang, lorsqu'on saignait l'animal après l'avoir abattu.

« Des expériences directes sur la qualité de la viande nous ont

Du mode d'abatage<br>des bestiaux.

13

paru difficiles à établir et d'un résultat au moins douteux. Trop de circonstances indépendantes du genre de mort font varier la nature de la viande et la rapidité de la décomposition, pour qu'il soit possible de faire la part d'influence qui revient au procédé d'abatage.

« Deux d'entre nous, MM. STOEBER et TOURDES, ont profité d'un voyage en France, pour visiter différents abattoirs, pour s'enquérir des procédés mis en usage et pour connaître sur leur valeur l'opinion de bouchers intelligents.

« A Paris et à Lyon, on emploie presque exclusivement le maillet; à Besançon et à Saint-Omer c'est le seul procédé qui soit en usage. A Gravelines, au contraire, on ne se sert que du stylet; à Boulogne-sur-Mer et à Lille les deux procédés sont adoptés concurremment.

« Dans chaque ville les partisans d'un procédé font à celui qu'ils repoussent des ojections absolument identiques. Nous avons entendu répéter contre l'usage du maillet les mêmes reproches que les bouchers de Strasbourg adressent à la section de la moelle épinière. On disait aussi que l'animal abattu par le maillet saignait moins facilement et fournissait une viande rouge et de qualité inférieure.

« Un seul des bouchers de Paris emploie la section de la moelle épinière. Il a à ses gages un abatteur spécial, et il affirme que ce surcroît de dépense est largement compensé par la qualité supérieure de la viande, qualité qui lui assure la clientèle de la classe aisée.

« Il résulte évidemment de ces opinions contradictoires que les deux procédés permettent d'obtenir une viande de bonne qualité.

« Par l'action du maillet comme par la section de la moelle, la mort est presque instantanée. Il est difficile de déterminer quel est le procédé le moins douloureux. Plusieurs médecins pensent cependant que la section de la moelle épinière cause de plus vives souffrances. Cette opinion est partagée par la Société protectrice des animaux.

« Les deux procédés sont également faciles et sûrs entre les mains d'hommes exercés. Les accidents, qui du reste sont rares, ont pour cause principale l'inexpérience de l'abatteur. Il est à regretter que l'abatage des bestiaux soit quelquefois confié à de jeunes garçons-bouchers inhabiles, et qui ont à peine les forces physiques nécessaires. Le Conseil pense qu'il serait utile d'établir un personnel spécial d'abatteurs qui seraient exclusivement chargés de cette fonction. On ferait ainsi disparaître tous les dangers de cette opération, et on éviterait à l'animal les souffrances inutiles que lui cause parfois la maladresse de l'abatteur. Une organisation de ce genre serait facile à établir; elle existe déjà pour les bouchers israélites.

« En résumé, après un examen approfondi de la question, le Conseil est d'avis :

« 1° Qu'il n'y a pas lieu de proscrire l'un des deux modes d'abatage; que le stylet et le maillet peuvent être autorisés concurremment ;

« 2° Qu'il est nécessaire de ne confier l'opération de l'abatage qu'à des hommes exercés, et qu'il conviendrait d'établir à Strasbourg, pour le gros bétail, un personnel spécial exclusivement chargé de cette fonction. »

*Rapports semestriels. Cantons de Saverne et de Saar-Union.* M. TOURDES présente l'analyse des rapports de M. HIRTZ, pour le premier semestre, et de M. STEINBRENNER, pour le deuxième semestre de 1853.

Aucune épidémie n'a régné dans le canton de Saverne. Le seul fait remarquable, cité par M. HIRTZ, est la mort accidentelle d'un épileptique que l'on trouva étouffé dans son lit, la tête sous son oreiller; il y avait eu éjaculation spermatique dans les derniers moments de la vie. Les circonstances du fait excluaient toute présomption d'homicide.

M. STEINBRENNER signale l'absence de maladie dominante dans le canton de Saar-Union, pendant le second semestre de 1853. Au mois de juillet et d'août, on a observé dans une seule commune une diarrhée épidémique, sans aucune gravité. Jamais l'état sanitaire n'a été aussi satisfaisant.

Le paupérisme augmente dans le canton; la commune de Saar-Union est la seule qui puisse allouer quelques fonds pour procurer des médicaments aux pauvres; le crédit est de 200 fr. et est loin de suffire.

M. STEINBRENNER constate, et le fait est à noter, par sa rareté même, qu'il n'existe point d'exercice illégal de la médecine dans le canton de Saar-Union.

Pendant les deux semestres précédents, les décès l'avaient emporté sur les naissances; pendant le semestre actuel, le contraire s'est produit : il y a eu 240 naissances et 168 décès.

13.

Les vaccinations sont égales au nombre des naissances, déduction faite de 16 décès d'enfants.

*Vaccinations à la colonie d'Ostwald.* M. BROUILLET adresse au Conseil le compte rendu des vaccinations et des revaccinations faites à la colonie pénitentiaire d'Ostwald, au printemps de 1853.

223 enfants sur 229, formant la population totale, ont été soumis à cette opération ;

110 ont été vaccinés ;

113 ont été revaccinés.

Ce simple exposé fait voir combien la mesure était urgente ; on ne peut trop déplorer que dans une colonie pénitentiaire, 110 enfants sur 229, et compris entre l'âge de sept à seize ans, n'aient pas reçu le bienfait de la vaccine. Quels affreux désastres n'eût pas occasionné la variole en pénétrant dans un pareil établissement !

La plupart des vaccinations ont réussi; le contraire a été observé pour les revaccinations.

La séance est levée à cinq heures.

## *Séance du 15 février 1853.*

Membres présents : MM. HEPP, LEREBOULLET, OPPERMANN, MORIN, OBERLIN, STOEBER, TOURDES.

Le procès-verbal de la séance précédente est lu et adopté.

*Rapport semestriel.* M. STOEBER présente l'analyse des rapports semestriels fournis par les médecins cantonaux de Bischwiller, de Brumath, de Schiltigheim et de Geispolsheim, pour le premier semestre de 1853.

« Depuis mon dernier relevé, dit M. STOEBER, j'ai reçu les rapports semestriels de 1852, premier et deuxième semestres du canton de Truchtersheim. Ils ne contiennent que les chiffres des vaccinations et le mouvement de la population. Le reste du tableau est en blanc.

« J'aurais désiré vous donner un aperçu général de la statistique médicale du premier semestre 1853 pour l'arrondissement de Strasbourg, mais je n'ai reçu les rapports sur ce premier semestre que des cantons de Bischwiller, Brumath, Schiltigheim et Geispolsheim.

« MM. les médecins cantonaux ne comprennent pas de la même

Rapports semestriels.
Arrondissem. de Stras-
bourg.

manière les deux premières colonnes du tableau. Le Conseil désire y voir figurer le *mouvement de la population*, par conséquent le chiffre des naissances et des décès dans chaque commune. Quelques-uns de MM. les médecins cantonaux l'ont compris ainsi; d'autres ont pensé qu'ils ne devaient inscrire dans la
deuxième colonne que les décès survenus chez les enfants nés
durant le semestre. Ceux qui ont donné au tableau cette signi-
fication le modifieront sans doute lorsqu'ils connaîtront les intentions du Conseil.

« Le mouvement de la population a été favorable dans le
canton de Geispolsheim, quoique à Ostwald les décès aient dépassé le chiffre des naissances. Dans le canton de Brumath, les
naissances sont restées au-dessous des décès. La mortalité a
surtout été grande à Brumath, à Geudertheim, à Gries, à Mit-
telschæffolsheim, à Mommenheim. A Brumath, la mortalité a
été forte par suite d'une épidémie de coqueluche qui a enlevé
40 enfants. Il est digne de remarque que les chiffres les plus favorables se trouvent dans deux communes riveraines du Rhin;
à la Wantzenau, il n'y a eu que 20 décès sur 41 naissances, et
à Kilstett 5 décès sur 13 naissances.

« Les *vaccinations* ont été nombreuses dans les quatre cantons; dans celui de Bischwiller, elles dépassent de beaucoup le
chiffre des naissances.

« Les *maladies régnantes* ont été les mêmes dans les quatre
cantons; partout on a observé un grand nombre de grippes et
surtout de fièvres intermittentes, et d'autres affections périodiques. Ces maladies ont été observées dans des localités où
précédemment il n'y avait jamais eu de fièvres intermittentes.
Elles étaient dues, dans quelques localités, aux infiltrations du
canal de la Marne-au-Rhin.

« Plusieurs *épidémies* se trouvent mentionnées par les médecins cantonaux. A la colonie pénitentiaire d'Ostwald, la plupart
des jeunes détenus ont été affectés d'ophthalmie. C'était la même
conjonctivite purulente et granuleuse qui a sévi épidémiqu·ment
à l'hôpital civil de Strasbourg et dans plusieurs établissements
de cette ville.

« La rougeole a parcouru les quatre cantons. La coqueluche
a sévi dans les cantons de Brumath et de Schiltigheim; elle a
été très-meurtrière à Brumath. La scarlatine a été observée à
Oberhausbergen. La fièvre typhoïde a atteint à Illkirch 16 per-

sonnes dans l'espace de plusieurs mois. Il en est mort 9, dont 5 dans une même maison.

« Dans la rubrique de l'*hygiène publique*, nous trouvons l'extrême humidité du printemps 1853 signalée comme cause d'insalubrité.

« La *voie publique* est en bon état dans le canton de Geispolsheim. Elle laisse beaucoup à désirer dans l'intérieur des communes du canton de Bischwiller, à cause du défaut d'écoulement des eaux.

« Parmi les *cimetières* placés dans l'intérieur de la plupart des communes, ceux de Gries, de Reschwoog et de Ruutzenheim sont particulièrement désignés comme présentant de graves inconvénients.

« Il y a peu ou point de *marais* dans les cantons dont nous parlons, mais des terrains vagues et humides.

« Au chapitre des *vidanges*, M. JACOBI signale l'usage introduit par les nombreux bouchers des communes voisines de la ville, de vider le jour et sans désinfection préalable les fosses de leurs abattoirs. Ces fosses contiennent du sang et des débris d'animaux en putréfaction. La police locale a été impuissante pour faire cesser cet abus. M. JACOBI réclame l'intervention de M. le préfet.

« Les *établissements industriels* ne sont nombreux qu'à Bischwiller, où ils se multiplient. Des accidents nombreux y ont eu lieu ; ils étaient dus à l'imprudence des ouvriers.

« Le *paupérisme* existe dans quelques communes du canton de Geispolsheim, et à un haut degré dans les communes du canton de Bischwiller situées le long du Rhin : Offendorf, Dalhunden, Drusenheim, Stattmatten, Neuhæusel. Aussi un mouvement d'émigration pour l'Algérie est-il à la veille de se reproduire.

« Parmi les *accidents*, le plus fréquent est l'asphyxie par submersion. Il y a eu 3 noyés dans le canton de Brumath, 3 dans celui de Geispolsheim, et 1 dans chacun des deux cantons de Bischwiller et de Schiltigheim.

« Deux individus sont morts écrasés, un troisième a eu les jambes écrasées et est mort après avoir été amputé.

« Notons encore dans les quatre cantons 4 suicides et 2 homicides.

« *Police médicale.* Le personnel médical a subi peu de modifications. Le docteur Paulus à la Wantzenau est mort, et Rapports semestriels. Arrondissem. de Strasbourg. M. Pfleger, officier de santé, a transféré son domicile de Fegersheim à Illkirch.

« *Observations particulières*. M. Luroth signale dans son canton l'existence d'un préjugé qui consiste à considérer comme causes de la maladie des pommes de terre et d'autres plantes cultivées, les chemins de fer et un empoisonnement de l'atmosphère et de l'eau des rivières.

« M. Reibel, qui déjà antérieurement avait guéri deux individus affectés de tétanos grave par le sulfate de quinine, a encore employé ce moyen avec succès chez une jeune femme atteinte de trismus à la suite d'un refroidissement.

« M. Brouillet rapporte sommairement trois observations intéressantes. La première concerne un enfant de trois ans qui a eu le scrotum déchiré et qui a guéri à la suite de l'application de la suture entortillée. La seconde a trait à un accouchement laborieux suivi de renversement de la matrice. Dans la troisième, il s'agit d'une dysurie datant de six ans et ayant amené une rétention complète des urines. Un engorgement prostatique considérable est constaté. M. Brouillet emploie la sonde à demeure, les sangsues, les bains, les frictions belladonées et iodées, et guérit le malade dans l'espace de quatre semaines. Succès très-remarquable, eu égard à l'ancienneté de la maladie.

« M. Brouillet a joint à son tableau semestriel un rapport à M. le préfet sur les cas de fièvre typhoïde observés à Illkirch durant le second semestre 1852 et le premier semestre 1853. Ce travail n'étant que le résumé des rapports antérieurs dont j'ai déjà eu l'honneur de vous entretenir, je n'y reviendrai pas. Le chiffre de 16 malades répartis sur sept mois ne constitue d'ailleurs pas une épidémie et n'aurait pas attiré l'attention, si ces cas ne s'étaient produits presque tous dans la même famille et n'avaient entraîné la mort de neuf individus. »

M. Tourdes rend compte du rapport de M. le docteur Michel, médecin cantonal à Bouxwiller, pour le deuxième semestre de 1853. La mendicité a cessé à Bouxwiller, par suite de souscriptions volontaires en faveur des pauvres. L'hospice de cette ville délivre gratuitement des médicaments à la population indigente.

*Demande en autorisation d'une fabrique de potasse à Stéphansfeld.* Le sieur Heckler demande l'autorisation d'établir une Fabrique de potasse.

*Fabrique de potasse.* fabrique de potasse au hameau. de Stéphansfeld , près de Brumath. L'enquête prescrite par la loi a été ouverte; M. le maire de Brumath et M. Richard, directeur de l'asile d'aliénés de Stéphansfeld, s'opposent à l'autorisation en alléguant le danger du feu et l'insalubrité provenant des émanations qui s'échapperaient de cette fabrique.

Le Conseil, sur l'avis d'une commission composée de MM. Mo-RIN , STOEBER et TOURDES, se prononce en faveur de l'autorisation par les motifs suivants :

1° Le mode de fabrication employé par le sieur Heckler est très-simple et ne peut donner lieu à aucune émanation. La cendre, achetée dans le village , est placée dans des cuves et lessivée à plusieurs reprises par de l'eau chauffée dans des chaudrons en fonte; le produit, ramené au degré de saturation voulu, est refroidi et desséché à l'air. Dans cette fabrication, il n'y a point d'eau rejetée au dehors, et l'évaporation n'a point d'odeur. Les résidus, composés de divers éléments , de chaux, de silice, d'alumine et de charbon, servent pour l'amélioration des terres.

2° La houille employée comme combustible est en trop petite quantité pour être incommode. En ce qui concerne le danger du feu , il conviendra d'adopter les précautions indiquées par M. l'architecte du département, de laisser entre le foyer et la propriété voisine un intervalle de 5 mètres, de construire le pignon de la fabrique en maçonnerie et d'isoler la cheminée du toit en planche par un intervalle en tuile ou en métal.

Le sieur Heckler devra en outre s'engager à ne pas changer, sans une autorisation nouvelle, son mode de fabrication, et notamment à ne pas brûler de végétaux pour en obtenir de la cendre.

A ces deux conditions relatives au danger du feu et au mode de fabrication, le Conseil est d'avis que l'autorisation peut être accordée sans inconvénients.

*Distillerie.*    *Réclamation au sujet d'une distillerie.* M. le préfet du Bas-Rhin a renvoyé au Conseil une réclamation du sieur Maire au sujet d'un arrêté du 23 juillet 1853 qui interdit au pétitionnaire de verser dans le Rhin-Tortu les résidus de sa distillerie.

Une commission composée de MM. FORGET, HEIDENREICH et HEPP, a constaté que, dans les circonstances actuelles, les résidus de la distillerie provenant des betteraves étaient enlevés par des cultivateurs et par les nourriciers des environs ; elle ne verrait aucun inconvénient à ce que des résidus de ce genre

fussent versés dans le canal ; mais ce fait ne peut avoir lieu qu'ac- Distillerie.
cidentellement, puisqu'il serait contraire aux intérêts mêmes du
fabricant. La même remarque s'appliquerait aux résidus de la
fermentation des matières amylacées. Quant à la distillation des
mélasses, elle laisse des résidus nuisibles par les sels de potasse qu'ils renferment et par la facilité de leur putréfaction. Il
importe par conséquent que les résidus de ce genre ne soient
pas versés dans le canal où ils pourraient faire périr les poissons et nuire aux bestiaux qui s'y abreuvent. En conséquence,
le Conseil est d'avis qu'il n'y a pas lieu à donner suite à la réclamation du sieur Maire.

La séance est levée à cinq heures.

## Séance du 8 mars 1854.

Membres présents : MM. COUMES, MORIN, BLAVIER, LERE-
BOULLET, HEYDENREICH, STOEBER, G. TOURDES.

Le procès-verbal de la séance précédente est lu et adopté.

*Épidémie de suette miliaire à Düttlenheim.* M. BROUILLET Suette miliaire.
adresse au Conseil un rapport sur une épidémie miliaire qui a
régné à Düttlenheim pendant les mois de janvier et de février
1854.

Le nombre des malades a été de 25 ; 6 personnes, 3 hommes
et 3 femmes, ont succombé ; presque tous les malades avaient de
vingt à quarante ans. Le chiffre total de la population de Düt-
lenheim est de 1463 âmes.

Des sueurs abondantes annonçaient le début de la maladie ;
vers le troisième jour, l'éruption miliaire paraissait ; la desqua-
mation commençait vers le septième jour, et, quand il ne se joi-
gnait aux accidents cutanés aucun symptôme grave, la guérison
était complète à la fin du second septenaire.

Dans un cinquième des cas environ, la maladie s'est accompagnée d'accidents sérieux, cérébraux et pulmonaires, cépha-
lalgie, délire, dyspnée extrême. Ces symptômes se manifestaient
dès les premiers jours, et ils redoublaient au moment où l'éruption devait se faire ; l'éruption était irrégulière dans les cas
graves. La mort a eu lieu du second au sixième jour.

M. BROUILLET cite à l'appui de sa description quatre observations détaillées. Le traitement antiphlogistique paraît surtout
avoir été utile ; les excitants diffusibles et les diaphorétiques, em-

ployés dès le début et sans mesure par quelques malades, ont aggravé leur état.

Aucune cause particulière ne peut être assignée à cette épidémie. A Düttlenheim les habitudes et les conditions d'insalubrité sont les mêmes que dans les communes voisines, et aucune d'elles n'a été atteinte.

Le Conseil décide que des remercîments seront adressés à M. BROUILLET pour son intéressante communication, et que M. le préfet sera prié de vouloir bien adresser ce travail à l'Académie impériale de médecine.

Le Conseil pense qu'il serait utile de porter une investigation plus précise sur les causes de la suette miliaire dans le Bas-Rhin; certaines communes, telles que Rosheim, sont plus particulièrement atteintes par cette affection, qui peut être considérée comme endémique. Il y a donc des causes locales et individuelles que des recherches plus approfondies permettront peut-être de découvrir. C'est surtout dans les cas d'endémie que les recherches étiologiques peuvent être faites avec espérance de succès.



. *Demande en autorisation d'une mixture conservatrice des corps.* Le sieur Falcony, chimiste à Paris, demande à être autorisé à débiter dans le Bas-Rhin une mixture ayant pour résultat d'obtenir la désinfection et la conservation temporaire des corps. Cette mixture est composée de sciure de bois et de sels de zinc ou de fer; on en place une couche plus ou moins épaisse au fond du cercueil et on en recouvre le corps au moment de la fermeture de la bierre. On obtient ainsi contre la putréfaction une immunité de quelques jours, et les corps peuvent être transportés à de grandes distances, sans qu'on ait besoin de les embaumer. M. le préfet de police de Paris a permis, sur l'avis du Conseil de salubrité de la Seine, de substituer cette mixture au mélange de charbon et de tan qui jusque-là était en usage.

Le Conseil, considérant qu'aucun arrêté préfectoral, dans le département du Bas-Rhin, n'exige l'emploi d'une substance déterminée pour la conservation des corps que l'on transporte d'un lieu à un autre, est d'avis qu'il n'y a pas lieu de donner suite à cette demande en autorisation, le sieur Falcony restant toujours libre de vendre sa mixture dans le Bas-Rhin, sans qu'il soit nécessaire de la placer sous le patronage de l'autorité.

Le transport des corps d'un lieu à un autre devant devenir

plus fréquent par suite de l'extension des chemins de fer, le Conseil pense qu'il serait utile de prendre dans le département du Bas-Rhin des précautions analogues à celles que M. le préfet de police a prescrites pour le département de la Seine.

La séance est levée à cinq heures.

### Séance du 5 avril 1854.

Membres présents : MM. OPPERMANN, SCHÜTZENBERGER, OBERLIN, STOEBER, TOURDES.

Le procès-verbal de la séance précédente est lu et adopté.

*Demande en autorisation d'une fabrique de savon à Wasse-* Fabrique de savon.
*lonne.* Le sieur Weltstein demande l'autorisation de transférer, au lieu dit Tiefenhof, la fabrique de savon qu'il exploite en ce moment dans un autre quartier de Wasselonne.

Plusieurs oppositions se sont produites dans l'enquête. La fabrique serait située sur une cour étroite, indivise entre sept ou huit propriétaires, et où existent déjà diverses causes d'insalubrité. Les renseignements fournis par le pétitionnaire sont d'ailleurs insuffisants. Avant d'exprimer son avis, le Conseil a besoin de connaître : 1° le genre de savon, à la potasse ou à la soude, qui doit être fabriqué ; 2° le mode de fabrication, les corps gras employés, l'huile ou le suif purifié ou brut ; 3° le lieu d'écoulement des eaux provenant de la fabrique. Le Conseil demande un supplément d'information portant sur ces divers points.

*Organisation nouvelle de la médecine cantonale.* M. le pré- Extension de la mé-
fet du Bas-Rhin a adressé au Conseil la lettre suivante : decine cantonale.

« Je suis dans l'intention d'apporter des modifications au règlement du 30 juillet 1833, relatif au service de santé dans le département ; elles auront pour objet principal de faciliter aux médecins cantonaux l'accomplissement de leur mission, en divisant en deux les cantons trop considérables. Dans ces derniers cantons il y aurait un médecin cantonal et un médecin adjoint. Le traitement du premier serait maintenu au taux actuel de 600 fr. ; celui de l'adjoint serait fixé à 400 fr. Dans les cantons non divisés, le traitement serait élevé à 1000 fr. Par cette gradation dans le traitement, on stimulera, je crois, le zèle des

Extension de la médecine cantonale.

médecins cantonaux qui voudront ou améliorer leur position, ou craindront de la voir s'amoindrir par un changement de résidence.

« Je vous prie de remettre ce projet de modification au Conseil, et de provoquer son avis tant sur celle-ci que sur toute autre que l'expérience aurait fait juger utile. »

Il résulte des tableaux qui accompagnent cette lettre :

1° Que douze cantons ne seront pas divisés :

Arrondissement de Saverne : Marmoutier.

Arrondissement de Schlestadt : Barr, Benfeld, Erstein, Obernai, Rosheim, Schlestadt.

Arrondissement de Strasbourg : Geispolsheim, Truchtersheim, Haguenau.

Arrondissement de Wissembourg : Lauterbourg, Wœrth.

2° Que dix-sept cantons seront divisés en deux circonscriptions ayant les chefs-lieux suivants :

Arrondissement de Saverne: Bouxwiller et Ingwiller, Drulingen et Diemeringen, Hochfelden et Hochfelden, La Petite-Pierre et Lichtenberg, Saar-Union et Œrmingen, Saverne et Dettwiller.

Arrondissement de Schlestadt : Marckolsheim et Müttersholtz, Villé et Steige.

Arrondissement de Strasbourg : Bischwiller et Souffelnheim, Brumath et Hœrdt, Molsheim et Mutzig, Schiltigheim et Ittenheim, Wasselonne et Westhoffen.

Arrondissement de Wissembourg : Niederbronn et Mertzwiller, Seltz et Oberseebach, Soultz-sous-Forêts et Hatten, Wissembourg et Lembach.

La répartition est faite entre les deux divisions du canton, en tenant compte des distances de chaque commune et du chiffre de la population.

Après une discussion approfondie de ce projet d'arrêté, le Conseil, sur la proposition de MM. STOEBER et TOURDES, adopte la résolution suivante :

Le Conseil s'associe avec reconnaissance au projet d'arrêté sur lequel M. le préfet du Bas-Rhin vient de lui demander son avis. Depuis l'organisation de la médecine cantonale en 1840, aucune mesure aussi complète et aussi décisive n'a été prise pour étendre à la population des campagnes le bienfait des secours médicaux.

17 cantons sur 29, trop vastes pour un seul médecin, sont

divisés en deux circonscriptions, ayant chacune leur service médical.

46 médecins cantonaux, au lieu de 29, sont chargés du soin de la médecine publique.

La répartition du personnel médical dans le département est plus appropriée aux besoins de la population. Grâce à la subvention accordée par l'autorité, des médecins pourront s'établir sur divers points du territoire, privés jusque-là de tout secours de ce genre. La situation générale des médecins cantonaux est améliorée.

Dans les 12 cantons qui ne sont point divisés, les médecins cantonaux obtiennent une augmentation d'appointement en rapport avec un service plus pénible.

Dans les 17 autres cantons, les médecins cantonaux conservent leurs appointements actuels, en même temps que leurs obligations et leurs frais de déplacement diminuent.

Les 17 médecins cantonaux, de création nouvelle, forment une troisième classe qui servira au recrutement des deux précédentes. Le Conseil approuve sans réserve le choix des nouveaux chefs-lieux de circonscription et la division générale des cantons ; il n'a de modifications à proposer que sur deux points de détails :

1º Trois des circonscriptions nouvelles, celles de Steige, de Lichtenberg et de Lembach, renferment une population tellement pauvre, qu'il est douteux qu'un médecin se décide à s'y fixer et puisse y vivre avec une subvention de 400 fr. ; il conviendrait, pour ces cantons, dont M. le préfet connaît toute la misère, d'accorder un même traitement de 600 fr. au médecin cantonal et au médecin adjoint.

2º Dans la détermination des circonscriptions médicales, la distance est un élément aussi important que la population. Conformément à ce principe, le Conseil propose les modifications suivantes à la division de cinq cantons :

*Canton de Drulingen.* Rattacher à Drulingen : Asswiller, Bettwiller, Dürstel.

Rattacher à Diemeringen : Zollingen, Wolfskirchen, Diedendorf.

*Canton de Brumath.* Rattacher à Brumath : Geudertheim, Eckwersheim, Vendenheim.

*Canton de Villé.* Rattacher à Villé : Erlenbach et Battenberg.

*Canton de Soultz-sous-Forêts.* Rattacher à Soultz-sous-Forêts : Surbourg et Reimerswiller.

*Canton de Wissembourg.* Rattacher à Wissembourg : Riedseltz et Steinseltz, placés dans les deux divisions.

Cet arrêté répond à un besoin public; le département du Bas-Rhin, cette fois encore, aura l'initiative d'améliorations importantes dans les institutions sanitaires.

La séance est levée à cinq heures.

### Séance du 10 mai.

Membres présents : MM. COUMES, MARCHAL, HEYDENREICH, OPPERMANN, STOEBER, G. TOURDES.

Le procès-verbal de la séance précédente est lu et adopté.

*Savonnerie à Wasselonne.*

*Demande en autorisation d'une savonnerie à Wasselonne.* Le Conseil a reçu le supplément d'information demandé à la dernière séance.

Sur le rapport de M. HEYDENREICH, le Conseil se prononce contre la demande en autorisation par les motifs suivants, tirés de la situation défavorable de l'usine dans la partie basse de la ville :

1° L'usine serait placée dans un bâtiment donnant sur une cour étroite, indivise entre plusieurs propriétaires, et où existent déjà d'autres causes d'insalubrité; 2° le puits, situé dans la cour indivise, ne pourrait être garanti contre les infiltrations que par des précautions difficiles à maintenir; 3° le rez-de-chaussée de la maison où l'usine serait établie appartient seul au sieur Welstein; le premier étage, qui est superposé au tiers de ce rez-de-chaussée, appartient à un autre propriétaire.

*Désinfection des fosses d'aisance.*

*Examen d'un procédé de désinfection des fosses d'aisance.* M. le préfet du Bas-Rhin renvoie au Conseil l'examen d'un procédé de désinfection des fosses d'aisance, proposé par le sieur Gerst, demeurant à Strasbourg, rue de la Fontaine, 10. La désinfection est faite au moyen d'une préparation de tourbe.

Une commission, composée de MM. STOEBER, TOURDES, MARCHAL et HEPP, est chargée de suivre les expériences qui doivent être instituées à ce sujet.

*Rapport semestriel.*

*Rapport semestriel du canton de Saverne.* M. TOURDES rend compte du rapport trimestriel de M. HIRTZ, médecin can-

tonal de Saverne (1853, 2e semestre). Un seul point mérite l'at- Rapport semestriel.
tention du Conseil, c'est l'état d'insalubrité des écoles et des
salles d'asile de Dettwiller.

Ces salles sont situées au nord; elles sont trop petites pour
le nombre des enfants qui les fréquentent; les salles du rez-de-
chaussée sont placées à un demi-mètre en contrebas du sol, et
ne reçoivent le soleil, en plein été, que pendant une demi-heure.

Le Conseil décide que l'état des écoles et des salles d'asile de
Dettwiller sera signalé à M. le préfet du Bas-Rhin.

*Rapports semestriels des cantons de Geispolsheim, Schiltig-
heim, Brumath et Bischwiller.* M. STOEBER rend compte des
rapports de MM. BROUILLET, JACOBI, REIDEL et LUROTH, médecins cantonaux à Geispolsheim, Schiltigheim, Brumath et
Bischwiller.

Les faits principaux, sur lesquels le rapporteur appelle l'attention, sont l'existence de marais à Souffelweyersheim, Graffenstaden et Illkirch. Les conclusions suivantes sont adoptées :

Le Conseil décide que l'existence d'un marais au milieu du
village de Souffelweyersheim sera signalée à M. le préfet; que
le desséchement de ce marais, qui est d'une réalisation facile,
sera demandé.

Le Conseil signale en même temps le nombre considérable de
fièvres intermittentes qui se sont déclarées à Graffenstaden et à
Illkirch; on a observé plus de 500 cas de cette affection. La maladie paraît due, non-seulement à la proximité de la rivière et à
l'état marécageux du sol, mais encore à l'insalubrité même du
village, dont les rues et les cours présentent des mares si nombreuses et si étendues, qu'elles peuvent être considérées comme
de véritables marais.

*Rapport du Conseil de salubrité des Bouches-du-Rhône.* Le
Conseil reçoit le compte rendu du Conseil de salubrité du département des Bouches-du-Rhône. M. STOEBER présente l'analyse de ce document.

La séance est levée à cinq heures.


### Séance du 14 juin 1854.


Membres présents : MM. MORIN, HEYDENREICH, OPPERMANN,
HEPP, STOEBER, G. TOURDES.

Le procès-verbal de la séance précédente est lu et adopté.

*De la désinfection des fosses d'aisance.* M. Hepp donne lecture d'un rapport sur les expériences de désinfection faite au moyen de la tourbe,

Les expériences faites au moyen de la tourbe proposée par le sieur Gerst, ont conduit à des résultats négatifs. On a essayé, sans succès, de désinfecter les fosses d'aisance de l'hôpital civil et d'autres fosses en ville, au moment de la vidange. La tourbe n'a qu'un pouvoir désinfectant très-faible, il en faudrait des quantités très-considérables pour arriver à une faible diminution de l'odeur.

Le Conseil pense qu'il n'y a pas lieu de recommander l'emploi de ce moyen, évidemment inférieur au sulfate de fer. Il ne peut que rappeler à l'autorité que l'organisation d'une compagnie, faisant usage de moyens mécaniques de vidange, peut seule produire des résultats utiles.

*Réclamation contre une fabrique de savon parfumé.* Plusieurs propriétaires de la rue du Puits réclament contre la fabrique de savon parfumé du sieur Weil, située au coin de la rue des Serruriers et de la rue du Puits. Ils affirment que les émanations qui s'échappent de cette fabrique sont nuisibles ou au moins très-incommodes. L'architecte de la ville et le commissaire de police ne sont pas favorables à cette réclamation. Une commission, composée de MM. Stoeber, Tourdes et Hepp, a examiné la fabrique du sieur Weil. M. Hepp donne lecture d'un rapport qui constate l'innocuité de cet établissement. La fabrication du savon se fait à froid, dans une bassine de petite dimension, par la combinaison d'une liqueur de soude avec l'huile de palme ou de coco ; cette opération, très-simple et qui ne répand aucune odeur, ne peut en aucune façon être assimilée à celles qui se pratiquent dans les savonneries ordinaires et qui les ont fait placer dans la troisième classe des établissements insalubres. Les plaintes sont causées par l'odeur des essences d'amandes amères, de bergamotte, de néroli, de lavande, etc., ajoutées au savon, et qui se fait quelquefois sentir dans la rue et jusque dans les maisons voisines. Cette odeur, dans la fabrique même et pendant les opérations auxquelles la commission a assisté, est à peine incommode ; mêlée à une grande masse d'air et portée au dehors, elle ne peut avoir aucun inconvénient. Ces reproches s'adressent d'ailleurs à la parfumerie, industrie qui n'est point classée. Le Conseil est en conséquence d'avis qu'il n'y a pas lieu de donner suite à la réclamation dirigée contre la fabrique de savon parfumé du sieur Weil.

*Autorisation d'employer le coke dans un four à chaux.* Le sieur Léopold, de Zehnacker, demande l'autorisation de substituer le coke au bois dans un four à chaux qui est situé dans le village.

Le Conseil, sur le rapport de M. HEYDENREICH, est d'avis que le coke doit être assimilé à la houille, parce qu'il présente, quoique à un moindre degré, l'inconvénient des vapeurs sulfureuses ; et qu'en conséquence le sieur Léopold ne peut être autorisé à substituer le coke au bois qu'à la condition d'élever une cheminée d'une hauteur suffisante pour préserver de la fumée les habitations voisines. En général, le Conseil est contraire à l'existence des fours à chaux dans les villages ; il pense que, même pour l'emploi du bois, il conviendrait d'exiger des cheminées d'une hauteur suffisante.

Les sieurs Fuchs et Adam, de Zehnacker, demandent à substituer la houille au bois dans leur four à chaux, situé à 300 mètres de distance du village et à 30 mètres d'élévation au-dessus des habitations. Aucune opposition ne s'est produite. Le Conseil, prenant la situation de ce four en considération, déclare ne pas s'opposer à l'autorisation demandée ; l'élévation même du four et sa situation au nord-ouest du village enlevant à cette substitution tout inconvénient.

*Autorisation d'un four à plâtre à Strasbourg.* MM. Petiti et Klotz demandent l'autorisation d'établir un four à plâtre dans leur propriété, située près de la porte des Juifs et attenante à la caserne des pontonniers.

Aucune réclamation ne s'est produite dans l'enquête. Un four à plâtre n'a par lui même aucun inconvénient autre que le dégagement de la vapeur d'eau, de la fumée du combustible et la poussière qui se produit pendant qu'on bat le plâtre. Mais la proximité de la caserne soulève ici une question particulière. Le Conseil, avant d'exprimer son avis, demande que l'enquête soit complétée et que la question soit renvoyée à l'examen du génie militaire.

*Teinturerie et lavage de laine.* MM. Traut et Schneider demandent l'autorisation d'établir une teinturerie et un atelier de lavage de laine près de la Montagne-Verte. L'établissement est situé près de la rivière, l'écoulement des eaux est facile. Aucune opposition ne s'est produite dans l'enquête. Le Conseil est d'avis que l'autorisation peut être accordée sans inconvénient.

*Traitement de l'incontinence d'urine.* M. Brouillet, médecin cantonal à Geispolsheim, signale au Conseil l'emploi des immersions et des affusions d'eau froide comme moyen de guérison de l'incontinence d'urine.

A la colonie pénitentiaire d'Ostwald, l'incontinence d'urine était une maladie et une habitude tellement générale et invétérée, que 30 ou 40 enfants sur 220 détenus étaient atteints de cette infirmité, provenant de la paresse autant que d'un état morbide; ils étaient séquestrés dans une grange où ils couchaient sur la paille, mal garantis du froid, du vent et de l'humidité, et se livrant à leur triste habitude qui les avait fait exclure des salles qu'ils infectaient.

M. Brouillet a traité tous les gateux par l'immersion dans l'eau froide : Le soir, quelques instants avant le coucher, on les fait asseoir, pendant cinq minutes, dans un baquet d'eau froide, et on leur projette, sous forme de douches, de l'eau froide sur la colonne vertébrale.

Soit influence tonique, soit répugnance pour l'immersion et pour la douche, le nombre des gateux a subitement diminué, et depuis plusieurs mois, il s'est réduit de 4 ou 5 en moyenne; il est descendu du septième au cinquantième de la population. On peut conserver ces enfants dans les dortoirs.

Le Conseil reçoit avec intérêt la communication de M. Brouillet ; il décide que l'attention de M. le préfet sera attirée sur les services que M. Brouillet a rendus à la colonie d'Ostwald, et sur le zèle qu'il montre dans l'exercice de ses fonctions.

*Établissement d'un routoir à Holtzheim.* M. G. Tourdes présente le rapport suivant :

Le maire de Holtzheim demande l'autorisation d'établir un routoir public dans la commune.

L'enquête a été ouverte à Holtzheim et dans les villages voisins ; aucune opposition ne s'est produite.

L'administration des ponts et chaussées s'est prononcée en faveur de cette demande. Voici les termes du rapport de l'ingénieur ordinaire, approuvé par l'ingénieur en chef, M. Coumes, notre collègue au Conseil : « Le routoir doit être établi dans un terrain vague communal, d'une contenance de six hectares, sur la rive gauche de la Bruche. Le projet de la commune est de niveler entièrement ce terrain pour le rendre propre à l'irrigation, qui se fera au moyen d'une prise d'eau à établir dans la Bruche et qui servira également à alimenter le routoir. Dans le cas où l'on craindrait qu'elle ne fût pas suffisante, la Bruche étant souvent à sec au moment du rouissage, il sera facile de faire une prise supplémentaire dans le canal de la Bruche. Comme les différents travaux doivent être exécutés par des ateliers de charité, pour donner du travail aux classes nécessiteuses, nous avons cru devoir en faire l'objet de propositions immédiates... Il ne nous paraît exister aucun inconvénient à une autorisation immmédiate. Un routoir est indispensable dans une commune où la culture du chanvre a fait de grands progrès dans ces dernières années. D'un autre côté, l'emplacement choisi est convenable. Il est situé au nord-ouest du village de Holtzheim, et par conséquent ne peut être une cause d'insalubrité, les vents régnants étant ceux du sud-ouest. »

Établissement d'un routoir à Holtzheim.

Le Conseil est généralement contraire à l'établissement de nouveaux routoirs. Les routoirs sont des causes permanentes d'insalubrité par les effets du rouissage du chanvre et surtout par leur influence comme marais. Des autorités compétentes n'accordent pas, il est vrai, une action bien manifeste aux émanations qui résultent de la putréfaction du chanvre, mais l'odeur affreuse qu'elles répandent est certainement une des plus incommodes qui existent, et on se décide difficilement à admettre son entière innocuité. Mais c'est surtout comme marais que les routoirs ont des inconvénients graves, ces mares, à niveau variable, alternativement inondées et desséchées au moins dans une grande partie de leur surface, deviennent des foyers de fièvres intermittentes.

Un routoir peut encore nuire, en détruisant le poisson, lorsque ses eaux sont versées en forte proportion dans une rivière peu considérable.

Tout en rappelant les principes, le Conseil n'en a pas moins pris en sérieuse considération les motifs qui appuient la demande de la commune d'Holtzheim et les atténuations qui existent, au point de vue de la salubrité, dans la création de ce nouveau routoir.

Un refus d'autorisation nuirait aux intérêts agricoles de cette commune et priverait la population nécessiteuse des ressources qu'elle va trouver dans le travail. La plupart des communes voisines ont des routoirs, et il y aurait une sorte d'injustice à faire peser sur Holtzheim une exception, surtout lorsque l'on considère que le routoir projeté sera de beaucoup supérieur, sous le point de vue de la salubrité publique, à la plupart de ceux que possèdent les villages environnants.

Le routoir sera creusé sur la rive gauche de la Bruche, tandis que le village est situé sur la rive droite. La Bruche décrit devant Holtzheim un arc de cercle, dont le routoir longe la convexité; les maisons les plus voisines du routoir en sont encore éloignées de 200 mètres; et la fosse devant être établie au nord-ouest de la commune, les vents dominants, sud et sud-ouest, rejetteront loin d'elle les émanations.

Empêcher que le routoir ne se transforme en marais, telle est la précaution la plus importante au point de vue de la salubrité publique. Cette condition, avec une surveillance exacte, peut être obtenue à Holtzheim plus facilement qu'ailleurs, le routoir est voisin d'un courant d'eau rapide et assez important. A l'aide d'une prise d'eau dans le canal ou dans la Bruche, on pourra y maintenir un niveau constant; on devra s'attacher à réduire autant que possible cette surface du terrain qui, tour à tour recouverte par les eaux et mise à nu, devient un foyer d'émanations palustres.

La Bruche est une rivière assez poissonneuse; l'eau du routoir, versée en quantité trop considérable, pourrait amener la destruction du poisson ou nuire au moins au repeuplement du cours d'eau. Pour éviter ce danger, il importe que l'eau du routoir n'arrive à la Bruche que successivement et en petite proportion, et qu'on choisisse pour le déversement les époques où la rivière grossie présente le plus grand volume d'eau.

A ces conditions et par les motifs qui viennent d'être exposés, nous vous proposerons d'émettre un avis favorable à l'autorisation du nouveau routoir.

Cet avis serait formulé en ces termes :

Le Conseil, tout en regrettant au point de vue de la salubrité publique l'établissement d'un nouveau routoir, prenant en considération les besoins de la commune de Holtzheim et la situation favorable du routoir projeté, est d'avis que l'autorisation peut être accordée aux conditions suivantes : 1° un niveau d'eau aussi constant que possible sera maintenu dans la fosse, et l'administration veillera à ce que toutes les précautions nécessaires soient prises pour empêcher la transformation du routoir en marais ; 2° dans l'intérêt de la conservation du poisson, l'eau du routoir ne sera versée dans la Bruche que successivement et en petite proportion, aux époques où la rivière aura le volume le plus considérable.

Le Conseil adopte les conclusions du rapport de M. TOURDES.

La séance est levée à cinq heures.

### Séance du 12 juillet 1854.

Membres présents : MM. MORIN, HEYDENREICH, IMLIN, STOEBER, TOURDES.

Le procès-verbal de la séance précédente est lu et adopté.

*Demande en autorisation d'un four à plâtre.* MM. Petiti et Klotz ont demandé l'autorisation d'établir un four à plâtre dans leur propriété, attenante à la caserne des pontonniers.

M. le colonel directeur du génie militaire, dont l'avis a été demandé par le Conseil, ne s'oppose pas à l'autorisation du four à plâtre, mais il demande qu'il soit placé à 50 mètres du mur de la caserne, sur les bords du canal. Cette opinion est basée sur l'incommodité qui provient du dégagement de la poussière pendant le battage du plâtre.

Le Conseil décide qu'une commission, composée de MM. STOEBER, MORIN et TOURDES, se transportera chez MM. Petiti et Klotz, pour prendre connaissance de l'état des lieux.

*Renseignements sur la variole.* M. le ministre de l'agriculture et du commerce demande, au nom du Comité consultatif d'hygiène publique et de salubrité, des renseignements sur les cas de variole qui peuvent se présenter dans le département du Bas-Rhin.

Ces renseignements sont recueillis par MM. les médecins cantonaux. Le Conseil demandera à M. le préfet du Bas-Rhin la communication de ces états de vaccination et en présentera au ministre le résumé annuel.

*Apparition du choléra dans la Haute-Marne.* M. le préfet du Bas-Rhin communique confidentiellement au Conseil des renseignements sur l'apparition du choléra dans la Haute-Marne.

35 communes en sont atteintes ; dans l'une d'elles, en six jours, la population a été décimée ; on a compté 38 décès sur

370 habitants. La maladie sévit principalement le long des cours d'eau et dans les vallées étroites; les personnes âgées en sont surtout victimes.

M. le préfet invite le Conseil à lui donner connaissance de tous les renseignements qu'il pourrait recueillir sur l'apparition du choléra à Strasbourg ou dans le Bas-Rhin.

*Premier cas à Stras-bourg.* — Le fait suivant a été porté à la connaissance de plusieurs membres du Conseil : Le sieur Latscha, demeurant rue des Poules, 62, a été atteint, dans la soirée du lundi 10 juillet, de diarrhée, de vomissements, de crampes, de refroidissement et de cyanose des extrémités; il a succombé le lendemain mardi, vers huit heures du matin, ayant ainsi offert tous les symptômes du choléra asiatique. Ce fait jusqu'ici paraît isolé.

Le Conseil décide qu'il en sera donné connaissance à M. le préfet, en le priant de vouloir bien convoquer de nouveau le Conseil pour mardi prochain.

La séance est levée à cinq heures.

## Séance du 19 *juillet* 1854.

Membres présents : MM. Morin, Heydenreich, Schützenberger, Lereboullet, Imlin, Hepp, Oppermann, Oberlin, Stoeber, G. Tourdès.

*Choléra. Épidémie de Strasbourg.* — *Précautions à prendre à l'occasion du choléra.* M. Stoeber expose que le premier cas de choléra, observé à la Krutenau le 10 juillet, a été suivi de deux autres cas, le 17 et le 18, dans le même quartier; c'est un avertissement sérieux, mais ce n'est pas encore une épidémie. Il n'y a pas lieu, par conséquent, de proposer des mesures extraordinaires, et il importe de ne pas alarmer la population. A l'hôpital, deux grandes salles sont prêtes pour recevoir les malades; on est en mesure de suffire aux premiers besoins et même aux nécessités d'une épidémie qui ne dépasserait pas les proportions de celle qui a régné en 1849.

Le Conseil, partageant cette manière de voir, est d'avis qu'il n'y a pas lieu pour le moment de provoquer des mesures extraordinaires qui alarmeraient la population, mais il croit nécessaire d'appeler l'attention de l'autorité sur l'application plus sévère des règlements et des précautions qui concernent l'hygiène publique.

L'attention de M. le préfet serait appelée particulièrement sur les points suivants :

1° L'administration municipale serait engagée à s'entendre avec les médecins communaux pour désigner par canton un ou deux médecins adjoints qui seraient rétribués en cas d'épidémie et qui assureraient ainsi d'une manière régulière le service médical de la population pauvre ;

2° Les marchés seraient surveillés avec la plus grande vigilance ; on empêcherait la vente des viandes et de la charcuterie avancées, des pommes de terre malades et des fruits non mûrs ;

3° On veillerait à la propreté des rues, à l'exécution régulière des chasses d'eau imposées à chaque propriétaire ; l'administration municipale ferait elle-même nettoyer et laver les petites rues étroites et insalubres.

4° La fièvre typhoïde et le scorbut règnent dans les prisons de Strasbourg ; si le choléra y pénétrait, il y ferait les plus grands ravages ; on aurait deux foyers d'infection menaçants pour la ville tout entière. Il importe donc de modifier les conditions d'encombrement et de régime qui rendent aujourd'hui si insalubres les maisons d'arrêt et de détention.

*Autorisation d'un four à plâtre à Strasbourg.* Sur la proposition d'une commission composée de MM. Stoeber, Morin et G. Tourdes, qui ont visité l'établissement de MM. Petiti et Klotz, le Conseil se prononce en faveur de l'autorisation demandée, aux conditions suivantes :

1° Le four à plâtre sera placé à 19 mètres du mur de la caserne, sur le bord du canal ;

2° Le plâtre sera pulvérisé, dans un endroit couvert, à l'aide d'un moulin et l'on s'abstiendra de l'opération du battage.

Les inconvénients d'un four à plâtre sont la poussière provenant du battage, la fumée du combustible, le dégagement de vapeurs d'eau. Avec l'emplacement assigné à l'usine et la suppression du battage, la caserne des pontonniers sera à l'abri de toute incommodité.

*Autorisation d'un four à plâtre à Haguenau.* Le sieur Altenburger demande l'autorisation d'établir un four à plâtre à Haguenau.

Aucune opposition ne s'est produite dans l'enquête, le four serait isolé et placé dans un quartier où la population est peu nombreuse. Le maire se prononce en faveur de l'autorisation eu demandant, dans la construction du four, les précautions nécessaires pour éviter le danger du feu, et l'établissement d'une cheminée d'une hauteur suffisante pour préserver de la fumée les habitations voisines.

Le Conseil émet l'avis qu'à ces conditions l'autorisation demandée peut être accordée.

*Atelier de recuisson des os.* Le sieur Dreyer, demeurant à Lingolsheim, demande l'autorisation d'établir un atelier de recuisson des os, provenant des cuisines, ayant pour but d'extraire les matières alimentaires qu'ils peuvent encore contenir.

M. le préfet du Bas-Rhin renvoie cette demande au Conseil, avec l'invitation de déterminer dans quelle classe d'établissements insalubres ce genre d'industrie doit être placé.

Le Conseil est d'avis que cette industrie doit être assimilée à la fabrication de gélatine extraite des os par le moyen de l'ébullition ou des acides, fabrication qui peut donner lieu à une odeur désagréable, quand les matières ne sont pas fraîches et qu'on conserve trop longtemps les os en dépôt. L'ordonnance du 9 février 1825 place dans la troisième classe ce genre de fabrication.

La séance est levée à cinq heures.

### Séance du 28 juillet 1854.

*Présidence de M. WEST, préfet du Bas-Rhin.*

Membres présents : MM. COUMES, MORIN, KOENIG, FORGET, LEREBOULLET, IMLIN, BLAVIER, SCHÜTZENBERGER, OPPERMANN, STOEBER, G. TOURDES.

M. JONARD, directeur des douanes et des contributions indirectes, assiste à la séance.

M. EISSEN a été introduit pour donner des explications sur l'état sanitaire du canton Est.

M. le préfet ouvre la séance en faisant connaître que l'épidémie de choléra a pris un certain accroissement dans le canton Est de la ville de Strasbourg; on compte aujourd'hui environ 70 cas et 15 victimes. Deux maisons de la rue du Brochet et de la rue des Maisons-Rouges sont les principaux foyers de l'épidémie; M. le préfet a visité lui-même les habitations où le choléra s'est déclaré; il a constaté l'état d'insalubrité et d'encombrement de ces locaux, et la misère profonde de la population qui les occupe. Le Conseil est convoqué pour proposer les mesures que l'épidémie peut rendre nécessaires.

Après délibération, le Conseil, d'accord avec M. le préfet du Bas-Rhin, s'arrête aux mesures suivantes :

1º On évacuera aussi complétement que possible les deux maisons qui sont devenues les foyers de l'épidémie; cette évacuation, déjà conseillée par les médecins aux habitants des deux maisons, sera facilitée par les mesures que l'autorité va prendre, pour mettre d'autres logements à la disposition des personnes indigentes qui vont quitter le foyer de l'épidémie;

2º Les maisons évacuées seront purifiées par des fumigations de chlore, lavées à l'eau chlorurée et blanchies à la chaux;

3º Des plaintes s'étant élevées sur la qualité du pain et sur sa cuisson, avis en sera donné à l'autorité municipale et au syndicat des boulangers, afin qu'on redouble de surveillance; le même avis sera donné au bureau de bienfaisance;

4º On avancera l'époque des vacances pour les écoles du canton Est, afin d'éviter toute occasion d'encombrement dans ce quartier;

5º L'autorité municipale fera répandre par les médecins cantonaux une instruction relative aux premiers soins à donner aux malades, et qui rappellera l'importance de traiter les accidents dès le début.

Le Conseil s'en réfère, en outre, à ses délibérations de la séance précédente sur la nécessité de redoubler de surveillance pour tout ce qui concerne l'hygiène générale, la police des marchés et le nettoyage de la voie publique.

*Du goître à Strasbourg*. M. TOURDES présente au Conseil les conclusions d'un travail *Sur le goître et sur le crétinisme à Strasbourg et dans le département du Bas-Rhin.*

L'existence de l'endémie goîtreuse à Strasbourg nous paraît mise hors de doute par les faits qui servent de base à ce travail. Nous retrouvons le goître à tous les âges et dans toutes les classes de la population, avec des proportions qui ne permettent pas de considérer ce fait comme accidentel.

 Ce résultat devait être prévu ; il était annoncé par la situation topographique de la ville de Strasbourg. Placée sur l'Ill à une petite distance du Rhin, cette ville est située au centre d'une zone parallèle au fleuve, qui est, dans le département du Bas-Rhin, le foyer principal du crétinisme. En amont et en aval de la ville, sur les bords de l'Ill et du Rhin, l'endémie sévit avec beaucoup de force ; pouvait-on supposer qu'elle s'arrêterait aux portes mêmes de la ville, qui formerait ainsi une exception unique dans cette partie du département? Sans doute, les conditions particulières à une grande ville, son étendue même, l'éloignement des marais, l'humidité moindre du sol, ont dû affaiblir les causes de l'endémie ; mais il était difficile de supposer que la population ne souffrît aucune atteinte de causes qui agissaient sur son voisinage le plus immédiat.

L'endémie se démontre à Strasbourg par la présence du goître dès le premier âge : salles d'asile, 1 sur 16 ; écoles, 1 sur 11 ; orphelins, 1 sur 5 ; par sa persistance dans l'âge mûr et dans la vieillesse : ouvriers des tabacs, 1 sur 4 ; maison de refuge, 1 sur 6 ; pensionnaires de l'hôpital civil, 1 sur 4 2/5.

L'endémie est sans doute peu prononcée ; elle est plus faible que ne l'indiquent les chiffres qui précèdent, si l'on a égard à l'intensité des goîtres. Le plus souvent nous n'avons constaté qu'une simple augmentation de volume de la glande thyroïde, sans altération de texture.

Les goîtres volumineux sont devenus rares à Strasbourg, mais on en rencontre encore. Ceux qui fréquentent notre amphithéâtre savent sur combien de cadavres on constate l'altération de la glande thyroïde, et quels matériaux nombreux on y trouve pour cette partie de l'anatomie pathologique. Les accidents produits par le  goître ne sont pas rares à nos cliniques.

Dans la banlieue, aux portes mêmes de Strasbourg, l'endémie parait avec des proportions bien autrement considérables. Le crétinisme s'observe encore à la Robertsau et au Neuhof. Au dernier recensement, on a compté 5 crétins dans le premier de ces villages et 24 dans le second. La proportion des goitreux est bien plus élevée que pour la ville ; elle a été de 1 sur 11 pour les salles d'asile, de 1 sur 6 pour les écoles. Dans la population adulte le goître est commun, et parmi les pensionnaires, appartenant à la banlieue, il en est peu qui ne présentent cette affection.

Les différentes parties de la banlieue ne sont pas atteintes par l'endémie avec une intensité égale. La Robertsau figure en première ligne pour le nombre des goîtres : ce nombre s'élève à 1 sur 8 pour les salles d'asile, et à 1 sur 5 1/2 pour les écoles. Le Neuhof vient ensuite avec une proportion de 1 sur 16 pour les salles d'asile, et de 1 sur 6 pour les écoles. Le Neudorf présente des chiffres un peu plus favorables, 1 sur 14 et 1 sur 8.

Ces trois dépendances de la ville renferment une population d'environ 12,000 âmes.

L'hypertrophie de la glande thyroïde, plus fréquente dans la banlieue, atteint aussi un développement plus considérable ; en général, les goîtres y sont plus volumineux, et les dégénérescences profondes un peu moins rares.

On n'a pas de point de départ dans le passé pour apprécier la diminution de l'endémie goîtreuse ; mais il est de toute évidence qu'elle a éprouvé une décroissance notable. Pour le crétinisme, le fait est saillant et hors de doute. Beaucoup de personnes se rappellent encore le hideux spectacle qu'offrait autrefois la Robertsau, où de nombreux crétins circulaient dans les promenades, implorant la charité publique; aujourd'hui ces malheureux, réduits à un petit nombre, cessent d'attrister les regards. La diminution du goître est également évidente, quoiqu'on n'ait pas sur ce fait de documents précis; cette diminution paraît d'ailleurs avoir été constatée dans toute la zone correspondante du département.

Les conclusions suivantes nous paraissent ressortir des faits qui précèdent :

1° L'endémie goîtreuse existe à Strasbourg, mais dans de faibles proportions;

2° L'endémie goîtreuse est très-prononcée dans la banlieue de Strasbourg, elle va encore jusqu'au crétinisme;

3° Cette endémie est en notable décroissance dans la ville et dans la banlieue.

*Hérédité.* L'hérédité du crétinisme et du goître est un fait depuis longtemps démontré. Cette hérédité est même une des preuves les plus évidentes de la communauté d'origine et de nature que présentent ces deux affections. Fodéré avait remarqué cette transmission du goître dans les familles; il avait constaté que les enfants devenaient goîtreux, lorsque le père et la mère étaient atteints de cette affection, et que le crétinisme paraissait à la troisième génération, si les alliances continuaient entre personnes atteintes de goître; il pensait que l'hérédité venait surtout du côté paternel. Cette influence héréditaire m'a paru hors de doute à Strasbourg. On m'a signalé quelques familles, placées dans des conditions hygiéniques très-favorables, où le goître se transmet de génération en génération. A diverses reprises dans les écoles,  quand je constatais le goître chez un enfant, on m'avertissait que ses parents en étaient aussi atteints. Fréquemment encore, des frères et des sœurs présentaient en même temps cette affection. J'ai noté cette coïncidence environ une quinzaine de fois ; elle existait à Strasbourg aussi bien que dans la banlieue.

L'influence de l'hérédité explique peut-être pourquoi une partie de la banlieue présente une proportion un peu moindre de goîtreux. Le Neudorf, qui occupe un terrain bas et humide, aussi ouvert aux inondations que le sol de la Robertsau et du Neuhof, est un village d'origine récente, renfermant une population nouvelle, flottante, ayant des origines diverses ; le nombre des goîtreux y est un peu moins considérable qu'à la Robertsau et au Neuhof, malgré l'identité des conditions hygiéniques.

*Scrofules.* Le goître atteint à Strasbourg les enfants de la population aisée, mais il est plus commun dans la classe pauvre. Son maximum de fréquence a été observé à l'hospice des orphelins, avec la proportion de 1 sur 3, au lieu de 1 sur 11, et 1 sur 6 pour l'âge correspondant de la ville et de la banlieue. Les enfants de cet asile, issus pour la plupart de parents tuberculeux ou scrofuleux, portent les germes des maladies auxquelles leurs parents ont succombé. La détérioration de leur organisme a sans doute favorisé l'action des causes qui produisent le goître. Comme ces enfants sont presque tous de familles strasbourgeoises, il est probable qu'une influence héréditaire a contribué à rendre cette affection plus fréquente parmi eux. Nous croyons pouvoir admettre que les scrofules et l'ensemble des causes qui les produisent favorisent la disposition au goître.

*Age.* Cette affection est rare dans la première enfance; elle se développe avec l'âge, et elle augmente évidemment de fréquence jusqu'à l'époque de la puberté. La Maternité, la Crèche, les salles d'asile et les écoles, nous ont fourni la preuve de cette échelle ascendante. Le goître congénial n'a été observé à Strasbourg qu'à l'état d'exception. Plus rare d'un à trois ans, le goître augmente de fréquence de trois à sept, de huit à douze et de douze à quinze ans. L'accroissement est régulier et constant à dater de cette époque; l'augmentation continue dans le sexe féminin, mais elle s'arrête chez les hommes. Beaucoup de goîtres de la jeunesse disparaissent dans l'âge mûr. Ce changement, qui s'observe pour les femmes comme pour les hommes, est compensé chez les premières par l'action d'autres causes. A un âge plus avancé, la proportion des goîtres augmente, et les établissements consacrés à la vieillesse offrent le maximum de leurs fréquences. Les variations ont été analogues dans la ville et dans la banlieue; chaque âge dans la banlieue a présenté des proportions plus fortes, mais le rapport entre les différentes périodes de la vie est resté le même.

Voici le tableau résumé de ces proportions suivant les âges : Les faits de la Maternité et de la Crèche sont trop peu nombreux pour être classés.

Les salles d'asiles qui renferment les enfants de trois a sept ans, présentent dans la ville une proportion de 1 sur 16, et dans la banlieue de 1 sur 11 ; pour les écoles, de sept à quinze ans, la proportion est de 1 sur 11 dans la ville, et de 1 sur 6 dans la banlieue.

A la manufacture de tabac la proportion est de 1 sur 4 ; elle est de 1 sur 6 à la maison de refuge, et de 1 sur 4 1/2 parmi les pensionnaires de l'hôpital civil.

L'augmentation croissante par les progrès de l'âge semble mise hors de doute. La glande thyroïde, si peu prononcée au moment de la naissance, est appelée à jouer plus tard un rôle important; au voisinage de la puberté surtout, son activité devient plus grande. L'influence de l'âge peut encore s'expliquer par l'impression plus prolongée des causes pathogéniques. Quand on apprécie la fréquence relative d'une maladie aux différentes époques de la vie, il faut se rappeler que, par suite des progrès de l'âge, beaucoup d'affections deviennent plus communes, et qu'en appliquant la même statistique aux principaux organes, on trouverait une augmentation semblable dans le nombre de leurs lésions.

S'il est des goîtres légers, dépendant d'une activité plus grande de la glande thyroïde à l'époque de la puberté et disparaissant avec cet âge, il en est d'autres qui continuent à se développer par l'action prolongée des causes de l'endémie, et par suite d'influences accessoires qui appartiennent surtout au sexe féminin.

*Sexe.* La prédominance du sexe féminin parmi les individus affectés de goîtres est un fait général que nous retrouvons à tous les âges, dans la ville comme dans la banlieue.

Cette prédominance s'exprime en chiffres très-significatifs :

| Établissements. | Masculin. | Féminin. |
|---|---|---|
| Salles d'asile de la ville. . . . . . . | 1 sur 15 | 1 sur 11 |
| Banlieue . . . . . . . . . . . . . . | 1 sur 14 | 1 sur 9 |
| Écoles de la ville . . . . . . . . . . | 1 sur 14 | 1 sur 10 |
| Écoles de la banlieue . . . . . . . . | 1 sur 6 | 1 sur 5 |
| Orphelins. . . . . . . . . . . . . . | 1 sur 3 1/2 | 1 sur 3 |
| Rhinau . . . . . . . . . . . . . . . | 1 sur 3 1/2 | 1 sur 2 |
| Sainte-Barbe . . . . . . . . . . . . |  | 1 sur 3 |
| Tabac. . . . . . . . . . . . . . . . | 1 sur 6. | 1 sur 9 |
| Maison de refuge . . . . . . . . . . | 1 sur 8 | 1 sur 3 |
| Pensionnaires. . . . . . . . . . . . | 1 sur 6 | 1 sur 4 |

 Si nous additionnons tous les cas en les distribuant en deux catégories, une pour l'enfance, l'autre pour l'âge adulte, nous trouvons les résultats suivants :

1° Salles d'asile, écoles et orphelins : sexe masculin, nombre d'enfants 1288, nombre de goîtreux 128, proportion 1 sur 10 ; pour le sexe féminin : nombre d'enfants 1564, nombre de goîtreux 209, proportion 1 sur 8.

2° Pour l'âge adulte et la vieillesse, manufacture de tabac, maison de refuge et pensionnaires : nombre d'hommes 561, goîtres 59, proportion 1 sur 7 ; nombre de femmes 505, goîtres 155, proportion 1 sur 4.

La prédominance du sexe féminin est donc un fait général, elle se montre dès le premier âge ; elle est plus prononcée dans la seconde enfance, elle se maintient et augmente pendant tout le reste de la vie. À quelles causes cette prédominance doit-elle être attribuée?

Beaucoup de médecins font jouer un grand rôle, dans l'étiologie du goître, à la grossesse et à l'accouchement, et à certaines habitudes locales telles que celles qui consistent à porter des fardeaux sur la tête. Il est impossible de nier l'influence de ces diverses causes : on a cité des observations assez nombreuses de goîtres qui se sont développés rapidement pendant la grossesse et pendant l'accouchement ou qui ne paraissaient que sous l'influence de l'état de gestation. Mais ces conditions, purement accessoires, nous paraissent insuffisantes pour expliquer la prédisposition des femmes au goître. Cette prédisposition se manifeste dès le premier âge, elle augmente progressivement dans l'enfance, bien avant l'époque où peuvent agir les causes que nous venons de signaler. La nature même des goîtres autorise à ne faire jouer qu'un faible rôle aux actions purement mécaniques; le plus souvent cette affection est formée par un épanchement de matière  colloïde, et non par une dilatation variqueuse, provenant de la gêne de la circulation.

Le crétinisme paraît être le résultat des mêmes causes que le goître endémique; l'affinité qui existe entre ces deux affections ne peut être révoquée en doute, et dans le crétinisme comme dans le goître, la prédominance du sexe féminin est considérable. A l'hôpital civil, sur 6 personnes atteintes de crétinisme 4 sont des femmes. Dans le département du Bas-Rhin, sur 125 crétins qui ont été signalés, les deux tiers environ appartenaient au sexe féminin. La prédominance qui existe pour le goître se retrouve dans le crétinisme, et ici on ne peut invoquer les influences accessoires de la grossesse et de l'accouchement. La plus grande fréquence de cette maladie chez les femmes tient à leur constitution ; douées d'un tempérament lymphatique plus prononcé, elles résistent moins aux causes débilitantes; elles sont plus sujettes aux scrofules et aux tubercules, aux vices de conformation et aux maladies congéniales Ce sont les mêmes conditions générales qui expliquent chez elles la plus grande fréquence du goître et du crétinisme.


CONCLUSIONS.

Nous venons d'exposer les principaux faits qui se rattachent à l'histoire du goître à Strasbourg ; ces recherches peuvent se résumer dans les conclusions suivantes :

1° L'endémie goîtreuse règne à Strasbourg, comme dans toute la portion du département qui est comprise entre le Rhin et l'Ill ;

L'influence endémique, faible dans la ville, est très-

 prononcée dans la banlieue où elle produit encore le crétinisme ;

La Robertsau, le Neuhof, le Neudorf, classés dans cet
ordre, sont les principaux foyers de cette endémie.

2° L'endémie goîtreuse est en décroissance dans la ville
et dans la banlieue de Strasbourg ;

Cette décroissance a coïncidé avec l'assainissement du
sol ;

3° L'endémie goîtreuse paraît être, en grande partie,
causée par l'influence marécageuse ; elle semble indépendante de la qualité des eaux ;

4° L'hérédité a une influence évidente sur la propagation du goître ;

Les scrofules et la détérioration de la constitution paraissent y disposer ;

5° Le goître congénial est encore observé à Strasbourg ;
on l'a vu occasionner la mort ;

Le goître se montre dès le premier âge et en proportion d'autant plus forte que l'endémie est plus prononcée ;

Le nombre des goîtres augmente dans la seconde enfance et aux approches de la puberté ;

Sa fréquence se soutient à l'âge adulte ; elle a paru
augmenter dans la vieillesse ;

L'augmentation par le progrès de l'âge est plus prononcée chez les femmes que chez les hommes ;

6° La plus grande fréquence du goître chez les femmes
a été un fait général ;

Cette prédominance est indépendante de la grossesse et
de l'accouchement et de certaines habitudes locales, telles
que celle de porter des fardeaux très-lourds sur la tête ;

Cette prédominance du sexe féminin s'est montrée dès
le premier âge ; elle est plus prononcée dans la seconde

enfance; elle se maintient pendant toute la durée de la vie; Du goître à Strasbourg.

7° L'augmentation de volume de la glande thyroïde, sans lésion appréciable à l'extérieur, est le symptôme habituel du goître endémique;

Cette augmentation de volume est le plus souvent accompagnée de dégénérescence colloïde;

Le goître colloïde est la forme la plus ordinaire du goître endémique à Strasbourg; les kystes colloïdes ou sanguins ont été les altérations les plus communes dans les goîtres anciens;

8° Le goître est plus fréquent et plus développé dans le lobe droit que dans le lobe gauche de la glande thyroïde;

Cette prédominance du côté droit a été remarquée dans les deux sexes et à tous les âges;

A l'état physiologique, le lobe droit de la glande thyroïde est plus volumineux et plus lourd que le lobe gauche;

9° Quelques faits semblent indiquer une concordance entre le développement de la rate et celui de la glande thyroïde.

La séance est levée à midi.

### Séance du 51 juillet 1854.

*Présidence de M. West, préfet du Bas-Rhin.*

Membres présents : MM. Stoeber, Coumes, Morin, Lereboullet, Heydenreich, Imlin, Oberlin.

M. le préfet communique au Conseil une note rédigée par un Choléra. anonyme américain sur le traitement et la préservation du choléra.

M. Lereboullet est chargé de modifier l'ancienne instruction populaire sur le choléra.

M. le préfet communique une lettre de M. Brouillet, qui fait part de la mort à Illkirch d'un individu, venant de la rue du Brochet. .

M. le préfet dit aussi que M. Reibel, à Brumath, a vu quelques cas de cholérine; il a appris qu'une personne qu'il n'a pas traitée est morte de choléra.

La séance est levée.


### Séance du 4 août 1854.

#### Présidence de M. West, préfet du Bas-Rhin.

Membres présents : MM. Stoeber, G. Tourdes, Schützenberger, Lereboullet, Oppermann, Heidenreich, Imlin, Morin.

Le procès-verbal de la séance précédente est lu et adopté.

*Choléra.*    *Épidémie de choléra.* M. le préfet fait connaître que, d'après les renseignements fournis à l'administration, l'épidémie reste stationnaire. Le chiffre officiel de l'hôpital civil, à la date du 4 août, est de 85 cas, 35 décès, 14 guéris, 36 en traitement.

M. Lereboullet donne lecture d'un projet d'instruction populaire sur l'hygiène à suivre et sur les premiers soins à donner pendant l'épidémie.

Après discussion, cette instruction est adoptée.

*Égouts de Strasbourg.*    *Égouts de la rue de l'Hôpital et de la Grande-rue-de-la-Grange.* Plusieurs propriétaires de la rue de l'Hôpital et de la rue du Vieux-Marché-aux-Poissons se plaignent de l'insalubrité de l'égout qui s'étend entre ces deux rues. Cet égout reçoit les immondices des maisons voisines; il est à découvert et répand les émanations les plus fétides. Ordre a été donné de blanchir la façade des maisons qui est située du côté de l'égout; les propriétaires exposent que ce blanchiment est inutile pour la salubrité publique, tant que l'égout ne sera pas couvert; ils demandent en conséquence un délai.

Le Conseil a déjà signalé à l'administration l'état de l'égout qui longe la rue de l'Hôpital (Ulmergraben); cet égout n'est qu'un fossé infect, il importe de le transformer en égout couvert. Quant au blanchiment de la façade des maisons tournée du côté de l'égout, il y aurait en ce moment de l'inconvénient à exposer des ouvriers aux émanations qui s'en exhalent; le Conseil est en conséquence d'avis qu'il y a lieu de surseoir à ce travail.

Le Conseil appelle en même temps l'attention de l'autorité

municipale sur un égout semblable qui est situé derrière la Grande-rue-de-la-Grange.

*Élevage des porcs à Strasbourg.* Les boulangers, les meuniers et un certain nombre d'autres personnes se livrent à Strasbourg à l'élevage des porcs. Ces animaux sont entassés dans des étables étroites et fétides, sans jour et sans air, au milieu même des habitations et dans des maisons très-peuplées, et dont plusieurs n'ont pas même de cour. M. le commissaire central signale cette cause d'insalubrité; une lettre des bureaux de l'Académie élève des plaintes contre une étable de ce genre placée au voisinage même du logement des employés.

Le Conseil est d'avis qu'il y a lieu de faire disparaître cette cause d'insalubrité et de recommander à l'autorité municipale la stricte exécution des règlements sur l'élevage des porcs. D'après ces règlements, aucun particulier ne peut élever plus de deux porcs; l'autorisation ne devrait être accordée qu'aux individus dont les habitations ont une cour et sont suffisamment spacieuses pour que le séjour de ces animaux y soit sans inconvénient.

*Dépôts d'os et de chiffons.* Plusieurs dépôts de ce genre existent à Strasbourg; ce sont des causes permanentes d'insalubrité; il importe qu'on soumette à une surveillance exacte ce genre d'établissement.

*Demande en autorisation d'une fabrique de chandelles à Molsheim.* Le sieur Zerr demande l'autorisation d'établir une fabrique de chandelles, dans sa maison n° 232, section F, à Molsheim.

Cette maison occupe un des coins de la rue qui forme la grande route de Fénétrange; ce quartier est un des plus peuplés de Molsheim; la maison est enclavée dans les habitations voisines; elle n'a qu'une très-petite cour; l'odeur du suif n'aurait de dégagement que par la cheminée et par les fenêtres; les voisins immédiats s'opposent à cet établissement.

Pour ces considérations, le Conseil est d'avis que l'autorisation demandée ne peut être accordée.

*Cas de choléra à Lipsheim et à Kriegsheim.* M. BROUILLET signale deux cas de choléra mortels, observés à Lipsheim, sur deux hommes qui provenaient d'un des foyers d'infection de Strasbourg.

M. REIBEL a observé quelques cas de choléra et de cholérine à Kriegsheim, canton de Brumath; un seul malade a succombé.

La séance est levée à cinq heures.

### Séance du 7 août 1854.

#### Présidence de M. WEST, préfet du Bas-Rhin.

Membres présents: MM. COUMES, MORIN, SCHÜTZENBÉRGÉR, HEYDENREICH, FORGET, STOÉBER, G. TOURDES.

Le procès-verbal de la séance précédente est lu et adopté.

*Choléra.*    *Épidémie de choléra.* Le bulletin de l'hôpital civil du 6 août porte : 6 entrées, 3 morts, 94 cas depuis le 17 juillet, 42 décès, 22 guérisons, 29 malades en traitement.

Le bulletin de M. EISSEN indique 10 nouveaux cas, 2 graves, 8 légers, et deux foyers nouveaux, rue des Balayeurs, 34, et rue Traversière, 6.

Le bulletin général du 6 août donne pour résultats 14 nouveaux cas et 3 décès, et depuis le commencement de l'épidémie 355 cas et 97 décès.

Le Conseil discute la question du maintien d'un service spécial de cholériques à l'hôpital et de l'éloignement des pensionnaires. Mais, attendu qu'il n'y a point d'urgence et que l'épidémie semble stationnaire, aucune décision n'est prise sur ces points.

*Épidémie de Kriegsheim.* M. REIDEL signale six cas nouveaux et point de décès.

La séance est levée.


### Séance du 11 août 1854.

Membres présents: MM. LEREBOULLET, HEYDENREICH, OPPERMANN, SCHÜTZENBERGER, BLAVIER, TOURDES.

Le procès-verbal de la séance précédente est lu et adopté.

*Choléra.*    *Épidémie de choléra.* Le bulletin de l'hôpital, du 11 à midi, donne les résultats suivants: Depuis le 17 juillet, 114 cas, 64 décès, 33 sorties, 17 malades en traitement.

L'instruction adoptée par le Conseil de salubrité a été imprimée et traduite en allemand; elle sera envoyée aux maires de Strasbourg, de Brumath et de Bischwiller, pour être répandue par l'entremise des médecins cantonaux.

*Désinfection des fosses d'aisance.*    *Désinfection des fosses d'aisance de Strasbourg.* M. le maire de Strasbourg fait connaître au Conseil que M. le docteur EISSEN a remarqué que la désinfection des fosses d'aisances opérée à l'aide du sulfate de fer dans deux maisons infectées, rue Neuve-Traversière, 6, et rue du Brochet, 19, a été suivie d'un arrêt brusque dans la marche du fléau. Il se propose d'opérer cette désinfection rue de la Krutenau, 13, place du Pont-aux-Chats, 19, quartier des Souabes, 42, rue des Balayeurs, 34. M. le maire demande s'il y aurait avantage à faire faire cette désinfection en masse, pour toutes les fosses d'aisances de la ville, par le procédé indiqué.

Le Conseil est d'avis que cette désinfection doit être faite dans les maisons atteintes par le choléra et dans les autres maisons du même quartier où les fosses seraient dans de mauvaises conditions. Il ne pense point qu'il y ait lieu de proposer une désinfection générale, qui serait d'ailleurs à peu près impraticable à cause des énormes quantités de sulfate de fer qu'elle exigerait.

Le Conseil insiste de nouveau sur le lavage et la désinfection des cours et des ruelles.

*Statistique des idiots.* Les renseignements fournis par le canton nord de Strasbourg; d'autres recherches sont annoncées par M. WILLEMIN.

*Rapport semestriel du canton de Saar-Union.* M. STEIN-BRENNER envoie le rapport semestriel du premier semestre de 1854.

M. TOURDES présente l'analyse de ce document. Les naissances ont été au nombre de 229; les décès de 136; les vaccinations de 182, nombre égal à celui des naissances, déduction faite des décès d'enfants.

L'état sanitaire a été satisfaisant; il n'y a pas eu de maladie régnante caractérisée. La rougeole a été épidémique à Saar-Union aux mois de mai et de juin; une cinquantaine d'enfants en ont été atteints; un seul a succombé. Les cimetières de Domfessel, de Hinzingen, de Ratzwiller, de Herbitzheim, de Keskastel, de Seltzheim et de Saar-Union (2e section) sont encore dans l'intérieur même des villages. Il importerait surtout de déplacer les cimetières de Herbitzheim, de Keskastel et de Saar-Union.

Le paupérisme augmente dans d'effrayantes proportions; les bureaux de bienfaisance n'ont pas d'existence réelle dans les villages; les budgets communaux sont insuffisants; à Saar-Union même les malades les plus nécessiteux peuvent à peine être soutenus.

La levée du cadavre d'un vieillard mort d'épuisement et de misère, une autopsie et une visite dans deux cas d'avortement, sont les seules expertises mentionnées.

M. Steinbrenner donne des détails circonstanciés sur la météréologie; il mentionne entre autres les gelées désastreuses des 25 et 26 avril. Les pluies torrentielles de mai et de juin ont ramené la maladie de la vigne et des pommes de terre.

Le Conseil décide que les trois cimetières de Herbitzheim, de Keskastel et de Saar-Union (2e section) seront signalés à M. le préfet comme pouvant nuire à la santé publique.

La séance est levée.

## *Séance du 14 août 1854.*

Membres présents: MM. Coumes, Lereboullet, Schützenberger, Oppermann, Forget, Hepp, Stoeber, Tourdes.

Le procès-verbal de la séance précédente est lu et adopté.

*Épidémie de choléra.* M. Schützenberger fait connaître qu'une recrudescence dans l'épidémie a eu lieu depuis dimanche.

Plusieurs malades ont été atteints dans différents services. L'aumônier de l'hôpital est mourant; deux sœurs et deux servantes ont contracté le choléra.

Le bulletin de l'hôpital donne les résultats suivants: A la date du 13, 126 cas, 74 décès, 38 sortants, 14 malades en traitement.

Le 14, au matin, on comptait 6 cas nouveaux, dont 4 à l'hôpital.

*Précautions relatives à la vaccine.* M. Stoeber, médecin cantonal à Obernai, expose que les mesures relatives à la vérification des vaccinations et à l'exigence des certificats de vaccine sont presque tombées en désuétude dans les communes rurales; il demande qu'on revienne à la stricte exécution des arrêtés préfectoraux, qui exigent que l'administration municipale prête son concours à la propagation de la vaccine, et que l'admission dans les écoles et sur la liste des bureaux de bienfaisance ne puisse avoir lieu sans certificat de vaccine. Les cas de variole, qui deviennent plus fréquents, indiquent la nécessité de ces mesures.

M. Stoeber a adressé à M. le préfet la lettre suivante:

« Je crois remplir un devoir en appelant respectueusement

votre attention sur un point de la médecine cantonale qui ré- Vaccination.
clame une réforme urgente; je veux parler de la désuétude dans
laquelle tombe de plus en plus la vérification des vaccinations
faites dans les campagnes. Il est rare de rencontrer des parents
qui négligent ou qni refusent de faire vacciner leurs enfants;
mais la négligence et les préjugés empêchent la plupart des
mères de représenter leurs enfants pour la vérification de la vaccination; elles craignent qu'on ne prenne du vaccin à leurs enfants; de sorte que le médecin n'est pas assuré du résultat de ses
opérations, et qu'il n'a pas le choix du vaccin frais pour les
continuer.

« Pour citer des faits, j'aurai l'honneur de vous exposer qu'il
m'est arrivé à deux reprises d'être obligé de discontinuer mes
opérations et de me voir privé de vaccin, par suite de la négligence ou de la mauvaise volonté formelle des mères.

« L'arrêté du 31 octobre 1810, rendu par M. de Lezai-Marnésia,
exige que les enfants soient réunis à l'heure indiquée par le médecin cantonal, à la diligence du maire; que la vaccination ait
lieu en présence du maire ou de l'un de ses adjoints; que, le
septième ou huitième jour, le médecin, accompagné par le maire
ou l'un de ses adjoints, vérifie le résultat de son opération. Aucun enfant ne devait être reçu dans une école communale, s'il ne
justifiait d'avoir été vacciné. Toutes ces dispositions sont tombées complétement en oubli et en désuétude; si elles étaient remises en vigueur et ponctuellement exécutées, le médecin ne
serait pas désarmé en face de la négligence et trop souvent du
mauvais vouloir des parents.

« On l'a dit depuis longtemps : l'hygiène ne se persuade pas,
elle s'impose aux masses. D'autres nations l'ont compris ainsi;
en Allemagne et en Augleterre la vaccination est rendue obligatoire par les lois du pays, et les contrevenants sont passibles de
pénalités. Une loi rendue dans ce sens serait certainement un
bienfait pour notre pays et faciliterait infiniment la tâche des médecins vaccinateurs. Le conseil général de la Seine-Inférieure a
formulé cette année même son vœu à cet égard, et M. le préfet
de la Seine a récemment arrêté que les personnes qui néglige-
raient de faire vacciner leurs enfants fussent rayées de la liste des
secours accordés aux indigents.

« Pour être efficace, la mesure doit être générale; non-seulement la vaccination, mais encore la vérification de celle-ci doit

Vaccination. être obligatoire , sans exception aucune et sans distinction de classes. »

Le Conseil, adoptant ces conclusions, demande : 1° que la vérification des vaccinations se fasse régulièrement, suivant les formes prescrites et en présence du maire ou de l'adjoint de la commune ; 2° que les certificats de vaccine soient strictement exigés pour l'admission dans les écoles et pour l'obtention de tout secours public.

Le Conseil croit nécessaire qu'une circulaire de M. le préfet rappelle aux maires l'exécution de toutes ces formalités.

La séance est levée.

### Séance du 18 août 1854.

Membres présents : MM. Schützenberger, Heydenreich, G. Tourdes, Stoeber, Lereboullet, Oppermann.

Le procès-verbal de la séance précédente est lu et adopté.

Choléra.    *Épidémie de choléra.* Le bulletin de l'hôpital du 16 août donne pour résultats :

|  | Entrants. | Décès. | Sorties. | En traitement. |
|---|---|---|---|---|
| Le 16 août. . . . | 11 | 2 | 2 | 23 |
| Le 17 août . . . | 7 | 4 | 0 | 29 |

Total le 17 août, depuis le commencement de l'épidémie : 159 cas, 89 décès, 41 sorties, 29 en traitement.

Victime de son dévouement, l'aumônier de l'hôpital a succombé, ainsi que sa sœur et sa servante.

Deux cas ont été observés au Wœrth, à la Robertsau, 2 cas à Bischheim, 1 à Hœnheim.

Les bulletins de la ville et de l'hôpital réunis donnent pour résultats le 17 août : 15 nouveaux cas, 8 décès, 551 cas antérieurs, 176 décès antérieurs.

On compterait pour la ville 400 cas et 67 décès, pour l'hôpital 159 cas et 89 décès.

La séance est levée.

### Séance du 15 septembre 1854.

Membres présents : MM. Hepp, Morin, Blavier, Heydenreich, Stoeber.

Le procès-verbal de la séance précédente est lu et adopté.

*Demande en autorisation d'un four à plâtre à Wasselonne.* **Four à plâtre.**
Le sieur Müller demande l'autorisation d'établir un four à plâtre,
dans sa maison, sise à Wasselonne.

Aucune opposition ne s'est produite dans l'enquête.

Le four à plâtre serait situé à une des extrémités de la ville et
entre une cour et un jardin.

Le Conseil est d'avis que l'autorisation peut être accordée sans
inconvénient, à condition que le four soit construit à la distance
de deux mètres de la propriété voisine.

*Demande en autorisation d'une fabrique. de poêles de* **Fabrique de poêles**
*faïence à Strasbourg.* Le sieur Herrmann demande l'autorisation **de faïence.**
d'établir à Strasbourg, rue des Dentelles, 8, une fabrique de
poêles de faïence.

Aucune opposition ne s'est produite dans l'enquête.

La cuisson de la faïence ne donne lieu à aucun dégagement
de vapeur nuisible ou incommode, et le danger du feu est le seul
inconvénient d'un établissement de ce genre.

Le·Conseil est d'avis que l'autorisation peut être accordée, à
la condition que toutes les précautions indiquées par l'architecte
de la ville seront prises dans la construction du four.

*Classement d'une fabrique.* M. HEYDENREICH fait un rapport **·Fabrique d'huile de**
sur le classement d'une fabrication d'huile de résine dite *graisse* **résine.**
*patente.* M. le sous-préfet de Saverne demande dans quelle
classe il faudra ranger cette industrie, qu'un sieur Müller veut
exploiter à Keskastel dans sa fabrique de colle-forte. Le Conseil
ne peut se prononcer, faute de. renseignements suffisants sur les
substances employées et les procédés mis en usage.

*Choléra.* Les bulletins officiels ·du choléra à Strasbourg dé- **Choléra.**
montrent qu'à la suite d'une recrudescence survenue le 2, le 3
et le 4 septemb e, l'épidémie a rapidement diminué depuis le 6.
Le bulletin du 12 ne mentionne que 6 nouveaux cas.

*Rapports semestriels.* M. STOEBER rend compte des rapports
fournis par les médecins cantonaux de Geispolsheim, Schiltigheim, Brumath, Bischwiller et Haguenau.

*Dépôt d'os et de chiffons.* M. MORIN rapporte qu'un dépôt **Dépôt d'os.**
·infect d'os et de chiffons se trouve dans le voisinage de la maison de détention. Le commissaire de police prétend qu'il manque
de moyens d'action pour éloigner cette cause d'insalubrité. Le
Conseil engage M. MORIN à faire adresser une plainte à ce sujet

à M. le préfet, par le directeur et le médecin de la maison de détention.

La séance est levée.

### Séance du 11 octobre 1854.

Membres présents : MM. SCHÜTZENBERGER, LEREBOULLET, HEYDENREICH, HEPP, STOEBER, OPPERMANN, BLAVIER.

Le procès-verbal de la dernière séance est lu et adopté.

*Correspondance.* Le Conseil a reçu les *rapports semestriels* des médecins cantonaux de l'arrondissement de Wissembourg.

M. le préfet met à la disposition du Conseil l'ouvrage de M. PARROT (*Histoire de l'épidémie de suette miliaire*, etc.), que M. le ministre de l'agriculture et du commerce lui a adressé.

Four à plâtre. *Établissement insalubre et incommode.* Les voisins du sieur Kœnig, rue du Renard-Prêchant, propriétaire d'un four à plâtre, situé dans sa propriété, dans ladite rue, se plaignent du bruit fait par le battage du plâtre dès trois heures du matin, de la poussière et de l'odeur infecte qui émanent de cette usine.

MM. BLAVIER et LEREBOULLET sont priés de se rendre sur les lieux et d'examiner si les plaintes sont fondées.

Choléra. *Choléra.* M. le préfet communique au Conseil les bulletins de l'épidémie de choléra, de Barr, Mutzig et Châtenois.

*Barr :* 4547 habitants. Invasion le 20 septembre. Total des cas jusqu'au 6 octobre, 306. Total des décès, 27. Le 6 octobre : nouveaux cas, 6. Décès, 1.

*Mutzig :* 3868 habitants. Invasion le 15 août. Total des cas jusqu'au 4 octobre, 213. Total des décès, 53. Les 2, 3 et 4 octobre : nouveaux cas, 22. Décès, 6.

*Châtenois :* 4044 habitants. Invasion le 8 septembre. Total des cas jusqu'au 7 octobre, 248. Total des décès, 67. Le 7 octobre : nouveaux cas, 3. Décès, 2.

La séance est levée à quatre heures.

### Séance du 22 novembre 1854.

Membres présents : MM. STOEBER, G. TOURDES, OBERLIN, LEREBOULLET, HEYDENREICH, BLAVIER.

Le procès-verbal de la séance précédente est lu et adopté.

*Réclamation contre le four à plâtre de la rue du Renard-* Four à plâtre.
*Prêchant.* M. BLAVIER donne lecture d'un rapport sur les
plaintes adressées à l'autorité à l'occasion du four à plâtre de la
rue du Renard-Prêchant. M. le préfet a renvoyé l'examen de ces
plaintes au Conseil, avec invitation de déterminer jusqu'à quel
point ces réclamations sont fondées et quels sont les moyens d'y
satisfaire.

Ce four à plâtre a été établi en 1850. L'avis favorable du maire
est du 11 juin ; l'arrêté du préfet du 12 juillet. Les plans fournis à cette époque étaient dressés de manière à ne pas permettre
de bien apprécier les véritables dimensions de la cour et du jardin, au milieu desquels est placé le four. Le Conseil n'avait pas
été consulté. Ce four est évidemment trop rapproché des habitations; il est, il est vrai, placé dans un jardin, mais ce jardin
est extrêmement petit. Le four est d'ailleurs établi d'une manière
défectueuse; la cheminée est beaucoup trop basse et le local où
on bat le plâtre n'est pas suffisamment fermé. Il en résulte que
la fumée et la poussière sont pour les voisins des inconvénients
sérieux, et qu'il importe de faire droit à des plaintes qui sont
évidemment fondées. Si cette usine n'existait pas, le Conseil
devrait se prononcer contre son autorisation. Mais, puisqu'elle
est pourvue d'un titre régulier, il faut au moins exiger les modifications qui peuvent faire cesser les inconvénients qu'elle
entraîne. Quant au bruit provenant des battages du plâtre,
commencé à trois heures du matin, il suffit d'appeler sur cette
infraction aux règlements de police l'attention du commissaire
de police du canton.

En conséquence, M. BLAVIER propose au Conseil d'adresser
à M. le préfet du Bas-Rhin les conclusions suivantes :

Pour éviter aux voisins du sieur Kœnig tout ou partie des inconvénients dont ils se plaignent avec raison, à savoir la fumée
du four et la poussière du plâtre, il y a lieu d'exiger du propriétaire du four à plâtre :

1° Qu'il construise une cheminée en briques, dont la hauteur
dépassera d'un mètre le faîtage des maisons du voisinage situées
dans un rayon de 50 mètres, et que cette cheminée soit surmontée d'une prolonge en tôle forte de 2 mètres au moins; la section
horizontale de la cheminée devra être fixée par l'architecte de la
ville, qui en vérifiera la construction;

2° Qu'il garnisse de toiles métalliques à mailles fines les fe-

nêtres, lucarnes et autres ouvertures par lesquelles l'atelier de
battage du plâtre est en communication avec l'extérieur.

Ces conclusions sont adoptées.

*Établissement d'une distillerie d'alcool à Düttlenheim.*
M. OBERLIN donne lecture d'un rapport sur la demande en autorisation d'une distillerie d'alcool à Düttlenheim.

Aucune opposition déduite de motifs concernant la salubrité
ne s'est produite dans l'enquête. Quelques habitants expriment
seulement la crainte que la distillerie ne nuise aux intérêts des
vignobles.

La distillerie serait placée dans le même bâtiment qu'une fabrique de glucose déjà autorisée. Le voisinage de la rivière rend
l'écoulement des eaux facile.

La distillerie, dans cette situation, ne présentant aucun inconvénient pour la salubrité publique, le rapporteur est d'avis
d'accorder l'autorisation demandée.

Ces conclusions sont adoptées.

*Fabrique de savon et de chandelles à Wasselonne.* Le sieur
Windstein demande l'autorisation d'établir une fabrique de savon et de chandelles dans une maison située à l'entrée de Wasselonne. Cette fabrique serait placée à une distance d'environ huit
mètres de la dernière maison de la commune, mais le pétitionnaire n'indique pas le mode d'écoulement des eaux. Il ne s'explique pas sur l'étendue et sur les procédés de sa fabrication, et
notamment sur la question de savoir s'il entend joindre à la fabrication des chandelles la fonderie de suif brut. Le Conseil demande sur ces divers points un supplément d'information.

*Établissement d'une triperie à la Krutenau, 15, à Stras-
bourg.* Le sieur Gradwohl demande l'autorisation d'établir une
triperie rue de la Krutenau, 15, à Strasbourg. Aucune opposition ne s'est produite dans l'enquête. Le maire est d'avis d'autoriser la triperie, à la condition que l'usine, les chaudières,
les cheminées et toutes les dépendances soient construites suivant les règles de l'art, et qu'un prolongement d'égout déverse
dans l'égout le plus prochain les eaux provenant de la triperie.

Le Conseil est d'avis, en principe, que les triperies et autres
ateliers du même genre doivent être annexés aux abattoirs; quelques précautions que l'on prenne dans la construction d'une triperie, il est impossible de ne pas considérer un établissement
pareil comme très-incommode pour le voisinage, et comme pou-

vant nuire à la santé publique, si l'on n'y exerce la plus exacte surveillance. La ville de Strasbourg doit bientôt construire un abattoir; le Conseil émet l'avis que l'autorisation d'une triperie nouvelle ne soit accordée que provisoirement, jusqu'à l'époque où l'abattoir étant construit, il sera possible d'y réunir toutes les industries accessoires à la boucherie.

L'autorisation provisoire serait d'ailleurs accordée à la condition : 1° que le séchoir serait placé dans les greniers et disposé de manière à avoir un courant d'air suffisant; 2° qu'un prolongement d'égout recevrait les eaux de la triperie.

*Atelier de recuisson des os.* Le sieur Dreyer demande à établir dans la propriété du sieur Friedolsheim, route de Lingolsheim, n° 15, un atelier de recuisson des os, ayant pour but d'extraire les matières alimentaires qu'ils peuvent renfermer. Cet atelier a été, sur l'avis du Conseil, assimilé aux fabriques de gélatine qui sont rangées dans la troisième classe des établissements insalubres ou incommodes. Aucune opposition ne s'est produite dans l'enquête, le maire est d'avis d'autoriser. L'atelier sera situé à plus de cinquante mètres de la route. Les détritus de la fabrication seront reçus dans un réservoir maçonné en briques. Un établissement de ce genre, construit à la campagne et dans de pareilles conditions, ne présentant pas d'inconvénient pour la santé publique, le Conseil est d'avis que l'autorisation soit accordée, à la condition que des tonnes mobiles soient substituées au réservoir fixe, si l'expérience fait reconnaître que l'accumulation des matières dans ce réservoir présente des inconvénients.

*Classement d'une fabrique d'huile de résine.* Le sieur Müller demande l'autorisation d'établir à Keskastel, canton de Saar-Union, une fabrique d'huile patente, destinée au graissage des voitures et des machines.

M. le préfet du Bas-Rhin renvoie cette demande au Conseil, avec l'invitation de déterminer à quelle classe d'établissements appartient cette fabrication.

La matière première qui servira à cette fabrication est la colophane ou résine d'Amérique non épurée, à laquelle on fait subir une simple distillation.

L'ordonnance du 9 février 1825 range dans la première classe, les établissements où s'opère le travail en grand des résines, la fonte et l'épuration de ces matières, l'extraction de la térébenthine, la distillation des résines pour en retirer l'huile, et autres fabrications du même genre. Le Conseil est d'avis que c'est dans cette première classe qu'il faut ranger l'établissement projeté par le sieur Müller.

*Épidémie de choléra de Châtenois.* M. MISTLER, médecin cantonal à Schlestadt, adresse au Conseil un rapport sur l'épidémie de choléra qui a régné à Châtenois pendant les mois de septembre et d'octobre 1854.

Châtenois est situé au pied des Vosges, à l'entrée de la vallée de Sainte-Marie, sur un terrain d'alluvions et de galets. Cette commune ne présente aucune cause apparente d'insalubrité ; sa population, qui est de 4000 âmes, s'occupe de travaux industriels et agricoles. Au mois de juillet et d'août, la constitution médicale était caractérisée par la prédominance d'embarras gastriques et de diarrhées avec asthénie générale. Le choléra parut tout à coup dans une maison située au centre de la commune ; quatre personnes furent brusquement enlevées ; les cas furent d'abord peu nombreux, mais un changement de direction du vent et une élévation subite de la température généralisèrent la maladie. Du 7 septembre au 25 octobre, durée de l'épidémie, on compta environ 300 malades. M Mistler en traita 253, 108 hommes, 132 femmes, 13 enfants ; il compta 60 décès et 193 guérisons. On affirme que les hirondelles ont quitté le pays avant leur époque ordinaire (20 ou 22 septembre), que les moineaux se sont aussi éloignés et que beaucoup d'oiseaux ont été trouvés morts dans les vignes et dans les forêts.

Une femme succomba en deux heures ; d'autres malades en cinq ou sept heures, mais, en général, la durée de la maladie était de trois jours ; quand elle se prolongeait davantage, on avait toute chance de guérison. Quelques convalescents ont présenté comme phénomènes consécutifs des éruptions de vésicules miliaires, de taches rosées et des furoncles.

Sur 6 femmes grosses atteintes du choléra, 1 a succombé après avoir avorté, 1 seconde a guéri après avortement, les 4 autres ont été sauvées sans trouble dans la grossesse.

Il y a eu peu de malades parmi les gens aisés.

Une malade gravement atteinte du choléra en 1849, a contracté de nouveau cette affection ; la terminaison a été heureuse.

Le sentiment de la peur n'a paru exercer aucune influence ; il en est de même de l'usage des boissons alcooliques qui paraissait plutôt favorable; les écarts de régime alimentaire ont au contraire été très-pernicieux. Si quelques cas ont été favorables à l'hypothèse de la contagion, d'autres faits plus nombreux militant en faveur de l'opinion opposée.

Des mesures furent prises pour assurer le service médical. Une ambulance fut organisée; un élève de la faculté de médecine de Strasbourg, M. AUDENAS, fut chargé de cette ambulance, à laquelle on attacha deux sœurs et un infirmier. M. MISTLER considère la dissémination des cholériques comme une des mesures les plus salutaires et qu'on ne saurait trop recommander, pour diminuer la gravité des cas, enrayer la marche de la maladie et empêcher sa propagation.

M. MISTLER, suivant sa propre expression, a eu une confiance illimitée dans l'emploi des vomitifs; comme en 1849, ils ont servi de base au traitement. Dans les deux premières périodes du mal, ils produisaient le plus souvent une réaction salutaire. Chez les vieillards ils réussissaient moins que chez les adultes et les jeunes gens. Après les vomitifs, on prescrivait une potion stimulante pour favoriser la réaction. L'opium a été très-rarement employé. Pour quelques cas de vomissements, de diarrhée, de crampes, qui persistaient après les premiers moyens, on avait recours au nitrate de bismuth, au ratanhia, au carbonate d'ammoniaque, à la poudre de DOWER, etc... Beaucoup de malades avaient une répugnance invincible contre les stimulants et demandaient de l'eau fraîche; le succès dépendait surtout de l'emploi prompt et judicieux de la méthode de traitement.

Le Conseil vote des remerciments à M. MISTLER, et décide qu'un extrait de son mémoire sera inséré au procès-verbal.

*Rapports semestriels.* Le Conseil a reçu pour le premier semestre de 1854 les rapports semestriels de l'arrondissement de Strasbourg.


### Séance du 15 décembre 1854.


Membres présents : MM. STOEDER, TOURDES, COUMES, OBERLIN, SCHÜTZENBERGER, HEYDENREICH.

Le procès-verbal de la séance précédente est lu et adopté.

Le Conseil reçoit le second rapport semestriel du canton de Haguenau pour l'année 1854. M. le docteur ARNOLD fait con-

16

naître la statistique de l'épidémie de choléra qui a régné dans son canton à la fin de 1854. A Haguenau, sur .77 cas, on a compté 38 décès, et à Schweighausen 14 décès sur 23 malades.

La séance est levée.

### *Séance du 10 janvier 1855.*

Membres présents : MM. G. TOURDES, SCHÜTZENBERGER, OBERLIN, HEYDENREICH, MORIN.

Le procès-verbal de la séance précédente est lu et adopté.

*Épidémie de fièvre typhoïde à Reipertswiller.* M. le docteur SOLGER rend compte d'une épidémie de fièvre typhoïde qui a régné dans la commune de Reipertswiller, du mois de décembre 1853 au mois de mai 1854. Les bohémiens fixés dans le canton furent les premiers atteints par la maladie; elle se propagea par contagion aux paysans de la classe aisée. Quatre-vingts personnes furent atteintes par le typhus et vingt d'entre elles succombèrent. Des pétéchies se développèrent dans la plupart des cas. On n'a pas découvert de causes particulières pour cette épidémie qui paraissait pour la première fois à Reipertswiller.

*Demande en autorisation d'une teinturerie avec blanchisserie de coton.* Le sieur Matter demande à établir, route du Polygone, n° 3, une teinturerie avec blanchisserie de coton. L'enquête a été ouverte et aucune opposition ne s'est produite. Le maire de Strasbourg est d'avis que l'autorisation peut être accordé sous diverses conditions, ayant pour but de prévenir le danger du feu. Les ateliers de ce genre sont compris dans la troisième classe des établissements insalubres; ils n'entraînent aucun inconvénient pour la salubrité publique, si des mesures sont prises pour régler l'écoulement des eaux. Le Conseil est en conséquence d'avis que l'autorisation demandée par le sieur Matter peut être accordée, aux conditions exigées par le maire de Strasbourg, et notamment avec cette réserve que les eaux de la teinturerie ne s'écouleront point sur la voie publique, mais qu'elles seront reçues dans un réservoir étanche.

*Demande en autorisation d'une fabrique de savon et de chandelles à Wasselonne.* Il résulte du supplément d'information demandé par le Conseil, que le sieur Windstein n'est pas dans l'intention de joindre à sa fabrication la fonte de suif brut, et qu'il ne préparera dans ses ateliers que le savon blanc et le savon ordinaire, fait à l'aide du suif fondu et des huiles de palme et de coco. Le sieur Windstein déclare en outre que cette fabrication ne donnera lieu à aucun écoulement de matière liquide. Le Conseil, prenant en considération les déclarations du sieur Windstein et la situation de la fabrique en dehors de la ville, est d'avis que l'autorisation demandée peut être accordée, à la condition qu'il ne sera pas creusé de puisard dans l'établissement et qu'on y recevra les eaux dans un réservoir, si plus tard cette mesure est reconnue nécessaire.

La séance est levée à quatre heures.

*Séance du 14 février 1855.*

Membres présents : MM. STOEBER, G. TOURDES, OPPERMANN, OBERLIN, IMLIN, MORIN, SCHÜTZENBERGER.

Le procès-verbal de la séance précédente est lu et adopté.

*Médecine cantonale.* M. le préfet du Bas-Rhin donne communication au Conseil de l'arrêté suivant qui organise la médecine cantonale :

« Nous préfet du Bas-Rhin,

« Vu les arrêtés préfectoraux, en date des 31 octobre 1810, 20 octobre et 3 décembre 1829 et 30 juillet 1835, relatifs au service de santé dans le département;

« Vu la délibération du Conseil général du département, en date du 25 août dernier, approbative des modifications par nous proposées au service des médecins cantonaux;

« Vu l'arrêté du pouvoir exécutif, en date du 18 décembre 1848, sur l'organisation des conseils d'hygiène publique et de salubrité;

« Considérant, qu'en vue de faciliter l'application des arrêtés préfectoraux ci-dessus visés, il importe d'en coordonner les dispositions et de les mettre en harmonie avec la nouvelle législation résultant de l'arrêté du 18 décembre 1848,

16.

« Arrêtons :

### CHAPITRE PREMIER.

*Des médecins cantonaux et de leurs fonctions. Dispositions
générales.*

« Art. 1er. Les médecins cantonaux sont chargés :
« 1° Du traitement des malades indigents ;
« 2° De la vaccination ;
« 3° De l'hygiène publique et de la police médicale ;
« 4° De fournir tous les documents et renseignements relatifs
à l'exercice de leurs fonctions.

« Art. 2. MM. les maires donneront à MM. les médecins cantonaux toutes les indications qu'ils leur demanderont dans un
intérêt sanitaire.

### CHAPITRE II.

*Traitement des malades indigents.*

« Art. 3. Les médecins cantonaux traiteront gratuitement les
malades indigents qui réclameront leurs soins, ou qui leur seront
désignés par les maires, ou les bureaux de charité.

« Art. 4. Ils feront chaque mois, au moins, une tournée dans
toutes les communes de leur circonscription ; ils avertiront les
maires du jour et de l'heure de leur arrivée.

« Lorsque le médecin cantonal sera appelé dans une localité,
il devra se présenter chez M. le maire, M. le curé ou M. le pasteur, ou M. le rabbin, pour s'informer s'il existe des malades indigents à visiter.

« Art. 5. Les médecins cantonaux donneront des consultations
gratuites aux indigents chaque fois qu'ils se présenteront ; ils
indiqueront un jour de la semaine où l'on sera assuré de les rencontrer, pour ces consultations.

« Le jour et l'heure où ces consultations hebdomadaires seront
données, devront être annoncées dans chaque commune par le
maire.

« Art. 6. Les médecins cantonaux visiteront fréquemment les
élèves de l'hospice départemental des enfants trouvés et aban-
donnés placés dans les communes de leur circonscription, et ils

les vaccineront, s'ils ne l'ont pas été avant leur départ de l'hos- Arrêté sur la méde-<br>cine cantonale. Réorga-<br>nisation.
pice.

« Art. 7. Dans les communes où il n'existe ni hospice pour recueillir les indigents malades, ni établissements pouvant délivrer gratuitement des médicaments et des aliments, les médecins cantonaux s'entendront avec les maires et les bureaux de bienfaisance, pour subvenir aux besoins les plus pressants.

« Art. 8. En cas d'insuffisance des ressources de la commune, ou des bureaux de bienfaisance, il nous en sera référé, et, sur l'exposé du maire et l'avis du médecin cantonal, nous autoriserons, s'il y a lieu, des distributions de médicaments et d'aliments, dont la dépense sera acquittée sur la caisse départementale.

### Chapitre III.

#### De la vaccination.

« Art. 9. La vaccination est opérée gratuitement par les médecins cantonaux.

« Tous les six mois ils visiteront chaque commune de leur circonscription, à l'effet de vacciner les enfants nés dans le semestre précédent, et dont la liste leur sera remise par le maire; cette liste indiquera également les enfants non vaccinés.

« Art. 10. La vaccination se fera à la maison commune ou, à défaut, dans un local désigné de concert entre le maire et le médecin cantonal. Le jour et l'heure de l'opération seront annoncés publiquement et d'avance par les soins du maire de chaque commune.

« Art. 11. Dans la huitaine qui suivra la vaccination, le médecin cantonal fera une nouvelle tournée dans la commune, à l'effet de s'assurer, par une contre-visite, de la réussite de l'opération.

« Art. 12. Le médecin cantonal délivrera, sans frais, aux parents des enfants vaccinés, un certificat constatant le jour et le succès de l'opération.

« Art. 13. Dans les premiers jours de chaque mois, il transmettra au sous-préfet de son arrondissement l'état des enfants vaccinés pendant le mois précédent.

« Il lui adressera, en outre, dans le commencement de chaque semestre, un relevé numérique par commune, des vaccinations qu'il aura opérées et des cas de variole qu'il aura remarqués pendant le trimestre précédent.

« Art. 14. *A* la fin de chaque semestre, MM. les maires nous adresseront l'état des vaccinations opérées dans leurs communes par des médecins autres que les médecins cantonaux, par des officiers de santé, ou par des sages-femmes.

« Art. 15. Dès que le médecin cantonal sera averti par le maire ou toute autre personne, que la variole a fait apparition dans une commune de sa circonscription, il s'y transportera le plus tôt possible, afin d'arrêter, au moyen de la vaccination, le progrès de la contagion.

## CHAPITRE IV.

### De l'hygiène publique.

Art. 16. Le soin de surveiller tout ce qui peut intéresser la salubrité, rentre dans les obligations des médecins cantonaux.

« Leur attention doit être spécialement fixée sur les dépôts d'immondices dans les rues, dans les cours des habitations, sur les mares, les eaux stagnantes, sur les routoirs, sur tous les établissements considérés comme insalubres et incommodes, sur les agglomérations trop nombreuses et habituelles de personnes dans un espace limité, comme dans les écoles, salles d'asile et manufactures.

« Ils nous adresseront à cet égard des rapports spéciaux, dans lesquels ils proposeront les voies et moyens de remédier aux causes d'insalubrité signalées.

« Art. 17. Les sépultures précipitées pouvant occasionner des accidents très-graves, les décès devront être l'objet d'une surveillance active de la part des médecins, qui auront à surveiller également et à nous signaler toutes les infractions aux art. 2, 3, 4, 5, 6 du décret du 23 prairial an XII (art. 77 et 81 du Code Napoléon et 358 du Code pénal) relatif aux inhumations.

« Art. 18. Au premier indice d'épidémie dans une commune, le médecin cantonal s'y transportera immédiatement; il y recherchera les causes de la maladie et les moyens d'en combattre les effets. Il donnera, sans désemparer, les premiers secours aux malades, et en avisera, dans les vingt-quatre heures, l'autorité supérieure, afin qu'elle puisse pourvoir, de concert avec le Conseil de salubrité, aux mesures nécessaires.

. «Art. 19. Si le médecin cantonal, en cas d'épidémie, ne pouvait suffire à tous les besoins, un ou plusieurs médecins, suivant les circonstances, lui seront adjoints, sur la demande motivée qu'il nous en adressera.

« Art. 20. Dans le cas indiqué à l'art. 18, le médecin cantonal adressera au préfet des rapports quotidiens sur la marche de l'épidémie, dans lesquels il indiquera le nombre des décès, celui des malades et celui des convalescents.

## Chapitre V.

### *De la police médicale.*

«Art. 21. Les médecins cantonaux sont appelés à veiller à la stricte exécution de la loi du 19 ventôse an XI, relative à l'exercice de la médecine et de la chirurgie, et à la pratique des accouchements; de celle du 21 germinal, même année, sur les pharmaciens, droguistes et herboristes; et du décret impérial du 18 août 1810, sur la vente des remèdes secrets.

## Chapitre VI.

### *De la statistique médicale.*

. «Art. 22. Les médecins cantonaux signaleront dans les rapports semestriels qu'ils adresseront au Conseil de salubrité départemental, les maladies épidémiques qu'ils auront remarquées dans leurs circonscriptions, les causes présumées de ces maladies, les traitements employés pour les combattre, et ils y ajouteront des considérations tant sur l'état atmosphérique permanent ou accidentel des localités atteintes, que sur la nourriture, les vêtements, les travaux ordinaires, les habitations, le degré d'aisance, les mœurs et les usages des habitants.

«A ce rapport devra être annexé un état indiquant par commune, le nom, l'âge et la maladie : 1° des personnes traitées gratuitement à domicile ; 2° de celles auxquelles ils auront donné des consultations gratuites.

«Art. 23. Le Conseil de salubrité départemental, après avoir pris, s'il y a lieu, l'avis des Conseils de salubrité d'arrondissement, résumera les divers rapports qui lui auront été soumis par les médecins cantonaux, et nous adressera un rapport général sur l'état sanitaire du département, dans lequel il proposera les améliorations hygiéniques résultant de ses délibérations.

### Chapitre VII.

*Nomination, traitement et résidence des médecins cantonaux et des médecins adjoints.*

« Art. 24. Il y aura un médecin cantonal dans chaque canton du département, et, en outre, un médecin adjoint dans ceux de ces cantons qu'il sera nécessaire de diviser en deux circonscriptions, ayant chacune leur service médical distinct.

« La résidence du médecin cantonal reste fixée au chef-lieu du canton ; celle du médecin adjoint sera indiquée dans l'arrêté de nomination.

« Art. 25. Dans les cantons divisés, le médecin cantonal recevra, comme par le passé, un traitement annuel de 600 fr.

« Art. 26. Le médecin adjoint, chargé du service des communes formant la seconde circonscription du canton, touchera une indemnité annuelle de 400 fr.

« Art. 27. Les médecins cantonaux dans les cantons non divisés recevront une indemnité de 1000 fr.

« Art. 28. En cas de vacance d'un emploi de médecin cantonal titulaire, il sera tenu compte des services que le médecin adjoint aurait rendus en cette qualité, et, à titre égal, la préférence lui sera accordée.

« Art. 29. Les médecins cantonaux titulaires et les médecins adjoints seront à notre nomination. Si les preuves de l'expérience et de l'instruction des pétitionnaires ne sont pas jugées suffisantes, les demandes qui nous seront adressées pour obtenir ces emplois seront communiquées au Conseil de salubrité, qui ouvrira un concours, et dressera une liste d'admissibilité, qui nous sera ensuite soumise.

### Chapitre VIII.

*Des pharmaciens cantonaux.*

« Art. 30. Dans chaque chef-lieu de canton, il sera nommé un pharmacien, avec le titre de pharmacien cantonal, et dans l'officine duquel seront exclusivement achetés tous les médicaments destinés aux malades indigents.

« Art. 31. Le pharmacien cantonal n'aura droit à aucune autre indemnité que celle résultant de la vente de ses médicaments.

« Il sera proposé à notre nomination par M. le directeur de l'école de pharmacie, qui exigera préalablement du candidat un tableau indicatif du prix des médicaments qui seront fournis aux indigents.

« Art. 32. Toutes les dispositions antérieures, contraires au présent arrêté, sont et demeurent abrogées.

« Strasbourg, le 26 décembre 1854.   C. WEST. »

*Établissement d'une tuilerie à Dorlisheim.* Le sieur Specht demande l'autorisation de construire une tuilerie sur sa propriété à Dorlisheim. Cet établissement serait situé à 130 mètres du village. Aucune opposition ne s'est produite dans l'enquête. Un établissement de ce genre, et placé dans de pareilles conditions, n'entraînant aucun inconvénient pour la santé publique, le Conseil émet un avis favorable à l'autorisation.

*Épidémie de typhus de la maison de détention de Strasbourg.* Le Conseil ayant recueilli des renseignements nouveaux sur l'épidémie qui règne à la maison de détention, décide que ces faits seront portés à la connaissance de M. le préfet du Bas-Rhin, à qui sera adressée la communication suivante : La maladie qui règne dans les prisons de Strasbourg n'est pas la fièvre typhoïde, mais le typhus proprement dit, affection redoutable et éminemment contagieuse, qui tend à sortir de son foyer. Des cas de typhus, provenant de cette origine, ont déjà été observés à l'hôpital civil de Strasbourg et dans le village de Fegersheim. Il importe donc d'éteindre un foyer d'épidémie qui peut compromettre la santé publique et de prendre des précautions particulières pour l'évacuation des détenus qui sont rendus à la liberté.

*Rapports semestriels.* Le Conseil reçoit le rapport semestriel des médecins cantonaux de Niederbronn, Lauterbourg, Soultz-sous-Forêts, Wœrth, Bischwiller, Geispolsheim, Obernai, Rosheim.

M. BLUM, médecin cantonal de Rosheim, signale 54 cas de variole à Ottrott-le-Haut et 8 à Ottrott-le-Bas. Il n'y a eu qu'un seul décès, celui d'un enfant de neuf mois. La maladie a été tellement bénigne pour les personnes vaccinées, qu'aucune d'elles n'a dû garder le lit.

A Rosheim, il y a eu 4 cas de choléra algide qui se sont tous terminés par la mort.

*Choléra à Obernai.* M. STOEBER, médecin cantonal à Obernai, rend compte de l'épidémie de choléra qui a régné dans le canton, du 3 octobre au 10 novembre. On a observé deux foyers d'infection où la maladie s'est circonscrite. On a compté une quinzaine de décès. Le transport des malades d'un lieu à un autre a paru être un des moyens de propagation du mal. Les fièvres typhoïdes et miliaires ont succédé au choléra.

*Colonie d'Ostwald.* **Colonie d'Ostwald.** M. BROUILLET rend compte de l'état sanitaire de la colonie pendant le deuxième semestre de 1854. Ce semestre a présenté une amélioration notable. L'année précédente avait compté 794 admissions à l'infirmerie, dont 317 pour fièvres intermittentes, les jours d'infirmerie étaient au nombre de 7940. En 1854, avec un effectif de jeunes colons plus considérable, on a compté 519 admissions, 247 cas de fièvres intermittentes et 4972 journées d'infirmerie. Les ophthalmies, les bronchites et la gale ont été ensuite les maladies les plus fréquentes. L'effectif des jeunes détenus a été en moyenne de 256. Le nombre des détenus envoyés à l'hôpital a été de 100. Cinq d'entre eux ont succombé.

*Épidémies de dysenterie.* **Canton de Wœrth.** D'après le rapport de M. SADOUL, la dysenterie a régné dans les communes d'Eschbol, Walbourg et Wœrth. On a compté 307 malades et 45 décès. Le médecin cantonal appelle l'attention sur l'état des cimetières de Jorstein, Eberbach et Dürrenbach qui, par leur situation et leur peu d'étendue, sont en dehors des conditions légales. La mendicité a été interdite dans le canton.

**Canton de Lauterbourg.** La dysenterie a régné dans trois communes, à Shubenhart, à Niederlauterbach et à Salenbach, de juin à octobre. On a compté 197 malades et 29 décès. Tous les cimetières sont dans l'intérieur des communes, à l'exception de celui de Lauterbourg. Dans les villages les indigents sont rarement secourus.

**Canton de Niederbronn.** M. le docteur KUHN a observé plusieurs cas de dysenterie à Oberbronn et à Bitschhoffen. Douze personnes ont succombé. A la fin du semestre, des accidents cérébraux ont fréquemment compliqué les autres maladies. Un

système d'égout devrait être établi à Reichshoffen et à Niederbronn. Les cimetières de Reichshoffen, d'Urwiller, de Griesbach,
de Gundershoffen et d'Engwiller devraient être déplacés.

La salle d'école catholique de Griesbach est insuffisante et
insalubre. Le paupérisme va en augmentant. M. Kuhn signale
diverses mesures d'économie sociale qui seraient de nature à le
diminuer. Les secours médicaux donnés aux indigents sont souvent illusoires, parce que l'argent manque pour acheter des médicaments. Il importerait de recommander aux pharmaciens de ne
délivrer des médicaments actifs que d'après des formules chaque
fois renouvelées; on éviterait ainsi l'usage des recettes banales
depuis longtemps écrites par un médecin et qui servent un grand
nombre de fois.

*Du pouvoir préservatif de la vaccine.* M. Kuhn a fait des
expériences sur l'époque à laquelle la vaccine commence à
devenir préservatrice. La vaccine préserve d'une autre inoculation vaccinale aussi bien que de la petite vérole. Des revaccinations opérées sur des enfants le second, le troisième et le
quatrième jour après une première vaccination ont toutes réussi.
Les revaccinations faites le cinquième jour ont réussi dans la
moitié des cas. Les revaccinations faites le septième, le huitième, le neuvième et le dixième jour ont toutes échoué. On
voit par ces expériences que la vaccine ne commence à devenir
préservatrice que quatre jours révolus après l'inoculation. Lorsqu'il règne une épidémie de variole, les personnes vaccinées récemment sont accessibles à la contagion jusqu'au cinquième jour.
Comme la variole a trois ou quatre jours d'incubation, il peut
arriver qu'une personne contaminée le quatrième jour de l'éruption vaccinale, soit encore prise de variole au moment où la
vaccine est dans tout son développement, ce n'est donc qu'au
neuvième jour de l'éruption vaccinale qu'on peut être entièrement rassuré contre l'infection variolique.

*Canton de Saar-Union.* Le choléra a régné dans les trois communes de Saar-Union, de Keskastel et de Saarwerden; 13 malades ont succombé à Saar-Union. La dysenterie a paru dans
huit communes, à Saar-Union entre autres. Trois cimetières,
ceux de Herbitzheim, de Keskastel et de Saar-Union, deuxième
section, ont été fermés par arrêté préfectoral. La même mesure serait utilement appliquée aux cimetières d'Œrmingen, de Dorn-
sessen, de Hinsingen. Le paupérisme va en croissant.

Épidémie de variole. *Canton de Bischwiller.* M. LUROTH signale dix cas de variole. Le choléra épidémique a atteint Offendorf, Herlisheim et Drusenheim; 25 cas et 11 décès. La variole a sévi à Kaltenhausen. Le syndicat de Bischwiller a entrepris de grands travaux d'assainissement dans les terrains marécageux situés sur le cours de la Zorn, de la Moder et de la Sauerbach. Le paupérisme augmente. Le service des vaccinations est entravé par l'indifférence des familles. Les parents s'abstiennent de représenter leurs enfants pour la vérification de la vaccine. M. LUROTH pense que, pour mettre un terme à cet abus, il faudrait établir que les vaccinations ne seraient gratuites que pour les enfants qui seraient présentés au premier appel et à la visite de vérification.

*Canton de Geispolsheim.* Un seul cas de choléra a été observé. M. BROUILLET signale 30 ou 40 cas de cholérine sans gravité. Les secours en médicaments sont à peu près nuls pour la population indigente.

## Séance du 14 mars 1855.

Membres présents : MM. STOEBER, G. TOURDES, OPPERMANN, OBERLIN.

Épidémie des prisons de Strasbourg. *Épidémie des prisons de Strasbourg.* M. le préfet du Bas-Rhin a adressé, le 23 février, au Conseil une communication relative à l'épidémie qui règne dans les prisons de Strasbourg. M. le préfet demande quelles sont les précautions à prendre pour les détenus libérés sortant des prisons de Strasbourg.

La réponse suivante a été adressée à M. le préfet du Bas-Rhin :

« Monsieur le préfet,

« Les médecins du Conseil de salubrité se sont réunis pour répondre aux questions d'hygiène publique posées dans votre lettre du 23 février, au sujet des détenus libérés sortant des prisons de Strasbourg.

« Nous avons l'honneur de vous proposer les mesures suivantes :

« 1° *Pour les détenus libérés, atteints du typhus.* Ne pas les transporter à leur domicile et surtout ne pas les diriger sur les villages, où l'expérience montre que l'épidémie se propage plus

facilement ; évacuer ces détenus sur l'hôpital civil, où l'on dispo- Épidémie des pri-
serait un service spécial, isolé des autres et exclusivement des- sons de Strasbourg.
tiné à les recevoir ;

« 2° *Pour les libérés bien portants et convalescents.* Les
soumettre avant leur sortie de prison aux soins de propreté les
plus minutieux, leur faire prendre des bains, laver et désinfecter leurs vêtements.

« Malgré ces précautions, il est difficile, Monsieur le préfet,
d'empêcher l'irradiation d'une épidémie qui a pris une certaine
intensité ; le seul moyen vraiment efficace de préserver la santé
publique, c'est d'éteindre le mal dans son foyer.

« On arrivera à ce résultat par les mesures suivantes :

« 1° *Pour le typhus.* Faire cesser l'encombrement, seule cause
de cette affection ; déterminer pour chaque salle, d'après sa capacité, le nombre maximum de détenus qu'elle peut contenir,
en allouant à chaque détenu 15 à 20 mètres cubes d'air ; établir
dans toutes les salles un système de ventilation ; placer les détenus atteints de typhus dans une salle vaste et bien aérée ;

« 2° *Pour le scorbut et la cachexie séreuse.* Modifier le régime alimentaire ; faire prédominer la nourriture animale ; obliger les détenus à de fréquents exercices à l'air extérieur des
cours et des préaux ; faire promener les enfants.

« 3° *Pour l'ophthalmie granuleuse.* Isoler les ophthalmiques,
les placer dans des salles bien aérées ; ne pas mêler les enfants
qui entrent en prison avec les anciens détenus qui sont presque
tous atteints de cette affection.

« Telles sont, Monsieur le préfet, les principales mesures
d'hygiène publique sur lesquelles nous avons l'honneur d'appeler votre attention ; elles nous paraissent être le moyen le plus
prompt et le plus efficace d'atteindre le but que se propose l'administration.

« Strasbourg, le 3 mars 1855.

« *Le secrétaire,*      *Le vice-président,*
G. TOURDES.      STOEBER. »

*P. S.* Il est essentiel, en outre, de vider successivement toutes
les salles, afin de pouvoir les laver, les désinfecter et les blanchir à la chaux.

*Rapports semestriels.* Le Conseil reçoit les rapports de Brumath, de Drulingen et de Wissembourg.

La séance est levée.

## Séance du 11 avril 1855.

Membres présents : MM. STOEBER, OPPERMANN, OBERLIN, HEYDENREICH.

Le procès-verbal de la dernière séance est lu et adopté.

Amidonneries. *Hygiène industrielle.* Le Conseil reçoit les dossiers de deux demandes faites par les sieurs Benjamin Schaub et Jean Schauf, à l'effet d'établir deux amidonneries à Bischheim. Le président désigne MM. COUMES et MORIN, pour examiner les demandes et les localités, et faire un rapport au Conseil.

La séance est levée.

## Séance du 23 mai 1855.

Membres présents : MM. STOEBER, président; G. TOURDES, secrétaire; HEPP, MORIN, OPPERMANN, HEYDENREICH, COUMES, IMLIN, KOENIG, OBERLIN, SCHÜTZENBERGER, LEREBOULLET.

Le procès-verbal de la séance précédente est lu et adopté.

Épidémie des prisons de Strasbourg. *Décès de M.* MARCHAL, *membre du Conseil.* Le président du Conseil fait part de la mort de M. le professeur MARCHAL, membre du Conseil, médecin des prisons, atteint lui-même par l'épidémie de typhus qui règne depuis dix-huit mois dans les prisons de Strasbourg. M. MARCHAL a prodigué les soins les plus dévoués aux prisonniers, aux gardiens, aux sœurs hospitalières, aux nombreux malades frappés par le typhus; il est mort victime de son dévouement.

Amidonnerie à Bischheim. *Demande en autorisation d'amidonneries à Bischheim.* Le sieur Benjamin Schaub demande l'autorisation d'établir une amidonnerie dans son jardin, situé à Bischheim, rue des Veaux, 155.

De nombreuses oppositions se sont produites dans l'enquête, de la part des habitants qui occupent les maisons voisines.

Le maire de Bischheim émet un avis contraire à l'autorisation.

MM. COUMES et MORIN, membres du Conseil, se sont transportés à Bischheim, pour prendre connaissance de l'état des lieux. Ils constatent, dans un rapport écrit, que l'établissement projeté se trouve à une trop faible distance de l'église, des écoles, des presbytères et d'un certain nombre d'habitations privées, pour ne pas entraîner des inconvénients sérieux. Ils proposent, en conséquence, de ne pas accorder l'autorisation demandée. *Amidonnerie à Bischheim.*

Le Conseil adopte ces conclusions.

Le sieur Jean Schaub demande l'autorisation d'établir à Bischheim, au lieu dit Zwischen-Dorf, section D, n° 23, une fabrique d'amidon.

Le sieur Schaub n'indique pas sur le plan l'endroit précis où la fabrique doit être construite. Sa propriété est une bande de terrain, longue de 250 mètres; une des extrémités est trop rapprochée des habitations voisines pour que l'autorisation puisse être accordée; l'extrémité opposée serait au contraire dans des conditions convenables.

Le Conseil est, en conséquence, d'avis que les pièces soient renvoyées au sieur Jean Schaub, pour qu'il indique d'une manière précise le lieu où il a l'intention de construire son amidonnerie.

*Curage du Dorfgraben.* Plusieurs membres signalent, en outre, l'état du Dorfgraben, ruisseau qui reçoit les eaux des amidonneries établies à Bischheim. Ce ruisseau a peu de pente et beaucoup de sinuosités; c'est une espèce de mare stagnante dont les eaux corrompues exhalent en été une odeur fétide. Il est urgent de curer ce ruisseau et de le placer dans les conditions que réclame la salubrité publique.

Le Conseil décide que la nécessité de ce curage sera signalée à M. le préfet du Bas-Rhin.

*Choléra à Schiltigheim.* M. le docteur JACOBI adresse au Conseil un rapport sur l'épidémie de choléra qui a régné à Schiltigheim, Bischheim et Hœnheim, du 4 juillet 1854 au mois de novembre de la même année. Schiltigheim renferme 3349 habitants, Bischheim 3137, Hœnheim 1381; ces trois communes se touchent et présentent un total de 7867 habitants. Le terrain qu'occupent ces trois villages est l'alluvion de la vallée du Rhin, composée de marnes qui reposent sur des couches épaisses de gravier et de sable rouge. En 1849, pendant que le choléra sévissait à Strasbourg, on n'observa que deux cas de cette maladie à Schiltigheim et un à Bischheim. En 1854, le premier cas de choléra pa- *Choléra à Schiltigheim.*

Choléra à Schiltigheim. rut à Strasbourg le 10 juillet; à Bischheim le 15. Le second cas fut observé à Bischheim le 21, le premier cas à Schiltigheim le 29; le même jour, un troisième cas se déclara à Bischheim. Jusqu'au 31 août, le choléra fait 17 victimes, 4 à Schiltigheim, 9 à Bischheim, 4 à Hœnheim. En septembre, 16 personnes furent atteintes dans la même maison à Hœnheim. Cette maison devint un véritable foyer épidémique. Le vent soufflait du nord-ouest pendant que cette maison était dévastée par le choléra, et M. JA-COBI remarqua que, contrairement à toutes les prévisions, les habitations placées sous le vent furent épargnées, tandis que la maladie envahit plusieurs maisons situées dans une direction opposée. M. JACOBI résume en un certain nombre de tableaux les faits principaux de l'épidémie.

| | Schiltigheim. | Bischheim. | Hœnheim. | Total. |
|---|---|---|---|---|
| Premier décès cholérique. | 9 août. | 15 juillet. | 12 août. | |
| Dernier décès cholérique. | 29 sept. | 25 sept. | 14 nov. | |
| Cas légers . . . . . . . | 49 | 64 | 53 | 166 |
| Cas graves . . . . . . . | 16 | 25 | 51 | 92 |
| Décès. . . . . . . . . | 8 | 14 | 29 | 51 |

Sur les 51 morts, on a compté 20 hommes et 31 femmes; 16 enfants au-dessous de deux ans, 9 enfants de cinq à quinze ans, 10 personnes de quinze à quarante ans, 10 de quarante à soixante ans, 6 au-dessus de soixante. Les décès se sont ainsi répartis, 2 en juillet, 18 en août, 24 en septembre, 6 en octobre, 1 en novembre. M. JACOBI n'a pas observé de cas de contagion sur des individus bien portants; il admet une influence épidémique générale et des causes occasionnelles diverses. Le traitement a varié suivant la nature des symptômes. Il importait surtout d'arrêter la diarrhée prodromale.

*Rapports semestriels.* Le Conseil reçoit communication d'un rapport de M. FIESSINGER, médecin cantonal adjoint à Mutzig. De nombreux cas de péripneumonie ont été observés au mois de février 1855 dans la commune de Heiligenberg.

Épidémie de variole à Haguenau. *Épidémie de variole à Haguenau.* La variole continue à régner épidémiquement à Haguenau. M. le docteur ARNOLD écrit au Conseil que la maladie semble prendre plus d'intensité. On a compté, depuis le commencement de cette année, une cinquantaine de cas de variole et de varioloïde et cinq décès. La maladie

atteint surtout les adultes et les personnes âgées; une femme de
quarante-quatre ans, portant des traces évidentes de vaccine, a succombé. Depuis 1831, et après avoir observé beaucoup d'épidémies de variole, M. ARNOLD n'a vu que cinq cas mortels chez
des individus régulièrement vaccinés. Les enfants sont en général préservés. La variole a aussi paru à Schweighausen. Un assez
grand nombre d'enfants de cette commune n'étaient pas vaccinés;
M. ARNOLD a aussitôt procédé à cette opération. Schweighausen
et Kaltenhausen sont les deux communes du canton où les vaccinations rencontrent le plus d'indifférence et de mauvais vouloir.



*Canton de Bischwiller.* M. LUROTH rend compte de la marche
du choléra dans le canton. Trois communes ont été atteintes,
Hoffendorf, Herrlisheim et Drusenheim; on y a compté 25 malades et 11 décès. La maladie n'a régné que pendant le mois
d'août.



De grands travaux d'assainissement et de desséchement de
marais ont été entrepris dans le canton de Bischwiller; le syndicat créé pour le régime des eaux, a étendu son action à une
superficie de plus de 5000 hectares, compris entre la Zorn et la
Moder, jusqu'au Rhin.

Le paupérisme augmente notamment à Offendorf, Dahlunden,
Soufflenheim, Fort-Louis, Neuhæusel.

La vaccination rencontre partout de grandes difficultés; les
parents se refusent à présenter leurs enfants pour la vérification
de la vaccine. Les communes les plus récalcitrantes sont celles
d'Offendorf, de Herrlisheim, de Soufflenheim, Schirrhein et
Schirhofen. Il conviendrait de ne rendre les vaccinations gratuites
que pour les enfants présentés au premier appel et à la vérification, et d'obliger au paiement d'une indemnité les parents ré-
calcitrants.



*Canton de Brumath.* M. REIBELL rapporte que le choléra n'a
paru que dans la commune de Kriegsheim, 7 cas et 2 décès.
L'hôpital nouvellement créé à Brumath rend déjà des services
marqués.



M. REIBELL rapporte un cas d'éclampsie mortelle; l'état albu-
mineux des urines avait fait prévoir à l'avance le développement
de cette affection, contre laquelle échouèrent tous les moyens préventifs et curatifs.

*Canton de Geispolsheim.* M. BROUILLET signale une épidémie
de variole et de varioloïde qui s'est déclarée dans plusieurs

communes de ce canton. A Plobsheim, sur 80 cas, on n'a compté que 4 décès; à Fegersheim, 1 décès sur 40 cas; à Lipsheim, 1 sur 20.

La séance est levée.

### Séance du 15 juin 1855.

Membres présents : MM. COUMES, HEYDENREICH, LEREBOULLET, STOEBER, OPPERMANN, G. TOURDES.

Le procès-verbal de la séance précédente est lu et adopté.

*Amidonnerie à Bischheim.*

*Autorisation d'une amidonnerie à Bischheim.* Le sieur Jean Schaub déclare, à l'appui de sa demande, qu'il compte établir son amidonnerie à 120 mètres de l'extrémité occidentale de sa propriété.

Le Conseil, prenant acte de cette déclaration, attendu que l'amidonnerie se trouvera à 120 mètres des habitations les plus voisines et à proximité du Dorfgraben, qui recevra les eaux de cet établissement en même temps que celles des autres amidonneries de Bischheim, est d'avis que l'autorisation demandée peut être accordée aux conditions suivantes : 1° on n'emploiera pas dans l'amidonnerie le procédé par putréfaction; 2° un canal couvert conduira jusqu'au Dorfgraben les eaux provenant de l'usine.

*Atelier de cuisson des os.*

*Atelier de cuisson des os à la Musau.* Le sieur Dreyfuss demande à établir à la Musau un atelier de cuisson des os et une fabrique de suifs. L'avis du maire de Strasbourg est favorable, sous diverses conditions; le procès-verbal de l'enquête de *commodo* et *incommodo* n'est pas joint au dossier.

Le Conseil, prenant en considération la proximité d'un certain nombre d'habitations, et la nature même de cette industrie qui entraînera l'existence d'un dépôt d'os, demande communication du procès-verbal d'information, avant de se prononcer sur la demande du pétitionnaire.

*Four à briques à Schiltigheim.*

*Demande en autorisation d'un four à briques à Schiltigheim.* Le sieur Bader demande l'autorisation d'établir au canton de Schiltigheim un atelier de cuisson des briques, tuiles, chaux, plâtre et pâtes céramiques. Cet atelier serait construit d'après le système breveté de Péchine et Colas, de Langres.

Le four à feu permanent ne serait pas plus grand que celui d'un brasseur; il aurait $0^m,90$ de côté sur $0^m,50$ de hauteur. Ce four serait chauffé à la houille; la fumée parcourait un espace de 50 mètres depuis le foyer jusqu'à l'orifice de la cheminée; la cheminée aurait 20 mètres de hauteur.

L'établissement serait situé au Schlittweg, nos 502, 504 et 510 du cadastre. L'enquête a été ouverte; une opposition s'est produite de la part de M. Spitz, archiprêtre de la cathédrale de Strasbourg. M. Spitz expose qu'il a acheté dans le voisinage, avant le sieur Bader, des terres pour y construire un établissement de bienfaisance, et que la proximité d'un atelier de fabrication de briques et de tuiles rendrait impossible la réalisation de son projet, par suite des inconvénients résultant du chauffage à la houille, de l'excavation du terrain et des désagréments inséparables de cette industrie.

Le maire de Schiltigheim est contraire à la demande d'autorisation.

La fabrique du sieur Bader dans les conditions où elle est établie, n'a d'autre inconvénient, au point de vue de la santé publique, que ceux qui proviennent du chauffage à la houille; le feu y sera permanent, mais ce désavantage est atténué par les petites dimensions du foyer et par l'élévation de la cheminée qui doit être de 20 mètres; la fumée versée dans l'atmosphère à cette hauteur ne peut nuire au village, dont les dernières maisons sont à 150 mètres de distance. L'autorité se réserverait toujours le droit d'ordonner les mesures dont l'expérience ferait reconnaître la nécessité, si la fumée devenait incommode ou si tout autre inconvénient se produisait.

Quant à l'opposition de M. l'archiprêtre Spitz, le Conseil n'a pas cru qu'un projet d'établissement pouvait être un motif suffisant pour faire rejeter une demande qui, dans l'état actuel des choses, n'offre aucun inconvénient au point de vue hygiénique.

Le Conseil est en conséquence d'avis que l'autorisation demandée par le sieur Bader peut lui être accordée, à la condition que le pétitionnaire se soumettra à toutes les modifications qui pourraient être ultérieurement exigées dans l'intérêt de la santé publique, notamment en ce qui concerne la fumée provenant de la houille.

*Appropriement des prisons de Strasbourg. Projet de translation de tous les jeunes détenus à Ostwald.* M. Migneret, préfet du Bas-Rhin, adresse au Conseil les questions suivantes qui se rattachent à l'appropriement des prisons de Strasbourg.

17.

Appropriement des prisons de Strasbourg. Transport des jeunes détenus à Ostwald.

L'établissement agricole d'Ostwald, qui compte aujourd'hui 355 jeunes détenus, peut-il sans inconvénient, en ce qui concerne la salubrité, être maintenu comme maison d'éducation correctionnelle?

Cet établissement se trouve-t-il dans une situation plus ou moins salubre que la maison de correction de Strasbourg, qui renferme actuellement 150 jeunes détenus, dont la translation à Ostwald pourrait être prescrite, s'ils devaient y être plus convenablement placés sous le rapport sanitaire?

Une commission, composée de MM. STOEBER, TOURDES et SCHÜTZENBERGER, est chargée de l'examen de cette question. Cette commission se transportera à Ostwald et dans les prisons de Strasbourg; elle demandera la remise des tableaux des cas de maladies et des décès des deux établissements.

La séance est levée.


## Séance du 11 juillet 1855.


Membres présents : MM. COUMES, LEREBOULLET, HEYDENREICH, IMLIN, STOEBER, G. TOURDES.

Atelier de recuisson des os.

*Demande en autorisation d'un atelier de recuisson des os.*
Le sieur Dreyfuss demande l'autorisation d'établir une fabrique de suif par recuisson des os de cuisine, au canton dit Musau, hors la porte d'Austerlitz, dans la banlieue de Strasbourg.

Aucune opposition ne s'est produite dans l'enquête ; le maire de Strasbourg est d'avis d'autoriser, sous diverses conditions relatives à la disposition des fosses, des foyers et du dépôt d'os.

Le Conseil, attendu que l'établissement est hors de la ville, dans un endroit peu habité, au voisinage d'un cours d'eau, et que par ces divers motifs il ne présente pas d'inconvénient au point de vue sanitaire, est d'avis qu'il y a lieu d'accorder l'autorisation demandée, aux conditions imposées par le maire de Strasbourg.


### RAPPORT SUR LA COLONIE D'OSTWALD.


Rapport sur la colonie d'Ostwald.

M. TOURDES présente le rapport suivant sur l'état sanitaire de la colonie d'Ostwald :

Messieurs,

Deux questions ont été posées au Conseil de salubrité par M. le préfet du Bas-Rhin :

1° L'établissement agricole d'Ostwald, qui compte aujourd'hui 355 jeunes détenus, peut-il sans inconvénient, en ce qui concerne la salubrité, être maintenu comme maison d'éducation correctionnelle ?

2° Cet établissement se trouve-t-il dans une situation plus ou moins salubre que la maison de correction de Strasbourg qui renferme habituellement 150 détenus, et dont la translation à Ostwald pourrait être prescrite, s'ils devaient y être plus convenablement placés sous le rapport sanitaire ?

Le Conseil a pris connaissance des divers documents qui concernent la statistique médicale d'Ostwald et de la prison de Strasbourg. Une commission, composée de MM. STOEBER, SCHÜTZENBERGER et TOURDES, a visité les deux établissements.

Les faits suivants ont été constatés.

### Colonie d'Ostwald.

1° *La fièvre intermittente est endémique à Ostwald.* Ostwald est situé dans une région où la fièvre intermittente est endémique ; cette affection est la maladie qui domine dans la colonie ; elle a successivement atteint et à diverses reprises, la plupart des enfants et des employés. Sous tous les autres points de vue, l'état sanitaire de la colonie est satisfaisant.

Ces faits résultent des documents fournis par M. BROUILLET, médecin cantonal à Geispolsheim, qui dirige avec autant de zèle que d'intelligence le service médical de la colonie ; ils sont résumés dans le tableau suivant :

| Nombre d'enfants. | 1853. | 1854. | 1855 (1er sem.) |
|---|---|---|---|
| Présents à la colonie . . . . | 230 | 256 | 339 |
| Entrés à l'infirmerie . . . . | 794 | 519 | 273 |
| Atteints de fièvres intermittentes . | 317 | 247 | 127 |
| Entrés à l'hôpital . . . . . | 184 | 100 | 37 |
| Décédés . . . . . . . . | 10 | 5 | 7 |

Les fièvres forment environ la moitié des cas de maladies observés à Ostwald; le nombre des fièvres intermittentes a dépassé d'un tiers, en 1853, celui des enfants; en 1854 et en 1855, la proportion a été moins défavorable; en 1854, le nombre des fièvres a été à peu près égal à celui des enfants. Très-peu de jeunes colons échappent à cette maladie; beaucoup d'entre eux en sont atteints deux et trois fois; quelques-uns même jusqu'à cinq et six fois.

Le nombre d'enfants présents à l'infirmerie le jour de notre visite était d'une trentaine environ; beaucoup d'entre eux avaient la fièvre; aucun d'eux ne paraissait gravement malade.

La moyenne des enfants présents à l'infirmerie a été la suivante :

|  | 1853. | 1854. | 1855 (1er semestre). |
|---|---|---|---|
| Hiver . . . . . . | 40 | 15 | 18 |
| Printemps. . . . . | 30 | 14 | 22 |
| Été. . . . . . . | 30 | ·15 | — |
| Automne . . . . . | 25 | 16 | — |
| Moyenne générale . . | 32 | 15 | 20 |

Les maladies, autres que les fièvres, qui retiennent les enfants à l'infirmerie, sont généralement peu graves; depuis deux ans, le nombre des malades a diminué par suite des réformes qui ont été introduites dans le régime de la colonie. L'établissement d'une infirmerie, confiée à des sœurs, a produit les meilleurs résultats.

*2° Degré de gravité de ces fièvres.* La fièvre intermittente qui règne à Ostwald est le plus souvent bénigne et facile à guérir; on n'a point observé de cas de fièvre pernicieuse.

En général, dit M. BROUILLET, les fièvres qui règnent à Ostwald sont pour la plupart bénignes, tierces, à apyrexies franches, à stades réguliers et bien dessinés, exemptes ordinairement de toute fâcheuse complication et faciles à couper une première et une deuxième fois.

· Ces fièvres ne sont graves que par le nombre de leurs atteintes. Un certain nombre de sujets tombe cependant dans une anémie profonde, dans une cachexie palustre qui a quelquefois été mortelle.

*3° Quelle est l'influence du séjour à Ostwald sur la santé des jeunes détenus?* M. BROUILLET apprécie en ces termes cette influence. « Au point de vue de la fièvre intermittente, mais à ce point de vue seulement, l'établissement d'Ostwald est réellement insalubre. En général, les enfants qui sortent d'Ostwald ont gagné au séjour de la colonie, comparé surtout au séjour des prisons d'où ils viennent pour la plupart. En dehors de l'influence plus ou moins grande que peut avoir exercée sur eux l'endémie palustre, ils sont à la sortie aussi forts et aussi robustes qu'on peut l'attendre des vices primordiaux de naissance et d'éducation physique de presque tous ces sujets. Si ce n'étaient les fièvres qui les atteignent de temps à autre et qui sont notre seule pierre d'achoppement, l'état des enfants, à tout autre point de vue, s'améliore incontestablement à la colonie d'Ostwald, et nous pourrions présenter un assez grand nombre de sujets qui à leur arrivée étaient, en ce qui concerne la diathèse scrofuleuse, dans un état de santé vraiment défavorable, et dont la situation s'est amendée d'une manière notable, grâce à l'exercice, aux travaux des champs et aux bons soins dont ils sont l'objet. En tout cas, tel qu'il est, Ostwald vaut-il mieux pour les jeunes sujets scrofuleux, rachitiques, ou du moins lymphatiques et peu développés pour la plupart, que les prisons de Strasbourg. »

La mortalité est d'ailleurs peu élevée à Ostwald; en voici le tableau :

|  | 1853. | 1854. | 1855 (1er sem.). |
|---|---|---|---|
| Nombre moyen d'enfants. | 230 | 256 | 339 |
| Décédés . . . . . . . | 10 | 5 | 7 |
| Proportion . . . . . | 1 sur 23 | 1 sur 55 | |

Dans la visite que nous avons faite à Ostwald, nous avons examiné le personnel de la colonie; l'état général des enfants était satisfaisant et la plupart d'entre eux présentaient les apparences de la santé. Il est évident que depuis les réformes introduites à Ostwald, l'état de cette colonie s'est notablement amélioré. Ce qui donne à ces résultats plus de valeur, c'est la nature même de la population, qui se compose en grande partie d'enfants scrofuleux, lymphatiques, d'une constitution affaiblie par des privations de tout genre, à l'époque de leur admission.

*4o Quelles sont les causes de la fièvre intermittente qui règne à Ostwald? peut-on détruire ces causes ou les atténuer?* La colonie d'Ostwald est située dans une région où la fièvre inter-

mittente est endémique; cette maladie règne dans le village
d'Ostwald, à Illkirch et à Graffenstaden, comme à l'établissement
pénitentier. La fièvre intermittente est l'affection qui domine dans
toute la partie du département située sur les bords du Rhin et de
l'Ill. Des travaux d'assainissement sur divers points de ce territoire, à Strasbourg entre autres, ont notablement diminué le
nombre des fièvres intermittentes; il est de toute évidence que
des travaux analogues exécutés à Ostwald amèneraient les mêmes
résultats.

L'insalubrité de la colonie d'Ostwald est due à deux ordres de
causes: à l'état général du sol, dont le niveau est peu élevé au-
dessus de l'Ill, et qui se prête facilement aux inondations et aux
infiltrations; elle est due, en second lieu, à un certain nombre de
marais et de flaques d'eau, situés au voisinage de l'établissement.

M. Brouillet considère comme cause principale, sinon unique de l'endémie, les terrains vagues et marécageux qui entourent la colonie, principalement du côté des vents dominants, et
qui lui forment une espèce de ceinture. Cette cause détermine à
Ostwald un plus grand nombre de fièvres que ne le comporte la
constitution même du pays. La rivière d'Ill, située à deux kilomètres, bien que mal encaissée et sujette à des débordements,
ne paraît qu'avoir une influence secondaire sur la colonie; elle
agit principalement sur les villages riverains d'Ostwald, d'Illkirch et de Graffenstaden où la fièvre est aussi endémique.

Le directeur de la colonie signale les terrains marécageux
qui entourent l'établissement comme cause des maladies qui y
règnent; les marais existent surtout aux environs du chemin de
fer, au-dessous d'Ostwald. Les marais qui s'étendent à droite
de la ligne, en allant de Strasbourg à Colmar, peuvent être
facilement desséchés. Le directeur indique différents moyens
d'assainissement; il suffirait, dit-il, d'agrandir et d'entretenir
avec soin un petit canal qui existe et qui conduit ces eaux dans
l'Ill. Pour empêcher les reflux provenant des débordements de
la rivière, il faudrait établir une écluse au pont du chemin de
fer. Pour les marais du côté gauche, on pourrait peut-être envoyer directement les eaux dans l'Ill, près de Graffenstaden. On
assainirait ainsi la colonie et on mettrait en rapport bien des terrains incultes.

Nous avons constaté la nature marécageuse du sol et l'étendue
des flaques d'eau qui entourent la colonie; on y rencontre des ter-

rains vagues avec dépressions plus ou moins profondes qui sont alternativement desséchées et remplies d'eau. Si la colonie était à créer, ce n'est certes point le territoire d'Ostwald que nous aurions conseillé de choisir, mais ncus sommes convaincus que le pays peut être assaini notablement. Une étude approfondie des environs d'Ostwald, faite par des hommes spéciaux, conduira sans aucun doute à faire disparaître une grande partie de ces causes d'insalubrité. Nous croyons qu'il est urgent d'entreprendre cette étude et de faire sur une large échelle des travaux d'assainissement; c'est une condition indispensable à remplir, pour consolider et pour étendre la colonie d'Ostwald.

Parviendra-t-on d'une manière complète à faire cesser les fièvres qui règnent à Ostwald? Nous ne le pensous pas; la situation même du pays, l'élévation du niveau de l'Ill, rendront toujours faciles les inondations ou du moins les infiltrations du sol; les terres alternativement humides et desséchées feront plus ou moins l'office de marais, et la fièvre intermittente continuera à se produire; mais on pourra réduire l'endémie à de faibles proportions. On a obtenu des résultats de ce genre pour une partie des environs de Strasbourg.

Des règlements médicaux pourraient encore contribuer à diminuer l'insalubrité de la colonie. Un régime alimentaire suffisamment réparateur, la précaution d'interdire le travail extérieur à une heure trop matinale et après le coucher du soleil, telles seraient les mesures qui combattraient le plus efficacement l'influence palustre, atténuée déjà par des travaux d'assainissement.

La colonie d'Ostwald nous a paru généralement bien tenue, mais nous avons constaté l'insuffisance des bâtiments actuels, relativement au nombre des colons. Plusieurs dortoirs sont évidemment encombrés; la substitution des hamacs aux lits paraît avantageuse et diminue un peu cet inconvénient, mais si l'encombrement actuel continuait, il pourrait faire naître un danger sérieux, surtout à l'époque où le retour des froids rendra l'aération moins facile. Il est donc nécessaire de faire à Ostwald de nouvelles constructions pour y conserver la population actuelle, et à plus forte raison pour y transférer les enfants détenus dans les prisons de Strasbourg. Il conviendra encore, pour les bâtiments nouveaux, d'élever notablement les rez-de-chaussées au-dessus du sol, s'ils doivent servir de lieu d'habitation.

Rapport sur la colonie d'Ostwald.

## État des prisons de Strasbourg.

Après avoir pris connaissance de l'état d'Ostwald, nous avons visité la maison de correction de Strasbourg. Cette prison n'est pas insalubre par elle-même; elles est située à une des extrémités de la ville, au bord de l'Ill, dans un quartier qui n'est pas encore entièrement surbâti, et dans le voisinage de vastes jardins. Les maladies qui y ont régné pendant deux ans, le typhus, le scorbut et l'ophthalmie granuleuse, étaient indépendantes de la situation de la prison et de la disposition des bâtiments; elles étaient uniquement dues à l'encombrement et à l'insuffisance du régime alimentaire.

Mais la maison de correction de Strasbourg n'est pas disposée de manière à recevoir des détenus enfants, et à les isoler complétement des adultes, tout en les plaçant dans de bonnes conditions hygiéniques. Les dortoirs sont insuffisants, il en est de même de quelques ateliers, entre autres de celui des tailleurs; les cours n'ont pas assez d'étendue pour que les enfants puissent prendre l'air extérieur; ils sont forcément condamnés à une vie sédentaire. Ce genre de vie est la condition la plus défavorable au développement du premier âge. Les professions mêmes qu'on est obligé de donner aux jeunes détenus sont nécessairement sédentaires et ont le même genre d'influence sur leur santé.

L'action de ces diverses causes est d'autant plus nuisible que la plupart des jeunes détenus sont scrofuleux, ou du moins d'un tempérament lymphatique et d'une constitution affaiblie. Les maladies scrofuleuses existent héréditairement chez beaucoup d'entre eux, et les conditions mêmes dans lesquelles on les place à la prison de Strasbourg, sont celles qui contribuent avec le plus de puissance au développement des affections de ce genre.

Les enfants sont, en outre, exposés aux maladies épidémiques si fréquentes dans les prisons. Le typhus a fait beaucoup de victimes parmi les jeunes détenus, aussi bien que parmi les sœurs, les gardiens et les prisonniers adultes; pour les enfants, l'encombrement est plus fatal encore que pour les détenus qui sont dans la force de l'âge. Un très-grand nombre d'enfants ont été scorbutiques au plus haut degré à la prison de Strasbourg; l'absence d'air et un régime alimentaire insuffisant produisent rapidement cette affection dans les premiers âges de la vie. Sans doute, le typhus et le scorbut sont des maladies artificielles qu'on peut et qu'on doit éviter avec une bonne hygiène, mais l'expérience est là pour montrer combien elles sont fréquentes ; les enfants renfermés dans les prisons d'adultes sont donc exposés à un double péril, aux maladies que fait naître la vie sédentaire, et aux affections intercurrentes épidémiques.

Au typhus et au scorbut il faut ajouter l'ophthalmie granuleuse, qui est devenue endémique dans la prison. Les enfants sont particulièrement sujets à cette maladie, et quand elle a pénétré dans un établissement public, il devient très-difficile de la faire disparaître. L'encombrement et le défaut d'air sont encore les conditions qui perpétuent cette déplorable affection.

Scrofules, typhus, scorbut et ophthalmie granuleuse, telles sont les maladies qui ont régné dans les prisons de Strasbourg. Nous n'avons pas eu des documents assez précis pour déterminer dans quelle proportion chacune de ces trois affections a exercé ses ravages ; mais les faits sont de notoriété publique et aujourd'hui encore un certain nombre de jeunes détenus scorbutiques est traité à l'hôpital civil de Strasbourg. Le jour de notre visite à l'infirmerie de la prison, quatre enfants étaient atteints du typhus, quoique l'encombrement eût notablement diminué.

La mortalité de la prison est d'ailleurs assez élevée pour un âge qui présente de si faibles chances de mort. Le nombre des décès a été de 8 en 1852 pour 159 détenus (1 sur 19), de 5 en 1853 sur 185 détenus, 1 sur 37 ; de 16 en 1854 sur 234 détenus, ou de 1 sur 15.

Mais l'insalubrité d'un asile d'enfants ne se mesure pas uniquement au nombre des morts ; la constitution des jeunes gens qui en sortent, les chances de vie qu'ils emportent pour l'âge adulte, doivent entrer en ligne de compte. L'aggravation des maladies scrofuleuses, la détérioration générale de l'organisme, sont pour le jeune âge les résultats inévitables de la détention. Beaucoup d'enfants à Strasbourg sont tombés dans un état de dégradation physique qui provenait à la fois de dispositions héréditaires, de circonstances antérieures à la détention et de l'influence de l'emprisonnement.

L'expérience a démontré que l'état d'un certain nombre d'enfants, sortant des prisons de Strasbourg et transférés à Ostwald, s'améliorait sensiblement, malgré les atteintes de la fièvre intermittente endémique. Le travail des champs et le grand air exer-

Rapport sur la colonie d'Ostwald.

çaient rapidement une influence favorable sur les jeunes détenus, principalement sur ceux qui étaient affectés des maladies
scrofuleuses.

Résumant les faits qui précèdent, nous avons constaté :

1° Qu'Ostwald est situé dans une région où la fièvre intermittente est endémique ; que cette fièvre est la maladie dominante
dans la colonie ; qu'elle a successivement atteint la plupart des
enfants et des employés ;

2° Que la fièvre qui règne à Ostwald est généralement bénigne
et facile à guérir, mais que les rechutes sont fréquentes ; qu'on
n'y observe point de fièvre pernicieuse ; que, dans un certain
nombre de cas, cette fièvre altère d'une manière notable la
constitution et produit la cachexie palustre ;

3° Que l'état de santé des jeunes détenus est en général satisfaisant ; que la constitution de beaucoup d'entre eux s'est évidemment fortifiée depuis qu'ils habitent la colonie ; que, sous ce
point de vue, les résultats obtenus depuis deux ans sont beaucoup plus favorables qu'autrefois ;

4° Qu'il faut tenir compte, en appréciant l'état de la colonie,
des éléments dont se compose sa population ; qu'un grand nombre de jeunes détenus étaient à leur entrée dans un état déplorable de dégradation physique et morale ;

5° Que la mortalité de la colonie d'Ostwald est peu considérable, eu égard à la nature de la population ;

6° Que la fièvre intermittente, endémique dans la colonie,
reconnaît deux ordres de causes : des terrains marécageux et des
flaques d'eau placés dans le voisinage de l'établissement et l'état
général du pays ;

7° Qu'on peut assainir notablement Ostwald en faisant disparaître la première de ces causes, mais que l'élévation du niveau
de l'Ill, la facilité des inondations et de l'imbibition du sol, ne
permettront pas de détruire entièrement l'influence palustre ; que
cette influence peut être notablement atténuée par des mesures
hygiéniques, par un régime convenable et par l'interdiction du
travail extérieur à une heure trop matinale et après le coucher du
soleil ;

8° Qu'il importe d'éviter l'encombrement dans la colonie ; que
le nombre actuel des enfants est trop considérable pour l'étendue des bâtiments ;

9° Que la maison de correction de Strasbourg n'est pas insalubre par elle-même; que les maladies qui y ont régné pendant deux ans, le typhus, le scorbut et l'ophthalmie granuleuse, étaient uniquement le résultat de l'encombrement et de l'insuffisance du régime alimentaire;

Rapport sur la colonie d'Ostwald.

10° Que cette prison n'est pas disposée de manière à recevoir des détenus enfants; que les dortoirs actuels sont insuffisants; qu'il en est de même de quelques ateliers; que cette prison n'a pas de cours assez vastes pour faire prendre aux enfants l'air extérieur;

11° Que le séjour dans une prison, la vie sédentaire, l'absence de grand air, sont les conditions les plus défavorables au développement des enfants; que ces conditions ont une influence d'autant plus désastreuse que la population des prisons se compose en grande partie d'enfants scrofuleux ou dont la constitution a été détériorée par la misère;

12° Que les maladies dominantes dans la prison ont été les affections scrofuleuses, le typhus, le scorbut et l'ophthalmie granuleuse;

13° Que la mortalité est plus élevée à la prison de Strasbourg qu'à Ostwald;

14° Que l'expérience a fait voir que la santé des jeunes détenus s'améliorait notablement quand on les transportait de la prison à Ostwald.

*Conclusions.* Le Conseil, prenant en considération l'ensemble de ces faits, est d'avis :

1° Que la colonie agricole d'Ostwald peut être conservée comme établissement pénitentiaire pour les enfants;

2° Qu'on peut diminuer par des travaux d'assainissement l'influence marécageuse qui y règne; qu'il importe d'ordonner le plus promptement possible l'étude de ces travaux, pour assurer l'avenir de la colonie;

3° Qu'il est nécessaire de soumettre les jeunes détenus au régime et aux précautions hygiéniques reconnues utiles pour combattre le développement des fièvres intermittentes;

4° Que même dans la situation actuelle de cet établissement, les enfants y sont mieux, au point de vue sanitaire, que dans la maison de correction de Strasbourg;

5° Que pour placer à Ostwald un plus grand nombre de détenus et même pour y conserver la population actuelle, il est nécessaire de construire de nouveaux bâtiments.

Le Conseil adopte les conclusions de ce rapport.

Rapports semestriels. *Rapports semestriels.* Le Conseil reçoit les rapports semestriels de MM. Brouillet, Dietz, Schwebel et Stoeber, pour les circonscriptions médicales de Geispolsheim, de Westhoffen, de Barr et d'Obernai, etc.

La séance est levée à quatre heures.

### Séance du 8 août 1855.

Membres présents : MM. Coumes, Morin, Heydenreich, Oberlin, Lereboullet, Stoeber, Tourdes.

Le procès-verbal de la séance précédente est lu et adopté.

Déplacement de l'abattoir de la ville de Strasbourg. *Déplacement de l'abattoir de la ville de Strasbourg.* M. le préfet du Bas-Rhin communique au Conseil le projet de déplacement de l'abattoir de la ville de Strasbourg et de reconstruction de cet établissement sur les terrains du Marais Kageneck.

Le Conseil, après avoir pris connaissance du projet et des détails du plan, notamment en ce qui concerne le choix du terrain et le mode d'écoulement des eaux provenant de l'abattoir, adopte le projet de rapport qui lui est présenté par MM. Stoeber et G. Tourdes.

Monsieur le préfet,

Nous avons l'honneur de vous transmettre l'avis du Conseil sur l'emplacement choisi par l'administration municipale pour y reconstruire l'abattoir de la ville de Strasbourg.

L'administration propose de placer cet abattoir dans le quartier dit Marais Kageneck, entre le faubourg de Saverne et le faubourg National.

Le Conseil ne peut qu'approuver le projet de déplacement de l'abattoir actuel qui, contrairement à toutes les règles de l'hygiène, est situé au centre de la ville; mais ce projet n'est réellement utile que si l'emplacement nouveau présente une supériorité évidente sur l'ancien et ne prête pas lui-même à de sérieuses objections.

Les inconvénients provenant d'un abattoir sont les émanations qui s'en exhalent, l'eau chargée de matières organiques qui s'en écoule, la circulation des bestiaux autour de l'édifice. L'éloignement des habitations, l'aération, le voisinage d'un cours d'eau assez considérable, telles sont les conditions qui doivent déterminer le choix du terrain.

Déplacement de l'abattoir de la ville de Strasbourg.

Le Conseil a déjà été saisi de cette question en 1853, et il ne peut que rappeler les principes qui dominent la matière; l'abattoir nouveau devrait être placé hors de l'enceinte des remparts, sur la rivière d'Ill et en aval de la ville.

Le choix ne pouvant être fait dans ces conditions, le Conseil avait proposé les terrains de la Marguerite, comme étant l'emplacement le plus convenable dans l'intérieur de la ville. Ce projet avait été adopté par l'administration municipale; il est vivement à regretter qu'il n'ait pas obtenu l'approbation de l'autorité supérieure.

Aujourd'hui le Conseil n'est plus consulté que sur l'emplacement du Marais Kageneck; il ne peut que répéter à cette occasion l'opinion qu'il a déjà émise. Cet emplacement est moins convenable que celui de la Marguerite, il est même inférieur aux terrains du faubourg de Pierre; il est plus bas, moins aéré, abrité par un rempart très-élevé et plus voisin des habitations.

Ces inconvénients, sans aucun doute, peuvent être atténués par la bonne construction de l'abattoir. Un local bien disposé, de l'eau en abondance, une police très-sévère, peuvent rendre très-supportable le voisinage d'un établissement de ce genre.

Si, malgré son imperfection notoire, l'abattoir actuel a pu exister au centre de la ville, depuis un grand nombre d'années, sans exciter de trop vives réclamations, il est de toute évidence qu'un abattoir mieux construit et bien surveillé, aura des inconvénients moins sensibles encore, s'il est placé dans un quartier éloigné.

Mais il est une disposition du plan nouveau qui nous paraît menacer gravement la salubrité publique.

L'aménagement des eaux est la question capitale dans la construction d'un abattoir. Il faut que l'eau y arrive en abondance et avec facilité pour servir à tous les usages de l'établissement et pour y maintenir, par des lavages continuels, une propreté excessive; il faut, en second lieu, que cette eau chargée de matières animales, et facilement putrescibles, s'écoule rapidement et sans nuire à la salubrité publique. La disposition la plus avantageuse est celle qui fait aboutir le plus promptement possible les liquides de l'abattoir à un cours d'eau un peu considérable.

Le plan du nouvel abattoir présente sous ce point de vue une

imperfection très-grave et qui nous a paru de nature à compromettre la salubrité publique. Il propose de diriger les eaux d'é-
coulement, soit dans le fossé des fortifications, au moyen d'un
égout qui traverserait le rempart, soit dans le canal du Rhône-
au-Rhin, dans l'intérieur de la ville.

Ces deux dispositions nous paraissent également fâcheuses au
point de vue de la salubrité.

Le fossé des fortifications n'a qu'une très-faible pente; l'eau
y est presque stagnante; elle n'arrive à la rivière qu'après de
nombreux détours, après avoir longé une partie de la ville et des
promenades publiques. Ce fossé reçoit les matières provenant de
plusieurs égouts; en été, il est presque toujours infect. Ses
berges sont fréquemment inondées, et quand l'eau se retire, elle
y laisse un dépôt de vase qui répand une odeur marécageuse.
L'eau de l'abattoir y mêlerait des matières animales et ajouterait une nouvelle cause d'insalubrité à celles qui existent déjà.

Les inconvénients seraient au moins aussi graves pour le canal des Faux-Remparts. Ce canal n'a qu'un courant très-faible,
les chasses y sont rares; il reçoit déjà plusieurs égouts, et pendant les chaleurs de l'été il exhale fréquemment une odeur infecte. Ce canal, pour des motifs divers, est très-fréquemment
mis à sec. L'odeur fétide qu'exhale alors son fonds vaseux, serait plus nuisible encore, si les eaux de l'abattoir venaient s'y
mêler. Loin de multiplier le nombre des égouts qui aboutissent
à ce canal, il serait utile de le diminuer; la santé publique exigerait même que ce canal, qui n'a point de courant continu, ne
reçût aucun égout.

Le Conseil appelle de nouveau l'attention de l'autorité municipale sur un autre mode d'écoulement des eaux de l'abattoir. On
construirait un nouvel égout qui, partant de cet établissement,
et se dirigeant vers le canal du Rhône-au-Rhin, longerait la rive
gauche de ce canal, pour aboutir à la rivière d'Ill près du Pont-
Royal. Cet égout conduirait les eaux de l'abattoir en aval de la
ville; il aurait une forte pente et les chasses y seraient faciles.
La construction de cet égout ne serait pas seulement utile pour
le service de l'abattoir; elle contribuerait à l'assainissement des
quartiers situés sur la rive gauche du canal des Faux-Remparts,
et tôt ou tard on devra se résoudre à exécuter ce projet. Aujour-
d'hui les eaux de cette partie de la ville se déversent dans le
fossé des fortifications et dans le canal des Faux-Remparts; ce

La vérification des décès ne se fait qu'exceptionnellement, comme dans l'arrondissement de Strasbourg.



### ARRONDISSEMENT DE SAVERNE.

*Fièvres typhoïdes.* L'arrondissement de Saverne a été généralement épargné par les maladies épidémiques. Le choléra n'y a pas fait invasion, mais la fièvre typhoïde a atteint assez gravement les communes de Dettwiller (60 cas et 20 décès) et de Funhausen, où 10 malades ont succombé sur 37. On peut encore citer la commune d'Ingwiller (Bouxwiller), où a régné la scarlatine avec assez d'intensité.

*Variole et vaccine.* La variole s'est montrée dans l'arrondissement de Saverne. On l'a principalement observée dans les cantons de Drulingen, de Saar-Union et d'Hochfelden. Les six communes suivantes ont particulièrement souffert :

#### Canton de Drulingen.

| | | |
|---|---|---|
| Weislingen . . . . | 10 malades. | 1 décès. |
| Weyer . . . . . | 15 » | 2 » |
| Wolfskirchen . . . | 27 » | 2 » |

#### Canton de Saar-Union.

| | | |
|---|---|---|
| OErmingen . . . . | 60 » | 4 » |
| Dehlingen . . . . | 22 » | 1 » |
| Belley . . . . . | 25 » | 7 » |

En général, la variole affectait une forme bénigne. On a autant que possible multiplié les vaccinations et les revaccinations, tout en rencontrant les obstacles indiqués pour les autres arrondissements. A Dettwiller, entre autres, le médecin cantonal a eu la plus grande difficulté à vérifier les vaccinations et à se procurer du vaccin.

*Fièvre intermittente.* La fièvre intermittente est devenue endémique à Dettwiller par suite des marais créés par le canal et par le chemin de fer.

*Épizootie.* Une stomatite aphtheuse, sans gravité, a régné parmi les bêtes bovines du canton de Drulingen et de Saar-Union.

*Cimetières.* Beaucoup de cimetières sont encore au centre des villages. Les cimetières qu'il serait urgent de déplacer, sont ceux d'Œrmingen, de Domfessel et de Munsen (canton de Saar-Union. Dans la commune de Lohr (canton de la Petite-Pierre), on continue à se servir de l'ancien emplacement, bien que la commune soit en possession d'un nouveau cimetière.

*Écoles.* Plusieurs écoles sont encore signalées comme étant insalubres ou de dimensions insuffisantes; ce sont celles de Keskastel (cathol.), de Herbitzheim (protest.), de Harskirchen (cathol.); de Seltzheim, dans le canton de Saar-Union; de Suttenheim, Mœnnolsheim et Wolsheim, dans le canton de Saverne; de Gassendorf, dans le canton d'Hochfelden.

*Dépôt de gendarmerie.* Le dépôt de sûreté de la gendarmerie de Dettwiller n'est autre chose qu'une cave sombre et humide; à diverses reprises, on a décidé la suppression de cette prison dont l'insalubrité est notoire. Le Conseil ne peut que s'associer aux vœux du médecin cantonal.

*Habitations.* A Bouxwiller, les habitations de la population ouvrière et indigente laissent beaucoup à désirer.

La mendicité a presque disparu à Bouxwiller; la nouvelle organisation du bureau de bienfaisance et des secours à domicile a produit d'heureux résultats.

*Paupérisme.* Le paupérisme paraît avoir diminué à Drulingen; il a augmenté, au contraire, dans le canton de Saar-Union. Les communes les plus pauvres sont celles de Saar-Union, de Saar-Werden et de Keskastel.

*Pharmacie cantonale.* On rencontre encore des difficultés pour la délivrance des médicaments gratuits dans les cantons de Saar-Union et de Drulingen. Les médecins cantonaux se félicitent de l'établissement de la pharmacie cantonale.

La vérification des décès n'a généralement pas lieu ou elle se fait sans intervention médicale.

### ARRONDISSEMENT DE WISSEMBOURG.

Dans quelques cantons, les décès l'ont emporté sur les naissances.

| | | | | |
|---|---|---|---|---|
| Niederbronn . . . | 365 décès, | 274 | naissances | (1er semestre). |
| Niederbronn . . . | 298 » | 190 | » | (2e semestre). |
| Seltz . . . . . | 204 » | 168 | » | » |
| Soultz . . . . . | 270 · » | 101 | » | (1er semestre). |
| Wissembourg. . . | 168 » | 108 | » | (1er semestre) |

Cet excédant de décès paraît dû à la misère et à l'influence des mauvaises récoltes, bien plus qu'à une maladie détermi- Rapport sur l'état sanitaire du départe-ment. née.

*Choléra.* Le choléra n'a pris de proportions un peu considérables que dans le canton de Niederbronn; on y a compté 528 malades et 148 morts. Le village de Reichshoffen a été le foyer principal de l'épidémie (382 malades et 104 décès). A Niederbronn même, le nombre des cas a été de 104, dont 44 décès. Huit cas de choléra ont été observé à Altenstadt, dans le canton de Wissembourg.

*Fièvre typhoïde.* La fièvre typhoïde a été assez commune dans le canton de Niederbronn, sans cependant cesser d'être sporadique. Il en a été de même pour le canton de Seltz. Deux villages des cantons de Lauterbourg et de Wissembourg ont été le siége d'une petite épidémie de cette affection. Salmbach, 18 cas, Weiler, 137 cas; la mortalité n'a pas été considérable.

*Fièvre intermittente.* La fièvre intermittente a régné à Seltz, sur les bords du Rhin.

*Variole et vaccine.* Signalons ici comme pour les autres arrondissements l'apparition de la variole; Wissembourg, 27 cas; Riedseltz, 13 cas et 2 morts; Niederlauterbach, 24 cas et 12 décès; canton de Lauterbourg, 130 cas et 14 décès; Mothern, 88 cas et 7 décès; dans le reste du canton de Seltz, 6 cas et 4 décès; Mertzwiller, Gondershoffen et Dambach, 20 cas et 8 décès; 10 cas seulement dans le canton de Soultz.

La maladie affectait plus généralement le caractère d'une varioloïde. Les médecins cantonaux se plaignent, notamment dans les cantons de Soultz et de Wœrth, de la négligence des parents et de l'opposition que rencontrent les revaccinations.

*Épizooties.* Une épizootie aphtheuse sans gravité a régné dans le canton de Niederbronn. On a observé fréquemment dans le canton de Soultz le mal des pieds des bêtes bovines.

*Cimetières.* Les cimetières qu'il importe surtout de déplacer ou d'agrandir sont ceux de Reichshoffen, de Gundershoffen, de Riedseltz et de Siegen, les deux premiers dans le canton de Niederbronn, les deux autres dans les cantons de Seltz et de Wissembourg.

*Écoles.* Quatre écoles sont particulièrement signalées comme insalubres, les écoles israélites de Reichshoffen et de Lauterbourg, l'école d'Eberbach (Wœrth), et celle de Neewiller (Lauter-

 bourg). La salle d'asile de Reichshoffen est de dimensions insuffisantes.

*Prison.* La prison de Reichshoffen (canton de Niederbronn)
est humide, sans air et sans lumière; la santé des détenus y est
compromise.

*Fabriques.* L'aération est insuffisante dans la fabrique d'allumettes chimiques du canton de Wissembourg; on y a observé
quatre exemples de carie des maxillaires. Le paupérisme a diminué
à Wœrth. La vérification des décès n'est pas organisée dans cet
arrondissement.

### CONCLUSIONS GÉNÉRALES.

Nous venons de vous présenter, Monsieur le préfet, le tableau
général de l'état sanitaire du département, tel qu'il résulte des
rapports semestriels des médecins cantonaux. Parmi les travaux de nos confrères, nous citerons principalement ceux de
MM. BROUILLET, de Geispolsheim; KUHN, de Niederbronn; REI-
BELL, de Brumath; LUROTH, de Bischwiller, etc. Nous pourrions
facilement ajouter à cette liste l'indication d'autres rapports non
moins complets et non moins estimables.

Nous résumerons l'ensemble de ces faits dans les conclusions
suivantes :

1° L'état sanitaire du département a été en général favorable;
aucune épidémie n'a pris une notable extension.

2° Le choléra a été le fait dominant du dernier semestre de
1855, beaucoup moins par les pertes qu'il a causées, que par la
crainte qu'il a inspirée à la population.

Les seules communes où la maladie ait pris des proportions
un peu considérables ont été celles de Strasbourg, de Haguenau,
de Reichshoffen, de Niederbronn, de Ballbronn et de Schléstadt.

3° La fièvre typhoïde et la fièvre miliaire tiennent toujours la
première place parmi les épidémies et les endémies du département; elles n'ont point fait cette année beaucoup de victimes;
on peut cependant citer un certain nombre de communes où ces
maladies ont régné épidémiquement : pour la fièvre typhoïde,
les villages de Reichshoffen, Andlau, Odratzheim, Dettwiller,
Furchhausen, Salmbach, Weiler; pour la fièvre miliaire, les
communes de Molsheim, Mutzig, Dinsheim, Kirchheim, Rosheim.

4° La variole a reparu sur un grand nombre de points du département. Les cantons où elle a principalement régné sont ceux de Bischwiller, de Haguenau, de Brumath, de Barr, de Rosheim, de Saar-Union, de Drulingen, de Lauterbourg et de Geispolsheim. Les communes où les cas ont été les plus nombreux, sont celles de Schweighausen, Haguenau, La Wantzenau, Gambsheim, Plobsheim, Mothern, Œrmingen, Weislingen, etc.

5° La variole a le plus souvent revêtu une forme bénigne, modifiée par l'influence de la vaccine. Mais les cas de variole confluente n'ont pas été rares, et le retour de cette maladie a donné la preuve qu'un bien plus grand nombre de personnes qu'on ne le supposait, échappait à la vaccination.

6° Les médecins cantonaux trouvent encore de notables difficultés dans l'exercice de leurs fonctions de vaccinateurs. La négligence ou le mauvais vouloir des parents, le concours insuffisant de l'autorité locale paralysent souvent leurs efforts. Ce rapport contient l'indication détaillée des difficultés qu'ils rencontrent. Les mesures à prendre seraient de rendre obligatoires la vaccination et la vérification de cette opération ; d'assurer à ces deux opérations le concours de l'autorité locale ; d'exiger strictement dans toutes les écoles un certificat de vaccine pour l'admission des enfants.

7° Il importerait de favoriser les revaccinations ; les médecins cantonaux sont déjà entrés dans cette voie.

8° Les fièvres intermittentes ont régné d'une manière endémique et épidémique dans un grand nombre des communes appartenant aux cantons de Geispolsheim, de Brumath, de Saverne, de Marckolsheim, de Seltz.

Les localités les plus maltraitées par cette affection ont été Brumath, Stéphansfeld, Vendenheim, Eckwersheim, Illkirch, Grafenstaden, Ostwald, Dettwiller.

9° Indépendamment des causes générales provenant de la nature et de la disposition des terrains, des foyers d'infections ont été produits par les travaux du canal et des chemins de fer. Les communes qui ont plus particulièrement souffert par suite de ces travaux sont Dettwiller, Brumath, Stéphansfeld, Vendenheim, Eckwersheim, etc.

Ces causes locales d'insalubrité pourraient disparaître par le comblement d'un certain nombre de mares, par le curage ou le percement de fossés dans les terrains marécageux. Des travaux importants de ce genre ont été exécutés dans le canton de Bischwiller.

10° Une épidémie meurtrière a régné à la colonie d'Ostwald; elle a été, de la part du Conseil, l'objet de rapports spéciaux.

11° Le département a été exempt d'épizooties graves; une stomatite aphtheuse a régné dans les cantons de Geispolsheim, de Niederbronn, de Marckolsheim et de Schléstadt.

La rage canine a paru dans quelques cantons; on a observé dans les environs de Wasselonne un triste exemple de la transmission à l'homme de cette affreuse maladie.

12° Un certain nombre de salles d'asile laissent encore à désirer, sous le point de vue de la salubrité. On peut signaler, entre autres, les écoles israélites de Brumath, de Reichshoffen et de Lauterbourg, les écoles d'Eberbach, de Neuve-Église, de Keskastel, de Herbitzheim, de Mænnolsheim et de quelques autres communes indiquées dans le rapport.

13° Les prisons ou dépôts de sûreté de Dettwiller et de Reichshoffen sont dans des conditions d'insalubrité qui appellent de promptes modifications.

14° Un grand nombre de cimetières sont encore placés au centre des communes. Parmi ceux qu'il importerait de déplacer ou d'agrandir, nous citerons les cimetières de Reichshoffen, de Gundershoffen, de Hurtigheim, de Dieffenbach et de Neufbois.

15° Comme causes spéciales d'insalubrité, on a signalé les habitations d'une partie de la population ouvrière de Bouxwiller, l'état de la rivière qui traverse la ville de Barr, la ventilation insuffisante de certains ateliers, notamment d'une fabrique d'allumettes chimiques près de Wissembourg.

16° Le paupérisme paraît augmenter dans une partie des cantons de Bischwiller, de Molsheim, de Rosheim, de Saar-Union; on a constaté en même temps qu'il diminuait dans les cantons de Brumath, de Bouxwiller et de Drulingen.

17° La délivrance gratuite des médicaments commence à s'introduire dans un certain nombre de communes.

18° La vérification des décès n'est pas organisée dans les communes rurales du département.

Les conclusions de ce rapport sont adoptées.

## Séance du 29 octobre 1856.

M. Migneret, préfet du département, préside la séance.

Membres présents: MM. Stoeber, vice-président; G. Tourdes. secrétaire; Oberlin, Coumes, Morin, Leredoullet, Aronssohn, Heydenreich, Oppermann, Hepp.

Le procès-verbal de la séance précédente est lu et adopté.

*Organisation de la pharmacie cantonale.* M. le préfet donne communication au Conseil d'un projet d'arrêté et de circulaire ayant pour but d'organiser dans les campagnes le service de la pharmacie cantonale et d'assurer à la population indigente la gratuité des médicaments. *(Organisation de la pharmacie cantonale.)*

Les bases de l'organisation ont été exposées dans la séance précédente.

Le projet de formulaire et de tarif, présenté par M. Hepp, rapporteur de la commission, est adopté par le Conseil. M. le préfet décide l'impression immédiate du formulaire et du tarif et des modèles d'ordonnances et de mémoires.

Le Conseil adopte le modèle de la boîte à médicaments qui sera entre les mains de chaque médecin cantonal pour les cas d'urgence. Il arrête en même temps la liste des médicaments que cette boîte devra contenir : quatre flacons de laudanum, d'élixir acide de Haller, d'éther sulfurique et d'ammoniaque; neuf petites boîtes avec les substances suivantes : poudres de calomel, de 0,10 ; d'émétique, de 0,05; d'ipécacuanha, de 0,50; de sulfate de quinine, de 0,20; de seigle ergoté, de 0,50; poudre de jalep; pilules d'opium ; extrait de ratanhia; crayon de nitrate d'argent, sparadrap et emplâtre vésicatoire.

Une de ces boîtes sera envoyée pour essai à MM. les médecins cantonaux de Niederbronn, de Saar-Union, de Marmoutier, de Villé et de Geispolsheim.

*De l'influence des routoirs sur l'état sanitaire d'Ostwald.* *(Colonie d'Ostwa'd.)* M. le maire de Strasbourg signale comme une des causes de l'insalubrité de la colonie pénitentiaire d'Ostwald les eaux stagnantes et principalement les routoirs qui existent dans le voisinage de la colonie.

M. le préfet demande au Conseil son opinion sur ces différentes causes de l'insalubrité de la colonie d'Ostwald, et notamment

Colonie d'Ostwald. sur la part d'influence qu'il convient d'attribuer aux routoirs situés dans le voisinage de cet établissement.

Le Conseil, s'en référant à ses précédents rapports, est d'avis que l'insalubrité de la colonie d'Ostwald est due à une cause génerale et non à des influences accessoires. Le sol est marécageux et couvert de nombreuses flaques d'eau par suite de son niveau peu élevé. Telle est la véritable origine des fièvres endémiques qui règnent non-seulement à la colonie, mais dans toute la contrée. Sans doute, les routoirs peuvent nuire, lorsque, par les variations du niveau des eaux, ils se transforment en marais, mais cette cause est accessoire. C'est par un système général de travaux ayant pour résultat de modifier l'état du sol et de donner aux eaux de l'écoulement, qu'on arrivera à assainir la région dans laquelle est située la colonie d'Ostwald.

Le Conseil croit devoir appeler l'attention de l'autorité sur les flaques d'eau et sur les marais qui se trouvent au voisinage du chemin de fer, particulièrement dans le canton de Geispolsheim. Ces marais ont été produits par les déplacements de terrains exécutés pendant les travaux de terrassement; ils sont une cause évidente d'insalubrité pour une partie de ce canton.

Distillerie à Strasbourg. *Demande en autorisation d'une distillerie à Strasbourg.* Le sieur Gros demande l'autorisation d'établir une distillerie à Strasbourg, au quartier des Ponts-Couverts, 18. Cette distillerie opérera sur le marc de bière.

Le maire de Strasbourg est d'avis d'autoriser sous diverses conditions relatives à l'élévation de la cheminée et à la disposition intérieure de l'établissement.

Le Conseil, considérant que la distillerie du sieur Gros sera située dans un quartier aéré et éloigné du centre de la ville, et dans lequel existent déjà deux établissements de ce genre, est d'avis que l'autorisation peut être accordée aux conditions indiquées par le maire de Strasbourg.

Le Conseil croit devoir en outre appeler l'attention de l'administration sur le mode d'écoulement des eaux qui proviennent des distilleries du quartier des Ponts-Couverts. Ces eaux, qui exhalent une odeur fétide, s'écoulent sur la voie publique dans des rigoles ouvertes. Cet état de choses a des inconvénients sérieux; il importerait de recevoir dans un égout couvert, à leur sortie même des usines, toutes les eaux qui proviennent de ces distilleries.

*Classement d'un dépôt de chiffons et d'os désinfectés.* Le sieur Cartelet demande l'autorisation d'établir un magasin de chiffons, de savattes, d'os désinfectés et de morceaux de vieux zinc, au jardin Sainte-Marguerite, quai Saint-Jean. Le Conseil est invité à déterminer à quelle classe d'établissements insalubres il convient de rapporter ce magasin.

Le Conseil émet l'avis que ce magasin appartient, comme les dépôts ordinaires d'os et de chiffons, à la seconde classe des établissements insalubres.

*Autorisation d'une fabrique d'allumettes chimiques à Ingwiller.* Le sieur Adam Munsch demande l'autorisation d'établir une fabrique d'allumettes chimiques à Ingwiller.

Le maire de la commune, le comité cantonal de salubrité, le sous-préfet de l'arrondissement, sont d'avis d'autoriser.

La demande du sieur Munsch aura pour résultat de transférer à 295 mètres du village un établissement qui n'est aujourd'hui qu'à 74 mètres des habitations.

La situation de l'usine est d'ailleurs favorable; les procédés de fabrication sont ceux qui sont généralement suivis. Le bois de tremble ou de pin est trempé dans une pâte composée de colle forte, de phosphore et de soufre.

Le Conseil est en conséquence d'avis d'accorder l'autorisation demandée. Il croit cependant devoir rappeler à l'administration qu'il importe d'exercer une surveillance exacte sur les fabriques d'allumettes chimiques au point de vue de leur disposition intérieure et des précautions hygiéniques à imposer aux ouvriers; des accidents graves, tels que la nécrose des maxillaires, atteignent souvent les individus qui travaillent dans ces établissements.

*Demande en autorisation d'un établissement hydrothérapique à Kœnigshoffen.* Le sieur Floken demande l'autorisation d'établir à Kœnigshoffen, banlieue de Strasbourg, une maison de bains appropriée au traitement hydrothérapique. Il résulte d'un rapport de M. le commissaire central que cette maison de bains est placée dans une situation avantageuse, et que le sieur Floken présente toutes les garanties désirables de moralité.

Le Conseil, considérant qu'une maison de bains n'est pas un établissement classé et qui soit soumis à une autorisation préalable, déclare n'avoir aucun avis à émettre. Tout en reconnaissant l'utilité d'un établissement qui peut fournir de nouvelles

Dépôt de chiffons et d'os désinfectés.

Fabrique d'allumettes chimiques.

Établissement hydro-thérapique.

ressources à la pratique, le Conseil rappelle que des malades ne pourront y être traités que sous la surveillance et la direction d'un médecin; toute infraction à cette règle deviendrait un cas d'exercice illégal de la médecine, puni par la loi du 19 ventôse an XI.

*Dégraissage des os.* — *Atelier de dégraissage des os.* Le sieur Cartelet demande l'autorisation d'établir dans la banlieue de Strasbourg, hors la porte Nationale, un atelier de dégraissage des os.

Sa fabrication consisterait à cuire les os provenant des cuisines; à en séparer la graisse, pour envoyer ensuite les os ainsi dégraissés aux fabricants de sucre qui les transforment en noir animal.

Plusieurs oppositions se sont produites dans l'enquête. Un procès-verbal a été dressé contre le sieur Cartelet qui a commencé ses travaux sans autorisation. Les voisins déclarent que l'odeur provenant de la fabrique, jointe aux eaux fétides qui s'en écoulent, constituent des causes d'insalubrité ou du moins une incommodité grave qui déprécierait les propriétés de ce canton. Ils citent à l'appui de leur opinion deux fabriques de ce genre déjà autorisées, qui présentent tous les inconvénients qu'ils signalent.

Le maire de Strasbourg est contraire à l'autorisation.

Le Conseil décide qu'une commission de trois membres procédera à l'examen de l'établissement du sieur Cartelet.

*Vérification des décès.* — *Vérification des décès; constatation des causes de la mort.* M. le préfet renvoie au Conseil une circulaire du ministre de l'agriculture et du commerce, posant un certain nombre de questions à résoudre au sujet de la vérification des décès et de la constatation des causes de la mort.

Une commission composée des médecins membres du Conseil prépare un projet de réponse qui doit être adressé à M. le ministre de l'agriculture et du commerce avant la fin de l'année.

*Rapports semestriels.* — *Rapports semestriels.* M. TOURDES présente au Conseil l'analyse des rapports semestriels des médecins cantonaux de Lauterbourg, Wissembourg, Seltz, Soultz, Wœrth, Niederbronn (1er semestre de 1856).

Le Conseil décide que les faits suivants seront signalés à l'attention de l'administration :

Pour le canton de Lauterbourg, sur le rapport de M. le docteur HUBER, l'insalubrité de l'école israélite de Lauterbourg, l'insuffisance du cimetière de Selmbach, l'état du fossé d'enceinte de Lauterbourg qui, par suite de son peu de pente, devient un foyer d'infection. Rapports semestriels.

Pour le canton de Niederbronn, sur le rapport de M. le docteur Kuhn, l'absence d'égouts à Niederbronn et à Reichshoffen, l'insalubrité de l'école israélite de Reichshoffen, l'insuffisance des cimetières de Gundershoffen et de Reichshoffen.

Comme faits médicaux dignes d'attention, M. Hornus signale l'apparition d'une épidémie d'angine couenneuse à Cléebourg ; cette épidémie a fait de nombreuses victimes, surtout parmi les enfants (40 cas et 15 décès). La maladie a paru communicable. M. Kuhn rapporte l'observation curieuse d'un homme qui avala par erreur 4 grammes de chloroforme, et qui n'éprouva d'autre accident qu'un éblouissement passager.

La séance est levée à cinq heures.

## Séance du 12 novembre 1856.

Membres présents : MM. Stoeber, G. Tourdes, Morin, Heydenreich, Oberlin, Hepp, Imlin.

Le procès-verbal de la précédente séance est lu et adopté.

*Vérification des décès et constatation des causes de la mort.* Vérification des décès. Sur la proposition de MM. Stoeber et Tourdes, le Conseil adopte les réponses suivantes aux questions posées par M. le ministre de l'agriculture et du commerce.

*1re question.* Le Conseil croit-il que tous les médecins se prêtent facilement à déclarer, sur un bulletin dont la forme serait arrêtée à l'avance et qui leur serait remis par le maire, la cause de la mort des individus qu'ils auraient soignés?

*Réponse.* Le Conseil pense qu'on obtiendra sans difficulté cette indication de tous les médecins, si le bulletin leur est présenté officiellement et à leur domicile après chaque décès ; mais il ne croit pas que les médecins fassent spontanément ces déclarations, s'ils doivent retourner au domicile de la personne décédée, y signer le bulletin et l'envoyer eux-mêmes à l'autorité. Sans aucun mauvais vouloir, on négligera ces formalités.

*2e question.* Quelle est, d'après les informations du Conseil, la proportion du nombre des personnes qui meurent dans l'arrondissement, sans avoir reçu les secours de la médecine, relativement au nombre total des décès ?

*Vérification des décès.*

*Réponse.* Pour la ville de Strasbourg, on peut affirmer, d'une manière générale, qu'à moins d'exceptions très-rares, personne ne succombe sans avoir reçu les secours de la médecine. Dans les communes rurales, ce fait regrettable est encore assez fréquent, bien qu'il le soit moins dans l'arrondissement de Strasbourg que dans les parties montagneuses et plus pauvres du département, et la négligence des habitants de la campagne en est cause, autant peut-être que l'éloignement des médecins. Nous pensons cependant que, pour l'arrondissement de Strasbourg, dans la grande majorité des cas, les malades ne succombent pas sans avoir reçu les secours de la médecine. Nous en avons pour garant l'organisation de la médecine cantonale, le nombre et la répartition généralement convenable des docteurs et des officiers de santé dans l'arrondissement.

3° *question.* Si un médecin devait être chargé, à un titre quelconque, de vérifier tous les décès dans une circonscription déterminée, quelle devrait être, notamment dans les campagnes, l'étendue de cette circonscription?

Le service de la vérification des décès est depuis longtemps établi à Strasbourg où il fonctionne régulièrement.

Dans les campagnes, la vérification des décès n'a pas lieu. Un médecin par canton ne suffirait pas; les cantons, suivant leur étendue et leur situation en plaine ou en montagne, devraient être divisés en deux ou trois circonscriptions. Ce service pourrait être organisé d'une manière convenable dans le département du Bas-Rhin, en adjoignant aux médecins cantonaux un ou deux docteurs en médecine ou officiers de santé par canton. On pourrait, dans ces adjonctions pour les localités attenantes, ne pas s'en tenir aux divisions cantonales. Un personnel suffisant pour ce service existe dans notre département. La question financière présente seule des difficultés. Une dépense de 1 fr. par vérification de décès serait suffisante pour assurer ce service; le département compte annuellement environ 14,000 décès; en déduisant les décès du chef-lieu, ce serait une somme annuelle de 12 à 13,000 fr. qui serait nécessaire pour établir la vérification des décès dans tout le département.

*Statistique médicale.*

*Statistique médicale.* M. le préfet adresse au Conseil une circulaire du ministre de l'agriculture et du commerce relative à la statistique médicale de la France.

A cette circulaire sont joints un tableau de renseignements et  un certain nombre de questions posées au Conseil.

Le Conseil adopte les réponses suivantes pour l'arrondissement de Strasbourg.

| Noms des cantons. | Population en 1856. | Docteurs. | Officiers de santé. | Phar. | Sages-femmes. | Herb. |
|---|---|---|---|---|---|---|
| Strasbourg (4 cantons). | 77,656 | 71 | 8 | 16 | 60 | 4 |
| Schiltigheim . . . . . | 18,550 | 4 | 1 | 1 | 23 | » |
| Brumath . . . . . . . | 23,295 | 5 | 1 | 2 | 24 | » |
| Bischwiller . . . . . . | 26,193 | 4 | 2 | 2 | 23 | » |
| Haguenau. . . . . . . | 23,027 | 4 | » | 3 | 14 | » |
| Truchtersheim . . . . | 13,722 | 2 | 3 | » | 15 | » |
| Geispolsheim . . . . . | 19,041 | 3 | 1 | 1 | 28 | » |
| Wasselonne. . . . . . | 17,822 | 3 | 5 | 3 | 19 | » |
| Molsheim . . . . . . . | 22,839 | 5 | 1 | 3 | 19 | » |
| Total. . . . | 242,145 | 101 | 22 | 31 | 225 | 4 |

Nombre des docteurs et des officiers de santé tenant des dépôts de médicaments :

| | | | |
|---|---|---|---|
| Geispolsheim . . | 1 docteur, | 1 officier de santé. | |
| Molsheim . . . . | 1 » | » | » |
| Schiltigheim . . . | 2 » | » | » |
| Truchtersheim . | 4 » | 2 | » |
| Wasselonne. . . | 1 » | » | » |
| Total. . . | 10 | » 3 | » |

Population de l'arrondissement : 242,145.
Nombre des cantons : 12.

| | En 1856. | En 1855. |
|---|---|---|
| Docteurs . . . . . . . . . | 101 | 102 |
| Officiers de santé . . . . . | 22 | 25 |
| Pharmaciens . . . . . . . | 31 | 25 |
| Sages-femmes . . . . . . . | 225 | 207 |
| Herboristes . . . . . . . . | 4 | 4 |

Tous les officiers de santé ont été reçus par le jury médical, le dernier en 1848, formé parmi les professeurs de la faculté.

 Tous les pharmaciens ont été reçus par une école supérieure de pharmacie.

Nombre de cantons où il n'y a pas de docteurs en médecine 0, d'officiers de santé 1, de pharmaciens 1.

Nombre de communes sans sages-femmes 63 (sur 161).

### Questions posées au Conseil.

1° La statistique médicale de l'arrondissement est-elle considérée comme exacte?

Cette statistique a été obtenue avec le concours des médecins cantonaux. Le Conseil la considère comme exacte..

2° Les changements qui ont eu lieu depuis 1853 ont-ils modifié l'opinion du Conseil sur la question de savoir si le personnel médical est suffisant et s'il est convenablement réparti?

En général, le personnel est suffisant et sa répartition est convenable. Sous ce dernier point de vue, il y a eu un progrès depuis 1853 dans le département du Bas-Rhin par le dédoublement de 17 cantons qui ont ainsi deux médecins cantonaux au lieu d'un. L'arrondissement de Strasbourg a profité de cette augmentation du personnel pour 5 cantons ruraux sur 8. Tous les cantons ont au moins un docteur en médecine; tous, à l'exception d'un seul, ont des officiers de santé. Un seul canton n'a pas de pharmacien. A Strasbourg, comme dans toutes les grandes villes, le personnel médical est relativement beaucoup plus nombreux que dans le reste du département.

3° Le nombre des officiers de santé tend-il à diminuer dans l'arrondissement? Les officiers de santé vont-ils s'établir de préférence dans les cantons où il n'y a pas de docteurs et à portée des habitants des campagnes, suivant le but de leur institution?

Le nombre des officiers de santé tend à diminuer dans le département; il était de 25 en 1853, il est de 22 en 1856. Depuis 1848, il n'y a plus eu de réception d'officier de santé dans le Bas-Rhin.

En général, les officiers de santé ne s'établissent pas plus dans les campagnes que dans les villes. Ils choisissent, comme les docteurs, dans les localités qui leur offrent le plus de ressources. Le tiers des officiers de santé de l'arrondissement (8 sur 22) habite Strasbourg; les 14 autres praticiens de cet ordre sont en grande partie dans des cantons riches, 8 à Truchtersheim et à Wasselonne. Haguenau, qui est un des cantons les plus pauvres,

n'a pas un seul officier de santé; 4 cantons n'en ont qu'un seul. 
Nous sommes convaincus que l'institution des officiers de santé
tend à s'éteindre dans notre département, et que, dans peu d'années, le nombre des docteurs suffira pour assurer le service médical des campagnes aussi bien que celui des villes.

4° Le Conseil persiste-t-il dans l'opinion qu'il a émise sur la question des médecins cantonaux? Quels ont été les avantages ou les
inconvénients de cette institution au point de vue du traitement
des malades indigents des campagnes, de la propagation de la
vaccine, de la prévision des épidémies, de la position du corps
médical?

Le département du Bas-Rhin a été en France le point de départ de la médecine cantonale. Il a été le premier doté de cette
institution qui date pour l'Alsace de 1810. Le Conseil persiste
dans son opinion entièrement favorable à la médecine cantonale
et fondée sur une longue expérience. Mais la médecine cantonale
ne rend des services qu'à la condition d'être convenablement organisée. Le canton forme une circonscription trop étendue; les
circonscriptions médicales doivent être proportionnées au nombre
des habitants; on a reconnu qu'un seul médecin ne pouvait suffire à tous les malades indigents d'un canton, et 18 cantons sur
29 ont été partagés en deux sections.

Examinant la question sous les quatre points de vue indiqués
dans la circulaire, le Conseil pense : 1° Que la médecine cantonale a une utilité évidente pour le traitement des malades indigents, à la condition que les circonscriptions médicales ne seront
pas trop étendues. La médecine cantonale a encore pour résultat
d'assurer une meilleure répartition du personnel médical, en dé-
terminant des médecins à se fixer dans certaines localités où un
médecin non rétribué ne s'établirait pas. 2° C'est pour la propagation de la vaccine que la médecine cantonale a rendu les plus
grands services; dès l'année 1810, la création des médecins cantonaux a répandu ce bienfait dans le Bas-Rhin. Grâce aux médecins cantonaux, notre département a été classé au premier rang
parmi ceux où la vaccine s'est le plus promptement généralisée.
3° En fournissant à l'autorité des renseignements sur l'hygiène
publique, en signalant les causes d'insalubrité, en provoquant
les améliorations et les mesures qui leur paraissent nécessaires,
les médecins cantonaux rendent un service évident à la santé publique; ils peuvent contribuer à diminuer les maladies endémi-

*Statistique médicale.* ques, à prévenir les épidémies ou du moins à atténuer leurs ravages. 4° L'existence de la médecine cantonale ne nuit en rien à la position du corps médical ; la place de médecin cantonal est un avantage évident pour celui qui l'occupe, mais elle ne lui donne ni monopole ni prépondérance fâcheuse. Dans certains cantons, la position médicale la plus élevée dans la confiance publique n'appartient pas au médecin cantonal, et, quand ce dernier l'occupe, il la doit à son influence personnelle et non à son titre officiel. 5° L'organisation de la pharmacie cantonale, assurant la gratuité des médicaments à la population indigente des campagnes, est le complément nécessaire de l'institution des médecins cantonaux ; sous ce point de vue, les mesures prises en 1856 par M. le préfet du Bas-Rhin donnent une grande efficacité à l'institution de la médecine cantonale.

*Dégraissage des os.* ***Demande en autorisation d'un atelier de dégraissage des os, hors la porte Nationale.*** Une commission du Conseil, composée de MM. STOEBER, TOURDES et HEYDENREICH, s'est transportée, hors la porte Nationale, route de la Tour-Verte, dans l'atelier de M. Carteret. La commission a constaté que l'atelier de dégraissage des os était situé, près de la route, au fond d'une cour étroite et peu aérée. La chaudière, le dépôt des os sont établis dans les conditions les plus défavorables, et l'avis unanime de la commission a été que cette fabrication, qui répand à distance une odeur très-fétide, ne pouvait être autorisée dans l'emplacement choisi par le sieur Carteret.

Le Conseil, vu les réclamations des propriétaires voisins et l'avis du maire de Strasbourg qui se prononce contre l'autorisation, attendu que le dégraissage des os est une fabrication qui exhale une odeur très-fétide et qui se répand à distance, attendu qu'il importe que les dépôts d'os, avant et après les opérations, soient placés dans des endroits bien ventilés et éloignés des habitations, attendu que l'industrie du sieur Carteret est au contraire établie dans des conditions défavorables, dans un local étroit et mal aéré, à proximité d'une route très-fréquentée et de jardins publics auxquels cette odeur, très-forte en été, porterait préjudice, émet l'avis que l'autorisation ne soit pas accordée.

*Dépôts de chiffons.* ***Demande en autorisation de dépôts de chiffons à Strasbourg.*** Le sieur Cerf Nathan et le sieur Judas Simon demandent l'autorisation d'établir à Strasbourg deux magasins de chiffons, le premier, rue de l'Étal, 4 ; le second, Grand'rue, 57.

*Épidémie de* 1849. En 1849, des cas isolés sont observés à Strasbourg le 18 juillet, le 22 juillet, le 2 août; un quatrième cas, point de départ de l'épidémie, est constaté le 18 août; le choléra éclate alors dans la maison n° 26 de la rue des Dentelles; on y compte successivement 31 malades et 25 décès.

Statistique des trois épidémies de choléra.

L'hôpital civil devient ensuite le centre principal du choléra. Cet établissement reçoit de la ville 87 cholériques, dont 60 succombent; à l'hôpital même, la maladie atteint 48 pensionnaires, 23 malades, 6 infirmières ou employés, en tout 77 personnes, dont 45 sont victimes du fléau.

La maison de refuge a présenté 22 malades et 12 décès.

En 108 jours, durée de l'épidémie, on a compté 278 cas de choléra et 173 décès.

La maladie, en 1849, a procédé par foyers successifs, frappant presque toujours plusieurs victimes dans la même maison; les cas isolés, rares au début de l'épidémie, ont été plus nombreux à son déclin (thèse de M. SPINDLER, mai 1850).

L'épidémie de 1849 avait débuté en Alsace par la vallée de la Bruche, à Lutzelhausen, où elle ne fit qu'un petit nombre de victimes, 4 morts sur 7 cas. Bientôt le val de Villé devint son siége principal, du 1er août au 18 septembre; on y compta 183 cas et 89 décès; la commune de Saint-Pierre-aux-Bois fut la plus maltraitée. Le choléra parut ensuite dans le canton de Schléstadt, du 19 septembre au 13 octobre. Le nombre des malades s'éleva à 167, celui des morts, à 32. Le total des cas est de 360 pour les communes rurales du département du Bas-Rhin, le chiffre officiel des morts est de 131.

*Épidémie de* 1854. L'épidémie de 1854 est celle qui a pris les proportions les plus considérables. Le 10 juillet, le premier cas est observé rue de Poules, à Strasbourg; le 17 et le 18, deux autres malades sont atteints dans le même quartier. Le 20, le nombre des malades s'élève à 9; le 28 juillet, on compte déjà 70 cas et 15 victimes; l'épidémie est concentré dans le quartier de la Krutenau; les rues du Brochet et des Maisons-Rouges sont les principaux foyers de l'épidémie.

C'est le 17 juillet que le premier cholérique est transporté à l'hôpital civil; le 28 juillet, 37 malades y ont été traités, isolés des autres, dans un service qui présente les meilleures conditions hygiéniques. Le 29 juillet, pour la première fois, un cas se dé-

19

veloppe dans l'hôpital même, et ce vaste établissement devient lui-même un foyer d'épidémie.

Le 6 août, on compte à Strasbourg 355 cas et 97 décès; le 17 août, 551 et 176.

Du 10 juillet au 23 août, le bulletin officiel présente les résultats suivants : malades traités à domicile, 475 cas et 107 décès; malades traités à l'hôpital, 194 cas et 121 décès; total, 669 cas et 228 décès. L'épidémie arrive à son maximum pendant les chaleurs de juillet et d'août; les recrudescences coïncidaient avec l'élévation de la température.

Du 23 août au 23 septembre, le nombre des malades est de 414, celui des morts de 190; après une recrudescence survenue du 2 au 4 septembre, l'épidémie diminue à dater du 6.

A la fin de septembre, la décroissance est rapide.

Du 23 septembre au 20 octobre, l'hôpital ne reçoit plus que 11 malades de la ville, et 2 cas se développent encore dans les salles. Du 17 juillet au 20 octobre, l'hôpital a compté 344 cas de choléra et 223 décès. Ces nombres s'élèvent pour toute la durée de l'épidémie à 407 et à 287. L'hôpital même, comme foyer distinct, fournit dans son personnel de pensionnaires et de malades 136 cas et 120 morts. L'aumônier succombe.

Le canton Est et le quartier de la Krutenau ont été le siége principal de l'épidémie (*Histoire de l'épidémie de 1854*, par M. EISSEN).

La manufacture impériale de tabacs, placée au centre du quartier contaminé, a eu 33 cas de choléra et 11 morts (Note de M. le docteur RUEF).

Le choléra a été introduit à l'asile d'aliénés de Stéphansfeld par un malade venant de Strasbourg; on y a compté 16 victimes.

Voici les communes du département où la maladie a fait le plus de ravages :

| | | | |
|---|---|---|---|
| Barr | 609 cas, | 92 décès. | |
| Châtenois. | 282 » | 86 | » |
| Schléstadt | 138 » | 47 | » |
| Mutzig | » » | 82 | » |
| Haguenau | » » | 38 | » |
| Hindisheim | 29 » | 21 | » |
| Marmoutier | » » | 21 | » |

| | | |
|---|---|---|
| Obernai . . . . . . . . . | 28 cas, | 17 décès. |
| Muttersholtz . . . . . . . | 18 » | 14 » |
| Schiltigheim, Bischheim et Hœnheim. | » » | 51 » |

Statistique des trois<br>épidémies de choléra.

Dans l'arrondissement de Schléstadt on a compté 1231 cas et 340 décès; une quarantaine de décès dans l'arrondissement de Saverne; 200 dans l'arrondissement de Strasbourg; environ 580 pour le département; sans le chef-lieu.

*Épidémie de* 1855. Pendant l'hiver de 1854 à 1855, le choléra continue à régner à Thann, à Mulhouse et à Cernay; au printemps, il prend de l'extension dans le Haut-Rhin; la maladie fait de nombreuses victimes à Mulhouse.

Le 18 juin 1855, le premier cas de choléra est observé à Strasbourg, sur un colporteur qui arrivait du Haut-Rhin; le 23 juin, le second cas est présenté par un employé du chemin de fer, venant aussi du Haut-Rhin. La troisième victime est une personne de la ville, le 25 juin. Le quatrième et le cinquième cas datent du 30 juin. Une baraque de la foire, dans les premiers jours de juillet, est dévastée par le choléra. Mais la maladie ne prend cette année qu'une très-faible extension. Un foyer se déclare à l'extrémité du faubourg de Pierre, rue des Bonnes-Gens, et fournit la plupart des cas. On a compté 3 morts en juin, 19 en juillet, 48 en août, époque où le fléau est à son point culminant, 37 en septembre et 3 en octobre.

Du 16 juin au 16 août, dans cette épidémie, comme dans les deux précédentes, les recrudescences coïncidaient toujours avec l'élévation de la température.

L'hôpital civil, comme en 1849 et en 1854, devint lui-même un des foyers de la maladie. En 1855, 27 malades ou pensionnaires sont atteints par le choléra, et 21 d'entre eux succombent.

Du 16 juin au 20 septembre, on compte à l'hôpital 62 décès cholériques et 45 décès en ville et dans la banlieue. En octobre, on peut considérer la maladie comme éteinte; il n'y a plus que 3 décès par le choléra.

Aux portes de Strasbourg, le village de Neudorf devient le foyer d'une épidémie assez grave. Le 15 août, 2 cas foudroyants sont observés; le 24 août, la maladie frappe plusieurs victimes à la fois, et elle sévit sans interruption jusqu'au 10 septembre; le dernier cas est observé le 17. Pendant les dix-sept jours qu'a

19.

duré cette épidémie, on a compté 32 cas graves et 22 morts, 15 cas de choléra moyen et 22 cholérines; 75 personnes ont été sous l'influence de l'épidémie. Neuf maisons dans la même rue ont été visitées par le fléau; au n° 17, sur trois familles formant un total de 14 personnes, 10 sont atteintes et 5 succombent presque en même temps (relation de M. le docteur ROBERT .

La maladie n'a envahi en 1855 qu'un petit nombre de communes du Bas-Rhin, et elle n'a pris dans aucune d'elles de notables proportions. Les communes atteintes ont été les suivantes :

| Niederbronn | 136 cas, | 44 décès. |
|---|---|---|
| Reichshoffen | 386 » | 104 » |
| Haguenau | 189 » | 92 » |
| Schléstadt | 46 » | 25 » |
| Barr | 343 » | 39 » |
| Ballbronn | 33 » | 16 » |
| Benfeld | 26 » | 12 » |
| Oberhoffen | 80 » | 8 » |
| Mackenheim | 34 » | 18 » |
| Wasselonne | » » | 23 » |
| Canton de Bischwiller | » » | 23 » |
| Bootzheim | 10 » | 6 » |

On a compté environ 160 décès dans l'arrondissement de Wissembourg, 120 dans l'arrondissement de Schléstadt, 140 dans l'arrondissement de Strasbourg, 420 décès pour tout le département, sans le chef-lieu. L'arrondissement de Saverne a été épargné.

Les chiffres suivants résument approximativement les ravages des trois épidémies :

|  | Épidémie de : | | |
|---|---|---|---|
|  | 1849. | 1854. | 1855. |
| Strasbourg | 173 décès, | 550 décès, | 110 décès. |
| Département du Bas-Rhin | 131 » | 580 » | 420 » |
| Total | 304 » | 1130 » | 530 » |

Les trois épidémies du Bas-Rhin n'ont pas été remarquables par leur extension; la Providence a préservé l'Alsace d'une trop

rude épreuve, mais ces trois apparitions du choléra à Strasbourg
ont donné lieu à d'importantes recherches scientifiques; elles
ont été pour le corps médical une occasion nouvelle de déployer
son zèle et son dévouement.

*Désinfection des fosses d'aisance. Vidange inodore.* M. G.
TOURDES communique au Conseil quelques détails sur un système de vidange nouvellement introduit à Strasbourg.

Désinfection des fos-<br>ses d'aisance.

Un arrêté municipal du 26 février 1856, approuvé par le
préfet du Bas-Rhin le 4 mars de la même année, autorise l'introduction à Strasbourg du système Lesage pour la vidange inodore des fosses d'aisance.

Le Conseil avait constaté, à diverses reprises, que la réforme
des procédés vicieux usités à Strasbourg ne serait possible que
si le service des vidanges était confié à une compagnie pourvue
d'un matériel convenable et soumise au contrôle sévère de l'autorité.

Un premier pas vient d'être fait dans cette voie. La compagnie Gœtz et Lesage, de Mulhouse, a été autorisée à introduire
à Strasbourg un système qui a déjà réussi dans d'autres villes de
France.

Plusieurs membres du conseil ont constaté le succès de ces
expériences.

La vidange se fait à l'aide d'une pompe aspirante et foulante
et dans des appareils clos auxquels est adapté un gazivore, espèce de réchaud qui brûle les gaz ammoniacaux et sulfureux. La
pompe enlève en même temps les matières solides et liquides qui
ont été préalablement désinfectées à l'aide du sulfate de fer.

La société n'a pas de dépôt pour les matières; on les transporte immédiatement dans des bateaux ou dépotoirs mobiles, divisés en compartiments hermétiquement clos et munis de gazivores. Les bateaux sont aussitôt conduits à proximité des villages,
où l'engrais est acheté par les cultivateurs.

Les différentes opérations de la vidange et le transport des
matières ont pu être exécutées en plein jour et passer, pour
ainsi dire, inaperçus.

La société entreprendrait également la désinfection permanente
des fosses d'aisance.

Il est évident que ce système a une supériorité incontestable
sur les procédés actuellement en usage et qui multiplient dans la
ville les foyers d'infection. Ce mode de vidange a encore pour

Désinfection des fosses d'aisance.

avantage d'empêcher les accidents, dont les ouvriers employés à ce genre de travail sont si fréquemment victimes.

La construction vicieuse de la plupart des fosses, leur situation au fond des cours, dans des caves, ou à l'extrémité de couloirs étroits, rendent à Strasbourg plus nécessaires qu'ailleurs la désinfection des matières et la vidange par les procédés mécaniques.

Le nouveau système aura à lutter contre la routine, contre les habitudes invétérées des cultivateurs et contre des intérêts matériels. La vidange est aujourd'hui un revenu pour les propriétaires qui vendent les produits de leur fosse; elle est même un moyen de spéculation et une occasion de fraude. Dans certains quartiers, on encombre les fosses de débris de tout genre pour rendre ces opérations plus fréquentes[1]. A l'avenir, au contraire, l'opération de la vidange constituera une charge pour les propriétaires qui auront à payer un abonnement aux compagnies. Mais la santé publique est intéressée au succès d'un système qui fera disparaître une opération barbare et incommode et une cause évidente d'insalubrité.

La séance est levée à quatre heures.

### Séance du 15 août 1856.

#### Présidence de M. MIGNERET, préfet du Bas-Rhin.

Membres présents : MM. STOEBER, G. TOURDES, SCHÜTZENBERGER, ARONSSOHN, LEREBOULLET, OPPERMANN, OBERLIN, HEPP, HEYDENREICH, DAUBRÉE, MORIN, KOENIG.

Le procès-verbal de la séance précédente est lu et adopté.

Organisation de la pharmacie cantonale.

*Organisation de la pharmacie cantonale.* M. le préfet communique au Conseil un projet d'organisation de la pharmacie cantonale, ayant pour but d'assurer à la population indigente des campagnes l'administration gratuite des médicaments.

Ce projet est le complément nécessaire de l'organisation actuelle de la médecine cantonale : l'assistance médicale est accordée aux campagnes, mais la visite du médecin n'est efficace que s'il peut prescrire au malade les médicaments dont il a besoin.

---

[1] Un arrêté du maire vient d'interdire ce genre de fraude (septembre 1856).

La dépense des médicaments gratuits sera assurée par une allocation du budget des communes et par une subvention départementale. Organisation de la pharmacie cantonale.

Mais, pour que l'administration gratuite des médicaments puisse durer, il faut que cette mesure ne soit pas compromise par des abus, et que les dépenses soient maintenues dans les limites de la stricte nécessité.

Voici sur quelles bases le service des médicaments gratuits serait organisé :

1° Pour les cas urgents et pour les communes éloignées d'une pharmacie, le médecin cantonal aurait une boîte de médicaments, d'un modèle portatif et contenant les préparations les plus nécessaires.

Un modèle de cette boîte est mis sous les yeux du Conseil.

Cette boîte serait fournie par l'administration à chaque médecin cantonal, et elle serait successivement recomplétée suivant les besoins du service.

Il est entendu que ces médicaments ne seraient administrés directement par le médecin qu'aux individus ayant droit à la visite gratuite, dans les cas d'urgence et pour les habitations éloignées d'une pharmacie.

2° Pour les cas ordinaires, le médecin fera sa prescription dans les formes habituelles; l'ordonnance signée par lui sera exécutée dans une des pharmacies du canton.

Toutes les pharmacies auront le droit d'exécuter cette ordonnance et seront ainsi considérées comme pharmacies cantonales; les malades resteront libres dans leur choix; mais ce droit sera retiré aux pharmaciens dont les établissements auront été désignés par le jury médical comme laissant à désirer.

Un tarif déterminé par l'autorité et accepté par les pharmacies servira de base au paiement de ces ordonnances. Les paiements seront faits tous les trois mois ou tous les semestres à la caisse de la commune.

Pour empêcher que l'élévation de la dépense ne compromette le succès de cette mesure, les prescriptions du médecin devront être limitées par un formulaire, comprenant les substances d'une utilité reconnue et les formes médicamenteuses les moins chères.

Dans des cas exceptionnels et sous sa responsabilité, le médecin serait autorisé à dépasser les limites de ce formulaire.

Mais l'administration gratuite des médicaments deviendrait impossible si elle devait entraîner des dépenses exagérées, et c'est en limitant les prescriptions médicales aux médicaments strictement nécessaires, qu'il sera possible d'étendre ce bienfait à la population indigente des campagnes.

M. le préfet demande le concours du Conseil pour l'établissement de ces différentes mesures.

Le Conseil donnera son avis sur l'organisation de la pharmacie cantonale gratuite dans les communes rurales; il est invité à désigner les médicaments et les préparations pharmaceutiques qui pourront être prescrits gratuitement par les médecins cantonaux; il arrêtera la liste des médicaments d'urgence qui seront placés dans les boîtes de secours.

Le formulaire des hôpitaux civils de Strasbourg pourra être adopté comme point de départ.

Après cette communication de M. le préfet, la discussion est ouverte. Le Conseil se prononce unanimement en faveur du projet; il adopte les bases du plan d'organisation de la pharmacie cantonale; une commission est nommée pour régler la question du formulaire.



*Fréquence de l'ergot du seigle. Mesures à prendre.* M. le docteur RUHLMANN, d'Epfig, signale la présence d'une quantité considérable d'ergot dans les champs de seigle du canton de Rosheim.

M. le préfet renvoie cette communication au Conseil, en lui demandant son avis sur l'opportunité qu'il y aurait, au point du vue de la santé publique, à donner de la publicité à ce fait.

La présence de l'ergot dans le seigle est cette année un fait plus général que d'habitude. On a même constaté l'apparition de l'ergot dans quelques champs de blé.

Des accidents très-graves peuvent être occasionnés par la mise en consommation des farines contenant de l'ergot. Les épidémies d'ergotisme comptent parmi les affections les plus redoutables.

Le Conseil pense qu'il serait utile d'avertir les cultivateurs, les meuniers et les personnes qui s'occupent du commerce des grains, de la grande fréquence de l'ergot et de l'importance qu'on doit attacher à séparer ce champignon du grain qui doit être consommé. On rappellerait par une circulaire que la présence de l'ergot dans les farines, et par suite dans le pain, peut occasionner les accidents les plus graves. Les farines qui contiennent de l'ergot, en proportion un peu notable, ont d'ailleurs une saveur et une odeur repoussantes. Le seigle ergoté peut encore se vendre avec quelque avantage dans le commerce de la droguerie et de la pharmacie.

*Rapports semestriels. Insuffisance du nombre des sages-femmes dans le canton de Bischwiller.* M. TOURDES rend compte de onze rapports semestriels pour le premier semestre de 1856. Ces rapports sont au nombre de sept pour l'arrondissement de Strasbourg (Geispolsheim, Brumath, 1re et 2e circonscriptions, Haguenau, Bischwiller, Mutzig, Schiltigheim); et quatre pour l'arrondissement de Saverne (Saar-Union, 1re et 2e circonscriptions, Drulingen, Bouxwiller).



L'état sanitaire de ces onze cantons a été en général satisfaisant; il n'y a régné aucune maladie épidémique ayant une certaine importance. On signale seulement l'apparition de quelques cas de fièvre typhoïde et de variole dans le canton de Saar-Union, et de scarlatine dans le canton de Drulingen.

M. REIBELL, dans le canton de Brumath, a observé une épidémie de varicelle, il a constaté que cette affection était entièrement indépendante de la variole, que l'une ne préservait pas de l'autre, et que la vaccine prenait sans difficulté sur les individus atteints de varicelle.

M. BROUILLET, rendant compte de l'état sanitaire de la colonie d'Ostwald pendant le premier trimestre de 1856, constate que, sur une population moyenne de 370 enfants, on a compté 368 entrées à l'infirmerie, 85 entrées à l'hôpital, 47 décès, dont 39 à l'hôpital et 8 à la colonie.

La propagation de la vaccine rencontre toujours les mêmes obstacles dans la négligence des parents. Parmi les communes où des difficultés de ce genre sont principalement signalées, on doit citer celles de Kiestadt, dans le canton de Brumath, de Dinsheim et de Niederhaslach, dans le canton de Molsheim.

L'école israélite de Brumath et le cimetière de Bosselshausen (canton de Drulingen) sont dans des conditions défavorables. On signale aussi dans cette dernière commune des mares qu'il serait facile de combler.

M. BROUILLET examine les résultats du recensement quinquennal dans le canton de Geispolsheim. L'accroissement de la population s'est concentré sur la commune d'Illkirch Grafenstaden, dont le nombre d'habitants s'est élevé de 3187 à 4209.

Il est un point sur lequel nous proposons au Conseil d'attirer l'attention de l'administration, c'est sur l'insuffisance du nombre des sages-femmes dans le canton de Bischwiller. Il résulte d'un rapport de M. le docteur BOURGUIGNON que plusieurs communes de la partie septentrionale du canton n'ont plus de sages-femmes. Cet état de choses a des inconvénients sérieux en temps ordinaire, les femmes en couche ne trouvent plus l'assistance dont elles ont besoin. Cette absence de sages-femmes serait plus nuisible encore si une épidémie se déclarait ; les sages-femmes étant à peu près les seules garde-malades dans les campagnes. Il faudrait une sage-femme pour les communes d'Auenheim et de Runtzenheim, une pour les communes de Kauffenheim et de Torsfeld, une pour Leutenheim. Enfin, la commune de Rohrwiller qui n'a point de sage-femme pourrait prendre un abonnement avec une sage-femme de Bischwiller qui n'est qu'à quatre kilomètres de ce village.

Les communes qui manquent de sage-femme sont généralement trop pauvres pour qu'une sage-femme puisse y vivre de l'exercice de son état. Il conviendrait donc que le budget communal votât une subvention annuelle pour la sage-femme qui s'y établirait. Plusieurs communes pourraient aussi se réunir pour entretenir une élève à l'école départementale d'accouchements de Strasbourg.

Le Conseil décide que ces faits seront portés à la connaissance de M. le préfet.

### RAPPORT SUR L'ÉTAT SANITAIRE DU DÉPARTEMENT.

 M. G. TOURDES communique au Conseil le rapport suivant :

Monsieur le préfet,

Nous avons l'honneur de vous présenter, conformément à l'art. 12 du décret du 18 décembre 1848, le tableau général de l'état sanitaire du département, pendant l'année 1855.

Ce tableau a pour base les rapports semestriels des médecins cantonaux ; il témoigne du zèle que ces médecins apportent dans l'accomplissement de leurs devoirs.

Nous avons déjà attiré votre attention, à la réception de chacun de ces rapports, sur les faits qui nous paraissaient exiger une intervention administrative immédiate.

Nous exposerons successivement l'état sanitaire de chacun des quatre arrondissements et nous réunirons ensuite les faits principaux dans des conclusions générales.

Rapport sur l'état<br>sanitaire du département.

### ARRONDISSEMENT DE STRASBOURG.

On a constaté dans un certain nombre de communes un excédant de décès sur les naissances.

| | | | | | | |
|---|---|---|---|---|---|---|
| Canton de Brumath . | . | 185 décès, | 146 naissances | (1er sem.). | | |
| » | de Geispolsheim . | 312 | » | 260 | » | » |
| » | de Schiltigheim . | 96 | » | 78 | » | » |
| » | de Schiltigheim . | 163 | » | 152 | » | (2e sem.). |

Cet excédant de décès s'explique par l'influence combinée de la misère et des maladies épidémiques.

*Choléra.* Le choléra a été le fait principal de l'année 1855, moins par les pertes matérielles qu'il a causées que par la terreur qu'il a répandue dans la population. Après l'épidémie de Strasbourg, qui a été la plus importante (107 décès), on doit placer celle de Haguenau, où l'on a compté 92 décès sur 189 malades. A Balbronn, dans le canton de Wasselonne, les cas ont été assez nombreux. Le choléra a encore atteint isolément un certain nombre de personnes dans les localités de Brumath et de Mutzig, il n'a pris des proportions redoutables sur aucun des points de l'arrondissement de Strasbourg. Les médecins ont partout conseillé les mesures les plus aptes à empêcher la propagation du fléau : l'évacuation des foyers, l'éloignement et la désinfection des déjections, la purification des maisons contaminées et l'administration hâtive des secours, à l'apparition des premiers symptômes.

*Fièvres typhoïdes, miliaires.* On doit encore signaler comme maladies épidémiques la fièvre typhoïde et la fièvre miliaire dans quelques communes du canton de Molsheim ; la miliaire des femmes en couche à Mutzig ; la scarlatine à Gries, à Kurtzenhausen et à Weyersheim ; la même maladie à Wolfisheim (74 cas, 3 décès) ; la fièvre typhoïde dans quelques communes du canton de Schiltigheim et de Truchtersheim ; la fièvre miliaire endémique à Brumath ; la fièvre miliaire à Kirchheim, canton de Wasselonne

(36 cas, 9 morts); la fièvre typhoïde à Odratzheim (7 malades dans la même maison); aucune de ces maladies n'a pris des proportions considérables.

*Fièvre intermittente.* Les fièvres intermittentes ont été, au contraire, très-fréquentes dans plusieurs communes de l'arrondissement, surtout dans les cantons de Brumath et de Geispolsheim.

Si la fièvre intermittente n'augmente pas d'une manière immédiate la mortalité, elle n'en est pas moins un fléau pour les populations qu'elle affaiblit et qu'elle détériore, et auxquelles elle inflige des pertes considérables par les frais de traitement et surtout par l'interruption forcée du travail.

Les communes les plus atteintes par cette maladie ont été celles d'Illkirch, de Grafenstaden, d'Ostwald, dans le canton de Geispolsheim; de Brumath, de Stéphansfeld, de Vendenheim, d'Eckwersheim, dans le canton de Brumath.

Parmi les causes de ces fièvres intermittentes, les unes tiennent à la disposition naturelle des terrains, les autres sont des foyers d'infection créés par la main des hommes. Dans le canton de Brumath, l'élévation du canal, dont le fonds n'est que partiellement bitumé, donne lieu à des infiltrations qui ont rendu marécageuses de notables étendues de terrain. Des fosses creusées pour les terrassements du chemin de fer n'ont pas été comblées, et près du pont de Stéphansfeld une dilatation de la Zorn forme un marécage qui a été pour l'asile d'aliénés une cause permanente d'affections périodiques.

Plusieurs fossés auraient besoin d'être curés sur le territoire de ces communes. Dans le canton de Geispolsheim, les nombreuses fosses ouvertes pour le rouissage du chanvre contribuent à l'insalubrité naturelle de ce terrain marécageux. Il existe encore aux environs de Grafenstaden et d'Illkirch des mares qui devraient être comblées.

*Colonie d'Ostwald.* La colonie d'Ostwald, où la fièvre intermittente est endémique, a été le siége d'une épidémie de diarrhée et de dysenterie qui a enlevé le sixième de sa population (50 enfants sur 270). Le Conseil a répondu à diverses reprises aux questions qui lui ont été posées, à ce sujet, par M. le préfet du Bas-Rhin.

A Weyersheim et à Hœrdt les fièvres intermittentes ont aussi été communes sur les bords de la Zorn et dans le voisinage des

terrains remués pour les travaux du chemin de fer de Wissembourg.

*Travaux d'assainissement.* On a entrepris à Bischwiller de
grands travaux qui ont rendu plus salubre et plus fertile la
plaine comprise entre la Moder, la Zorn et le Rhin.

*Variole et vaccine.* La variole a fait son apparition sur plusieurs points de l'arrondissement, et elle a pris dans quelques
communes les proportions d'une épidémie.

Six communes du canton de Bischwiller, six communes du
canton de Brumath, quatre de Haguenau, trois de Geispolsheim,
onze de Wasselonne, plusieurs villages appartenant aux cantons
de Schiltigheim, de Truchtersheim et de Molsheim, ont présenté
des cas de variole ou de varioloïde.

Voici la statistique de cette épidémie pour les communes où
elle a eu le plus de gravité :

| | | |
|---|---|---|
| Canton de Brumath (1re circonscription) . | 123 cas, | 6 décès. |
| La Wanzenau . . . . . . . . . | 200 » | 5 » |
| Gambsheim . . . . . . . . . . | 40 » | 6 » |
| Kilstett . . . . . . . . . . | 15 » | 1 » |
| Gambsheim . . . . . . . . . . | 12 » | 3 » |
| Canton de Bischwiller . . . . . . | 356 » | 29 » |
| » Geispolsheim . . . . . . | 153 » | 11 » |
| » Haguenau . . . . . . . | 177 » | 33 » |
| Schweighausen . . . . . . . . . | 115 » | 26 » |
| Haguenau (ville) . . . . . . . . | 50 » | 5 » |

Un grand nombre de malades n'ont présenté que la varioloïde ;
chez eux l'affection était évidemment modifiée et affaiblie par l'influence de la vaccine.

La plupart des cas graves et des décès appartiennent aux individus non vaccinés ; on a remarqué que dans plusieurs cantons
la mortalité avait été nulle chez les individus vaccinés qui n'a-
vaient pas dépassé l'âge de vingt ans. Le danger était d'autant
plus grand qu'on avait été vacciné depuis plus longtemps.

En présence de cette épidémie, les médecins ont imprimé une
plus grande activité aux vaccinations et aux revaccinations.

Ils sont unanimes pour se plaindre du mauvais vouloir des familles et du peu de concours qu'ils trouvent souvent dans les autorités locales.

Rapport sur l'état
sanitaire du départe-
ment.

Les communes où ce mauvais vouloir est le plus prononcé, Schweighausen entre autres, du canton de Haguenau, ont principalement souffert de la variole.

L'utilité des revaccinations a été de nouveau mise hors de doute; elles ont d'autant mieux réussi qu'elles étaient faites sur des individus plus âgés. Aucune des personnes revaccinées à temps n'a eu la variole.

Voici les plaintes formulées par les médecins cantonaux : la plupart des enfants sont bien apportés au premier appel pour la vaccination, mais on ne les représente pas huit jours après, pour la vérification de l'opération. Il en résulte que le médecin cantonal ne sait pas si l'opération a réussi, et que très-souvent il manque de vaccine pour continuer ses opérations. Cette négligence a été observée dans un grand nombre de villages, entre autres, à Lützelhausen et à Haslach, où aucun enfant n'a été apporté, malgré l'appel du médecin cantonal. Les maires des communes rurales concourent peu à assurer le succès de ces convocations, ils ne viennent jamais stimuler par leur présence le zèle des parents à s'y rendre. Dans plusieurs écoles, notamment dans le canton de Haguenau, on admet les enfants sans certificats de vaccine.

Ces remarques ne s'appliquent pas seulement à l'arrondissement de Strasbourg; les mêmes obstacles à la vaccination existent dans tout le département. Le Conseil pense qu'il serait utile : 1° de rendre obligatoire la présence des enfants à la séance de vérification de la vaccine comme à celle de la vaccination ; 2° d'exiger que les maires des communes rurales veillent à ce que les deux convocations aient leur effet , et s'assurent personnellement de la présence des enfants aux deux séances de vaccination et de vérification de la vaccine ; 3° d'exiger strictement le certificat de vaccine pour l'admission dans toutes les écoles ; 4° d'appeler l'attention des populations rurales sur l'utilité des revaccinations.

*Épizootie.* La seule épizootie qui ait été signalée, est celle d'une maladie aphtheuse des bêtes bovines dans le canton de Geispolsheim ; cette affection a été sans gravité.

*Rage canine.* La rage canine a paru sur quelques points du département. Dans le canton de Wasselonne, M. STEINBRENNER a observé un déplorable exemple de rage communiquée à l'homme. Malgré la cautérisation faite peu de temps après la morsure, le développement de cette affreuse maladie n'a pu être empêché. Dans le canton de Geispolsheim plusieurs vaches mordues par des chiens atteints de la rage ont succombé, en présentant tous les symptômes de l'hydrophobie.

Rapport sur l'état sanitaire du département.

*Cimetières.* L'état des cimetières a attiré l'attention des médecins cantonaux. Dans un grand nombre de communes rurales les cimetières sont encore placés autour de l'église, au centre même du village. Cet état de choses existe dans les cantons de Haguenau, de Mutzig, de Brumath, de Molsheim, etc.

Le cimetière de Hurtigheim a été particulièrement signalé comme étant une cause d'insalubrité. Sa situation est telle que les corps y sont enterrés au-dessus du niveau de la route.

*Causes d'insalubrité.* Deux mares très-insalubres, à Furdenheim et à Souffleuweyersheim, seraient faciles à combler. On a signalé l'insuffisance de l'école israélite de Brumath et la nécessité de mieux ventiler les filatures de laine de Bischwiller.

Le paupérisme est indiqué comme augmentant à Offendorf, à Schirrhein, à Souffelnheim, du canton de Bischwiller, et dans les communes de Mutzig et de Molsheim. Il a, au contraire, diminué dans la ville de Brumath.

Les secours en médicaments commencent à être distribués dans les communes rurales. La vérification des décès ne se fait qu'exceptionnellement.

### ARRONDISSEMENT DE SCHLÉSTADT.

Les décès l'ont emporté sur les naissances dans les cantons suivants :

Schléstadt . . . 367 décès, 300 naissances (2ᵉ semestre).
Rosheim. . . . 248 » 226 »
Erstein . . . . 183 » 115 »

*Choléra.* Le choléra a fait peu de ravages dans cet arrondissement. Il a régné dans un seul quartier de Schléstadt (44 cas, 25 morts); à Boolzheim, dans le canton de Marckolsheim (10 cas, 6 morts); à Mackenheim (33 malades, 18 morts).

*Fièvre typhoïde.* La fièvre typhoïde a sévi dans le canton de Barr; à Reichfeld (27 cas, 7 décès); à Andlau (119 cas, 21 décès);

 à Steige et à Scherwiller, dans le canton de Villé (133 cas, 44 décès).

Dans ces dernières communes, la maladie a paru contagieuse.

*Variole et vaccine.* La variole a aussi été, pour l'arrondissement de Schléstadt, le fait épidémique le plus grave. Dans le canton de Schléstadt, on a observé quelques cas de cette maladie; elle a pris plus d'extension dans le canton de Rosheim. A Grendelbruch, on a compté 122 malades, dont 2 décès d'individus non vaccinés. Dans le canton d'Erstein, le nombre des cas de variole et de varioloïde s'est élevé à 113, dont 7 décès; presque toutes les communes de ce canton ont eu des cas de variole, mais Westhausen a été le foyer principal de l'affection. Le canton de Barr a présenté 273 cas et 17 décès; Barr, Dambach, Epfig et Andlau ont été les communes les plus atteintes. La maladie s'est aussi étendue aux cantons de Marckolsheim et d'Obernai.

Les vaccinations et les revaccinations ont été faites sur une large échelle; mais comme dans l'arrondissement de Strasbourg les médecins se plaignent du mauvais vouloir qui entrave ces opérations. La réapparition de la variole est un avertissement sérieux.

*Fièvres intermittentes.* Des travaux d'assainissement bien conduits ont diminués le nombre des marais dans le canton de Schléstadt.

Les fièvres intermittentes ont régné sur les bords du Rhin, dans le canton de Marckolsheim. La commune de Schœnau présente des flaques d'eau qui pourraient être comblées sans travaux considérables. La rivière de Barr est signalée comme un foyer d'infection pendant les basses eaux; c'est sur ses bords que le choléra a sévi.

*Épizooties.* La maladie aphtheuse des bêtes à cornes s'est étendue aux cantons de Schléstadt et de Marckolsheim.

*Cimetières.* Parmi les cimetières qui ne sont pas dans les conditions légales, on a noté ceux de Griesheim, Ottrott-le-Haut et celui de Rosenwiller (canton de Rosheim), d'Epfig (canton de Barr), de Diffenbach et Neubois (canton de Villé); ce dernier cimetière surtout est mal situé et de dimensions insuffisantes.

*Écoles.* L'école de Neuve-Église (Villé) est insalubre. Dans le canton de Schléstadt, quelques tissages laissent à désirer.

Le paupérisme augmente dans le canton de Rosheim.

La vérification des décès ne se fait qu'exceptionnellement, comme dans l'arrondissement de Strasbourg.

Rapport sur l'état sanitaire du département.

### ARRONDISSEMENT DE SAVERNE.

*Fièvres typhoïdes.* L'arrondissement de Saverne a été généralement épargné par les maladies épidémiques. Le choléra n'y a pas fait invasion, mais la fièvre typhoïde a atteint assez gravement les communes de Dettwiller (60 cas et 20 décès) et de Funhausen, où 10 malades ont succombé sur 37. On peut encore citer la commune d'Ingwiller (Bouxwiller), où a régné la scarlatine avec assez d'intensité.

*Variole et vaccine.* La variole s'est montrée dans l'arrondissement de Saverne. On l'a principalement observée dans les cantons de Drulingen, de Saar-Union et d'Hochfelden. Les six communes suivantes ont particulièrement souffert :

*Canton de Drulingen.*

| | | |
|---|---|---|
| Weislingen . . . . | 10 malades. | 1 décès. |
| Weyer . . . . . | 15 » | 2 » |
| Wolfskirchen . . . | 27 » | 2 » |

*Canton de Saar-Union.*

| | | |
|---|---|---|
| OErmingen . . . . | 60 » | 4 » |
| Dehlingen . . . . | 22 » | 1 » |
| Belley . . . . . | 25 » | 7 » |

En général, la variole affectait une forme bénigne. On a autant que possible multiplié les vaccinations et les revaccinations, tout en rencontrant les obstacles indiqués pour les autres arrondissements. A Dettwiller, entre autres, le médecin cantonal a eu la plus grande difficulté à vérifier les vaccinations et à se procurer du vaccin.

*Fièvre intermittente.* La fièvre intermittente est devenue endémique à Dettwiller par suite des marais créés par le canal et par le chemin de fer.

*Épizootie.* Une stomatite aphtheuse, sans gravité, a régné parmi les bêtes bovines du canton de Drulingen et de Saar-Union.

*Cimetières.* Beaucoup de cimetières sont encore au centre des villages. Les cimetières qu'il serait urgent de déplacer, sont

Rapport sur l'état
sanitaire du département. ceux d'Œrmingen, de Domfessel et de Munsen (canton de Saar-Union. Dans la commune de Lohr (canton de la Petite-Pierre), on continue à se servir de l'ancien emplacement, bien que la commune soit en possession d'un nouveau cimetière.

*Écoles.* Plusieurs écoles sont encore signalées comme étant insalubres ou de dimensions insuffisantes ; ce sont celles de Keskastel (cathol.), de Herbitzheim (protest.), de Harskirchen (cathol.) ; de Seltzheim, dans le canton de Saar-Union ; de Suttenheim, Mœnnolsheim et Wolsheim, dans le canton de Saverne ; de Gassendorf, dans le canton d'Hochfelden.

*Dépôt de gendarmerie.* Le dépôt de sûreté de la gendarmerie de Dettwiller n'est autre chose qu'une cave sombre et humide ; à diverses reprises, on a décidé la suppression de cette prison dont l'insalubrité est notoire. Le Conseil ne peut que s'associer aux vœux du médecin cantonal.

*Habitations.* A Bouxwiller, les habitations de la population ouvrière et indigente laissent beaucoup à désirer.

La mendicité a presque disparu à Bouxwiller ; la nouvelle organisation du bureau de bienfaisance et des secours à domicile a produit d'heureux résultats.

*Paupérisme.* Le paupérisme paraît avoir diminué à Drulingen ; il a augmenté, au contraire, dans le canton de Saar-Union. Les communes les plus pauvres sont celles de Saar-Union, de Saar-Werden et de Keskastel.

*Pharmacie cantonale.* On rencontre encore des difficultés pour la délivrance des médicaments gratuits dans les cantons de Saar-Union et de Drulingen. Les médecins cantonaux se félicitent de l'établissement de la pharmacie cantonale.

La vérification des décès n'a généralement pas lieu ou elle se fait sans intervention médicale.

### ARRONDISSEMENT DE WISSEMBOURG.

Dans quelques cantons, les décès l'ont emporté sur les naissances.

| | | | | |
|---|---|---|---|---|
| Niederbronn | 365 décès, | 274 naissances | | (1er semestre). |
| Niederbronn | 298 » | 190 | » | (2e semestre). |
| Seltz | 204 » | 168 | » | » |
| Soultz | 270 » | 101 | » | (1er semestre). |
| Wissembourg | 168 » | 108 | » | (1er semestre) |

Cet excédant de décès paraît dû à la misère et à l'influence des mauvaises récoltes, bien plus qu'à une maladie déterminée.

*Choléra.* Le choléra n'a pris de proportions un peu considérables que dans le canton de Niederbronn; on y a compté 528 malades et 148 morts. Le village de Reichshoffen a été le foyer principal de l'épidémie (382 malades et 104 décès). A Niederbronn même, le nombre des cas a été de 104, dont 44 décès. Huit cas de choléra ont été observé à Altenstadt, dans le canton de Wissembourg.

*Fièvre typhoïde.* La fièvre typhoïde a été assez commune dans le canton de Niederbronn, sans cependant cesser d'être sporadique. Il en a été de même pour le canton de Seltz. Deux villages des cantons de Lauterbourg et de Wissembourg ont été le siége d'une petite épidémie de cette affection. Salmbach, 18 cas, Weiler, 137 cas; la mortalité n'a pas été considérable.

*Fièvre intermittente.* La fièvre intermittente a régné à Seltz, sur les bords du Rhin.

*Variole et vaccine.* Signalons ici comme pour les autres arrondissements l'apparition de la variole; Wissembourg, 27 cas; Riedseltz, 13 cas et 2 morts; Niederlauterbach, 24 cas et 12 décès; canton de Lauterbourg, 130 cas et 14 décès; Mothern, 88 cas et 7 décès; dans le reste du canton de Seltz, 6 cas et 4 décès; Mertzwiller, Gondershoffen et Dambach, 20 cas et 8 décès; 10 cas seulement dans le canton de Soultz.

La maladie affectait plus généralement le caractère d'une varioloïde. Les médecins cantonaux se plaignent, notamment dans les cantons de Soultz et de Wœrth, de la négligence des parents et de l'opposition que rencontrent les revaccinations.

*Épizooties.* Une épizootie aphtheuse sans gravité a régné dans le canton de Niederbronn. On a observé fréquemment dans le canton de Soultz le mal des pieds des bêtes bovines.

*Cimetières.* Les cimetières qu'il importe surtout de déplacer ou d'agrandir sont ceux de Reichshoffen, de Gundershoffen, de Riedseltz et de Siegen, les deux premiers dans le canton de Niederbronn, les deux autres dans les cantons de Seltz et de Wissembourg.

*Écoles.* Quatre écoles sont particulièrement signalées comme insalubres, les écoles israélites de Reichshoffen et de Lauterbourg, l'école d'Eberbach (Wœrth), et celle de Neewiller (Lauter-

20.

Rapport sur l'état sanitaire du département.

bourg). La salle d'asile de Reichshoffen est de dimensions insuf-fisantes.

*Prison.* La prison de Reichshoffen (canton de Niederbronn) est humide, sans air et sans lumière; la santé des détenus y est compromise.

*Fabriques.* L'aération est insuffisante dans la fabrique d'allumettes chimiques du canton de Wissembourg ; on y a observé quatre exemples de carie des maxillaires. Le paupérisme a diminué à Wœrth. La vérification des décès n'est pas organisée dans cet arrondissement.

### CONCLUSIONS GÉNÉRALES.

Nous venons de vous présenter, Monsieur le préfet, le tableau général de l'état sanitaire du département, tel qu'il résulte des rapports semestriels des médecins cantonaux. Parmi les travaux de nos confrères, nous citerons principalement ceux de MM. Brouillet, de Geispolsheim; Kuhn, de Niederbronn; Reibell, de Brumath; Luroth, de Bischwiller, etc. Nous pourrions facilement ajouter à cette liste l'indication d'autres rapports non moins complets et non moins estimables.

Nous résumerons l'ensemble de ces faits dans les conclusions suivantes :

1° L'état sanitaire du département a été en général favorable; aucune épidémie n'a pris une notable extension.

2° Le choléra a été le fait dominant du dernier semestre de 1855, beaucoup moins par les pertes qu'il a causées, que par la crainte qu'il a inspirée à la population.

Les seules communes où la maladie ait pris des proportions un peu considérables ont été celles de Strasbourg, de Haguenau, de Reichshoffen, de Niederbronn, de Bailbronn et de Schléstadt.

3° La fièvre typhoïde et la fièvre miliaire tiennent toujours la première place parmi les épidémies et les endémies du département; elles n'ont point fait cette année beaucoup de victimes; on peut cependant citer un certain nombre de communes où ces maladies ont régné épidémiquement: pour la fièvre typhoïde, les villages de Reichshoffen, Andlau, Odratzheim, Dettwiller, Furchhausen, Salmbach, Weiler; pour la fièvre miliaire, les communes de Molsheim, Mutzig, Dinsheim, Kirchheim, Rosheim.

4º La variole a reparu sur un grand nombre de points du dé- partement. Les cantons où elle a principalement régné sont ceux de Bischwiller, de Haguenau, de Brumath, de Barr, de Ros- heim, de Saar-Union, de Drulingen, de Lauterbourg et de Geis- polsheim. Les communes où les cas ont été les plus nombreux, sont celles de Schweighausen, Haguenau, La Wantzenau, Gambsheim, Plobsheim, Mothern, OErmingen, Weislingen, etc.

Rapport sur l'état sanitaire du départe- ment.

5º La variole a le plus souvent revêtu une forme bénigne, mo- difiée par l'influence de la vaccine. Mais les cas de variole con- fluente n'ont pas été rares, et le retour de cette maladie a donné la preuve qu'un bien plus grand nombre de personnes qu'on ne le supposait, échappait à la vaccination.

6º Les médecins cantonaux trouvent encore de notables diffi- cultés dans l'exercice de leurs fonctions de vaccinateurs. La négligence ou le mauvais vouloir des parents, le concours insuffi- sant de l'autorité locale paralysent souvent leurs efforts. Ce rapport contient l'indication détaillée des difficultés qu'ils ren- contrent. Les mesures à prendre seraient de rendre obligatoires la vaccination et la vérification de cette opération; d'assurer à ces deux opérations le concours de l'autorité locale; d'exiger strictement dans toutes les écoles un certificat de vaccine pour l'admission des enfants.

7º Il importerait de favoriser les revaccinations; les médecins cantonaux sont déjà entrés dans cette voie.

8º Les fièvres intermittentes ont régné d'une manière endé- mique et épidémique dans un grand nombre des communes ap- partenant aux cantons de Geispolsheim, de Brumath, de Saverne, de Marckolsheim, de Seltz.

Les localités les plus maltraitées par cette affection ont été Bru- math, Stéphansfeld, Vendenheim, Eckwersheim, Illkirch, Gra- fenstaden, Ostwald, Dettwiller.

9º Indépendamment des causes générales provenant de la na- ture et de la disposition des terrains, des foyers d'infections ont été produits par les travaux du canal et des chemins de fer. Les communes qui ont plus particulièrement souffert par suite de ces travaux sont Dettwiller, Brumath, Stéphansfeld, Vendenheim, Eckwersheim, etc.

Ces causes locales d'insalubrité pourraient disparaître par le comblement d'un certain nombre de mares, par le curage ou le percement de fossés dans les terrains marécageux. Des travaux importants de ce genre ont été exécutés dans le canton de Bischwiller.

10° Une épidémie meurtrière a régné à la colonie d'Ostwald; elle a été, de la part du Conseil, l'objet de rapports spéciaux.

11° Le département a été exempt d'épizooties graves; une stomatite aphtheuse a régné dans les cantons de Geispolsheim, de Niederbronn, de Marckolsheim et de Schléstadt.

La rage canine a paru dans quelques cantons; on a observé dans les environs de Wasselonne un triste exemple de la transmission à l'homme de cette affreuse maladie.

12° Un certain nombre de salles d'asile laissent encore à désirer, sous le point de vue de la salubrité. On peut signaler, entre autres, les écoles israélites de Brumath, de Reichshoffen et de Lauterbourg, les écoles d'Eberbach, de Neuve-Église, de Keskastel, de Herbitzheim, de Mœnnolsheim et de quelques autres communes indiquées dans le rapport.

13° Les prisons ou dépôts de sûreté de Dettwiller et de Reichshoffen sont dans des conditions d'insalubrité qui appellent de promptes modifications.

14° Un grand nombre de cimetières sont encore placés au centre des communes. Parmi ceux qu'il importerait de déplacer ou d'agrandir, nous citerons les cimetières de Reichshoffen, de Gundershoffen, de Hurtigheim, de Dieffenbach et de Neufbois.

15° Comme causes spéciales d'insalubrité, on a signalé les habitations d'une partie de la population ouvrière de Bouxwiller, l'état de la rivière qui traverse la ville de Barr, la ventilation insuffisante de certains ateliers, notamment d'une fabrique d'allumettes chimiques près de Wissembourg.

16° Le paupérisme paraît augmenter dans une partie des cantons de Bischwiller, de Molsheim, de Rosheim, de Saar-Union; on a constaté en même temps qu'il diminuait dans les cantons de Brumath, de Bouxwiller et de Drulingen.

17° La délivrance gratuite des médicaments commence à s'introduire dans un certain nombre de communes.

18° La vérification des décès n'est pas organisée dans les communes rurales du département.

Les conclusions de ce rapport sont adoptées.

## Séance du 29 octobre 1856.

M. MIGNERET, préfet du département, préside la séance.

Membres présents: MM. STOEBER, vice-président; G. TOURDES. secrétaire; OBERLIN, COUMES, MORIN, LEREBOULLET, ARONSSOHN, HEYDENREICH, OPPERMANN, HEPP.

Le procès-verbal de la séance précédente est lu et adopté.

*Organisation de la pharmacie cantonale.* M. le préfet donne communication au Conseil d'un projet d'arrêté et de circulaire ayant pour but d'organiser dans les campagnes le service de la pharmacie cantonale et d'assurer à la population indigente la gratuité des médicaments. *Organisation de la pharmacie cantonale.*

Les bases de l'organisation ont été exposées dans la séance précédente.

Le projet de formulaire et de tarif, présenté par M. HEPP, rapporteur de la commission, est adopté par le Conseil. M. le préfet décide l'impression immédiate du formulaire et du tarif et des modèles d'ordonnances et de mémoires.

Le Conseil adopte le modèle de la boîte à médicaments qui sera entre les mains de chaque médecin cantonal pour les cas d'urgence. Il arrête en même temps la liste des médicaments que cette boîte devra contenir: quatre flacons de laudanum, d'élixir acide de Haller, d'éther sulfurique et d'ammoniaque; neuf petites boîtes avec les substances suivantes : poudres de calomel, de 0,10 ; d'émétique, de 0,05; d'ipécacuanha, de 0,50; de sulfate de quinine, de 0,20; de seigle ergoté, de 0,50; poudre de jalep; pilules d'opium ; extrait de ratanhia; crayon de nitrate d'argent, sparadrap et emplâtre vésicatoire.

Une de ces boîtes sera envoyée pour essai à MM. les médecins cantonaux de Niederbronn, de Saar-Union, de Marmoutier, de Villé et de Geispolsheim.

*De l'influence des routoirs sur l'état sanitaire d'Ostwald.* M. le maire de Strasbourg signale comme une des causes de l'insalubrité de la colonie pénitentiaire d'Ostwald les eaux stagnantes et principalement les routoirs qui existent dans le voisinage de la colonie. Colonie d'Ostwald.

M. le préfet demande au Conseil son opinion sur ces différentes causes de l'insalubrité de la colonie d'Ostwald, et notamment

Colonie d'Ostwald.    sur la part d'influence qu'il convient d'attribuer aux routoirs situés dans le voisinage de cet établissement.

Le Conseil, s'en référant à ses précédents rapports, est d'avis que l'insalubrité de la colonie d'Ostwald est due à une cause générale et non à des influences accessoires. Le sol est marécageux et couvert de nombreuses flaques d'eau par suite de son niveau peu élevé. Telle est la véritable origine des fièvres endémiques qui règnent non-seulement à la colonie, mais dans toute la contrée. Sans doute, les routoirs peuvent nuire, lorsque, par les variations du niveau des eaux, ils se transforment en marais, mais cette cause est accessoire. C'est par un système général de travaux ayant pour résultat de modifier l'état du sol et de donner aux eaux de l'écoulement, qu'on arrivera à assainir la région dans laquelle est située la colonie d'Ostwald.

Le Conseil croit devoir appeler l'attention de l'autorité sur les flaques d'eau et sur les marais qui se trouvent au voisinage du chemin de fer, particulièrement dans le canton de Geispolsheim. Ces marais ont été produits par les déplacements de terrains exécutés pendant les travaux de terrassement ; ils sont une cause évidente d'insalubrité pour une partie de ce canton.

Distillerie à Strasbourg.    *Demande en autorisation d'une distillerie à Strasbourg.* Le sieur Gros demande l'autorisation d'établir une distillerie à Strasbourg, au quartier des Ponts-Couverts, 18. Cette distillerie opérera sur le marc de bière.

Le maire de Strasbourg est d'avis d'autoriser sous diverses conditions relatives à l'élévation de la cheminée et à la disposition intérieure de l'établissement.

Le Conseil, considérant que la distillerie du sieur Gros sera située dans un quartier aéré et éloigné du centre de la ville, et dans lequel existent déjà deux établissements de ce genre, est d'avis que l'autorisation peut être accordée aux conditions indiquées par le maire de Strasbourg.

Le Conseil croit devoir en outre appeler l'attention de l'administration sur le mode d'écoulement des eaux qui proviennent des distilleries du quartier des Ponts-Couverts. Ces eaux, qui exhalent une odeur fétide, s'écoulent sur la voie publique dans des rigoles ouvertes. Cet état de choses a des inconvénients sérieux ; il importerait de recevoir dans un égout couvert, à leur sortie même des usines, toutes les eaux qui proviennent de ces distilleries.

*Classement d'un dépôt de chiffons et d'os désinfectés.* Le sieur Cartelet demande l'autorisation d'établir un magasin de chiffons, de savattes, d'os désinfectés et de morceaux de vieux zinc, au jardin Sainte-Marguerite, quai Saint-Jean. Le Conseil est invité à déterminer à quelle classe d'établissements insalubres il convient de rapporter ce magasin.

Le Conseil émet l'avis que ce magasin appartient, comme les dépôts ordinaires d'os et de chiffons, à la seconde classe des établissements insalubres.

*Autorisation d'une fabrique d'allumettes chimiques à Ingwiller.* Le sieur Adam Munsch demande l'autorisation d'établir une fabrique d'allumettes chimiques à Ingwiller.

Le maire de la commune, le comité cantonal de salubrité, le sous-préfet de l'arrondissement, sont d'avis d'autoriser.

La demande du sieur Munsch aura pour résultat de transférer à 295 mètres du village un établissement qui n'est aujourd'hui qu'à 74 mètres des habitations.

La situation de l'usine est d'ailleurs favorable; les procédés de fabrication sont ceux qui sont généralement suivis. Le bois de tremble ou de pin est trempé dans une pâte composée de colle forte, de phosphore et de soufre.

Le Conseil est en conséquence d'avis d'accorder l'autorisation demandée. Il croit cependant devoir rappeler à l'administration qu'il importe d'exercer une surveillance exacte sur les fabriques d'allumettes chimiques au point de vue de leur disposition intérieure et des précautions hygiéniques à imposer aux ouvriers; des accidents graves, tels que la nécrose des maxillaires, atteignent souvent les individus qui travaillent dans ces établissements.

*Demande en autorisation d'un établissement hydrothérapique à Kœnigshoffen.* Le sieur Floken demande l'autorisation d'établir à Kœnigshoffen, banlieue de Strasbourg, une maison de bains appropriée au traitement hydrothérapique. Il résulte d'un rapport de M. le commissaire central que cette maison de bains est placée dans une situation avantageuse, et que le sieur Floken présente toutes les garanties désirables de moralité.

Le Conseil, considérant qu'une maison de bains n'est pas un établissement classé et qui soit soumis à une autorisation préalable, déclare n'avoir aucun avis à émettre. Tout en reconnaissant l'utilité d'un établissement qui peut fournir de nouvelles ressources à la pratique, le Conseil rappelle que des malades ne pourront y être traités que sous la surveillance et la direction d'un médecin ; toute infraction à cette règle deviendrait un cas d'exercice illégal de la médecine, puni par la loi du 19 ventôse an XI.

*Dégraissage des os.* **Atelier de dégraissage des os.** Le sieur Cartelet demande l'autorisation d'établir dans la banlieue de Strasbourg, hors la porte Nationale, un atelier de dégraissage des os.

Sa fabrication consisterait à cuire les os provenant des cuisines, à en séparer la graisse, pour envoyer ensuite les os ainsi dégraissés aux fabricants de sucre qui les transforment en noir animal.

Plusieurs oppositions se sont produites dans l'enquête. Un procès-verbal a été dressé contre le sieur Cartelet qui a commencé ses travaux sans autorisation. Les voisins déclarent que l'odeur provenant de la fabrique, jointe aux eaux fétides qui s'en écoulent, constituent des causes d'insalubrité ou du moins une incommodité grave qui déprécierait les propriétés de ce canton. Ils citent à l'appui de leur opinion deux fabriques de ce genre déjà autorisées, qui présentent tous les inconvénients qu'ils signalent.

Le maire de Strasbourg est contraire à l'autorisation.

Le Conseil décide qu'une commission de trois membres procédera à l'examen de l'établissement du sieur Cartelet.

*Vérification des décès.* **Vérification des décès ; constatation des causes de la mort.** M. le préfet renvoie au Conseil une circulaire du ministre de l'agriculture et du commerce, posant un certain nombre de questions à résoudre au sujet de la vérification des décès et de la constatation des causes de la mort.

Une commission composée des médecins membres du Conseil prépare un projet de réponse qui doit être adressé à M. le ministre de l'agriculture et du commerce avant la fin de l'année.

*Rapports semestriels.* **Rapports semestriels.** M. Tourdes présente au Conseil l'analyse des rapports semestriels des médecins cantonaux de Lauterbourg, Wissembourg, Seltz, Soultz, Wœrth, Niederbronn (1ᵉʳ semestre de 1856).

Le Conseil décide que les faits suivants seront signalés à l'attention de l'administration :

Pour le canton de Lauterbourg, sur le rapport de M. le docteur Huben, l'insalubrité de l'école israélite de Lauterbourg, l'insuffisance du cimetière de Selmbach, l'état du fossé d'enceinte de Lauterbourg qui, par suite de son peu de pente, devient un Rapports semestriels. foyer d'infection.

Pour le canton de Niederbronn, sur le rapport de M. le docteur Kuhn, l'absence d'égouts à Niederbronn et à Reichshoffen, l'insalubrité de l'école israélite de Reichshoffen, l'insuffisance des cimetières de Gundershoffen et de Reichshoffen.

Comme faits médicaux dignes d'attention, M. Hornus signale l'apparition d'une épidémie d'angine couenneuse à Cléebourg ; cette épidémie a fait de nombreuses victimes, surtout parmi les enfants (40 cas et 15 décès). La maladie a paru communicable. M. Kuhn rapporte l'observation curieuse d'un homme qui avala par erreur 4 grammes de chloroforme, et qui n'éprouva d'autre accident qu'un éblouissement passager.

La séance est levée à cinq heures.


### Séance du 12 novembre 1856.

Membres présents : MM..Stoeber, G. Tourdes, Morin, Heydenreich, Oberlin, Hepp, Imlin.

Le procès-verbal de la précédente séance est lu et adopté.

*Vérification des décès et constatation des causes de la mort.* Vérification des décès. Sur la proposition de MM. Stoeber et Tourdes, le Conseil adopte les réponses suivantes aux questions posées par M. le ministre de l'agriculture et du commerce.

*1re question.* Le Conseil croit-il que tous les médecins se prêtent facilement à déclarer, sur un bulletin dont la forme serait arrêtée à l'avance et qui leur serait remis par le maire, la cause de la mort des individus qu'ils auraient soignés?

*Réponse.* Le Conseil pense qu'on obtiendra sans difficulté cette indication de tous les médecins, si le bulletin leur est présenté officiellement et à leur domicile après chaque décès ; mais il ne croit pas que les médecins fassent spontanément ces déclarations, s'ils doivent retourner au domicile de la personne décédée, y signer le bulletin et l'envoyer eux-mêmes à l'autorité. Sans aucun mauvais vouloir, on négligera ces formalités.

*2e question.* Quelle est, d'après les informations du Conseil, la proportion du nombre des personnes qui meurent dans l'arrondissement, sans avoir reçu les secours de la médecine, relativement au nombre total des décès ?

*Réponse.* Pour la ville de Strasbourg, on peut affirmer, d'une manière générale, qu'à moins d'exceptions très-rares, personne ne succombe sans avoir reçu les secours de la médecine. Dans les communes rurales, ce fait regrettable est encore assez fréquent, bien qu'il le soit moins dans l'arrondissement de Strasbourg que dans les parties montagneuses et plus pauvres du département, et la négligence des habitants de la campagne en est cause, autant peut-être que l'éloignement des médecins. Nous pensons cependant que, pour l'arrondissement de Strasbourg, dans la grande majorité des cas, les malades ne succombent pas sans avoir reçu les secours de la médecine. Nous en avons pour garant l'organisation de la médecine cantonale, le nombre et la répartition généralement convenable des docteurs et des officiers de santé dans l'arrondissement.

3º *question.* Si un médecin devait être chargé, à un titre quelconque, de vérifier tous les décès dans une circonscription déterminée, quelle devrait être, notamment dans les campagnes, l'étendue de cette circonscription?

Le service de la vérification des décès est depuis longtemps établi à Strasbourg où il fonctionne régulièrement.

Dans les campagnes, la vérification des décès n'a pas lieu. Un médecin par canton ne suffirait pas; les cantons, suivant leur étendue et leur situation en plaine ou en montagne, devraient être divisés en deux ou trois circonscriptions. Ce service pourrait être organisé d'une manière convenable dans le département du Bas-Rhin, en adjoignant aux médecins cantonaux un ou deux docteurs en médecine ou officiers de santé par canton. On pourrait, dans ces adjonctions pour les localités attenantes, ne pas s'en tenir aux divisions cantonales. Un personnel suffisant pour ce service existe dans notre département. La question financière présente seule des difficultés. Une dépense de 1 fr. par vérification de décès serait suffisante pour assurer ce service; le département compte annuellement environ 14,000 décès; en déduisant les décès du chef-lieu, ce serait une somme annuelle de 12 à 15,000 fr. qui serait nécessaire pour établir la vérification des décès dans tout le département.



*Statistique médicale.* M. le préfet adresse au Conseil une circulaire du ministre de l'agriculture et du commerce relative à la statistique médicale de la France.

A cette circulaire sont joints un tableau de renseignements et statistique médicale. un certain nombre de questions posées au Conseil.

Le Conseil adopte les réponses suivantes pour l'arrondissement de Strasbourg.

| Noms des cantons. | Population en 1856. | Docteurs. | Officiers de santé. | Phar. | Sages-femmes. | Herb. |
|---|---|---|---|---|---|---|
| Strasbourg (4 cantons). | 77,656 | 71 | 8 | 16 | 60 | 4 |
| Schiltigheim . . . . . | 18,550 | 4 | 1 | 1 | 23 | » |
| Brumath . . . . . . . | 23.295 | 5 | 1 | 2 | 24 | » |
| Bischwiller . . . . . . | 26,193 | 4 | 2 | 2 | 23 | » |
| Haguenau. . . . . . . | 23,027 | 4 | » | 3 | 14 | » |
| Truchtersheim . . . . | 13,722 | 2 | 3 | » | 15 | » |
| Geispolsheim . . . . . | 19,041 | 3 | 1 | 1 | 28 | » |
| Wasselonne. . . . . . | 17,822 | 3 | 5 | 3 | 19 | » |
| Molsheim . . . . . . . | 22,839 | 5 | 1 | 3 | 19 | » |
| Total. . . . | 242,145 | 101 | 22 | 31 | 225 | 4 |

Nombre des docteurs et des officiers de santé tenant des dépôts de médicaments :

| | | | |
|---|---|---|---|
| Geispolsheim . . | 1 docteur, | 1 officier de santé. | |
| Molsheim . . . . | 1 | » | » | » |
| Schiltigheim . . | 2 | » | » | » |
| Truchtersheim . | 4 | » | 2 | » |
| Wasselonne. . . | 1 | » | » | » |
| Total. . . | 10 | » | 3 | » |

Population de l'arrondissement : 242,145.
Nombre des cantons : 12.

| | En 1856. | En 1853. |
|---|---|---|
| Docteurs . . . . . . . . . | 101 | 102 |
| Officiers de santé . . . . . | 22 | 25 |
| Pharmaciens . . . . . . . | 31 | 25 |
| Sages-femmes . . . . . . . | 225 | 207 |
| Herboristes . . . . . . . . | 4 | 4 |

Tous les officiers de santé ont été reçus par le jury médical, le dernier en 1848, formé parmi les professeurs de la faculté.

Statistique médicale.   Tous les pharmaciens ont été reçus par une école supérieure de pharmacie.

Nombre de cantons où il n'y a pas de docteurs en médecine 0, d'officiers de santé 1, de pharmaciens 1.

Nombre de communes sans sages-femmes 63 (sur 161).

### Questions posées au Conseil.

1° La statistique médicale de l'arrondissement est-elle considérée comme exacte ?

Cette statistique a été obtenue avec le concours des médecins cantonaux. Le Conseil la considère comme exacte.

2° Les changements qui ont eu lieu depuis 1853 ont-ils modifié l'opinion du Conseil sur la question de savoir si le personnel médical est suffisant et s'il est convenablement réparti ?

En général, le personnel est suffisant et sa répartition est convenable. Sous ce dernier point de vue, il y a eu un progrès depuis 1853 dans le département du Bas-Rhin par le dédoublement de 17 cantons qui ont ainsi deux médecins cantonaux au lieu d'un. L'arrondissement de Strasbourg a profité de cette augmentation du personnel pour 5 cantons ruraux sur 8. Tous les cantons ont au moins un docteur en médecine ; tous, à l'exception d'un seul, ont des officiers de santé. Un seul canton n'a pas de pharmacien. A Strasbourg, comme dans toutes les grandes villes, le personnel médical est relativement beaucoup plus nombreux que dans le reste du département.

3° Le nombre des officiers de santé tend-il à diminuer dans l'arrondissement ? Les officiers de santé vont-ils s'établir de préférence dans les cantons où il n'y a pas de docteurs et à portée des habitants des campagnes, suivant le but de leur institution ?

Le nombre des officiers de santé tend à diminuer dans le département ; il était de 25 en 1853, il est de 22 en 1856. Depuis 1848, il n'y a plus eu de réception d'officier de santé dans le Bas-Rhin.

En général, les officiers de santé ne s'établissent pas plus dans les campagnes que dans les villes. Ils choisissent, comme les docteurs, dans les localités qui leur offrent le plus de ressources. Le tiers des officiers de santé de l'arrondissement (8 sur 22) habite Strasbourg ; les 14 autres praticiens de cet ordre sont en grande partie dans des cantons riches, 8 à Truchtersheim et à Wasselonne. Haguenau, qui est un des cantons les plus pauvres,

n'a pas un seul officier de santé ; 4 cantons n'en ont qu'un seul. Statistique médicale.
Nous sommes convaincus que l'institution des officiers de santé
tend à s'éteindre dans notre département, et que, dans peu d'années, le nombre des docteurs suffira pour assurer le service médical des campagnes aussi bien que celui des villes.

4° Le Conseil persiste-t-il dans l'opinion qu'il a émise sur la question des médecins cantonaux ? Quels ont été les avantages ou les
inconvénients de cette institution au point de vue du traitement
des malades indigents des campagnes, de la propagation de la
vaccine, de la prévision des épidémies, de la position du corps
médical ?

Le département du Bas-Rhin a été en France le point de départ de la médecine cantonale. Il a été le premier doté de cette
institution qui date pour l'Alsace de 1810. Le Conseil persiste
dans son opinion entièrement favorable à la médecine cantonale
et fondée sur une longue expérience. Mais la médecine cantonale
ne rend des services qu'à la condition d'être convenablement organisée. Le canton forme une circonscription trop étendue ; les
circonscriptions médicales doivent être proportionnées au nombre
des habitants ; on a reconnu qu'un seul médecin ne pouvait suffire à tous les malades indigents d'un canton, et 18 cantons sur
29 ont été partagés en deux sections.

Examinant la question sous les quatre points de vue indiqués
dans la circulaire, le Conseil pense : 1° Que la médecine cantonale a une utilité évidente pour le traitement des malades indigents, à la condition que les circonscriptions médicales ne seront
pas trop étendues. La médecine cantonale a encore pour résultat
d'assurer une meilleure répartition du personnel médical, en dé-
terminant des médecins à se fixer dans certaines localités où un
médecin non rétribué ne s'établirait pas. 2° C'est pour la propagation de la vaccine que la médecine cantonale a rendu les plus
grands services ; dès l'année 1810, la création des médecins cantonaux a répandu ce bienfait dans le Bas-Rhin. Grâce aux médecins cantonaux, notre département a été classé au premier rang
parmi ceux où la vaccine s'est le plus promptement généralisée.
3° En fournissant à l'autorité des renseignements sur l'hygiène
publique, en signalant les causes d'insalubrité, en provoquant
les améliorations et les mesures qui leur paraissent nécessaires,
les médecins cantonaux rendent un service évident à la santé publique ; ils peuvent contribuer à diminuer les maladies endémi-

*Statistique médicale.* ques, à prévenir les épidémies ou du moins à atténuer leurs ravages. 4° L'existence de la médecine cantonale ne nuit en rien à la position du corps médical; la place de médecin cantonal est un avantage évident pour celui qui l'occupe, mais elle ne lui donne ni monopole ni prépondérance fâcheuse. Dans certains cantons, la position médicale la plus élevée dans la confiance publique n'appartient pas au-médecin cantonal, et, quand ce dernier l'occupe, il la doit à son influence personnelle et non à son titre officiel. 5° L'organisation de la pharmacie cantonale, assurant la gratuité des médicaments à la population indigente des campagnes, est le complément nécessaire de l'institution des médecins cantonaux; sous ce point de vue, les mesures prises en 1856 par M. le préfet du Bas-Rhin donnent une grande efficacité à l'institution de la médecine cantonale.

*Dégraissage des os.*     *Demande en autorisation d'un atelier de dégraissage des os, hors la porte Nationale.* Une commission du Conseil, composée de MM. STOEBER, TOURDES et HEYDENREICH, s'est transportée, hors la porte Nationale, route de la Tour-Verte, dans l'atelier de M. Carteret. La commission a constaté que l'atelier de dégraissage des os était situé, près de la route, au fond d'une cour étroite et peu aérée. La chaudière, le dépôt des os sont établis dans les conditions les plus défavorables, et l'avis unanime de la commission a été que cette fabrication, qui répand à distance une odeur très-fétide, ne pouvait être autorisée dans l'emplacement choisi par le sieur Carteret.

Le Conseil, vu les réclamations des propriétaires voisins et l'avis du maire de Strasbourg qui se prononce contre l'autorisation, attendu que le dégraissage des os est une fabrication qui exhale une odeur très-fétide et qui se répand à distance, attendu qu'il importe que les dépôts d'os, avant et après les opérations, soient placés dans des endroits bien ventilés et éloignés des habitations, attendu que l'industrie du sieur Carteret est au contraire établie dans des conditions défavorables, dans un local étroit et mal aéré, à proximité d'une route très-fréquentée et de jardins publics auxquels cette odeur, très-forte en été, porterait préjudice, émet l'avis que l'autorisation ne soit pas accordée.

*Dépôts de chiffons.*     *Demande en autorisation de dépôts de chiffons à Strasbourg.* Le sieur Cerf Nathan et le sieur Judas Simon demandent l'autorisation d'établir à Strasbourg deux magasins de chiffons, le premier, rue de l'Etal, 1; le second, Grand'rue, 57.

Aucune opposition ne s'est produite dans les deux enquêtes. Dépôts de chiffons.
Le maire de Strasbourg est d'avis d'autoriser sous diverses
conditions.

Le Conseil, tout en reconnaissant qu'il importerait d'éloigner
des quartiers populeux des dépôts de ce genre, considérant que
les magasins qui doivent être établis ne sont pas considérables,
et qu'il est possible par des précautions hygiéniques de diminuer les inconvénients qui en résultent, émet l'avis que l'autorisation peut être accordée aux conditions suivantes :

1° Les magasins seront placés dans une cave voûtée ;

2° Une cheminée d'aération aboutira à cette cave ; la section
de cette cheminée devra être de 45 centimètres de côté au
moins ;

3° La partie de la cave destinée aux chiffons de laine sera fermée par une porte en tôle.

Il importe que l'on surveille avec soin l'exécution de ces conditions, et il serait vivement à désirer qu'on pût étendre aux
autres magasins de chiffons qui existent à Strasbourg les mêmes
précautions hygiéniques.

*Demande en autorisation d'une fonderie de suif à feu nu,* Fonderie de suif.
*hors la porte des Juifs, près du Contades.* Le sieur Frédéric
Fœrter, fabricant de chandelles à Strasbourg, demande l'autorisation d'établir une fonderie de suifs à feu nu, hors la porte des
Juifs, près du Contades.

De nombreuses oppositions se sont produites dans l'enquête
de la part des propriétaires des maisons et des jardins situés dans
le voisinage.

Le maire de Strasbourg émet un avis contraire à l'autorisation.

Le Conseil, considérant que l'emplacement choisi par le sieur
Fœrter se trouve au milieu d'un groupe de maisons et à proximité de la promenade la plus fréquentée de la ville ; considérant
que la fonte du suif à feu nu produit des émanations extrêmement fétides et qui se répandent au loin, que les inconvénients
provenant de cette fabrication sont surtout graves en été et nui-
raient évidemment aux propriétés voisines, en même temps qu'ils
seraient incommodes aux nombreuses personnes qui fréquentent
le Contades ; considérant, en outre, que le sieur Fœrter ayant
commencé sa fabrication sans autorisation, on a déjà pu apprécier les inconvénients de son industrie ; par ces motifs, le Con-

21

seil émet l'avis qu'il n'y a pas lieu d'accorder l'autorisation demandée.

La séance est levée à cinq heures.

### Séance du 10 décembre 1856.

Membres présents : MM. LEREBOULET, SCHÜTZENBERGER, OBERLIN, HEPP, TOURDÉS, STOEBER.

Le procès-verbal de la séance précédente est lu et adopté.

*Magasin de chiffons.*     *Demande en autorisation d'un magasin de chiffons. Avis d'autoriser.* Le sieur Léopold Klein, de Bischheim, demande l'autorisation d'établir à Strasbourg un magasin de chiffons, faubourg de Pierre, 73. Le maire est d'avis d'autoriser.

Le Conseil, attendu que le magasin sera situé dans un faubourg et qu'il est possible d'atténuer par des mesures hygiéniques les inconvénients qui résultent de ce genre de dépôt, est d'avis que l'autorisation soit accordée aux conditions suivantes : le magasin sera situé dans une cave voûtée; on y établira une cheminée de ventilation ayant une section de 45 centimètres de côté. Une surveillance exacte de la police est nécessaire pour qu'on ne transforme pas ce magasin de chiffons en dépôt d'os. Cette recommandation s'applique à tous les établissements de ce genre qui existent à Strasbourg.

*Conservation des substances alimentaires.*     *Procédé de conservation de substances alimentaires.* Les sieurs Garnier frères Faucheux et Tison, domiciliés à Paris, boulevard de Strasbourg, 2, demandent l'autorisation d'exploiter dans le département du Bas-Rhin un procédé breveté pour la conservation des substances alimentaires.

Ce procédé a été autorisé à Paris par une décision du préfet de police, en date du 30 octobre 1856, sur l'avis favorable du conseil de salubrité de la Seine. Il résulte de l'avis de ce conseil que ce procédé de conservation des viandes ne contient rien qui puisse être nuisible à la santé publique ; qu'il possède la faculté d'arrêter la fermentation, tout en laissant à la viande sa fraîcheur, sa saveur et ses principales qualités essentielles. Ces produits doivent être vendus sous le nom de viandes conservées.

M. le préfet du Bas-Rhin invite le Conseil à donner son avis sur la demande en autorisation de ce procédé pour le département.

Le Conseil déclare que, pour se prononcer sur cette question, il est nécessaire que les pétitionnaires fassent connaître la nature de leur procédé et mettent le Conseil à même d'en expérimenter la valeur.

La séance est levée à quatre heures.

### *Séance du 14 janvier 1857.*

Membres présents : MM. STOEBER, G. TOURDES, ARONS-SOHN, MORIN, HEYDENREICH, LEREBOULLET, OPPERMANN.

Le procès-verbal de la séance précédente est lu et adopté.

*Demandes en autorisation de tecs à porcs à Strasbourg.* Tecs à porcs.
Le sieur Kapp, boulanger, demande l'autorisation d'établir dans sa maison, faubourg de Pierre, 61, un tec à porcs.

L'enquête a été ouverte; aucune opposition ne s'est produite; le maire de Strasbourg est d'avis d'accorder au sieur Kapp l'autorisation d'élever quatre porcs, sous diverses conditions relatives à la construction de l'étable.

Le Conseil, conformément au principe adopté dans sa séance du 14 novembre 1855, attendu que le tec sera situé dans un faubourg, qu'il sera établi dans une cour spacieuse, qu'il résulte du procès-verbal de l'architecte de la ville, que l'étable aura une capacité de 40 mètres cubes, est d'avis que l'autorisation peut être accordée aux conditions suivantes :

1º Le nombre des porcs ne pourra excéder quatre;

2º Le tec devra être dallé et avoir une pente suffisante pour l'écoulement des eaux; cet écoulement se fera par une rigole dallée, qui conduira les eaux de l'étable à la fosse;

3º La fosse à fumier devra être couverte et désinfectée au besoin;

4º Aucune habitation ne pourra être placée au-dessus de la porcherie.

La veuve Steinhilber, aubergiste à Strasbourg, demande l'autorisation d'élever six porcs, rue des Bouchers, 9.

Aucune opposition ne s'est produite dans l'enquête.

Le maire est d'avis d'accorder l'autorisation pour trois porcs au lieu de six, aux mêmes conditions que dans l'affaire précédente.

Le Conseil, avant de se prononcer sur cette demande, décide qu'une commission procédera à l'examen des localités.

Fabriques d'amidon.

*Réclamation au sujet des fabriques d'amidon de Düttlen-heim.* Les maires des communes de Düppigheim et Ensheim se plaignent de l'insalubrité des eaux du canal dit Bras d'Aldorf, insalubrité qu'ils attribuent aux eaux qui proviennent de la fabrique d'amidon de Düttlenheim.

Une enquête a été ouverte et a produit des résultats contradictoires. L'insalubrité est attribuée tantôt aux eaux des féculeries, tantôt à celles des routoirs. On affirme aussi que cette altération ne se présente que pendant la saison des chaleurs. L'ingénieur chargé du service hydraulique est d'avis qu'il y a lieu de soumettre au Conseil les questions suivantes : 1° Les eaux du Bras d'Aldorf sont-elles insalubres ; 2° à quelles causes l'insalubrité doit-elle être attribuée ; 3° quels sont les moyens d'y remédier ?

Le Conseil, attendu que les documents qui lui ont été fournis ne renferment pas les renseignements nécessaires pour résoudre ces différentes questions, est d'avis qu'on devra procéder à un supplément d'instruction, qui portera sur les points suivants : 1° Quel est le débit du canal dit Bras d'Aldorf, la rapidité du courant et la quantité moyenne d'eau suivant les saisons ; 2° quel est le nombre des féculeries situées sur les bords de ce canal et la quantité moyenne d'eau qui s'écoule de chacun de ces établissements ; 3° quel est le nombre et la situation des routoirs ; leurs eaux se déversent-elles directement et d'une manière continue dans le canal ?

Il sera, en outre, nécessaire qu'une commission du Conseil aille examiner par elle-même l'état des lieux.

Épidémie de suette et de variole.

*Épidémie de variole et de suette au Neuhof.* M. le préfet communique au Conseil un rapport de M. le docteur Robert sur l'épidémie de suette et de variole qui règne dans le village du Neuhof, de la banlieue de Strasbourg. La population de ce village est d'environ 1900 âmes. Il est situé à un ou deux kilomètres du Rhin, sur un terrain marécageux, formé de gravier et d'une couche légère de terre végétale. Les maladies habituelles sont les fièvres intermittentes ; la moyenne des décès est de 90 à 100 par an. Le premier cas de variole a paru au mois de novembre dernier. La suette miliaire s'est déclarée dans les premiers jours de décembre. Depuis cette époque jusqu'au 13 janvier 1857, on a compté 55 cas de variole et 140 cas de suette. Dix malades ont succombé, 7 femmes, 2 enfants et 1 homme.

Cinq décès ont été occasionnés par la variole et 5 par la suette, accompagnée dans un cas de variole. Les symptômes principaux de la suette ont été l'éruption caractéristique, la prostration des forces, les vertiges, l'oppression, l'anxiété précordiale et presque constamment des signes d'embarras gastrique. La méthode éméto-purgative a produit les meilleurs effets. Le service médical a été fait par M. le docteur ROBERT, assisté d'un élève en médecine et de deux sœurs d'abord, puis de quatre. Les secours ont été donnés à domicile. La misère de la population a contribué à entretenir et à aggraver la maladie. *(Épidémie de suette et de variole.)*

Le Conseil ne peut qu'approuver les mesures adoptées pour assurer les secours de la médecine à la population indigente et louer le zèle des médecins et des sœurs qui les ont mises à exécution.

Le Conseil croit devoir appeler l'attention de l'autorité sur la nécessité d'activer les vaccinations et les revaccinations dans la ville même de Strasbourg, aussi bien que dans les villages de la banlieue.

*Eaux minérales de Châtenois.* M. le docteur MISTLER, médecin-inspecteur des eaux de Châtenois, appelle l'attention de l'autorité sur la décadence de cet établissement, qui est menacé d'une ruine prochaine. Ces eaux sont presque abandonnées; il est question de convertir l'établissement en atelier de tissage. Il serait important de conserver pour la population pauvre, qui ne peut aller à des thermes lointains, une eau véritablement efficace. Un arrangement conclu entre le département et les propriétaires des eaux minérales pourrait assurer à la population indigente cet utile moyen de traitement. *(Eaux minérales de Châtenois.)*

Le Conseil décide que l'état de décadence des eaux de Châtenois sera signalé à l'autorité, dont l'attention sera en même temps appelée sur les mesures proposées par M. MISTLER.

*Rapports semestriels* (2e semestre de 1856). M. le médecin cantonal de Haguenau signale l'état insalubre des habitations dans la paroisse Saint-Nicolas de cette ville. Il se plaint de ce que, contrairement au règlement, les enfants soient admis dans les écoles sans certificat de vaccination. Cinq communes du canton, Huttendorf, Wittersheim, Berstheim, Dauendorf, Wintershausen, n'ont pas de sage-femme. *(Rapports semestriels.)*

*Canton de Bouxwiller.* M. STEINER, médecin cantonal à Bouxwiller, constate l'absence de toute épidémie. Il signale l'existence d'eaux stagnantes, provenant du débordement de la Moder près de Pfaffenhoffen; les inconvénients provenant des mares que produit l'enlèvement des sables dans le banc d'Obermodern et le défaut de pente d'un fossé qui reçoit les eaux du village de Zutzendorf. La salle d'asile d'Ingwiller et les écoles de Pfaffenhoffen et de Mulhausen sont insuffisantes pour le nombre des enfants qu'elles reçoivent. Dans le cimetière d'Obermodern, les fosses sont habituellemnnt remplies d'eau; cet inconvénient serait facile à éviter avec un drainage convenable. Une quinzaine de cas d'angine diphtéritique ont été observés vers la fin de décembre à Bouxwiller et dans les environs.

*Canton de la Petite-Pierre.* Le cimetière de la commune de Lahr est insuffisant; on ne peut y creuser de nouvelles fosses sans mettre à nu des débris de cadavres.

 *Choléra. Épidémie de Reichshoffen en 1855.* MM. les docteurs Kuhn et Langenhagen adressent au Conseil une description détaillée de cette épidémie. Au rapport ils joignent une carte qui indique la zone parcourue par le fléau. Le choléra s'est montré avec une intensité variable dans la plupart des communes situées sur le cours d'eau qui s'étend de Niederbronn au Rhin. La maladie s'est arrêtée à l'entrée des montagnes, là où commence le grès vosgien; elle a surtout sévi sur la rive gauche du ruisseau. Le développement de la maladie est attribué plutôt à l'influence épidémique qu'à l'action d'un germe importé. Le premier cas a paru s'être développé spontanément dans la commune; le deuxième cas est celui d'une femme venant de Thann, où elle avait soigné sa sœur, victime du choléra. Le mal, une fois déclaré, a été d'une contagion remarquable. La maladie a procédé par foyer, frappant plusieurs membres d'une même famille.

Les cholériques transportés en dehors de la zone épidémique n'y propageaient pas la maladie. M. Kuhn cite des exemples de transmission de la mère au nourrisson et de l'enfant à la nourrice. La méthode vomitive a paru la plus efficace, mais son utilité a été moindre vers la fin de l'épidémie. Pendant l'algidité, la méthode réfrigérante, interne ou externe, réussissait mieux que la méthode inverse.

Le Conseil vote des remerciments à MM. Kuhn et Langenhagen pour leur intéressant travail.

La séance est levée à cinq heures.

## Séance du 11 février 1857.

Membres présents : MM. STOEBER, président ; TOURDES, secrétaire ; MORIN, OPPERMANN, HEYDENREICH, LEREBOULLET.

*Demande en autorisation d'une porcherie à Strasbourg.* La veuve Steinhilber demande l'autorisation d'établir un tec à porcs dans sa propriété, rue des Bouchers, 9. Aucune opposition ne s'est produite dans l'enquête ; le maire est d'avis d'autoriser.

Une commission du Conseil a pris connaissance de l'état des lieux. Le tec à porcs est placé au fond d'une cour assez vaste et suffisamment aérée ; il est à une distance convenable des habitations les plus voisines. La fosse à fumier est près de l'étable. Cette fosse reçoit le fumier d'un manége et est vidée tous les dix jours. Le côté de la rue des Bouchers attenant à la rue des Jardins peut être assimilé à un faubourg. Le Conseil propose en conséquence d'accorder l'autorisation demandée, en la limitant à trois porcs, la capacité de l'étable n'étant que de 15 mètres cubes.

*Demandes en autorisation de magasins d'os et de chiffons.* Le sieur Benjamin Lévy demande l'autorisation d'établir un magasin de chiffons et d'os à Strasbourg, Petite-rue-de-la-Course, 24. Aucune opposition ne s'est produite dans l'enquête ; le maire est d'avis d'autoriser, sous diverses conditions relatives à la ventilation du magasin et à l'isolement des chiffons de laine.

Le Conseil, en ce qui concerne le magasin de chiffons, attendu la situation éloignée du centre de la ville de la Petite-rue-de-la-Course, est d'avis que l'autorisation peut être accordée aux conditions suivantes : 1° La ventilation du magasin sera assurée au moyen d'une cheminée d'une section suffisante (au moins $0^m,45$ de côté) et dépassant le faîte des maisons voisines ; 2° les chiffons de laine seront isolés dans un compartiment en maçonnerie, fermé par une porte en tôle.

En ce qui concerne le dépôt d'os, le Conseil demande que l'autorisation ne soit accordée qu'à la condition que la quantité d'os sera peu considérable et que le dépôt sera vidé au moins tous les huit jours. Le sieur Levy devra, en outre, se soumettre aux autres conditions qui pourraient plus tard être reconnues nécessaires dans l'intérêt de la salubrité publique.

Le sieur Jean Lehmann demande l'autorisation d'établir un

magasin de chiffons à Strasbourg, rue Kageneck, 48. Aucune opposition ne s'est produite. Le maire est d'avis d'autoriser.

Le Conseil émet un avis semblable aux deux conditions indiquées plus haut et relatives à la ventilation du magasin et à l'isolement des chiffons de laine.

**Atelier de cuisson des os.** — *Demande en autorisation d'un dépôt d'os et d'un atelier de cuisson d'os à Bischwiller.* Le sieur Cerf Braunberger demande l'autorisation d'établir un dépôt d'os avec un atelier de cuisson dans la banlieue de Bischwiller. L'emplacement destiné à recevoir cette construction est une pièce de terre située *Hinter dem Hasensprung;* le pétitionnaire expose que la voirie de Bischwiller se trouve dans le bois communal attenant à sa propriété.

L'enquête a été ouverte. Un nombre considérable d'habitants de Bischwiller s'est présenté pour s'opposer à l'autorisation, en alléguant le motif suivant : Pendant les temps de pluie et de grande chaleur, la ville de Bischwiller, surtout dans sa partie nord, serait infectée par les exhalaisons des os en putréfaction.

Le conseil municipal de Bischwiller s'est prononcé dans le même sens à l'unanimité : 1° La distance de l'atelier n'empêcherait pas l'odeur infecte d'arriver jusqu'aux habitations du côté ouest et nord de la ville; 2° l'emplacement choisi est en contact immédiat avec un bois communal, ce qui ferait naître un danger d'incendie; 3° il se trouverait à une faible distance de la ligne n° 9 de Haguenau à Bischwiller, ce qui rendrait incommode le passage sur cette route et dans certains cas dangereux, à cause de la répugnance qu'inspire à certains chevaux ce genre d'odeur.

Le maire, adoptant ces différents motifs et se fondant ensuite sur l'extension probable que prendrait l'atelier, se prononce contre la demande en autorisation.

L'enquête ouverte dans les communes du canton de Bischwiller a constaté l'opposition d'un assez grand nombre d'habitants, même de ceux dont le domicile est très-éloigné de Bischwiller. A Oberhoffen, on considère les émanations comme devant nuire à la santé publique, à la culture des plantes alimentaires et fourragères et notamment du houblon. A Rohrwiller, le conseil municipal allègue le danger des émanations et la proximité de la route, où les chevaux pourraient s'effaroucher. A Gries, l'opposition est fondée sur le danger des miasmes.

Le plan présenté par le sieur Cerf Braunberger ne précisant pas d'une manière suffisante l'emplacement choisi pour l'établissement projeté, le Conseil demande la production d'un nouveau plan qui fera connaître avec exactitude les distances de la route de Haguenau, du bois communal, de la voirie et des dernières habitations de Bischwiller.

*Rétablissement de l'abattoir public de Molsheim.* Le maire de Molsheim demande le rétablissement de l'abattoir public de cette commune. Il expose qu'il y a aujourd'hui autant d'abattoirs à Molsheim que de bouchers, chacun d'eux ayant la faculté d'abattre les animaux à son domicile; que cet état de choses est contraire à la salubrité publique et ne permet pas de surveiller d'une manière convenable le commerce de la boucherie. L'ancien abattoir étant de nouveau disponible, le maire propose de le rouvrir. Cet abattoir est situé sur une des places publiques de Molsheim; au moyen d'une rigole, les eaux ayant servi au lavage s'écouleront immédiatement dans l'égout souterrain de la ville; cette rigole traversant l'abattoir est constamment alimentée par une eau courante. Le conseil municipal, se basant sur les inconvénients qui résultent des abattoirs privés, approuve le projet du maire.

Quelques oppositions se sont produites dans l'enquête, en se fondant sur les motifs suivants : l'abattoir serait établi sur une des places principales de Molsheim ; des inconvénients résulteraient du transport du sang et des immondices hors de l'abattoir; l'accroissement du nombre de rats deviendrait incommode pour les habitations voisines.

Le Conseil renvoie à la prochaine séance l'examen de cette affaire.

*Rapports semestriels. — Deuxième semestre de l'année 1856.*

*Colonie d'Ostwald.* M. BROUILLET résume l'état sanitaire de la colonie pendant l'année 1856. Le nombre moyen des jeunes détenus a été de 354; le maximum de l'effectif a été de 395, le minimum de 324; le nombre des malades s'est élevé à 378. 105 détenus ont été malades une fois, 96 deux fois, 73 trois fois, 51 quatre fois, 24 cinq fois, 17 six fois, 6 sept fois, 3 neuf fois, 1 onze fois. — 318 détenus ont eu la fièvre intermittente, simple ou compliquée; 113 enfants une seule fois, 79 deux fois, 54 trois fois, 45 quatre fois, 12 cinq fois, 8 six fois, 4 sept fois, 2 neuf fois, 1 dix fois.

On a compté, pendant l'année, 1038 entrées à l'infirmerie et 10,180 jours de séjour à l'infirmerie. 68 enfants sont entrés à l'hôpital. Les récidives ont été au nombre de 658.

On a compté 781 cas de fièvre intermittente, 94 de diarrhée, 48 de bronchite, 34 de gastrite et entérite, 18 de dysenterie, 32 d'ophthalmie.

Le nombre des décès s'est élevé à 69 : 44 à l'hôpital, 5 à la maison de refuge, 20 à la colonie.

Les affections dominantes ont été, dans le canton de Geispolsheim, la fièvre intermittente, les fièvres éruptives et notamment la rougeole; 2 ou 3 enfants sur 200 ont succombé à cette dernière affection.

*Canton de Westhoffen* (M. Dirz). 69 malades traités à domicile.

*Canton de Bouxwiller* (M. Michel). Excédant des décès sur les naissances; inscription irrégulière des causes de la mort sur les registres de l'état civil, enfant de sept jours indiqué comme étant mort de la goutte. Nombreux cas de croup. Cimetière de Kirwiller insuffisant.

*Canton de La Petite-Pierre.* Cimetière de Lohr insuffisant; 31 malades traités au domicile; 147 vaccinations et 152 naissances; fréquence de la pneumonie, 20 décès.

*Canton de Bouxwiller* (M. Steiner). Fréquence de la pneumonie et de la rougeole; eaux stagnantes près de Pfaffenhoffen, fossés mal entretenus; mares d'eau au bas du villege de Zuzendorf. Insuffisance de la salle d'asile d'Ingwiller, des écoles de Schillersdorf et de Pfaffenhoffen. Cimetière de Muhlhausen plus élevé que le sol des maisons voisines et de Bischholz; eaux dans les fossés à Obermodern.

*Canton de Drulingen.* Épidémie de rougeole, de scarlatine et de fièvre typhoïde; 12 décès par suite de scarlatine, 3 par rougeole, 8 par fièvre typhoïde.

*Canton de Haguenau.* Des enfants non vaccinés sont admis dans les écoles publiques. Cinq communes, Huttendorf, Wittersheim, Berstheim, Dauendorf, Lintershausen, manquent de sage-femme.

*Canton de Barr.* Rougeole bénigne à Barr. M. Schwebel croit qu'il serait utile, dans l'intérêt des malades indigents, d'accorder aux autres médecins, comme au médecin cantonal, le

droit de prescrire des médicaments gratuits. Les vaccinations se Rapports semestriels.
sont faites sans difficulté.

*Canton d'Erstein.* Rougeole à Uttenheim, 5 décès. Le paupérisme tend à diminuer par suite de la location aux habitants des biens communaux.

*Canton de Dettwiller.* Nombre des vaccinations égal à celui des naissances; diminution des fièvres intermittentes dans la vallée de la Zorn, par suite de travaux d'assainissement nécessités pour l'achèvement des remblais commencés.

*Canton de Saar-Union.* Fièvre typhoïde à Silzheim, épidémie; importation d'un malade venant du dehors; 101 cas et 9 décès sur une population de 400 âmes; onze mois de durée. Fait remarquable de contagion (M. STEINBRENNER).

*Canton de Molsheim.* Circonscription de Mutzig. Épidémie de rougeole et de varicèle. Cette dernière maladie atteignant les enfants vaccinés et non vaccinés. Insuffisance des salles d'école de Niederhaslach, de Gresswiller et de Heiligenberg; 1 1/2 mètre cube par élève. Accidents causés par la vicieuse construction des puits, margelles trop basses et absence de couvercles.

*Cantoa de Brumath.* Diminution des fièvres intermittentes; fièvre typhoïde à Kutzenhausen; mares à supprimer à Weyersheim.

*Canton de Haguenau* (M. ARNOLD). Fièvre typhoïde à Haguenau; cas assez nombreux parmi les militaires.

*Canton de Truchtersheim.* Scarlatine bénigne à Avenheim et à Kleinfrankenheim.

*Canton de Schlestadt.* Vaccinations générales et sans difficultés; diminution des fièvres intermittentes par suite de l'assainissement des prairies. Épidémie de coqueluche à Schlestadt; faible mortalité. Épizootie de pustules malignes à Orschwiller; mortalité assez grande parmi les bêtes à cornes; communication de la maladie à un cultivateur, que l'on parvient à sauver. Diminution du paupérisme et de l'ivrognerie par suite de la cherté du vin. Création d'un dispensaire pour la visite des filles publiques à Schlestadt. Établissement d'une nouvelle société de secours mutuels parmi les ouvriers de toiles métalliques (M. MISTLER).

*Canton de Markolsheim* (M. RITZINGER). Scarlatine compliquée d'angine couenneuse à Heidolsheim. Fréquence des maladies scrofuleuses; épidémie de fièvre typhoïde à Heidolsheim et

*Rapports semestriels.* à Hohneuheim ; 136 cas et 23 décès. Diminution du nombre des fièvres intermittentes.

*Canton de Markolsheim* (M. BIRCK). Épidémie de fièvre typhoïde à Sundhausen ; 25 cas et 5 décès. Faits de contagion se manifestant presque toujours pendant la convalescence.

*Canton d'Obernai.* Épidémie de varicèle atteignant les enfants vaccinés comme ceux qui ne l'étaient pas ; rougeole généralement bénigne ; complication de miliaire dans quelques cas.

*Canton de Rosheim.* Insuffisance de l'école de Mollkirch ; rougeole dans les communes d'Ottrott et de Rosenwiller (M. BLUM).

*Canton de Bischwiller.* Fréquence des fièvres intermittentes parmi les enfants ; coqueluche sans gravité ; quelques fièvres typhoïdes ; 156 familles de Bischwiller ont été traitées aux frais du bureau de bienfaisance.

*Canton de Niederbronn.* Rougeole avec miliaire dans la commune de Walk ; aucun décès (M. RAUCH).

La séance est levée à cinq heures.

### *Séance du 11 mars 1857.*

Membres présents : MM. STOEBER, TOURDES, MORIN, HEYDENREICH.

Le procès-verbal de la séance précédente est lu et adopté.

*Magasins de chiffons.* *Demande en autorisation de magasins de chiffons à Strasbourg.* Le sieur Bomo demande l'autorisation d'établir un magasin de chiffons, rue de la Krutenau, 155, à Strasbourg.

Aucune opposition ne s'est produite dans l'enquête ; le maire est d'avis d'autoriser.

Le Conseil se prononce en faveur de l'autorisation aux conditions suivantes, déjà indiquées pour les autres établissements du même genre : la construction d'une cheminée pour assurer la ventilation du magasin ; l'isolement des chiffons de laine dans un compartiment spécial en maçonnerie et avec porte en tôle.

Le sieur Ignace Baumann demande l'autorisation de conserver le magasin de chiffons qu'il a ouvert, Petite-rue-de-l'Eglise, 4, à Strasbourg.

Aucune opposition ne s'est produite dans l'enquête ; le maire est d'avis d'accorder l'autorisation.

Le Conseil, considérant qu'en principe les magasins de chiffons ne doivent pas être tolérés au centre des quartiers popu-

leux, que la Petite-rue-de-l'Eglise est à la fois une ruelle très-
étroite et très-habitée dans un des principaux quartiers de la
ville, est d'avis de ne pas accorder l'autorisation demandée. Le
Conseil pense en outre qu'il y a lieu de rechercher s'il n'existe
pas, dans la Petite-rue-de-l'Eglise, d'autres magasins de ce
genre, afin d'en opérer la suppression.

*Demande en autorisation d'un abattoir public a Molsheim.* Abattoir public de Molsheim.
Le Conseil, après avoir pris connaissance du plan de l'abattoir,
de la proposition du maire de Molsheim, de la délibération du
conseil municipal et des diverses oppositions qui se sont produites dans l'enquête, considérant que, s'il est à regretter que
le nouvel abattoir ne soit pas placé en dehors de la ville, les abattoirs privés qui sont disséminés dans l'intérieur même de la ville
présentent des inconvénients plus graves encore; considérant
qu'un établissement central est nécessaire pour qu'on puisse convenablement surveiller le commerce de la boucherie; que les
inconvénients qui peuvent résulter de la situation de l'abattoir
au milieu de la ville sont atténués par le bon appropriement
du local, qui est placé sur une eau courante, à l'aide de laquelle il sera facile de laver continuellement le dallage de toutes
les parties de l'édifice; considérant qu'un égoût alimenté par la
même eau courante recevra les eaux de lavage sans qu'elles
puissent nuire à la salubrité publique, est d'avis qu'il y a lieu
d'accorder l'autorisation demandée.

*Propagation de la vaccine.* M. le maire de Strasbourg a Vaccine.
adressé à M. le président de la Société de médecine, à la date
du 29 janvier 1857, une lettre de laquelle il résulte que la propagation de la vaccine rencontre beaucoup d'obstacles dans le
canton Ouest et qu'un grand nombre d'enfants échappent à la vaccination. M. Engel, médecin communal de ce canton, demande
que l'on prenne des mesures pour remédier à cet état de choses,
en grande partie causé par la négligence des parents. M. le maire
a constaté, par le rapport des médecins cantonaux, que les
autres parties de la ville n'étaient pas dans une situation aussi
fâcheuse; mais il pense, avec ces honorables médecins, qu'il y
aurait quelque chose à faire pour stimuler le zèle des familles.
On pourrait engager les sociétés de secours mutuels à refuser
leur aide aux familles dont les enfants n'auraient pas été vaccinés; cette disposition aurait bientôt pour résultat de rendre les
vaccinations plus générales. M. le maire appelle sur cette ques-

Vaccine. tion l'attention de la Société de prévoyance des médecins du Bas-Rhin.

Le Conseil, à qui la Société de médecine a renvoyé cette lettre, est d'avis que la situation du département, sous le point de vue des vaccinations, est généralement favorable, mais qu'il y a lieu de redoubler de surveillance pour l'exécution des mesures qui ont pour but la propagation de la vaccine. Ces mesures sont les suivantes : 1° N'admettre dans les écoles et dans les salles d'asile aucun enfant non vacciné; exiger la présentation du certificat de vaccine, dont la mention et la date seraient indiquées sur les registres d'inscription de l'école; 2° appliquer ces dispositions aux crèches; 3° rappeler aux bureaux de bienfaisance qu'aucun secours ne peut être accordé aux familles dont les enfants ne sont pas vaccinés.

L'apparition d'une épidémie de variole aux portes mêmes de Strasbourg démontre la nécessité de ces mesures, et le Conseil pense qu'il serait utile d'en rappeler la stricte exécution à tous les maires du département.

*Rapports semestriels. — Deuxième semestre de l'année 1856.*

Rapports semestriels.    *Canton de Wœrth.* Les vaccinations sont à peu près au niveau des naissances. Point de maladies épidémiques. Diminution du paupérisme. Insuffisance des salles d'école de Preuschdorf et d'Eberbach.

*Canton de Niederbronn.* 2 cas de variole, venant du dehors; la maladie ne s'est pas propagée. Augmentation notable du nombre des naissances, qui, l'année dernière, avaient été inférieures au nombre des décès. Quelques cas de pneumonie contagieuse chez les bestiaux à Gundershoffen. Insalubrité des habitations privées; nécessité de prendre des mesures à ce sujet, notamment à Reichshoffen et à Niederbronn. M. Kuhn pense qu'il serait utile d'engager l'administration locale à faire exécuter la loi sur les habitations insalubres. Usage de la viande de veaux trop jeunes. Le nombre des baigneurs s'est élevé cette année à 1949.

*Canton de Soultz-sous-Forêts.* Épidémie d'angine gangréneuse à Hoffen, attaquant surtout les enfants, 28 cas et 8 décès. Diminution du paupérisme par suite de l'émigration et de l'abondance plus grande des aliments.

*Canton de Lauterbourg*. Dysenterie assez grave parmi les Rapports semestriels. enfants; fièvre typhoïde à Schlethal. Etat marécageux des fossés de Lauterbourg; 150 mètres de fossés ont été assainis. Insuffisance de la salle d'asile de Neewiller. Une condamnation à Lauterbourg pour exercice illégal de la médecine.

*Canton de La Petite-Pierre*. Vaccinations moins nombreuses que dans le semestre précédent; les habitants préfèrent que cette opération se fasse au printemps; mauvais vouloir de la commune de Reipertswiller. Insuffisance des écoles de Wingen, Reipertswiller et Rosteig. Mauvaise situation des cimetières de Weiterswiller, Reipertswiller et Dossenheim. Plusieurs communes manquent de sage-femme; il serait nécessaire que des abonnements souscrits par les villages permissent à des sages-femmes de s'établir à Spaubach, à Wingen, à Wimmenau et à Lichtenberg, pour desservir cette partie du canton.

*Canton de Schiltigheim* (*section de Wolfisheim*). 2 cas de pustule maligne ont été observés; quelques fièvres typhoïdes compliquées de miliaire. Epidémie de fièvre typhoïde à Oberschæffolsheim, en septembre et octobre; 24 cas et 3 décès.

*Canton de Saar-Union* (*première circonscription*). 80 cas de variole, dont un seul décès. Epidémie de variole à Saar-Union, Hinzingen et Keskastel. Epidémie de fièvre typhoïde à Silzheim. Chiffre des vaccinations à peu près égal à celui des naissances (257 et 254). Vérifications généralement faciles.

*Canton de Benfeld* (*circonscription de Rhinau*). Fièvre intermittente endémique à Rhinau, mais amélioration de l'état du sol par suite de l'endiguement du Rhin. Coqueluche à Booltzheim, en juin, juillet et août; 150 enfants et 50 adultes atteints par cette affection; pas de décès. Fièvre typhoïde à Herbsheim, 30 cas, 4 décès. Insuffisance de l'école de Witternheim.

Le Conseil décide que les faits suivants seront signalés à l'attention de M. le préfet : 1° Insalubrité des habitations privées à Niederbronn et à Reichshoffen; 2° usage général de tuer les veaux trop jeunes; 3° insuffisance du nombre des sages-femmes dans le canton de La Petite-Pierre; 4° insalubrité des écoles et insuffisance des cimetières indiqués dans les différents rapports.

## Séance du 22 avril 1857.

Membres présents: MM. ARONSSOHN, OBERLIN, MORIN et TOURDES.

Le procès-verbal de la séance précédente est lu et adopté.

*Magasin de chiffons.* **Demande en autorisation d'un magasin de chiffons.** Le sieur Benjamin Levy demande l'autorisation d'établir un magasin de chiffons, Grande-rue-de-la-Grange, 16, à Strasbourg.

Aucune opposition ne s'est produite dans l'enquête; le maire est d'avis d'autoriser.

Le Conseil ajourne sa décision à la prochaine séance; une commission visitera le local proposé par le sieur Levy.

*Fabrique de stéarine.* **Fabrique de stéarine; écoulement des eaux.** Le sieur Lamasse, fabricant de stéarine à la Robertsau, demande l'autorisation de faire écouler sur un bas-fond, à travers la route, les eaux provenant de son usine. Ces eaux contiennent en dissolution une certaine quantité de glycérine et de sulfate d'ammoniaque, résultant de l'épuration et de la décomposition des corps gras neutres provenant du suif. On utiliserait cet engrais pour transformer en prairie un bas-fond actuellement sans valeur. Cette demande, adressée au maire de Strasbourg, a été renvoyée par M. le préfet du Bas-Rhin au Conseil. Un plan annexé à la lettre de M. Lamasse fait connaître la situation du préau sur lequel les eaux devraient être dirigées.

Le Conseil, considérant que les eaux provenant d'une fabrique de stéarine sont chargées de matières animales qui exhalent en se décomposant une odeur fétide; que verser ces eaux d'une manière continue sur un terrain qui en serait bientôt infiltré, ce serait créer un foyer d'infection au milieu de la Robertsau et dans le voisinage d'habitations nombreuses, est d'avis qu'il n'y a pas lieu d'accorder l'autorisation demandée. Le Conseil pense, au contraire, qu'il importe de veiller à la stricte exécution des conditions imposées au sieur Lamasse à l'époque à laquelle son industrie a été autorisée. Les eaux doivent être recueillies, soit dans des tonneaux mobiles, soit dans une fosse maçonnée et couverte, désinfectée au besoin et vidée fréquemment.

**Rapports semestriels. — Deuxième semestre de l'année 1856.**

*Rapports semestriels.* **Canton de Marmoutier.** Épidémie de fièvre typhoïde à Hohgoff, 43 cas dans quinze maisons, 8 malades dans une seule. Faits de contagion. 5 décès. Etat déplorable des chemins vicinaux, notamment entre Westhausen et Knœrsheim, Crastatt et Jeterswiller; nombreuses flaques d'eau stagnante. Insalubrité des écoles de Leinheim, Knœrsheim, Zehnacker, de l'école des filles à Birkenwald. Insuffisance ou disposition défavorable des cimetières de Hohgoff, Crastatt, Landersheim, Knœrsheim, Westhausen. Le cimetière de Hohgoff, au sud du village, est élevé de cinq pieds au-dessus de la rue, dont il n'est séparé que par un simple mur. *Rapports semestriels.*

*Agenda médical.* M. le docteur HIRTZ, médecin cantonal à Saverne, adresse à M. le préfet du Bas-Rhin un agenda médical, ayant pour but de faciliter l'établissement de la statistique des maladies. Cet agenda est divisé en un certain nombre de tableaux qui servent à recueillir et à classer les faits les plus importants. *Agenda médical.*

La séance est levée à quatre heures.

### Séance du 20 mai 1857.

Membres présents : MM. STOEBER, TOURDES, COUMBS, HEYDENREICH.

Le procès-verbal de la séance précédente est lu et adopté.

*Epoque des vaccinations.* M. SADOUL père, médecin cantonal à Wœrth, considère comme difficile d'obtenir que les parents présentent leurs enfants à la vaccination pendant la saison rigoureuse de l'année ou à l'époque des grands travaux. Il demande s'il n'y aurait pas utilité à ne faire un appel aux familles qu'aux moments favorables, sauf à vacciner à toutes les époques dans les cas d'épidémie de variole. En suivant cette méthode, M. SADOUL est arrivé à rendre la vaccination générale dans son canton. Un état mensuel ne serait envoyé au préfet que si des vaccinations avaient eu lieu dans le mois. *Vaccinations.*

*Dépôt de ferrailles, caisses, déchets de cuirs tannés et d'os désinfectés.* Le sieur Cartelet demande à établir un dépôt de ce genre, quai Turckheim, 14, à Strasbourg. M. le préfet demande l'avis du Conseil sur la classe à laquelle cet établissement appartient. *Dépôt de ferrailles, de cuirs et d'os désinfectés.*

Le Conseil, attendu que le magasin ne devra recevoir que des cuirs tannés et des os désinfectés, et non des cuirs verts et des os frais, est d'avis que ce dépôt peut être rangé dans la troisième classe des établissements insalubres.

*Magasin de chiffons.* ***Demandes en autorisation de magasins de chiffons à Strasbourg.*** Une commission du Conseil s'est transportée Grande-rue-de-la-Grange, 16, à Strasbourg, à l'effet d'examiner le local dans lequel le sieur Lévy demande l'autorisation d'établir un magasin de chiffons. La maison se trouve dans la partie la plus élargie de la rue, vers la rue des Drapiers ; la pièce est de dimension suffisante, isolée et munie d'une cheminée. La commission est d'avis que l'autorisation peut être accordée aux conditions indiquées pour les autres établissements du même genre : une ventilation suffisante, assurée au moyen d'une cheminée ayant au moins 45 centimètres de côté ; une porte en tôle et une construction en maçonnerie pour le compartiment qui devra renfermer les chiffons de laine.

Ces conclusions sont adoptées.

*Division en deux classes.* ***Division de ces établissements en deux classes.*** Le sieur Louis Reiner demande l'autorisation d'établir un magasin de chiffons, Petite-rue-de-la-Grange, 3, à Strasbourg. Aucune opposition ne s'est produite dans l'enquête. Le maire est d'avis d'autoriser, aux mêmes conditions que pour les établissements précédents : construction d'une cheminée, compartiment en maçonnerie et porte en tôle pour les chiffons de laine. Une commission du Conseil a visité le magasin du sieur Reiner. Ce magasin n'a aucune importance. Le commerce des chiffons s'y trouve réuni comme un simple accessoire à une autre industrie, à la vente de pots en terre et de divers objets à l'usage de la classe indigente. MM. Stœber et Tourdes, à cette occasion, présentent au Conseil les considérations suivantes : L'administration, par une mesure utile au point de vue de la salubrité, soumet à une autorisation préalable les magasins de chiffons et impose les deux conditions suivantes : construction d'une cheminée de ventilation pour le lieu de dépôt, et d'un compartiment en maçonnerie pour les chiffons de laine. Ces deux conditions sont d'une nécessité évidente pour les dépôts considérables, mais une distinction ne doit-elle pas être faite entre le commerce de chiffons fait en grand et l'industrie du pauvre chiffonnier qui réunit à son domicile une petite quantité de chiffons, produit de ses recherches quotidiennes? Cette petite industrie n'est nullement dangereuse pour la salubrité publique ;

elle est jointe ordinairement à un autre genre de travail et elle contribue à fournir des moyens d'existence à la classe nécessiteuse. En imposant des conditions sévères et dispendieuses, on arrivera à concentrer en quelques mains le commerce de chiffons et à diminuer les moyens d'existence d'un certain nombre de familles indigentes. Nous proposons, tout en maintenant les conditions ordinaires pour les dépôts un peu considérables, de ne pas les appliquer aux petits chiffonniers; ces derniers seraient autorisés, avec la restriction qu'il leur serait interdit de conserver dans leur domicile au delà de 40 à 50 kilogrammes de chiffons.

Division en deux classes.

.Le Conseil décide que ces considérations seront présentées à l'administration supérieure et, les appliquant au sieur Reiner, émet l'avis que l'autorisation d'établir un dépôt de chiffons lui soit accordée, à la condition de ne pas conserver dans son domicile au delà de 50 kilogrammes de chiffons.

*Demande en autorisation d'une fonderie de suif dans la banlieue de Strasbourg.* Le sieur Frédéric Fœrter, fabricant de chandelles à Strasbourg, demande l'autorisation d'établir une fonderie de suif à feu nu dans la banlieue de Strasbourg, au lieu dit Ausserhalb der Galgenschantz, zwischen den Wegen. Aucune opposition ne s'est produite dans l'enquête. Le maire est d'avis d'autoriser, sous diverses conditions relatives à la construction du bâtiment. Une dernière condition se rapporte aux eaux de lavage, qui devront s'écouler, soit par un caniveau en pierre de taille, soit par une rigole en pavés étêtés, dans un puisard maçonné et couvert.

Fonderie de suif.

Le Conseil, considérant qu'il importe de placer autant que possible hors de la ville les industries de ce genre, que la nouvelle fonderie de suif sera située dans un endroit découvert et bien aéré, à 100 mètres de distance de l'habitation la plus proche, est d'avis que l'autorisation peut être accordée. En ce qui concerne l'écoulement des eaux, elles devront être recueillies, soit dans des tonneaux, soit dans une fosse maçonnée et étanche.

*Autorisation d'un magasin de chiffons.* Le sieur François Sutter demande l'autorisation d'établir un magasin de chiffons, rue de l'Argile, 38. Aucune opposition ne s'est produite dans l'enquête. Le maire est d'avis d'autoriser aux conditions ordinaires.

Magasins de chiffons.

Une commission du Conseil a visité le local où le magasin

22.

doit être établi et s'est assuré qu'il se trouvait dans des conditions hygiéniques convenables. Cette commission est d'avis que l'autorisation peut être accordée aux conditions suivantes : 1° une cheminée de 45 centimètres de côté assurera la ventilation du dépôt ; 2° un compartiment en maçonnerie fermé par une porte en tôle recevra les chiffons de laine.

### Rapports semestriels.

*Canton de Brumath (2e semestre, 1re section)*. Diminution de l'endémie des fièvres intermittentes ; assainissement de l'un des marécages situés près de Stéphansfeld ; nouvelle salle d'école dans de bonnes conditions accordée aux israélites de Brumath.

*Canton de Marmoutier (2e semestre, 1re section)*. Fièvre intermittente endémique dans la commune de Lochwiller ; épidémie de rougeole et de scarlatine à Marmoutier et à Engwiller. Augmentation du paupérisme. Deux enfants mordus par un chien réputé enragé ont été cautérisés avec le beurre d'antimoine, la rage ne s'est pas déclarée.

*Eaux minérales de Châtenois.* M. le préfet du Bas-Rhin demande au Conseil son avis sur le degré d'utilité des eaux minérales de Châtenois et sur les mesures à prendre pour conserver et développer cet établissement.

M. Tourdes présente au Conseil le rapport suivant :

Messieurs,

Nous avons déjà été saisis au mois de janvier dernier de la question des bains de Châtenois. Un rapport de M. le docteur Mistler signalait l'état de décadence et la ruine prochaine de cet établissement. Vous avez alors émis le vœu que l'on conservât à l'Alsace une source minérale qui peut rendre d'utiles services, et vous avez attiré l'attention de l'administration sur la mesure proposée par M. Mistler : Soutenir l'établissement au moyen d'une subvention accordée par le département, et qui permettrait de diriger sur Châtenois des malades appartenant à la population indigente.

M. le préfet, en nous demandant notre avis sur l'efficacité des eaux de Châtenois et sur les moyens de sauver et de consolider cet établissement, nous transmet aujourd'hui des documents nouveaux :



1° Un rapport de M. Mistler, médecin inspecteur des eaux minérales de Châtenois, adressé à l'Académie de médecine, en date du 1er janvier 1857 ; ce rapport expose avec détails les causes de la décadence de l'établissement.

2° Une pétition du sieur Buckel, propriétaire du bain, adressée à S. M. l'empereur ; M. Buckel demande que l'État fasse l'acquisition de ses bains, ou que le gouvernement lui accorde un secours (3 avril 1857).

3° Une lettre de M. le ministre de l'agriculture et du commerce, demandant des renseignements sur la situation et les besoins des thermes de Châtenois, et sur l'utilité qu'il y aurait, dans l'intérêt des malades indigents, à encourager l'établissement du sieur Buckel par une allocation qui, en tout cas, ne pourrait être que d'une faible importance. Le ministère de l'agriculture et du commerce ne peut accepter la proposition de vendre à l'État les sources de Châtenois. En ce qui concerne l'intérêt des militaires malades, c'est au ministère de la guerre qu'il y aurait lieu de s'adresser (15 mars 1857).

4° Un rapport de M. le sous-préfet de Schlestadt sur l'état des eaux de Châtenois et sur les moyens de combattre l'état de décadence de cet établissement (7 mai 1857). Il résulte de ce rapport que, par suite d'un arrangement survenu entre le sieur Buckel et ses créanciers, le danger d'une expropriation est écarté pour le moment ; que des dépenses d'acquisition et d'amélioration intérieure sont nécessaires pour consolider l'établissement de Châtenois ; que la direction actuelle n'est pas en position de les faire ; que le moyen le plus efficace serait de constituer une société par actions, qui se chargerait de l'exploitation des eaux. Un établissement bien tenu à Châtenois serait dans de bonnes conditions pour réussir. Il y existe un fonds de clientèle qui ne tarderait pas à s'augmenter.

Le Conseil n'hésitera pas à considérer comme utile pour l'Alsace la conservation du bain de Châtenois. Cette source appartient à la classe des eaux minérales salines, iodo-bromurées et sensiblement ferrugineuses. Châtenois est heureusement situé à l'entrée de la vallée de Sainte-Marie, une des plus remarquables des Vosges ; on y respire un air pur et vif qui favorise puissamment la guérison des maladies auxquelles les eaux conviennent.

Eaux minérales de
Châtenois.

L'expérience a depuis longtemps constaté l'efficacité de ces thermes et les propriétés médicales qu'on leur a toujours attribuées, sont justifiées par la nature même des principes minéralisateurs que les recherches modernes y ont fait découvrir. Les maladies scrofuleuses, sous leurs formes diverses, les affections chroniques de la peau, les syphilis anciennes, les rhumatismes, trouvent à Châtenois des moyens utiles de traitement. La proportion assez élevée de fer que les eaux contiennent, leur donne une valeur particulière et doit entrer en ligne de compte parmi les effets qu'elles produisent.

La réputation des eaux de Châtenois est depuis longtemps établie en Alsace, et, malgré la décadence de l'établissement, un certain nombre de malades s'y rendent encore chaque année. Ces malades appartiennent en grande partie à la population des campagnes ou à la bourgeoisie peu aisée.

Il serait vivement à regretter que l'Alsace perdît un établissement d'eau minérale qui peut rendre d'utiles services; cette perte serait surtout fâcheuse pour cette partie de la population à laquelle l'insuffisance de ses réssources ne permet pas de lointains voyages et un séjour dispendieux dans des eaux plus célèbres.

Pour consolider cet établissement, l'acquisition des sources par l'État étant écartée, le moyen le plus efficace nous paraît être l'allocation d'une subvention annuelle. Cette subvention préserverait le propriétaire actuel d'une ruine imminente; elle permettrait de réaliser quelques améliorations reconnues indispensables, et, donnant plus de valeur aux thermes, elle faciliterait peut-être leur passage en d'autres mains. Une direction pourvue de plus de ressources serait nécessaire pour donner à ces eaux le développement qu'elles comportent.

Une double subvention pourrait être demandée, l'une au ministre de l'agriculture et du commerce pour réaliser diverses améliorations, l'autre au conseil général pour entretenir à Châtenois un certain nombre de malades indigents.

En résumé, les eaux de Châtenois sont utiles, il importe de conserver ces thermes à l'Alsace, dans l'intérêt surtout de la population indigente; une subvention annuelle est le moyen le plus efficace de soutenir cet établissement.

Ces conclusions sont adoptées.

La séance est levée.

## Séance du 10 juin 1857.

Membres présents : MM. Stoeber, Tourdes, Morin, Hey-denreich, Oppermann, Lereboullet.

Le procès-verbal de la séance précédente est lu et adopté.

*Demande en autorisation d'une fonderie de suif à Schlestadt.* Les sieurs Wœrlin, Munch et Simon demandent l'autorisation d'établir des fonderies de suif à Schlestadt, dans trois maisons qui leur appartiennent.

L'enquête a été ouverte; aucune opposition ne s'est produite pour les usines des sieurs Wœrlin et Munch. Trois personnes ont élevé des réclamations au sujet de la fabrique du sieur Simon, déclarant qu'elles étaient sérieusement incommodées par l'odeur désagréable provenant de la fonte du suif.

Les opposants demandent que le sieur Simon soit tenu de renoncer au procédé de fondre à feu nu dont il a fait usage jusqu'ici, et que ce procédé soit remplacé par la fonte au bain-marie ou à la vapeur.

Le maire de Schlestadt est d'avis d'accorder l'autorisation demandée, à la condition : 1° Que les cheminées des fonderies dépasseront les toitures voisines ; 2° que la fonte du suif n'aura lieu que pendant la nuit, après dix heures du soir et avant six heures du matin ; 3° que le procédé de fonte à feu nu sera remplacé par la fonte à la vapeur ou au bain-marie.

M. le sous-préfet de Schlestadt adopte ces conclusions.

Le Conseil, considérant les deux premières conditions comme suffisantes pour garantir la salubrité publique, et attendu que les intérêts des industriels peuvent être gravement lésés par l'exigence d'un procédé particulier, est d'avis que l'autorisation demandée peut être accordée aux conditions suivantes : 1° Les pétitionnaires feront construire une cheminée qui dépassera le faîte des maisons voisines; 2° la fabrication sera interdite avant dix heures du soir et après six heures du matin.

*Réclamation au sujet de la fabrique de caséine du sieur Soller à Schiltigheim.* Le sieur Soller a établi à Schiltigheim une fabrique de caséine du lait et de quelques autres produits chimiques. De nombreuses réclamations se sont élevées contre cette fabrique; elles ont été transmises au Conseil avec l'avis du commissaire de police et du maire de la commune.

Fabrique de caséine.    Ces réclamations portent sur les points suivants : 1° Deux incendies à quelques jours d'intervalle ont éclaté dans cette fabrique et ont vivement inquiété les voisins ; 2° le sieur Soller laisse écouler sur la voie publique une matière blanchâtre qui exhale une odeur fétide; 3° des poules et des canards qui ont mangé de cette matière ont succombé rapidement. On a ouvert l'estomac d'une poule et de deux canards, et il en est sorti une fumée blanchâtre.

Une commission du Conseil, composée de MM. STOEBER, TOURDES et HEYDENREICH, s'est transportée à Schiltigheim pour examiner les procédés de fabrication du sieur Soller et apprécier les causes et la portée de ces plaintes. M. Soller nous a donné les explications suivantes : L'odeur qui s'est exhalée n'est pas le résultat de la fabrication ordinaire. La caséine, produit que l'on cherche a obtenir, avait été atteinte par la putréfaction et on l'a jetée comme engrais dans le jardin qui entourait la maison. Cette cause de mauvaise odeur ne peut pas se reproduire; la putréfaction de la caséine est une perte notable pour l'établissement, et on doit tout mettre en usage pour la prévenir. Quant à la mort des canards et des poules, elle s'explique par une petite quantité de phosphore qu'on avait malheureusement mêlée à la caséine servant d'engrais. M. Soller avait fait quelques essais pour transformer le phosphore ordinaire en phosphore rouge, et ce sont les résidus de ces expériences qui ont occasionné ces accidents. Nous avons constaté que les deux incendies avaient eu pour cause une mauvaise disposition du calorifère, trop rapproché d'une cloison en planches. Les eaux de lavage, projetées sur la voie publique, traversaient un ruisseau découvert qui longe les principales rues de la commune. Ces eaux ont servi à rincer les vases dans lesquels on apporte le lait ou à laver la caséine; leur couleur blanche attirait l'attention, et les eaux en contact avec la caséine contenaient une assez grande proportion de matières organiques pour exhaler une odeur fétide.

Le Conseil est consulté sur les questions suivantes : 1° A quelle classe d'établissements insalubres appartient cette fabrique? 2° Peut-on accorder au sieur Soller une autorisation provisoire de fabriquer? 3° Quels sont les moyens d'empêcher les inconvénients qui ont été signalés?

Le sieur Soller demande à fabriquer de la caséine du lait, du chloroforme, du lactate de fer, du tannin, du savon animal;

le Conseil est d'avis que cette fabrique appartient à la troisième *Fabrique de caséine.*
classe des établissements insalubres.

Il est nécessaire que M. Soller se mette en mesure d'obtenir
une autorisation régulière ; mais provisoirement une autorisation de fabriquer peut lui être accordée sous diverses conditions.
Les inconvénients qui ont donné lieu à des plaintes, ne sont pas
inhérents au mode de fabrication , mais ils dépendent de circonstances accessoires qu'il eût été facile d'éviter. Il est nécessaire : 1° Que le calorifère soit modifié de manière à empêcher tout
danger du feu, qu'il soit notamment éloigné de toute cloison en
planches ; 2° qu'on ne laisse pas écouler sur la voie publique
l'eau chargée de matières animales, principalement celle qui a
servi à laver la caséine ; 3° que les produits gâtés et putréfiés
soient transportés à une grande distance des habitations , soit
pour être enfouis, soit pour servir d'engrais, avec l'interdiction absolue d'y mêler aucune substance toxique.

*Altération des eaux de l'Andlau par les teintureries.* M. le    *Altération des eaux*
préfet du Bas-Rhin renvoie au Conseil une réclamation du maire   *de l'Andlau.*
de Stotzheim, au sujet de la corruption des eaux de l'Andlau
par les matières provenant des teintureries.

Il existe sur l'Andlau cinq usines qui emploient des matières
colorantes. La corruption des eaux provient de deux causes : le
lavage dans le cours d'eau des étoffes et autres matières soumises à la préparation et la vidange des résidus provenant de
la teinturerie.

La rivière d'Andlau traverse la commune de Stotzheim dans
une étendue d'environ 2 kilomètres ; elle alimente les rares
puits des habitations qui bordent son parcours ; elle sert pour
tous les usages domestiques de la commune ; elle est l'abreuvoir
des troupeaux. Depuis que les teintureries laissent écouler leurs
résidus dans la rivière, l'eau arrive au village tantôt d'une couleur
rougeâtre tirant sur le brun, d'autrefois d'un bleu foncé ou d'un
gris bleuâtre , et cela à plusieurs reprises dans le même jour. A
d'autres époques, la rivière est recouverte d'une substance hui-
leuse et d'une écume grisâtre. Cet état de choses inspire des inquiétudes pour la salubrité publique , mais on ne précise encore
aucun fait.

Le rapport de M. l'ingénieur des ponts et chaussées fait remarquer que le lavage à eau courante ne pourrait être supprimé
sans entraîner pour conséquence la suppression complète de

*Altération des eaux de l'Andlau.* l'industrie ; ce lavage est nécessaire pour que les couleurs conservent leur vivacité, et il exige un tel volume d'eau qu'on ne peut songer à l'emprisonner dans des réservoirs. La quantité de matière colorante qui se détache est peu considérable; elle suffit, il est vrai, pour colorer l'eau, mais aucun fait ne prouve jusqu'ici que l'usage de cette eau ait été nuisible aux personnes ou aux bestiaux. Il est encore moins probable que cette eau puisse pénétrer jusqu'aux puits et vicier leur contenu.

La vidange des résidus provenant des teintureries présente des inconvénients plus réels, le volume de ces eaux est considérable et elles contiennent quelquefois des matières minérales. On pourrait atténuer ces inconvénients en imposant aux usiniers l'établissement de réservoirs suffisants pour retenir les résidus pendant un certain temps ; on les obligerait en outre à ne vider ces réservoirs qu'à certaines époques désignées à l'avance, tous les deux ou trois jours et pendant la nuit. L'écoulement devrait se faire à la superficie, de telle sorte que les matières solides resteraient au fond du réservoir. On arriverait ainsi à atténuer les inconvénients signalés, sauf, sans doute, celui qui consiste dans la destruction du poisson.

M. l'ingénieur en chef du département, approuvant ces différentes mesures, est en outre d'avis qu'il serait utile de prescrire certaines heures de la journée pour le lavage des étoffes à l'eau courante.

Le Conseil, considérant qu'il importe de remédier aux inconvénients produits par le mélange de matières colorantes aux eaux d'Andlau, est d'avis qu'il y a lieu : 1° de séparer les résidus solides des teintureries par le séjour de l'eau de vidange dans des fosses particulières; 2° de ne vider ces réservoirs dans la rivière que pendant la nuit et à des intervalles de quarante-huit heures au moins, en ayant soin de retenir les parties solides; 3° d'autoriser provisoirement le lavage à eau courante, sans restriction pour les heures, l'administration se réservant le droit de restreindre cette latitude si l'expérience démontrerait plus tard qu'elle entraînait des inconvénients.

*Colonie d'Ostwald.*    ***Colonie d'Ostwald. Demande d'un nouvel envoi de détenus. Avis de ne pas autoriser.*** M. TOURDES présente au Conseil le rapport suivant :

A la suite de l'épidémie qui a ravagé la colonie d'Ostwald pendant l'année 1856, M. le ministre de l'intérieur a pris, à la date du 29 octobre, une décision qui interdit d'envoyer jusqu'à nouvel Colonie d'Ostwald. ordre de nouveaux détenus à la colonie d'Ostwald. L'encombrement qui existe à Ostwald, dit M. le ministre, a bien pu peser sur l'état de la colonie, mais la situation regrettable signalée par M. le préfet du Bas-Rhin est due évidemment aux conditions défavorables que présente la localité, et qui se retrouvent également dans le village d'Ostwald, dont les habitants sont sujets aux mêmes maladies que les jeunes détenus.

Depuis le 29 octobre 1856, la colonie d'Ostwald n'a plus reçu d'enfants. M. le maire de Strasbourg appelle l'attention de l'administration sur la diminution de l'effectif des jeunes détenus qui n'est plus que de 288, et il demande qu'il soit porté à 350, en faisant remarquer que l'état sanitaire de la colonie est aujourd'hui satisfaisant.

L'état sanitaire de la colonie permet-il qu'on y envoie de nouveaux détenus ? M. le préfet du Bas-Rhin a soumis au Conseil l'examen de cette question.

Le Conseil, consulté à diverses reprises sur l'état d'Ostwald, a de nouveau soumis à un examen approfondi l'état sanitaire de cette colonie ; il a reçu des renseignements circonstanciés de M. le docteur Brouillet, médecin cantonal à Geispolsheim, qui dirige avec autant de zèle que d'intelligence le service sanitaire d'Ostwald ; les faits suivants résultent de l'ensemble de ces documents :

En 1856, l'état sanitaire de la colonie a été déplorable ; sur 345 enfants, nombre moyen, on a compté 68 entrées à l'hôpital, 1038 entrées à l'infirmerie, 10,180 jours d'infirmerie et 69 décès, plus du sixième de la population (1 décès sur 6 colons).

Le nombre des fièvres intermittentes avait été de 781, et on ne comprenait pas dans ce chiffre le personnel de l'économat et des domestiques, ni les fièvres bénignes, tierces ou quartes, pour lesquelles les jeunes colons n'entraient pas à l'infirmerie.

En 1857, l'état sanitaire est beaucoup moins défavorable ; on ne compte encore que 3 décès, la plupart des sujets cachectiques ayant succombé pendant l'année précédente. Sur une moyenne de 285 enfants, on a encore compté, en 1857, du 1er janvier au 20 mai, 11 envois à l'hôpital, 213 entrées à l'infirmerie, 1369 journées d'infirmerie, 177 cas de fièvre intermittente, sans compter les fièvres tierces, bénignes, pour lesquelles les jeunes détenus sont traités sans interrompre leurs travaux. On a consommé depuis le commencement de cette année 700 grammes environ de sulfate de quinine.

Ces résultats, sans être désastreux comme ceux de l'année précédente, sont loin d'être favorables ; ils caractérisent la constitution médicale du pays. Dans une année relativement sèche et saine, avec un personnel tristement épuré par une épidémie qui a enlevé la plupart des enfants affaiblis et cachectiques, on voit l'influence palustre continuer son action, et le nombre des entrées à l'infirmerie et à l'hôpital dépasser en quatre mois les deux tiers de l'effectif. Ce nombre devient plus significatif encore, si l'on se rappelle que les détenus atteints de fièvre bénigne ne sont pas compris dans ce chiffre.

La cause de l'insalubrité d'Ostwald est l'état marécageux du sol. Quelques travaux ont été entrepris sur le sol même de la colonie, utiles sans doute, mais qui ne peuvent produire de grands résultats. Des travaux de ce genre ne peuvent être efficaces qu'à la condition d'être dirigés par des idées d'ensemble, qui comprennent la totalité de la région. Les études sont faites ; les plans sont prêts, et il est de toute évidence que l'état sanitaire de la colonie restera le même jusqu'à l'époque où ces travaux seront réalisés.

Une cause accessoire mais importante, l'encombrement, a aggravé en 1856 les ravages de l'épidémie. Aujourd'hui encore, le métrage des six dortoirs que possède l'établissement, ne donne, y compris l'infirmerie, avec le nombre actuel des enfants, que 12 ou 13 mètres cubes, nombre à peine suffisant et qui se réduirait à 11 mètres cubes par détenu, si on élevait leur nombre à 350.

Il résulte de l'ensemble de ces faits :

1° Que la colonie d'Ostwald est placée sous l'influence permanente de l'endémie palustre ; que son état sanitaire, moins désastreux que l'année précédente, ne peut cependant être considéré comme favorable ;

2° Que les dortoirs ne sont pas assez vastes pour recevoir un plus grand nombre d'enfants ; qu'en augmentant ce nombre, on courrait le risque de voir se reproduire le danger qu'entraîne l'encombrement ;

3° Que des travaux considérables devant être entrepris pour assainir la région où se trouve la colonie d'Ostwald, il im-

porte d'attendre l'exécution de ces travaux avant d'envoyer à la
colonie de nouveaux détenus.

Les conclusions de ce rapport sont adoptées.

La séance est levée à cinq heures.

### Séance du 8 juillet 1857.

Membres présents : MM. STOEBER, TOURDES, OBERLIN, HEY-
DENREICH.

Le procès-verbal de la séance précédente est lu et adopté.

*Fabrique de toile cirée à la Robertsau.* Les sieurs Katz   Fabrique de toile cirée.
et Blum demandent l'autorisation d'établir une fabrique de toile
cirée à la Robertsau. Aucune opposition ne s'est produite dans
l'enquête. Le maire est d'avis d'autoriser.

Le Conseil, considérant que cette fabrique, qui n'est incommode que par son odeur, est située dans la campagne et à distance suffisante des propriétés voisines, est d'avis d'accorder
l'autorisation demandée.

*Fabrique de poêles de faïence à Strasbourg.* Le sieur Gerner   Fabrique de poêles
demande l'autorisation d'établir un four à poterie dans sa maison,   de faïence.
située rue de la Gare, à Strasbourg. Aucune opposition ne s'est
produite dans l'enquête. Le maire est d'avis d'autoriser.

Le Conseil, considérant qu'un four de ce genre n'entraîne aucun invonvénient pour la santé publique, que les seules précautions à prendre sont relatives au danger du feu et à l'élévation
de la cheminée pour préserver les maisons voisines des inconvénients de la fumée, est d'avis d'accorder l'autorisation demandée
aux conditions indiquées par l'autorité municipàle.

*Four à briques à Schiltigheim.* Le sieur Bader, architecte,   Four à briques.
demande l'autorisation d'établir à Schiltigheim un four à briques,
suivant le système Pechinet et Colas. Cette fabrique est rangée
dans la deuxième classe des établissements insalubres. M. Bader
fait observer que le système dont il est concessionnaire est loin
d'offrir les mêmes inconvénients que les fours en usage dans le
pays, la fumée devant sortir par l'orifice d'une cheminée haute
de 25 mètres. Le four serait situé dans la banlieue de Schiltigheim, à 25 mètres de la grande route, à 75 mètres, 97 mètres,
100 et 120 mètres des habitations les plus voisines.

Plusieurs oppositions se sont produites dans l'enquête ; les inconvénients allégués sont les suivants : la fumée, provenant de

Four à briques. la grande quantité de combustible qui sera consumé dans le four, l'odeur et la poussière de chaux qui s'exhaleront de l'établissement, le danger des incendies que pourra produire un feu continué nuit et jour. Les opposants allèguent qu'un établissement dans lequel on brûlera par jour 4 stères de bois et 400 kilogrammes de houille, produira une quantité de fumée qui, chassée sur les propriétés voisines par le vent nord-ouest, les rendra insalubres.

Le maire de Schiltigheim, adoptant ces motifs, est d'avis de ne pas autoriser.

Une commission du Conseil s'est transportée à Schiltigheim pour examiner le terrain sur lequel l'établissement du sieur Bader doit être construit. Cette commission a constaté que l'établissement sera situé, d'un côté, en rase campagne, et de l'autre, à une distance suffisante des habitations les plus voisines, pour qu'elles n'en éprouvent aucun inconvénient.

Un four à briques ne peut être incommode que par la fumée qui s'échappe du foyer de combustion. L'éloignement des habitations et la hauteur de la cheminée, qui est de 25 mètres, empêcheront tout inconvénient de ce genre. La quantité de combustible employée ne s'élève, d'après le pétitionnaire, qu'à la moitié du chiffre allégué par les opposants; elle n'atteint pas même la proportion que consomment d'autres établissements, fours à briques ou brasseries, qui existent dans la même commune, à une plus faible distance d'habitations agglomérées.

Le danger du feu est facile à prévenir par des précautions suffisantes dans la construction de la fabrique.

Un four à chaux peut nuire ou par l'acide carbonique qui s'en échappe, ou par la fumée du combustible; mais l'éloignement des habitations, qui presque tous seront séparées de l'usine par la grande route. jointe à l'élévation de la cheminée, annule ces inconvénients.

Le Conseil émet en conséquence un avis favorable à l'autorisation demandée par le sieur Bader.

Dépôts d'os et de chiffons. *Demande en autorisation de dépôts d'os et de chiffons à Strasbourg. Division des dépôts en deux classes.* Le Conseil a été chargé de l'examen de treize demandes concernant l'établissement de magasins de chiffons, avec ou sans dépôt d'os, dans la ville de Strasbourg.

Les enquêtes ont été ouvertes; aucune opposition ne s'est pro-

duite pour douze de ces établissements; pour le treizième, celui
du sieur Nerson, rue de la Madeleine, 4, vingt-deux habitants de
la rue ont réclamé sa suppression. Le maire de Strasbourg est
d'avis d'autoriser tous ces treize établissements, à des conditions
qui sont les mêmes pour tous. L'avis du maire est formulé dans
des termes identiques; tout en admettant qu'en principe des magasins de ce genre ne doivent pas être tolérés aux centres des
quartiers populeux, ce magistrat pense qu'il est possible de remédier aux inconvénients qu'ils font naître, en établissant dans
le dépôt un système de ventilation au moyen d'une cheminée, et
en renfermant les chiffons de laine dans un compartiment en maçonnerie voûté et fermé par une porte en tôle.

Dépôts d'os et de chiffons.

Le Conseil, après avoir visité les différents dépôts pour lesquels
l'autorisation est demandée, est d'avis qu'il y a lieu d'établir une
distinction entre les magasins considérables qui servent d'entre-
pôts à un véritable commerce et les dépôts de chiffons où l'on ne
reçoit qu'une petite quantité de ces matières pour un temps généralement fort court.

Les premiers magasins devront être placés dans des quartiers
éloignés du centre ou du moins dans des locaux bien isolés et
faciles à aérer. C'est aux magasins de ce genre qu'il convient
d'appliquer les conditions imposées par la mairie de Strasbourg
et d'en surveiller avec soin l'exécution. On pourra leur accorder,
par contre, le droit de réunir de grandes quantités de chiffons
et de conserver des dépôts d'os.

Les dépôts de la deuxième catégorie ne renferment qu'une petite
quantité de chiffons; ils sont presque toujours l'accessoire d'une
autre industrie. Des précautions hygiéniques dispendieuses équi-
vaudraient à une suppression, qui restreindrait les moyens d'existence d'un assez grand nombre d'individus appartenant à la population indigente. Nous nous sommes assurés que ces dépôts,
quand ils sont bien tenus, n'entraînent aucun inconvénient,
comme le faisait déjà pressentir l'absence de toute opposition
dans les enquêtes. Il nous paraît inutile d'exiger pour les dépôts
de ce genre l'établissement de cheminées d'appel et de compartiments en maçonneries, mais nous croyons nécessaire, pour empêcher tout abus, de fixer des limites précises à l'extension de
ces dépôts, en exigeant qu'on ne puisse y conserver au delà de
50 kilogrammes de chiffons; nous croyons en outre qu'on devra
interdire le dépôt des os dans ces magasins. Le triage des os

mêlés aux chiffons se ferait chaque jour dans la soirée, comme on le pratique déjà dans un certain nombre d'établissements, les os devraient être transportés ailleurs. Les dépôts d'os exhalent souvent une odeur fétide et on doit leur attribuer la plupart des inconvénients reprochés aux magasins de chiffons.

Appliquant ces principes aux treize demandes soumises à notre examen, nous plaçons dans la première catégorie les établissements suivants :

1° Magasin du sieur Nerson, rue de la Madeleine, 2.

2° Magasin du sieur Geyer, place Saint-Thomas, 7.

3° Magasin du sieur Hattenberger, rue des Frères, 26.

Ces établissements ne devront être autorisés qu'aux conditions établies par le maire de Strasbourg, pour la ventilation et la séparation des produits. Ils pourront aussi renfermer des os, à la condition de ne pas les conserver en ville au delà de vingt-quatre heures en été, et de huit jours en hiver, et d'abréger même ces délais, si le dépôt exhalait une odeur putride.

Les établissements appartenant à la deuxième catégorie sont les suivants :

1° Veuve Erbin, Petite-rue-de-l'Église, 10.

2° Jean Ott, rue de la Fontaine, 7.

3° Michel, rue des Poules, 50.

4° Adolphe Klein, rue des Drapiers, 18.

5° Windersheim, Marais-Vert, 140.

6° Franck, rue de l'Epine, 13.

7° Batt, rue de l'Hôpital, 27.

8° Lemlé, rue de la Grange, 18.

9° Blum, rue de Kageneck, 30 *bis*.

10° Freyder, marché Gayot, 25.

Ces établissements seraient autorisés à la condition de n'être que des magasins de chiffons, sans dépôt d'os, et de ne pouvoir conserver au delà de 50 kilogrammes de chiffons. Des visites seraient nécessaires pour surveiller l'exécution de ces conditions. Nous pouvons dès aujourd'hui signaler deux établissements de ce genre, mal tenus, contenant des os et exhalant une odeur extrêmement fétide; ce sont les dépôts des sieurs Emmanuel Lemlé, situé au fond d'une cour, Grande-rue-de-la-Grange, 18, et du sieur Adolphe Klein, rue des Drapiers, 18. Il importerait d'interdire à ces deux industriels les dépôts d'os et d'ordonner le lavage et la désinfection de leurs magasins.

Le Conseil, étant entré dans une voie nouvelle à l'occasion
de l'autorisation des magasins de chiffons, a cru devoir revenir
sur la délibération qu'il a prise au sujet du sieur Baumann, Petite-rue-de-l'Eglise, 8. Ce dépôt appartient évidemment à la
deuxième classe des établissements de ce genre et il pourrait
être autorisé aux mêmes conditions que les précédents.

*Demande en autorisation d'une fabrique de crins frisés.* Fabrique de crins frisés.
*Classement.* Le sieur Willmann, de Strasbourg, demande l'autorisation d'établir une fabrique de crins frisés hors la porte
d'Austerlitz, 19, sur la route impériale n° 68.

Le Conseil est invité à donner son avis sur le classement de
cette industrie et sur les inconvénients qui peuvent en résulter.

Au mois d'avril 1857, de nombreuses plaintes se sont élevées
au sujet de la fabrique du sieur Willmann; plusieurs voisins ont
déclaré qu'il s'en exhalait une odeur fétide qui rendait leurs maisons inhabitables. M. le commissaire de police a constaté par
lui-même que ces plaintes étaient fondées et a émis un avis contraire à l'autorisation.

Le 7 juillet de la même année, M. l'architecte de la ville a
visité la fabrique du sieur Willmann; il a constaté que la plupart
des inconvénients signalés n'existaient plus; que la manipulation
des soies dans les caisses est la seule cause de l'odeur qu'exhale
la fabrique; que cette odeur n'est pas très-prononcée et qu'elle
est à peu près nulle à une distance de 10 mètres; il se prononce
en faveur de l'autorisation sous diverses conditions. Cet avis est
adopté par le maire de Strasbourg.

Une commission du Conseil s'est transportée à la fabrique du
sieur Willmann; elle a constaté que dans son industrie une seule
manipulation pouvait présenter des inconvénients. On mêle aux
crins qui doivent servir à garnir les meubles, une certaine quantité de soies de porc. Ces soies, pour être débarrassées des matières animales, doivent subir un certain degré de fermentation.
On les entasse à cet effet dans des caisses enfoncées dans le sol,
où elles restent pendant trois ou quatre jours. On retire ensuite
les soies de ces boîtes pour les soumettre aux opérations du lavage et de la teinture. C'est au moment où l'on ouvre ces boîtes
qu'il s'en exhale une odeur fétide de matières animales en décomposition.

Ces boîtes sont au nombre de deux; au moment de la visite du
Conseil, les soies y étaient déposées depuis deux et depuis trois

Fabrique de crins frisés. jours. Nous les avons fait ouvrir et nous avons constaté qu'il s'en exhalait une odeur fétide, qui se faisait encore sentir à la distance de quelques pas.

Nous nous sommes adressés à trois des personnes dont les plaintes ont été recueillies par M. le commissaire de police ; deux d'entre elles nous ont déclaré que les inconvénients signalés par elles au mois d'avril dernier avaient presque entièrement cessé, le sieur Willmann ayant déplacé ses boîtes, pour les transporter à une autre extrémité de son jardin. Le sieur Fogt, cordier, a, au contraire, persisté dans ses plaintes, tout en reconnaissant que l'odeur n'était pas continuelle et qu'elle avait diminué.

Les ateliers pour la préparation de soies de cochon, dans lesquels on fait usage des procédés de fermentation, sont rangés dans la première classe des établissements insalubres par une ordonnance du 27 mai 1838.

Dans l'établissement du sieur Willmann, cette préparation n'est qu'un accessoire et elle se fait sur une petite échelle ; les inconvénients qu'elle présente sont donc peu considérables ; ils ont déjà notablement diminué depuis les premières plaintes et il est facile de les atténuer encore par un certain nombre de précautions.

Par ces considérations, le Conseil est d'avis : 1° que la fabrique du sieur Willmann peut être rangée dans la deuxième classe des établissements insalubres ; 2° que cet établissement peut être autorisé aux conditions suivantes : Le nombre des caisses ne pourra dépasser deux ; ces caisses devront être placées dans un endroit complétement fermé et pourvu d'une cheminée de ventilation de 15 mètres de hauteur ; l'écoulement des eaux de lavage devra être assuré par des rigoles d'une pente suffisante.

Usine à gaz à Bischwiller. *Établissement d'une usine à gaz à Bischwiller.* Le sieur Meyer, gérant de la société d'éclairage par le gaz à Bischwiller, demande l'autorisation d'établir une usine à gaz dans cette ville. L'enquête a été ouverte ; les propriétaires des habitations voisines ont déclaré ne pas s'opposer en principe à l'établissement projeté, sous la réserve cependant que les mesures les plus convenables seraient prises pour empêcher les inconvénients de cette usine ; le maire est d'avis d'autoriser.

Le Conseil, après avoir pris connaissance du plan et des pièces de l'enquête, considérant que l'usine à gaz sera placée à une des extrémités de la ville, du côté est, à l'opposé des vents dominants, est d'avis d'accorder l'autorisation demandée, à la condition que des précautions seront prises pour empêcher que l'usine à gaz ne nuise aux propriétés voisines. Nous ferons remarquer qu'à Strasbourg, des puisards ayant été creusés pour recevoir les eaux du gazomètre, l'infiltration a altéré les eaux d'un certain nombre de puits; que plus tard les eaux du gazomètre ayant été versées dans le canal des fortifications, cette mesure a eu pour conséquence la destruction des poissons et l'infection des ruisseaux aboutissants.

Des précautions doivent être prises pour que les mêmes inconvénients ne se produisent pas à Bischwiller.

*Altération des eaux du bras d'Altorf. Demande d'une analyse chimique.* Le Conseil a demandé un certain nombre de renseignements au sujet de l'altération des eaux du ruisseau dit bras d'Altorf, par les amidonneries et par le routoir situés sur son parcours; un rapport de M. l'ingénieur des ponts et chaussées répond à ces questions.

Il résulte de ce rapport que la quantité d'eau provenant des amidonneries est minime si on le compare au débit du bras d'Altorf; il est douteux qu'une aussi faible proportion de matières étrangères puisse exercer une action fâcheuse sur les eaux du ruisseau et moins encore sur les puits qu'il alimente par infiltration. Mais, pour résoudre la question d'une manière positive, une analyse chimique est nécessaire. Le Conseil demande en conséquence qu'on fasse recueillir par des personnes désintéressées dans la question, telles que les agents des ponts et chaussées, une certaine quantité d'eau, 10 à 15 litres environ, afin de la soumettre à cette analyse qui pourrait être faite par les membres pharmaciens du Conseil.

*Réclamation des pharmaciens de Saar-Union.* MM. Küss et KABLÉ, pharmaciens à Saar-Union, réclament contre le tarif adopté pour le paiement des médicaments à fournir aux malades indigents; ils se plaignent en même temps des difficultés apportées au règlement des mémoires.

Une commission du Conseil a examiné avec soin ces réclamations. Les conclusions suivantes ont été adoptées sur le rapport de M. HEPP.

Le Conseil est d'avis qu'avec le tarif actuel, les pharmaciens, dont les fournitures ont une certaine importance, trouvent un avantage certain; que pour des livraisons peu considérables, ils n'éprouvent aucune perte, et obtiennent même un léger bénéfice;

ces conditions sont celles que l'on doit réunir dans une institution de bienfaisance publique.

Les mesures actuelles viennent à peine d'être mises à exécution ;
il convient d'attendre que l'institution ait fonctionné pendant un
certain temps, avant d'y apporter aucune modification.

### Séance du 12 août 1857.

Membres présents : MM. STOEBER, TOURDES, HEYDENREICH,
OBERLIN, MORIN, LEREBOULLET, ARONSSOHN.

Le procès-verbal de la séance précédente est lu et adopté.

*Demande en autorisation d'une fabrique de produits chi-
miques à Schiltigheim.* Le sieur Soller demande l'autorisation
de fabriquer dans son établissement situé à Schiltigheim les produits suivants : la caséine du lait, le chloroforme, le lactate de
fer, le tannin, le savon animal. Cette fabrique est rangée dans
la troisième classe des établissements insalubres. Le Conseil, considérant que la fabrication de ces différents produits ne peut nuire
à la santé publique, est d'avis d'accorder l'autorisation demandée, à la condition que le sieur Soller n'établira pas de fonderie
de suif et qu'il ne fabriquera pas les savons potassiques noirs et
verts.

*Établissement d'une usine à gaz à Erstein.* Le sieur Niffe-
necker, directeur de la filature de laine d'Erstein, demande l'autorisation d'établir une usine à gaz pour l'éclairage des ateliers
de la fabrique. Aucune opposition ne s'est produite dans l'enquête ; le maire est d'avis d'autoriser. Le Conseil, attendu que
l'usine sera située en dehors de la ville, à une distance suffisante des habitations les plus voisines, est d'avis d'accorder
l'autorisation demandée.

*Autorisation de fabriques d'allumettes chimiques.* Trois demandes sont présentées au Conseil :

1° Le sieur Wentzel demande l'autorisation de fabriquer du
phosphore rouge et des allumettes chimiques sans phosphore, ne
s'enflammant qu'au contact de ce phosphore rouge, étendu sur
le couvercle des boîtes ou sur tout autre corps. Le sous-préfet
de l'arrondissement de Wissembourg est d'avis d'accorder l'autorisation demandée ; l'avis du comité cantonal d'hygiène et de
salubrité a été favorable. Voici le procédé de fabrication :

Les bois, après avoir été trempés dans le soufre ou dans la

stéarine, sont trempés dans une masse composée de gomme arabique, de chlorate de potasse, de sulfure d'antimoine et d'eau.
La surface sur laquelle on frottera l'allumette est couverte d'une
couche de matière, formée de phosphore rouge et de mucilage
de gomme arabique.

Le Conseil, considérant que le phosphore rouge a sur le phosphore ordinaire l'avantage incontestable d'être moins inflammable
et moins toxique, que la fabrication de ce produit ne peut entraîner d'inconvénients pour la salubrité publique, qu'il serait
vivement à désirer pour la santé des ouvriers employés dans les
fabriques qu'on pût le substituer au phosphore ordinaire, est
d'avis qu'il y a lieu d'accorder l'autorisation demandée.

2° Le sieur Oswald demande l'autorisation d'établir une fabrique d'allumettes chimiques près du village de Ratzwiller.
Aucune opposition ne s'est produite dans l'enquête.

Le sous-préfet de Saverne et le comité cantonal de Saar-
Union sont d'avis d'autoriser. Le Conseil, attendu que la fabrique
sera située à 1 kilomètre du village et à 400 mètres des habitations les plus voisines, attendu que le procédé de fabrication ne
diffère pas de celui qui est employé dans les fabriques ordinaires,
est d'avis qu'il y a lieu d'accorder l'autorisation demandée, à la
condition que dans la construction de la fabrique, toutes les précautions seront prises pour garantir la santé des ouvriers et
pour assurer la ventilation des ateliers, au moyen de cheminées
d'appel de dimensions suffisantes.

3° Le sieur Lutz, d'Ingwiller, demande l'autorisation de transférer sa fabrique d'allumettes chimiques sur un pré situé à petite
distance de l'établissement actuel. Le sous-préfet de Saverne et
le comité cantonal de salubrité émettent un avis favorable. Le
Conseil, considérant que ce changement d'emplacement ne mo-
difie pas sensiblement les conditions actuelles, attendu que la
fabrique sera toujours située en dehors du village et à 300
mètres au moins des habitations les plus voisines, est d'avis
qu'il y a lieu d'accorder l'autorisation demandée, à la condition
que toutes les mesures seront prises dans la construction de la
fabrique pour garantir la santé des ouvriers, au moyen d'une
ventilation convenable et de cheminées d'appel.

*Demande en autorisation de magasins de chiffons.* Six nouvelles demandes sont présentées au Conseil par les sieurs :

Merck, rue des Aveugles, 10, à Strasbourg ;

Magasins de chiffons.

Joseph Levy, rue des Aveugles, 22;
Isaac Levy, rue de l'Argile, 7;
Laurent Mutzig, place des Orphelins, 14;
Michel Levy, rue de l'Écurie, 9;
Jean Schwab, rue de la Râpe, 5.

Le Conseil, appliquant à ces magasins la distinction qu'il a établie entre les établissements considérables et les dépôts de peu d'importance, est d'avis : 1° de ranger dans la première catégorie les magasins des sieurs Levy, rue de l'Argile, et de ne les autoriser qu'à la condition d'établir un système de ventilation au moyen d'une cheminée d'appel et de renfermer les chiffons de laine dans un compartiment maçonné et fermé par une porte de tôle ; 2° de placer dans la seconde les dépôts des sieurs Merck, rue des Aveugles, Levy, rue des Aveugles, Mutzig, place des Orphelins. Ces magasins seraient autorisés à la condition de ne pouvoir conserver au dépôt au delà de 50 kilogrammes de chiffons.

Pâte phosphorée.

*De la pâte phosphorée considérée comme cause d'incendie.* De nombreuses incendies ont éclaté à Strasbourg au mois de juillet; quelques personnes ont pensé que l'usage de la pâte phosphorée, très-général comme moyen de destruction des souris et des rats, avait pu contribuer à produire ces sinistres; cette question a été soumise au Conseil. Des expériences diverses ont été faites à l'hôpital civil par MM. HEPP, TOURDES et STOEBER; elles ont mis hors de doute les faits suivants :

1° La pâte phosphorée ne peut pas s'enflammer spontanément sous l'influence de la chaleur solaire, soit directe, soit indirecte ;

2° Le phosphore de cette pâte peut-brûler par le contact d'un corps en ignition ou par une élévation suffisante de température, mais sans pouvoir communiquer l'incendie aux objets environnants ;

3° Les corps inflammables, tels que la paille, le papier, l'amadou, le coton et même le coton poudre, deviennent moins combustibles lorsqu'ils sont recouverts de pâte phosphorée. Cet effet s'explique par la formation de l'acide phosphorique qui forme une couche sur les objets environnants et les préserve du feu.

Rapports semestriels.

*Rapports semestriels.* Le Conseil a reçu les rapports semestriels des médecins cantonaux de Geispolsheim, La Petite-Pierre,

Saar-Union, Schiltigheim, Bischwiller, Truchtersheim, West- Rapports semestriels.
hoffen, Haguenau, Weyersheim, Mutzig, Soultz-sous-Forêts,
pour le premier semestre de 1857. Les faits suivants résultent
de ces rapports :

*Mouvement de la population.* La proportion des naissances
l'a généralement emporté sur celle des décès, si ce n'est dans
les communes suivantes : Eschau, Keskastel. Les deux communes de Wimmenau et Sparsbach (La Petite-Pierre), avec une
population de 900 âmes, aucun cas de décès.

*Insuffisance du nombre des sages-femmes (La Petite-Pierre).*

*Vaccination.* Les vaccinations ont, à peu de chose près,
atteint le nombre des naissances dans les cantons de Geispolsheim, de La Petite-Pierre, de Saar-Union, de Truchtersheim, de
Weyersheim, de Mutzig. La vaccination rencontre des difficultés
dans la circonscription de Mutzig, où les parents ne représentent
pas les enfants à la vérification du médecin. Obstacles à la vaccine dans les cantons de La Petite-Pierre et de Soultz-sous-
Forêts. Aucun cas de variole ne s'est présenté; quatre varioloïdes seulement dans le canton de Bischwiller. L'état sanitaire
a été généralement favorable.

*Maladies régnantes.* Les affections qui ont dominé dans le
premier semestre sont les fièvres exanthématiques, principalement la rougeole, dans le canton de Geispolsheim, les bronchites et les pneumonies à La Petite-Pierre et à Saar-Union, la
rougeole et la coqueluche dans le canton de Schiltigheim; cette
dernière affection s'est généralisée à la fin du semestre. Dans le
canton de Bischwiller, les pneumonies ont été fréquentes et ont
fait beaucoup de victimes; les affections gastriques et la coqueluche leur ont succédé. Pneumonies, puis affections gastro-
intestinales à Mutzig; bronchite, puis diarrhée à La Petite-Pierre.
Petit nombre de maladies à Soultz-sous-Forêts.

*Épidémies.* Aucune épidémie grave ne s'est manifestée. La
rougeole, la scarlatine et la coqueluche, surtout cette dernière
affection, ont envahi une grande partie des communes du canton
de Schiltigheim. La fièvre typhoïde a régné dans les communes
de Furdenheim et de Rohr (4 *décès sur 15 cas*). La rougeole a
atteint presque tous les enfants des neuf communes de la circonscription de Mutzig (14 décès); rougeole dans trois communes de La Petite-Pierre; faible mortalité.

*Maladies endémiques.* Les fièvres intermittentes ont été moins nombreuses dans les cantons de Geispolsheim. La fièvre intermittente commence à devenir endémique dans les communes d'Eckbolsheim, de Wolfisheim, d'Oberschæffolsheim et d'Achenheim, le long du canal; fièvre intermittente à Weyersheim.

*Police sanitaire.* On signale dans le canton de la Petite-Pierre la fréquence des accidents qui se produisent dans les fabriques d'allumettes chimiques; de nombreux ouvriers ont été atteints de carie des os maxillaires.

*Ecoles.* Les écoles de Silzheim, de Reipertswiller, de Rosteig, sont insuffisantes et dans de mauvaises conditions hygiéniques.

*Cimetières.* Dans quelques communes des cantons de Haguenau, les corps sont inhumés trop superficiellement, et cette infraction au réglement peut devenir une cause de maladies (Ohlungen, Dauendorf, Hüttendorf, etc.). Mauvaises conditions du cimetière de Dossenheim.

 *Fonderie de suif de Schlestadt.* Le Conseil est invité à donner son avis sur les procédés, autres que la fonte à feu nu, les plus susceptibles de sauvegarder les intérêts de la santé publique.

Sur le rapport de M. HEYDENREICH, le Conseil indique les procédés suivants : 1° *Fonte au bain-marie*, une double chaudière renferme à l'intérieur le suif et l'eau dans le compartiment extérieur. Le feu ne touche que le compartiment qui contient l'eau. Ce procédé donne lieu à peu d'odeur, bien qu'il n'en soit pas entièrement exempt. 2° *La fonte à la vapeur* se fait au moyen de tuyaux qui traversent la chaudière en tous sens, et font passer la vapeur d'eau au milieu du suif. Un générateur de vapeur est placé à côté de la chaudière. 3° *Le procédé par les acides* emploie l'acide sulfurique pour la destruction des matières organiques odorantes; il perdrait aussi une odeur désagréable. En général, les procédés autres que la fonte à feu nu donnent des produits moins estimés et souvent un suif trop mou pour la fabrication des chandelles. Le procédé par la fonte à feu nu pourrait être amélioré par l'emploi d'un diaphragme troué et d'un chapiteau qui permettrait, au moyen d'un tuyau, de diriger les vapeurs infectes dans le foyer de l'âtre ; cette modification qui paraît utile, n'a pas encore suffisamment reçu la sanction de l'expérience.

### RAPPORT GÉNÉRAL SUR L'ÉTAT SANITAIRE DU DÉPARTEMENT
#### (1856 à 1857).

M. TOURDES présente au Conseil le rapport suivant, adressé à M. le préfet du Bas-Rhin :     Rapport général.

Monsieur le préfet,

Nous avons l'honneur de vous présenter, conformément à l'art. 12 du décret du 18 décembre 1848, un rapport général sur l'état sanitaire du département et sur les travaux du Conseil pendant l'année qui vient de s'écouler, du 15 août 1856 au 15 août 1857.

Ce rapport se divise en quatre parties : service médical, état sanitaire, hygiène publique, établissements industriels.

### I. *Service médical.*

La pharmacie cantonale, qui a pour but d'assurer à la popula-   Service médical. tion indigente des campagnes l'administration gratuite des médicaments, a été organisée à la fin de l'année 1856. Cette institution, sans laquelle l'assistance médicale restait le plus souvent illusoire, a été l'heureux complément de la médecine cantonale et lui a donné toute sa valeur. Un projet de formulaire et de tarif a été adopté par le Conseil. L'arrêté de M. le préfet a été suivi d'une exécution immédiate, et la population indigente des campagnes est aujourd'hui en possession de la gratuité des médicaments. Les médecins cantonaux, dans leurs rapports, ont fait ressortir tous les avantages de cette organisation nouvelle. Quelques réclamations se sont élevées contre le tarif du formulaire; le Conseil, considérant ce tarif comme suffisamment rémunérateur, a pensé qu'il fallait attendre les résultats de l'expérience avant d'y introduire aucune modification.

La statistique médicale du département a été l'objet d'un travail particulier, sur la demande du ministre de l'agriculture et du commerce. Il résulte de ce travail que le personnel médical est en général suffisant et convenablement réparti dans le département du Bas-Rhin. Le nombre des officiers de santé diminue. Cet ordre de praticiens ne s'établit pas dans les campagnes

Service médical. plutôt que dans les villes, suivant le but de son institution ; les officiers de santé élisent domicile comme les docteurs dans les communes qui offrent le plus de ressources.

Le Conseil, dans la même enquête, s'est prononcé en faveur de la médecine cantonale, en faisant remarquer que le dédoublement d'un certain nombre de cantons et l'établissement de la pharmacie gratuite avaient notablement développé dans le Bas-Rhin les services que rendait cette institution.

Nous avons attiré l'attention de l'administration sur l'insuffisance du nombre de sages-femmes dans un certain nombre de communes, notamment dans les cantons de Bischwiller, de Haguenau et de La Petite-Pierre. Les communes sont généralement trop pauvres pour qu'une sage-femme puisse y vivre de son état ; plusieurs communes pourraient se réunir pour entretenir une élève à l'école départementale de Strasbourg et pour voter une subvention annuelle à la sage-femme qui s'établirait dans leur circonscription.

La vérification des décès ne se fait que dans quelques villes du département ; elle n'a pas lieu dans les campagnes. Le Conseil, appelé à se prononcer sur cette question, a pensé que ce service pourrait être organisé d'une manière convenable dans le Bas-Rhin, en divisant les cantons en deux ou trois circonscriptions, suivant leur étendue, et en adjoignant aux médecins cantonaux un ou deux docteurs en médecine ou officiers de santé. Une dépense annuelle de 12 à 15,000 fr. serait nécessaire pour l'établissement de ce service.

Vaccinations. *Vaccinations.* Le nombre des vaccinations a généralement atteint le chiffre des naissances. Les médecins cantonaux ont imprimé une plus grande activité à ce service. Plusieurs d'entre eux se plaignent encore du mauvais vouloir des familles et du peu de concours qu'ils trouvent dans les autorités locales. Ces obstacles se sont surtout rencontrés dans les cantons de Mutzig, de La Petite-Pierre, de Soultz-sous-Forêts. Dans le canton de Haguenau des enfants non vaccinés ont été admis dans les écoles publiques. Il est nécessaire qu'une impulsion soutenue soit imprimée aux vaccinations et aux revaccinations. Cette année, les cas de variole ont été moins nombreux que l'année précédente, mais tout relâchement dans cet important service ferait bientôt renaître le péril ; l'apparition d'une épidémie de variole aux portes mêmes de Strasbourg est un avertissement sérieux.

Voici les communes dans lesquelles des cas de variole se sont Variole. montrés : Neuhof, près Strasbourg, épidémie de suette et de variole, 55 cas de variole dont 6 décès; canton de Bischwiller, quelques varioloïdes; canton de Saar-Union, 80 cas de variole et de varioloïde, un seul décès. La varicelle, complétement indépendante de la variole, s'est montrée dans les cantons de Mutzig et de Brumath.

Le Conseil pense que la situation du département est généralement favorable sous le point de vue des vaccinations, mais qu'il y a lieu de redoubler de surveillance dans l'exécution des mesures qui ont pour but la propagation de la vaccine. Ces mesures sont les suivantes : 1° Régularité du service des vaccinations et des revaccinations par les médecins cantonaux; 2° n'admettre dans les écoles, dans les salles d'asile et dans les crèches que des enfants vaccinés; ordonner des visites dans ces établissements pour s'assurer que cette règle est exactement suivie; 3° rappeler aux bureaux de bienfaisance qu'aucun secours ne peut être accordé aux familles dont les enfants ne sont pas vaccinés.

## II. *État sanitaire.*

*Maladies régnantes.* L'état sanitaire du département a été Maladies régnantes. satisfaisant. Dans la grande majorité des communes, les naissances l'ont emporté sur les décès. Il ne s'est développé aucune épidémie qui, par ses proportions, ait compromis la santé publique. Les maladies régnantes ont été celles que l'expérience nous montre comme la conséquence inévitable de l'influence des saisons.

A la fin du second semestre de 1856 et pendant les premiers mois de 1857, les affections de poitrine ont pris dans certains cantons, à Bischwiller, à La Petite-Pierre, à Saar-Union, un développement notable et ont fait un assez grand nombre de victimes. Les fièvres éruptives, particulièrement la rougeole, ont dominé au printemps, et vers la même époque une épidémie de coqueluche a envahi un très-grand nombre de communes. Les affections gastriques ont ensuite paru, sous l'influence des chaleurs de l'été, sans affecter sur aucun point du département une forme inquiétante.

*Épidémies.* Quelques épidémies isolées se sont produites dans Épidémies. un certain nombre de communes; certaines maladies ont pris sur quelques points des proportions qui méritent d'être notées.

*Épidémies.*　Voici les faits sur lesquels nous croyons devoir appeler l'attention :

*Angine couenneuse* à Cléebourg, 40 cas, 15 décès; à Bouxwiller, 15 cas.

*Angine gangréneuse* à Hoffen, 28 cas et 8 décès. La maladie a paru communicable.

*Suette miliaire* au Neuhof, 140 cas, 5 décès; quelques fièvres typhoïdes ou miliaires dans les environs de Molsheim.

*Fièvre typhoïde* à Drulingen; à Siltzheim, épidémie importée, 101 cas et 9 décès sur une population de 400 âmes; à Kutzenhausen, à Haguenau, à Heidolsheim et Hohnenheim, dans le canton de Marmoutier, 136 cas et 23 décès; à Sundhausen, 25 cas et 5 décès; à Furdenheim, 15 cas et 4 décès; à Oberschæffolsheim, 24 cas et 3 décès; à Herbsheim, Hohgof, 43 cas et 5 décès.

*Rougeole et scarlatine*, à Geispolsheim, à Drulingen, à Barr, à Erstein, à Avenheim, à Kleinfrankenheim, à Obernai, à Walk, dans le canton de Niederbronn.

*Épidémie de coqueluche*, dans les cantons de Bischwiller, de Schlestadt, de Schiltigheim, de Benfeld, de Geispolsheim, de Strasbourg.

*Épizooties.*　*Épizooties.* Aucune épizootie grave n'a été observée; on a noté quelques cas de pneumonie contagieuse à Gundershoffen et de pustule maligne dans le canton de Schlestadt; dans un cas, cette dernière maladie s'est-communiquée à l'homme. La guérison a été obtenue.

*Endémies.*　*Maladies endémiques.* La fièvre intermittente figure toujours en première ligne parmi les endémies du département du Bas-Rhin; elle a été cette année moins fréquente et moins grave. L'assainissement des prairies dans le canton de Schlestadt, l'endiguement du Rhin pour le canton de Benfeld, la suppression d'un des marais qui environnent Stéphansfeld, dans le canton de Brumath, ont été les causes de cette amélioration.

A côté de ces résultats favorables, nous ferons remarquer que la fièvre intermittente commence à devenir endémique dans diverses communes le long des canaux du Rhône et de la Marne-au-Rhin. On a encore noté l'existence de flaques d'eau qu'il serait facile de tarir dans un certain nombre de communes des cantons de Geispolsheim, de Marmoutier, de Bouxwiller,

et l'état du fossé d'enceinte de Lauterbourg qui, par suite de
son peu de pente, devient un foyer d'infection.

### III. *Hygiène publique.*

*Ostwald.* L'établissement d'Ostwald a été à différentes reprises l'objet des préoccupations de l'administration. En 1857,
l'état sanitaire a été moins défavorable que l'année précédente,
mais sur une moyenne de 285 enfants, on a encore compté, du
1er janvier au 20 mai, 11 envois à l'hôpital, 213 entrées à
l'infirmerie, 1369 journées d'infirmerie, 3 décès et 177 cas de
fièvre intermittente, sans compter les fièvres tierces bénignes.
Le Conseil a été d'avis qu'il n'y avait pas lieu d'augmenter pour
le moment la population d'Ostwald, qu'il convenait d'attendre
l'exécution des travaux entrepris pour assainir l'établissement
avant d'y envoyer de nouveaux colons.

Le Conseil, sur le rapport des médecins cantonaux, a signalé
l'insuffisance d'un certain nombre de salles d'écoles, appartenant
aux communes de Pfaffenhoffen, Niederhaslach, Greswiller,
Heiligenberg, Mollkirch, Birkenwald, Zeinheim, etc. Cet état
de choses a été modifié dans quelques-unes de ces communes.

*Cimetières.* L'insuffisance et la situation insalubre d'un certain nombre de cimetières ont été constatées pour les communes
de Kirwiller, de Lahr, de Mulhausen, de Reibertswiller, d'Obermodern, de Hohgof, de Crastadt, de Huttendorf, etc. Des travaux ont été entrepris dans quelques-unes de ces communes
pour déplacer ou étendre ces cimetières.

*Logements insalubres.* Les médecins cantonaux ont constaté
l'insalubrité des habitations privées dans les cantons de Niederbronn et de Bouxwiller; la même insalubrité existe à un haut
degré dans quelques-uns des quartiers de Strasbourg; il est à
regretter que la loi sur les logements insalubres soit rarement
appliquée dans le département du Bas-Rhin.

*Alimentation.* Parmi les causes d'insalubrité tenant à l'alimentation, le Conseil a noté l'usage général de tuer les veaux
trop jeunes; il serait à désirer que les règlements sur la boucherie missent fin à un abus qui est sévèrement réprimé dans
d'autres départements.

L'ergot de seigle a envahi beaucoup de récoltes pendant l'automme de 1856. Le Conseil a appelé l'attention sur la nécessité de séparer ce champignon du grain qui doit être consommé.

*Eaux minérales.* Appelé à donner son avis sur le degré d'utilité des eaux minérales de Châtenois, dont l'établissement était menacé d'une ruine prochaine, le Conseil a pensé qu'il importait de conserver à l'Alsace un bain qui peut rendre d'utiles services. Cette perte serait surtout fâcheuse pour les personnes auxquelles l'insuffisance de leurs ressources ne permet pas de se rendre à des bains éloignés.

Les eaux de Châtenois sont salines, iodo-bromurées et ferrugineuses ; elles ont une efficacité constatée par l'expérience. Une subvention annuelle accordée à l'établissement permettrait d'y réaliser diverses améliorations reconnues nécessaires.

## IV. *Établissements industriels.*

Une des attributions les plus importantes du Conseil est l'examen des demandes en autorisation d'établissements industriels, avec l'appréciation des plaintes auxquelles peuvent donner lieu les fabriques déjà autorisées.

Pendant l'année qui vient de s'écouler, le Conseil a eu à donner son avis sur 58 demandes en autorisation d'établissements industriels :

Quatorze appartenaient à la première classe des établissements insalubres ; 40 à la seconde ; 3 à la troisième ; 1 non classé.

Voici la nomenclature de ces établissements :

*Première classe :* Abattoir public de Molsheim ; fabrique d'allumettes chimiques à Ingwiller, 2 ; à Ratzwiller, à Wissembourg ; cuisson d'os à Bischwiller ; dégraissage des os, banlieue de Strasbourg ; fonderie de suif à Schlestadt ; fonderie de suif dans la banlieue de Strasbourg ; usine à gaz à Bischwiller ; usine à gaz à Erstein.

*Seconde classe :* Dépôts de chiffons à Strasbourg, 30 ; dépôts d'os à Strasbourg, 6 ; distillerie à Strasbourg ; four à briques à Schiltigheim ; fabrique de crins frisés dans la banlieue de Strasbourg ; fabrique de toile cirée dans la banlieue de Strasbourg.

*Troisième classe :* Dépôt de cuirs tannés et d'os désinfectés à Strasbourg ; fabrique de poêles de faïence à Strasbourg ; fabrique de produits chimiques à Schiltigheim.

*Établissements non classés :* Bain hydrothérapique à Kœnigs-hoffen.

Établissements industriels.

Dans 56 affaires sur 58, le Conseil a émis un avis favorable ; mais il a demandé, pour la plupart d'entre elles, que l'autorisation fut subordonnée à diverses conditions ayant pour but de sauvegarder la santé publique ou la santé des ouvriers employés dans les établissements. Ces réserves ont surtout été posées à l'occasion des fabriques d'allumettes chimiques, des fabriques de produits chimiques et de crins frisés, des dépôts d'os et des magasins de chiffons dans la ville de Strasbourg. En ce qui concerne ces derniers magasins, le Conseil a demandé que l'on fît une distinction entre les établissements considérables et les dépôts de peu d'importance, et que l'on assujettît à des régimes différents les deux ordres d'établissements.

Les refus d'autorisation ont été provoqués à l'occasion d'un atelier de dégraissage des os et d'une fonderie de suif à feu nu, situés dans la banlieue de Strasbourg et à proximité des promenades et des habitations.

Les réclamations au sujet de fabriques déjà établies ont soulevé des questions délicates, graves pour l'hygiène publique, et qui touchaient aux intérêts vitaux de certaines industries. L'altération des eaux des rivières par les produits des amidonneries et des teintureries et par le voisinage des routoirs a été l'objet de rapports spéciaux.

A l'occasion des incendies qui ont éclaté à Strasbourg au mois de juillet dernier, le Conseil a été consulté sur les dangers que pourrait entraîner l'action de la pâte phosphorée placée près de corps combustibles. Des expériences directes ont démontré que l'usage de cette pâte ne pouvait devenir une cause d'incendie.

Nous résumerons les faits principaux de ce rapport dans les conclusions suivantes :

Conclusions.

1° Le service médical des campagnes a été complété par l'organisation de la pharmacie cantonale qui assure à la population indigente la gratuité des médicaments ;

2° Les vaccinations se sont faites avec régularité ; le nombre des cas de variole a été moins considérable que l'année précédente ; mais il est nécessaire qu'une impulsion soutenue soit imprimée à la propagation de la vaccine pour vaincre les obstacles qu'elle rencontre encore ;

*Conclusions.*  3° L'état sanitaire du département a été en général favorable ; il ne s'est développé qu'un petit nombre d'épidémies, particlles et peu meurtrières ; aucune épidémie n'a pris des proportions dangereuses pour la santé publique ;

4° Les travaux d'assainissement exécutés sur quelques points du département ont diminué le nombre des fièvres intermittentes, mais cette affection menace de devenir endémique dans quelques communes riveraines des canaux et des chemins de fer ;

5° L'état sanitaire de la colonie d'Ostwald a été moins défavorable que l'année précédente, mais le nombre des fièvres intermittentes et l'insuffisance des bâtiments ne permettent pas encore d'y envoyer de nouveaux colons.

6° L'insuffisance de quelques écoles et la situation défavorable de plusieurs cimetières ont été signalées.

7° Le conseil a donné son avis sur 58 établissements industriels, 14 de la première classé ; 40 de la seconde, 3 de la troisième, 1 non classé.

### Séance du 30 septembre 1857.

#### Présidence de M. STŒBER.

Membres présents : MM. STŒBER, COUMES, HEYDENREICH, LEREBOULLET, MORIN, ARONSSOHN.

*Lavoir pour la préparation de la gélatine.*

*Demande en autorisation d'un lavoir pour les matières destinées à être transformées en gélatine.* Le sieur Conrad, fabricant de colle forte et de gélatine à Schlestadt, demande l'autorisation d'établir sur le Schifweg un lavoir flottant avec paniers, pour le lavage de ses marchandises brutes. Des oppositions se sont produites à l'enquête. Le Conseil ne trouve pas le dossier complet, ni l'instruction suffisante. Il manque un plan faisant connaître la situation du lavoir projeté, la distance exacte du lavoir aux habitations les plus proches. Le Conseil désirerait savoir si l'on dépose sur le terrain attenant au lavoir, des matières animales en putréfaction, comme le disent les opposants, ou si ces matières sont déja passées à la chaux, ainsi que l'affirme le pétitionnaire. Dans le dernier cas, il importerait de savoir si le cours d'eau est poissonneux et si la pêche est affermée. Le Conseil demande en conséquence un supplément d'instruction portant sur ces différents points.

Le Conseil renvoie à sa prochaine séance, après examen des localités, l'avis à émettre sur cette affaire.

*Trempe et moulage de chandelles.* Le sieur Schmauch, épicier, demande l'autorisation de continuer la trempe et le moulage des chandelles dans son établissement, situé rue Thomann, 22. Trempe et moulage de chandelles.

De nombreuses oppositions se sont produites dans l'enquête, de la part des habitants de la rue et de l'impasse Thomann. Ils allèguent qu'une fabrique de chandelles dans une rue étroite et très-peuplée produirait des émanations nuisibles.

Le maire de Strasbourg, considérant que la rue Thomann n'a pas 3 mètres de large et l'impasse Thomann $2^m,50$ au point où sera située la fabrique, et que cette largeur est insuffisante pour établir un atelier de ce genre dans de bonnes conditions, est d'avis de refuser l'autorisation demandée.

M. Anonssohn est chargé d'examiner le local proposé ; l'avis est ajourné à la prochaine séance.

*Demande en autorisation d'une porcherie à Strasbourg.* Le sieur Humbelt demande l'autorisation d'élever des porcs dans la maison du sieur Reubel, rue de Kuhn, 42, faubourg de Saverne. Porcherie.

Onze voisins ont fait opposition.

Le maire de Strasbourg est d'avis d'accorder l'autorisation pour quatre porcs.

La cour du sieur Humbelt a 100 mètres carrés de surface ; un des tecs a $3^m,50$ de longueur, sur $2^m,10$ de large et $2^m,10$ de hauteur ou $15^m,43$ cubes ; le second tec a 6 mètres de long, $2^m,40$ de large et $1^m,70$ de hauteur, soit $24^m,48$ cubes.

Le Conseil, attendu que la porcherie est située dans un faubourg, et que les bâtiments voisins ne sont que des granges séparées des habitations par des cours, est d'avis d'accorder l'autorisation demandée, en limitant le nombre des porcs à six. D'après les conditions établies par le Conseil en novembre 1855 et qui exigent pour chaque porc 25 mètres carrés de cour et 5 mètres cubes d'air dans le tec, le nombre des porcs devrait être réduit à quatre pour une cour de 100 mètres carrés et il pourrait s'élever à huit d'après les dimensions des tecs. Le Conseil, prenant en considération cette dernière circonstance, ainsi que l'éloignement des habitations, admet une moyenne de six porcs comme compatible avec la salubrité. Les tecs seront dallés, avec une fenêtre constamment ouverte ; une rigole couverte conduira les eaux dans une fosse fermée et désinfectée au besoin.

*Demandé en autorisation de dépôts d'os et de chiffons.* Le sieur Schubler demande l'autorisation d'établir un dépôt d'os et de chiffons, rue du Bain-aux-Plantes, 14. Le pétitionnaire affirme que les os et les chiffons ne séjournent pas dans son magasin, qu'après une première vérification, les objets sont immédiatement transportés dans un magasin situé rue Basse-du-Fort-Blanc, près du rempart. Le maire est d'avis d'autoriser aux conditions ordinaires, système de ventilation, cheminée d'appel, compartiment séparé pour les chiffons de laine.

Le Conseil, attendu que le magasin du sieur Schubler n'est qu'un lieu de dépôt provisoire où s'opère le triage des os et des chiffons, attendu cependant que le commerce se fait, en ce qui concerne les os, dans des proportions assez considérables, est d'avis d'accorder l'autorisation demandée aux conditions suivantes : un système de ventilation sera établi dans le dépôt et les os ne pourront y séjourner au delà de vingt-quatre heures en été et d'une semaine en hiver ; ce délai devra même être abrégé, si l'intérêt de la salubrité publique l'exige.

Le sieur Léonard, Jacques, marchand de chiffons à Strasbourg, demande à établir un magasin de chiffons Petite-rue-de-la-Grange, 5, à Strasbourg.

Le maire est d'avis d'autoriser aux conditions ordinaires.

Le Conseil, appliquant à cette demande la distinction qu'il a établie entre les établissements considérables et les dépôts de peu d'importance qui sont l'accessoire d'autres industries ; attendu que le dépôt du sieur Léonard est situé dans une rue étroite et populeuse, et que, sans avoir des proportions très-considérables, il ne peut être considéré comme étant l'accessoire d'une autre industrie, est d'avis que l'autorisation peut être accordée aux conditions suivantes : 1° Une cheminée d'appel sera établie et un compartiment maçonné, avec porte en tôle, recevra les chiffons de laine ; 2° jusqu'à l'époque où les conditions seront remplies, le dépôt ne pourra renfermer au delà de 50 kilogrammes de chiffons.

La dame Schott, Salomé, demande l'autorisation d'établir un dépôt d'os et de chiffons, à Strasbourg, rue de l'Hôpital, 24.

Le maire est d'avis d'autoriser aux conditions ordinaires.

Le Conseil, attendu que le commerce de la dame Schott se

fait dans des proportions assez considérables, que l'établisse- Dépôts d'os et de chiffons. ment est situé dans une rue étroite où il est important de réunir toutes les conditions de salubrité qui diminuent les inconvénients de ces dépôts, est d'avis d'accorder l'autorisation demandée aux conditions indiquées par le maire de Strasbourg.

La dame Oberdœffer demande l'autorisation d'établir un magasin de chiffons rue des Chandelles, 9.

Le maire est d'avis d'autoriser aux conditions ordinaires.

Le Conseil, attendu que l'établissement de ladite dame Oberdœffer est situé dans une rue étroite et qu'il se rattache par ses proportions à la première catégorie des établissements de ce genre, est d'avis d'accorder l'autorisation demandée aux conditions imposées par le maire de Strasbourg.

Le sieur Hirsch demande l'autorisation d'établir un magasin de chiffons à Schlestadt, rue des Laboureurs, 17.

Aucune opposition ne s'est produite dans l'enquête.

Le maire et le sous-préfet de Schlestadt émettent des avis favorables.

Le Conseil, attendu que, d'après l'avis du sous-préfet et du maire, le local indiqué présente des dispositions convenables, est d'avis d'accorder l'autorisation demandée aux conditions suivantes : 1° La ventilation du magasin sera assurée au moyen d'une cheminée d'appel d'une section d'au moins $0^m,20$ carrés ; 2° Un compartiment en maçonnerie, avec porte en tôle, recevra les chiffons de laine ; jusqu'à l'époque où ces constructions seront terminées, le dépôt ne pourra contenir au delà de 50 kilogr., de chiffons, et les os séparés des chiffons dans l'opération du triage ne pourront rester dans le magasin plus de vingt-quatre heures en été et de cinq jours en hiver.

La séance est levée à cinq heures.

### Séance du 14 octobre 1857.

Membres présents : MM. LEREBOULLET, HEYDENREICH, OBERLIN, ARONSSOHN, IMLIN, STOEBER, TOURDES.

Le procès-verbal de la séance précédente est lu et adopté.

*Demande en autorisation d'une fosse de dépôt de vidange* Dépôt de vidange. Banlieue de Strasbourg. *dans la banlieue de Strasbourg, hors la porte de Saverne.* Le Conseil, après examen et discussion des pièces, émet un avis

24.

Dépôt de vidange.
Banlieue de Strasbourg.

contraire à l'autorisation demandée. Les conclusions sont motivées dans le rapport suivant, présenté par M. TOURDES :

Le sieur Wagner, gérant de la société Sutter, Lutz et Compagnie, demande l'autorisation d'établir hors la porte de Saverne, au bord de la route impériale, un dépotoir de matières vidangées.

Cette fosse serait située hors la porte de Saverne, dans la deuxième zone des servitudes militaires, entre l'ancienne route de Saverne et le chemin de fer de Strasbourg à Bâle. Il résulterait du plan annexé à la demande, que la fosse se trouverait à 50 mètres du chemin de fer de Bâle, à quelques mètres de la route, à 500 mètres environ de l'entrecroisement des deux chemins de fer de Bâle et de Paris, et à 150 mètres des habitations les plus voisines. La route près de laquelle se trouverait le dépotoir est surtout fréquentée par des cultivateurs.

La fosse, longue de 30 mètres, large de 4 mètres, haute de 3 mètres, serait en maçonnerie, bétonnée, voûtée et couverte en terre ; elle représenterait, disent les demandeurs, un réservoir hermétiquement fermé. Cette fosse n'aurait que deux petites ouvertures destinées l'une à recevoir le tube au moyen duquel on opérerait le transvasement des matières, l'autre à porter un appareil ignivore pour opérer la destruction des gaz fétides. Les matières fécales seraient versées dans le dépotoir ou en seraient retirées au moyen de tubes et de pompes, par le procédé suivi pour le vidange à domicile. L'opération terminée, le tube adapté à l'ouverture, serait remplacé par un gazivore rempli d'eau et pourvu d'un réchaud incendescent. Aucune opération ne se ferait à l'air libre et dans l'intervalle les ouvertures de la fosse seraient hermétiquement fermées ou pourvues de gazivores.

De nombreuses oppositions se sont produites dans l'enquête de la part de la Compagnie du chemin de fer, des ingénieurs des ponts et chaussées, des fonctionnaires de la douane et des propriétaires des maisons voisines.

Les motifs d'opposition sont les suivants : 1° Le voisinage de ce lieu de dépôt dépréciera les propriétés environnantes et incommodera les habitants ; 2° la proximité de la fosse, placée près de la bifurcation des deux chemins de fer, pourra nuire à la santé des employés qui y stationnent nuit et jour, détériorer certaines parties du matériel, incommoder les voyageurs dont les trains s'arrêtent fréquemment à l'entrée de la gare, vers le point où

s'exhaleront ces émanations; .3º le vent sud-ouest dominant à
Strasbourg portera les émanations sur la gare et sur le bâtiment de la douane ; 4º l'établissement étant situé entre la route
départementale de Saverne à Strasbourg, rendra le passage d'une
partie de cette route insupportable pour les voyageurs. Des
plaintes se sont déjà élevées au sujet du dépotoir provisoire placé
au côté droit de la route.



Le maire de la ville de Strasbourg, considérant qu'avec des
précautions convenables , la fosse à construire ne donnera lieu
à aucune émanation nuisible, ni par le dépôt des matières, ni
par les différentes opérations de transvasement , est d'avis d'accorder l'autorisation demandée, sous diverses conditions relatives
à la clôture hermétique de la fosse , à l'emploi d'appareils igni-
vores à la dissolution des matières , à l'usage obligatoire des
tuyaux et des pompes pour toutes les opérations de transvasement des tonneaux de la compagnie dans la fosse et de la fosse
dans les voitures des cultivateurs. La création prochaine, d'un
emploi d'inspecteur des vidanges permettra d'assurer la stricte
exécution des conditions imposées.

Après un examen approfondi de la question, le Conseil croit
devoir appeler l'attention de l'autorité sur les faits suivants :

Les inconvénients d'un dépotoir sont de deux ordres, les uns
proviennent de la fosse elle-même, les autres sont occasionnés
par le transvasement des matières.

Les inconvénients provenant de la fosse peuvent être notablement atténués par une construction convenable. Si la fosse est rendue étanche, aucune infiltration n'est possible. La clôture à peu
près hermétique obtenue au moyen d'une voûte bétonnée et qui
ne présente que deux ouvertures d'un faible diamètre , remédie
au danger des émanations. L'occlusion de ces deux ouvertures
et l'apposition d'appareils gazivores dans l'intervalle des opérations doit encore sous ce point de vue augmenter la sécurité.
On se rappellera en outre que si les règlements sont strictement
exécutés, la fosse ne doit recevoir que des matières déjà désinfectées et qu'une nouvelle désinfection sera pratiquée aussi souvent que la nécessité en sera reconnue.

La création projetée d'une place d'inspecteur des vidanges est
une garantie de la stricte exécution de ces conditions.

Il est cependant impossible de méconnaître qu'une fosse longue
de 30 mètres, large de 4, haute de 3 et pouvant contenir

Dépôt de vidange. 360 mètres cubes de matières fécales plus ou moins bien désin-
Banlieue de Strasbourg. fectées, ne présente par elle-même des inconvénients, quelles
que soient les précautions adoptées. Il importe de placer un établissement de ce genre dans une situation convenable, à une distance suffisante de grands services publics et d'habitations privées. L'éloignement à 1 kilomètre de l'enceinte de la ville nous
semble en général devoir être exigé.

Les différentes opérations auxquelles donne lieu le transvasement des matières nous paraissent être le principal inconvénient
qui résulte d'un dépôt de ce genre. On affirme, il est vrai, que
ce transvasement se fera avec toutes les précautions adoptées
pour les vidanges de l'intérieur de la ville et avec le mécanisme
dont l'expérience a démontré toute la supériorité. Nous admet-
tons qu'il peut en être ainsi pour le transvasement des matières
des tonneaux dans la fosse, versement qui se fait avec le matériel de la compagnie, mais l'opération qui consiste à retirer les
matières de la fosse pour les verser dans les voitures des cultivateurs, ne présentera pas les mêmes garanties. Ces voitures
appartiennent encore à l'ancien système dont la ville de Strasbourg a fait pendant si longtemps la déplorable expérience; elles
ont, il est vrai, un couvercle, mais qui est loin de fermer d'une
matière hermétique, et il est impossible qu'au moment du char-
gement et pendant le parcours, il ne s'en exhale pas une odeur
fétide.

A cette occasion, nous appellerons l'attention de l'autorité sur
l'avantage que trouveraient les cultivateurs à substituer des tonneaux aux voitures actuellement en usage. Ce nouveau matériel
ferait disparaître les inconvénients du transvasement et du transport; il permettrait même aux cultivateurs de recevoir l'engrais
dans l'intérieur de la ville. Au moyen d'une disposition particulière, les tonneaux serviraient à verser les matières sur les champs
mêmes, sans transbordement et avec beaucoup moins de travail.
L'administration pourrait exiger que dans un délai de deux ou trois
ans cette transformation s'effectuât au fur et à mesure de l'usure
et de la destruction des voitures actuelles. Cette prescription serait favorable à l'agriculture aussi bien qu'à l'hygiène publique.

Des inconvénients que nous venons de signaler, on doit conclure que l'emplacement choisi par le sieur Wagner prête à de
sérieuses objections. L'avantage d'être situé à une des portes
les moins fréquentées de la ville et près d'une des routes les

plus accessibles aux cultivateurs, est notablement atténué par le voisinage du chemin de fer. Si la fosse en elle-même a peu d'inconvénients, les opérations nécessitées par le transvasement des matières produiraient sans aucun doute des émanations fétides, surtout avec l'imperfection actuelle du matériel employé par les cultivateurs. Un service de ce genre ne peut être installé au voisinage de grands établissements, à l'entrecroisement des deux chemins de fer, au point où stationnent fréquemment des convois, et tout en reconnaissant la nécessité de ne point entraver une industrie qui réalise pour la ville de Strasbourg un important progrès d'hygiène publique, le Conseil considère l'emplacement proposé comme mal choisi et émet un avis contraire à l'autorisation.

*Demande en autorisation d'une fosse à vidange dans la banlieue de Strasbourg, hors la Porte Nationale.* Le sieur Forgonnet, gérant de la société dite la Fertilité, demande à être autorisé à établir une fosse de dépôt de vidange, hors la porte Nationale, dans la banlieue de Strasbourg, au canton dit Kreutzel.

Quarante-neuf voisins ont fait opposition. Le maire de Strasbourg émet un avis contraire à l'autorisation.

Le pétitionnaire déclare que la fosse sera voûtée et maçonnée, qu'elle n'aura qu'une seule ouverture ou puisard destiné à recevoir un corps de pompe mobile, qui servira au transvasement des matières et restera hermétiquement fermé après chaque opération. La fosse, dans ces conditions, peut ne pas avoir d'inconvénients sérieux, mais les opérations de transvasement dans les voitures mal closes des cultivateurs donneront nécessairement lieu à des émanations incommodes; il résulte en outre du plan, que le dépotoir serait situé à proximité de deux cimetières, à 120 mètres de l'un, et à 130 mètres de l'autre, sur la route même qui y conduit. Par ces motifs, le Conseil, tout en reconnaissant qu'il importe de ne pas gêner le développement d'une industrie qui est un progrès notable pour l'hygiène publique de Strasbourg, considère l'emplacement proposé comme mal choisi, et est d'avis qu'il n'y a pas lieu d'accorder l'autorisation demandée.

*Trempe et moulage de chandelles.* M. Aronssohn a visité l'atelier du sieur Schmauch, qui a été transporté du n° 22 de la rue Thomann au n° 1, vers la rue de la Gare. La fabrication se borne uniquement à la liquéfaction du suif purifié et à la trempe des chandelles. L'atelier est dans des conditions convenables ; en faisant toutes les opérations dans la pièce située sur la cour et en plaçant la chaudière sous le manteau de la cheminée qui y existe déjà, cette fabrication n'aura aucun inconvénient.

Le Conseil adopte ces conclusions et émet un avis favorable à l'autorisation.

*Fabrique de crins frisés.* — *Fabrique de crins frisés et préparation de soies de porc.* M. le préfet communique au Conseil une décision de M. le ministre de l'agriculture et du commerce qui maintient dans la première classe la fabrique de crins frisés du sieur Willmann, hors la porte d'Austerlitz, 19. Quand même la préparation des soies de porc n'est qu'un accessoire peu important d'une usine, le classement de cette industrie dans la première classe des établissements dangereux, insalubres ou incommodes, fait par l'ordonnance du 27 mai 1838, ne peut en aucune manière être modifié. Si les procédés adoptés excluaient la fermentation, conformément à deux avis du comité consultatif des arts et manufactures du 29 octobre 1856 et 16 septembre 1857, l'établissement pourrait être rangé dans la seconde classe. Telle est la jurisprudence adoptée par le ministre.

*Fabrique de potasse.* — *Fabrique de potasse.* Le sieur Kahn, Raphaël, de Westhoffen, demande l'autorisation d'établir son usine dans un nouveau local. Le maire de Westhoffen, considérant que la fabrique sera située dans un endroit reculé du village, émet un avis favorable à l'autorisation. Le Conseil, attendu que la fabrication de la potasse ne donne lieu à aucune émanation nuisible, et vu la déclaration du maire sur la situation du local, se prononce en faveur de l'autorisation demandée.

La séance est levée.

**Séancè du 11 novembre 1857.**

*Présidence de M. Stoeber.*

Membres présents : MM. Stoeber, Tourdes, Leredoullet, Aronssohn, Hepp, Oppermann, Oberlin, Heydenreich, Imlin, Coumes, Morin.

Le procès verbal de la séance précédente est lu et adopté.

*Mouture de sulfate de baryte.* — *Classement d'un moulin à vapeur pour la mouture du sulfate de baryte.* Les sieurs de Gournay et Guignes demandent l'autorisation d'établir dans la banlieue de Strasbourg, au canton dit Musau, un moulin à vapeur pour la mouture du sulfate de baryte.

Le Conseil est invité à donner son avis sur la nature de cette industrie et sur la classe à laquelle elle appartient.

Le sulfate de baryte, retiré des mines du grand-duché de Bade, est transporté à l'établissement pour y être soumis à la mouture. Cette opération se fait au moyen d'une machine à vapeur de la force de vingt chevaux.

La mouture du sulfate de baryte ne présente par elle-même aucun inconvénient; c'est une substance pesante, dont les émanations ne peuvent s'étendre au loin, et l'intérêt même du fabricant est d'empêcher toute perte de poussière. Les inconvénients d'un établissement de ce genre sont ceux qui résulteraient de toute machine à vapeur de même force.

Cette usine peut être rapprochée des moulins à broyer le plâtre et la chaux, et des fabriques de blanc de plomb, quoiqu'elle ait moins d'inconvénients encore que ces divers établissements. Le Conseil est en conséquence d'avis qu'il convient de la ranger dans la seconde classe des établissements insalubres.

*Construction d'un four à cuire les pipes.* Le sieur François Prévost demande l'autorisation de construire un four à cuire les pipes, rue Neuve-quai-des-Bateliers, 18, à Strasbourg. Aucune opposition ne s'est produite dans l'enquête, le maire est d'avis d'autoriser.

Le Conseil, attendu qu'une industrie de ce genre ne peut nuire à la santé publique, que le fourneau sera situé dans une cour et que les mesures de précaution déterminées par l'architecte de la ville empêcheront le danger du feu, est d'avis d'accorder l'autorisation demandée.

*Demande en autorisation de magasins de chiffons.* 1° Le sieur Simon Judas demande l'autorisation de transférer Grand'-rue, 15, le magasin de chiffons qu'il a été autorisé à établir, même rue, 44. Aucune opposition ne s'est produite; le maire est d'avis d'autoriser.

Le Conseil émet un avis semblable, à la condition de l'établissement d'une cheminée de ventilation pour le dépôt, et d'un compartiment spécial, maçonné et avec porte en tôle, pour les chiffons de laine.

2° Le sieur Jacques Bourdel demande l'autorisation d'éta-

 blir un magasin de chiffons dans la maison dont il est propriétaire, rue de la Fonderie, 11. Une opposition s'est produite dans
l'enquête. Le maire est d'avis d'autoriser aux conditions ordinaires.

Le Conseil, considérant que le dépôt est situé dans une rue
étroite et qu'il aura un développement assez considérable, mais
attendu que le local peut être disposé de manière à atténuer ces
inconvénients, est d'avis d'accorder l'autorisation aux conditions
suivantes : Etablissement d'une cheminée de ventilation dans les
proportions exigées par l'architecte de la ville, compartiment
spécial dans la cour, pour les chiffons de laine.

3° La dame Graff demande l'autorisation d'établir un dépôt
d'os et de chiffons, rue des Chandelles, 15, à Strasbourg. Aucune opposition ne s'est produite ; le maire est d'avis d'autoriser.

Le Conseil, attendu que le dépôt sera situé dans un quartier
populeux et qu'il importe de limiter par des restrictions les dé-
veloppements que pourrait prendre un magasin d'os, attendu
en outre que par des précautions hygiéniques on peut atténuer
les inconvénients de ce genre de commerce, est d'avis d'accorder l'autorisation aux conditions suivantes : 1° Etablissement
d'une cheminée d'appel ; 2° compartiment spécial pour les chiffons de laine ; 3° interdiction de conserver les os au delà de
vingt-quatre heures du 1er avril au 30 septembre, au delà de
cinq jours du 1er octobre au 31 mars.

4° Le sieur Hattenberger, propriétaire d'un magasin de chiffons, rue des Frères, 26, réclame contre les conditions qui lui
ont été imposées par l'arrêté du 17 avril 1857. Pour éviter la
nécessité de construire une cheminée d'appel et un compartiment spécial, il s'engagerait à ne conserver à la fois que 100 ki-
los de chiffons, et à ne pas ténir de chiffons de laine.

Le maire est d'avis de ne pas modifier les conditions imposées.

Le Conseil a établi une distinction entre les magasins qui renferment des quantités considérables de chiffons et les dépôts de
peu d'importance qui ne sont que l'accessoire d'une autre industrie. On imposerait aux premiers les conditions exigées par
le maire de Strasbourg ; on autoriserait les seconds à la condition de ne renfermer au plus que 50 kilogr. de chiffons. Attendu
que le magasin du sieur Hattenberger est placé dans de bonnes

conditions hygiéniques, et que le commerce de chiffons n'est que l'accessoire de son industrie, le Conseil pense qu'il pourrait être rangé dans la seconde catégorie et être autorisé à la condition de restreindre les dépôts de chiffons dans la limite indiquée de 50 kilogr. Il importerait qu'une surveillance exacte garantît l'accomplissement de cette condition.

*Dépôt d'os à Bischwiller.* Le sieur Cerf Branberg réduit sa demande d'autorisation à celle d'un dépôt d'os; il redemande le plan primitif pour y faire les corrections indiquées. Renvoi du plan et du dossier.

*Dépôt de charbon à Strasbourg.* Le sieur Joseph Grosjean demande l'autorisation d'établir un dépôt de charbons à Strasbourg, rue des Tonneliers, 11.

Le maire est d'avis d'autoriser.

Une commission du Conseil a constaté que le magasin du sieur Grosjean était construit dans de bonnes conditions.

Un dépôt de ce genre ne peut incommoder que par la poussière qui se dégage pendant le déchargement des marchandises, lorsqu'on les verse directement sur la voie publique. En interdisant ce mode de déchargement, on évite tout inconvénient sérieux. A cette condition qui est ordinairement prescrite par la police municipale, le Conseil émet un avis favorable à l'autorisation.

*Fabrique de chandelles à Molsheim.* Le sieur Eugène Stœckel demande l'autorisation d'établir une fabrique de chandelles et une fonte de suif au bain marie, dans sa maison située dans la banlieue de Molsheim, sur la ligne de communication n° 10.

Plusieurs oppositions se sont produites dans l'enquête. Le maire est d'avis d'autoriser, à la condition que la fonte de suif ne s'opérera que pendant la nuit.

Le Conseil, attendu que la fabrique de chandelles avec fonte de suif sera située hors de la ville de Molsheim, mais à une petite distance des habitations et sous le vent dominant, est d'avis que l'autorisation ne peut être accordée que sous diverses conditions sauvegardant l'hygiène publique : 1° Le sieur Stœckel fera construire une cheminée de 15 mètres au moins d'élévation avec 0m,40 de côté ; 2° cette cheminée sera munie à l'intérieur de l'usine d'une hotte ou manteau assez large pour que toutes les opérations de fonte se fassent au-dessous ; 3° la fonte de suif ne pourra être opérée que de nuit, de dix heures du soir à six heures du matin.

**Martinet à étamer le fer et l'acier.** MM. Coulaux et Comp. demandent l'autorisation de convertir le moulin dit Bischoffs-mühle qu'ils possèdent à Molsheim, en un martinet destiné à étirer le fer et l'acier. Cet établissement est rangé dans la première classe des établissements insalubres, incommodes et dangereux.

L'enquête a été ouverte à Molsheim ; de nombreuses oppositions se sont produites, elles sont basées sur les motifs suivants: l'ébranlement communiqué par le martinet nuira à la solidité des constructions voisines et déterminera l'altération du vin dans les caves ; la couleur des peaux tannées sera modifiée par les eaux provenant de l'usine ; le bruit du martinet sera une incommodité grave qui dépréciera les propriétés environnantes.

Le conseil municipal de Molsheim, sur la proposition du maire, s'est prononcé en faveur de l'autorisation, à la majorité de dix voix contre quatre.

Il résulte du plan annexé à la demande que l'usine est située en dehors de la ville et qu'elle n'est voisine d'aucune maison d'habitation. La propriété la plus rapprochée est un jardin entouré de murs. Le poids des martinets ne devant pas dépasser 40 à 50 kilogr., l'ébranlement produit sera trop peu considérable pour nuire aux murs voisins et pour s'étendre jusqu'aux caves de l'intérieur de la ville. Le seul inconvénient réel est le bruit provenant des marteaux. Il est incontestable que ce bruit incommode sera un inconvénient pour le jardin situé à proximité, mais attendu qu'il n'existe sur ce point aucune maison d'habitation, et qu'un bruit incommode, éloigné des habitations, ne peut être considéré comme un motif suffisant pour arrêter le développement d'une industrie, attendu qu'un moulin de ce genre ne peut communiquer aux eaux de la rivière des qualités nuisibles à la préparation des peaux des tanneurs, attendu que l'usine ne fait naître aucun danger pour la salubrité publique, le Conseil est d'avis qu'il y a lieu d'accorder l'autorisation demandée.

**Analyse de l'eau du bras d'Altorf.** Le Conseil reçoit un tonnelet d'eau prise au bras d'Altorf par les soins du conducteur des ponts et chaussées de la circonscription. Cette eau doit être analysée dans le but de déterminer si elle est altérée par les déchets

des amidonneries situées sur le parcours du ruisseau. MM. Oppermann et Oberlin se chargent de cette analyse.

*Distillerie d'alcool retiré de la garancine.* M. Sengenwald Distillerie de garances.
demande l'autorisation d'établir une distillerie d'alcool dans sa
fabrique de garancine, située à la Montagne-Verte, banlieue de
Strasbourg. Les jus sucrés provenant de la garance sont transformés en alcool.

Aucune opposition ne s'est produite. Le maire est d'avis d'autoriser.

Le Conseil, attendu que l'établissement est situé hors de la
ville et qu'il n'offre aucun inconvénient au point de vue de l'hygiène publique, est d'avis d'accorder l'autorisation demandée.

La séance est levée à cinq heures.

## Séance du 9 décembre 1857.

Membres présents : MM. Stoeber, Tourdes, Oppermann,
Oberlin, Daubrée, Imlin, Koenic, Aronssohn, Hepp,
Heydenreich.

M. le préfet préside la séance.

*Installation du Conseil.* M. le préfet procède à l'installation Installation du Conseil.
des membres du Conseil.

Le scrutin est ensuite ouvert pour la nomination du vice-président et du secrétaire.

Vice-présidence : M. Stoeber, 9 voix; M. Tourdes, 1.

M. Stoeber est nommé vice-président.

Secrétaire : M. Tourdes, 9 voix; M. Lereboullet, 1.

M. Tourdes est nommé secrétaire.

M. le préfet tire ensuite au sort les noms des membres du
Conseil, dont les fonctions doivent expirer dans deux ans; ce
sont MM. Tourdes, Schützenberger, Stoeber, Willemin,
Morin, Oppermann, Oberlin, Lereboullet.

Doivent sortir dans quatre ans, MM. Heydenreich, Aronssohn, Daubrée, Koenig, Coumes, Hepp, Imlin.

*Vaccine et assistance médicale.* M. le préfet expose au Con- Vaccine et assistance
seil différents projets qui plus tard seront soumis à ses délibéra- médicale.
tions, et qui ont pour but de favoriser la propagation de la vaccine et de régulariser l'assistance médicale.

M. le préfet croit nécessaire en ce qui concerne la vaccine :
1° d'encourager la recherche du vrai cowpox, en accordant des

Vaccine et assistance médicale.

primes aux cultivateurs qui présenteraient des vaches atteintes de cette affection ; 2° de rétablir les prix de vaccine qui existaient autrefois dans le département du Bas-Rhin, et qui récompensaient le zèle des médecins qui avaient opéré le plus grand nombre de vaccinations ; 3° d'encourager les sages-femmes à vacciner ; 4° de régulariser l'existence des dépôts de vaccine, en les rendant publics et officiels ; aujourd'hui ils n'existent plus que grâce au zèle de quelques médecins.

La médecine cantonale est un des services les plus importants de l'assistance publique. Pour s'assurer du fonctionnement régulier de cette institution, il conviendrait de créer une inspection du service médical, qui s'étendrait en même temps aux hospices et aux bureaux de bienfaisance. Les rapports de l'inspecteur seraient soumis au Conseil. On aurait ainsi une base certaine pour l'appréciation du service médical. On pourrait récompenser par des gratifications annuelles les médecins cantonaux et les sages-femmes qui se seraient distingués par leur zèle, et on remédierait ainsi dans certaines limites à l'insuffisance du traitement des médecins cantonaux.

Des sommes importantes ont été obtenues des communes et du département pour le service de la pharmacie cantonale, qui assure à la population indigente la gratuité des médicaments ; ces sommes s'élèvent à environ 36,000 fr. ; ce service étant largement établi, il conviendrait peut-être de réviser les tarifs actuellement en vigueur.

Le soin des malades à domicile est le complément nécessaire du traitement médical. M. le préfet a contribué, pour atteindre ce but, à propager dans le département l'institution des sœurs qui se vouent à cette mission. Seize établissements de ce genre, avec 59 sœurs, existent déjà dans le département, notamment dans les communes de Haguenau, de Schléstadt, de Saverne, de Châtenois, d'Ottrott, de Dambach.

L'attention du Conseil est appelé sur ces différentes questions, qui seront plus tard l'objet d'un examen spécial.

Dépôts de vaccin.

*Dépôts de vaccin.* M. le préfet du Bas-Rhin, dans une lettre datée du 8 décembre, invite le Conseil à s'occuper de la création de ces dépôts et à répondre aux questions suivantes :

1° La propagation de la vaccine ne réclame-t-elle pas une meilleure organisation des facilités à procurer aux praticiens pour obtenir du vaccin ? 2° Quelle serait la meilleure organisation des

dépôts de vaccin auxquels les praticiens pourraient s'adresser 
en tout temps? 3° Ne faudrait-il pas s'occuper du renouvellement
du vaccin par le cowpox? Quels procédés et encouragements seraient employés pour y réussir?

M. le préfet communique au Conseil un rapport de M. le docteur JACOBI, de Schiltigheim, *Sur l'organisation des dépôts
de vaccine*. M. JACOBI propose les mesures suivantes : 1° deux
ou trois médecins des cantons ruraux s'entendraient avec les
médecins communaux de la ville pour vacciner de huit en huit
jours pendant trois mois et à tour de rôle, de manière à tenir
constamment la vaccination en activité; 2° la vaccination ne serait plus gratuite pour les parents qui ne présenteraient pas leurs
enfants au bout de huit jours à la vérification de cette opération;
ils seraient assujettis à payer une rétribution en faveur du bureau
de bienfaisance; 3° on encouragerait la recherche du cowpox en
accordant des primes aux cultivateurs qui en découvriraient. Aujourd'hui ils cachent cette maladie avec le plus grand soin, de
peur de ne plus vendre le lait de leur vache. Des primes de ce
genre ont été instituées dans le Wurtemberg en 1825, dans le
pays de Baden en 1829, et en Algérie en 1857; elles ont déjà
produit d'heureux résultats.

Le Conseil renvoie l'examen de ces questions à une commission composée de MM. STOEBER, TOURDES, SCHÜTZENBERGER,
ARONSSOHN et IMLIN. Cette commission s'occupera en même
temps de la question des prix de vaccine.

*Autorisation de magasins de chiffons.* Le sieur Michel Levy 
demande l'autorisation d'établir un magasin de chiffons à Strasbourg, rue de l'Écrevisse, 9. Aucune opposition ne s'est produite dans l'enquête. Le maire est d'avis d'autoriser aux conditions ordinaires de ventilation et de compartiment spécial pour
les chiffons de laine.

Le Conseil, attendu que la disposition des lieux est convenable et qu'il est possible de contrebalancer par des précautions
hygiéniques les inconvénients provenant de ce genre d'industrie,
est d'avis qu'il y a lieu d'accorder l'autorisation demandée aux
conditions imposées par le maire de Strasbourg. Les os recueillis pendant le triage ne devront point séjourner dans le magasin
au delà de vingt-quatre heures en été et de quatre jours en hiver.

Le sieur Weber demande l'autorisation d'établir un magasin
de chiffons, rue de Schiltigheim, 15, à Strasbourg.

Magasins de chiffons.

Aucune opposition ne s'est produite dans l'enquête; le maire est d'avis d'autoriser aux conditions suivantes : 1° établissement d'un système de ventilation dans le dépôt; 2° compartiment maçonné avec porte en tôle pour les chiffons de laine.

Le Conseil, attendu que la disposition des localités est convenable, et qu'il est possible de contrebalancer par des précautions hygiéniques les inconvénients d'une industrie de ce genre, est d'avis qu'il y a lieu d'accorder l'autorisation demandée aux conditions imposées par le maire de Strasbourg.

Les os recueillis pendant le triage des chiffons ne devront pas séjourner dans le magasin au delà de vingt-quatre heures en été et de quatre jours en hiver.

Fabriques d'allumettes chimiques.

*Fabrique d'allumettes chimiques à Ingwiller.* Le sieur François-Guillaume Keim demande l'autorisation d'établir une fabrique d'allumettes chimiques à Ingwiller. Aucune opposition ne s'est produite; le comité cantonal de salubrité et le sous-préfet de l'arrondissement émettent un avis favorable.

Le Conseil, attendu que l'établissement sera situé hors du village et à 75 mètres des dernières habitations, attendu que s'il est à désirer que le phosphore rouge soit substitué au phosphore ordinaire pour faire cesser les inconvénients de ce genre de fabrication et le danger qui résulte des allumettes chimiques, l'état actuel de l'industrie ne permet pas encore d'imposer cette condition aux fabricants, est d'avis qu'il y a lieu d'accorder l'autorisation demandée, sous diverses conditions ayant pour but de préserver la santé des ouvriers :

1° Une cheminée de ventilation sera établie dans l'atelier, avec un manteau assez large pour que les principales opérations s'exécutent au-dessous;

2° Une solution de sous-carbonate de soude, en quantité suffisante, devra toujours se trouver dans l'atelier, à la disposition des ouvriers, afin qu'ils puissent se laver les mains et se nettoyer la bouche à diverses reprises et notamment en quittant la fabrique. Une instruction écrite affichée dans l'atelier rappellera aux ouvriers l'utilité de cette pratique qui a pour but de les préserver de la nécrose des maxillaires.

Machine à vapeur.

*Machine et chaudière à vapeur.* Le sieur Heppner demande l'autorisation d'établir une machine et une chaudière à vapeur dans son atelier de tissage à Schléstadt.

Une opposition s'est produite dans l'enquête. L'ingénieur en

chef des mines et le sous-préfet de l'arrondissement sont d'avis Machine à vapeur.
d'autoriser.

Le Conseil, attendu qu'un établissement de ce genre ne peut nuire à la santé publique, et que l'inconvénient provenant de la fumée ou de la vapeur peut être annulé par une élévation suffisante de la cheminée, est d'avis qu'il y a lieu d'accorder l'autorisation demandée, aux conditions indiquées par l'ingénieur en chef des mines.

*Fonte du suif purifié et trempe des chandelles.* Le sieur Fonte du suif purifié.
Chrétien Bollenbach demande l'autorisation de pratiquer la fonte du suif clarifié et la trempe des chandelles dans son domicile, faubourg de Saverne, 42.

Aucune opposition ne s'est produite, le maire est d'avis d'autoriser.

Le Conseil, attendu que la pièce dans laquelle seraient pratiquées ces opérations est suffisamment aérée et ventilée, attendu que le bassinet sera situé sous le manteau d'une cheminée d'appel, que dans ces conditions la fonte du suif purifié et la trempe des chandelles n'auront aucun inconvénient, est d'avis qu'il y a lieu d'accorder l'autorisation demandée.

*Demande en autorisation d'une porcherie à Strasbourg.* Le Porcherie.
sieur Jean–Daniel Wolf, jardinier à Strasbourg, demande l'autorisation d'établir une porcherie dans sa maison, faubourg National, 44.

Aucune opposition ne s'est produite, le maire est d'avis d'autoriser.

Le Conseil, attendu que la porcherie est située dans un faubourg, attendu que les tecs présentent un volume d'air de 21 mètres cubes, et qu'ils sont placés dans des cours ayant ensemble 175 mètres carrés, est d'avis d'accorder l'autorisation demandée, à la condition que les eaux des tecs s'écouleront dans une fosse couverte et désinfectée au besoin. Cette autorisation serait donnée pour quatre porcs.

*Vacance de la place du médecin cantonal de Marmoutier.* Médecine cantonale.
Le Conseil appelle l'attention de M. le préfet sur la vacance de la place du médecin cantonal à Marmoutier ; il est à craindre que cette vacance ne se prolonge au détriment de l'assistance médicale et de la propagation de la vaccine.

La division du canton de Marmoutier en deux sections a eu pour résultat de diminuer le traitement du médecin résidant au chef-lieu, et de restreindre sa clientèle, en enlevant à sa circonscription les communes les plus aisées.

Avec les conditions anciennes, il a toujours été difficile de fixer un docteur en médecine à Marmoutier, dont le canton est un des plus pauvres du département; avec les conditions nouvelles, la difficulté sera plus grande encore, et nous ne connaissons aucun de nos jeunes docteurs qui soit disposé à accepter une position offrant aussi peu de ressources.

Pour remédier à cet inconvénient, on pourrait rétablir la circonscription primitive; mais nous devons reconnaître que la division nouvelle a pour avantage d'assurer des secours médicaux plus prompts aux communes situées près de Wasselonne; accorder au médecin cantonal de Marmoutier, exceptionnellement et à cause de la pauvreté du pays, le traitement intégral de 1000 fr. nous paraît être le meilleur moyen de décider un docteur en médecine à se fixer dans cette résidence peu avantageuse.

 *Altération des eaux du bras d'Altorf.* M. Oppermann présente au Conseil un rapport sur l'altération des eaux du bras d'Altorf. Il résulte de l'analyse d'un échantillon de ces eaux par MM. Oppermann et Oberlin, qu'elles renferment une matière organique azotée, facilement putrescible, et des acides organiques, tels que l'acide acétique et l'acide lactique.

Cette altération est évidemment produite par l'eau de lavage des fécules provenant des diverses amidonneries situées sur le parcours du ruisseau.

Cet état de choses est assez grave pour légitimer les plaintes des communes et nécessiter des mesures ayant pour but de remédier au mal.

Ces mesures pourraient être : 1º l'établissement de bassins d'épuration dans chaque fabrique; en préservant le ruisseau, on recueillerait ainsi des matières susceptibles d'être employées comme engrais; 2º l'obligation de ne laisser circuler que de nuit l'eau épurée dans le ruisseau.

 *De la fabrication des bougies stéariques.* L'intérêt qui s'attache à cette industrie nouvelle pour l'Alsace nous engage à reproduire textuellement le rapport de M. Oberlin, sur une autorisation accordée, en 1853, à un établissement de ce genre dans la banlieue de Strasbourg.

Les sieurs Lamasse et Comp. ont demandé l'autorisation d'é-

tablir une fabrique de bougies stéariques à la Robertsau, quar- Fabrique de bougies<br>stéariques.
tier Rouge., 27.

La commission nommée par le Conseil s'est transportée sur les lieux avec MM. STOEBER, vice-président, et G. TOURDES, secrétaire, et, après vérification, elle m'a chargé de vous soumettre un rapport sur les procédés employés par cette industrie, une des plus intéressantes, et qui forme le premier établissement de ce genre dans le département du Bas-Rhin.

La propriété des sieurs Lamasse et Comp. est entourée de chemins vicinaux, et ne se trouve que d'un côté contiguë à une maison particulière, à 40 mètres du bâtiment industriel.

Les ateliers sont d'une longueur de 54 mètres, divisés en quatre compartiments, d'une élévation proportionnée à cette étendue et bien aérés. Cet établissement possède une chaudière à vapeur qui distribue partout où cela est nécessaire la chaleur, la vapeur, et imprime le mouvement à diverses machines.

Dans la première division de ses ateliers s'opère la saponification du suif, dont la fonte n'a pas lieu dans la fabrique. La saponification a pour but de détruire la combinaison des acides gras avec la glycérine, au moyen de la chaux qui la remplace, et pour obtenir des stéarate, margarate et oléate de chaux; elle s'opère dans une cuve en bois, légèrement conique, doublée en plomb, et chauffée par un tube circulaire placé au fond de la cuve. Dès que le suif est fondu, on ajoute la quantité nécessaire de chaux éteinte et délayée dans l'eau, et l'on soumet ce mélange à une forte agitation. Après complète saponification, on soutire la partie liquide, qui entraîne en dissolution la glycérine, puis on extrait de la cuve les stéarate, margarate et oléate de chaux sous forme d'un savon consistant, devenant très-dur par le refroidissement, que l'on concasse et qu'on passe au crible. Ce savon de chaux est porté dans de nouvelles cuves de la même forme que les précédentes, où on le soumet, à l'aide de la chaleur, à la décomposition par l'acide sulfurique étendu pour mettre en liberté les acides stéarique, margarique et oléique et pour former du sulfate de chaux. La décomposition terminée, et après quelque temps de repos, les acides gras viennent surnager dans le liquide acide qui repose sur le sulfate de chaux. Cette opération se passe sans dégagement d'aucune odeur. On transvase alors ces acides gras dans de nouvelles cuves également chauffées à la vapeur et doublées en plomb, où ils sont lavés une

 première fois dans une eau légèrement acidulée, puis soumis à
l'eau pure.

Dans la seconde division du bâtiment s'opère la cristallisation
des acides gras privés autant que possible de la chaux et de l'a-
cide sulfurique ; elle a lieu dans des moulots ou moules spéciaux
en fer-blanc, dont la forme un peu évasée permet d'enlever avec
facilité les pains solidifiés. Ces pains, qui ont une teinte brunâtre
provenant de l'acide oléique interposé entre les deux acides gras
solides, sont introduits dans des sacs de laine qu'on soumet, à
froid, à l'action graduée de presses hydrauliques verticales ; cette
première pression a pour but d'enlever à l'acide gras concret sa
plus grande partie d'acide oléique ; on soumet ensuite les mêmes
pains à une pression à chaud dans des presses horizontales, ce
qui en élimine le reste d'acide oléique en entraînant une certaine
quantité de matière solide. Il reste alors dans les sacs une matière dure, sèche, blanche et transparente, qui est l'acide stéarique.

Dans la troisième division s'opère l'épuration et la clarification
de l'acide gras pressé. Ce raffinage des tourteaux peut se faire
par l'acide sulfurique étendu ou par l'acide oxalique. Il a pour
objet de débarrasser les acides gras solides des dernières traces
de chaux. Après plusieurs lavages à l'eau bouillante, on laisse
reposer le tout, pour verser ensuite la partie solide dans des
moules qu'on place dans des étuves pour opérer une dessiccation
complète. On obtient ainsi des pains bien épurés.

Le moulage des bougies se fait dans la dernière division du
bâtiment. Avant de couler l'acide gras dans les moules, on fixe
les mèches dans l'axe de ces moules ; ces mèches sont en coton
natté, pour qu'il ne soit pas besoin de moucher la bougie ; on
est même parvenu à réduire les volumes des cendres de ces
mèches en les plongeant dans une solution d'acide borique. Cet
acide forme avec la chaux et la silice des cendres du coton un
verre fusible, qu'on voit briller à l'extrémité de la mèche lors de
sa combustion.

A la sortie des moules, on expose les bougies pendant quelques jours à la lumière et à l'humidité pour leur donner toute la
blancheur possible ; puis l'on procède, enfin, à leur dernière
toilette, en leur faisant subir le rognage, le polissage et la mise
en paquets.

Votre commission n'a pas seulement suivi avec intérêt les

diverses phases de cette fabrication, elle s'est également préoc-Fabrique de bougies
cupée de l'écoulement des diverses eaux renfermant, soit de la stéariques.
glycérine, soit de l'acide sulfurique et les corps gras entraînés.
Ces eaux s'écoulent dans des puisards construits en maçonnerie
et sont reprises en sous-œuvre : on évapore les premières, celles
qui renferment en dissolution la glycérine, pour obtenir ce dernier produit; les secondes, les eaux acidulées, sont employées,
après qu'on en a enlevé les corps gras surnageants, à une nouvelle décomposition. Comme déchet il ne reste que du sulfate de
chaux, que les fabricants comptent employer comme engrais.

D'après cet état de choses, votre commission ne peut que
vous proposer d'émettre un avis favorable à l'autorisation demandée, mais sous la réserve ordinaire que MM. Lamasse et
Comp. se soumettraient à toutes les modifications dont l'expérience pourrait constater la nécessité dans l'intérêt de la salubrité.

### Séance du 15 janvier 1858.

#### Complément de la séance du 9 décembre 1857.

Membres présents : MM. STOEBER, président; TOURDES, secrétaire; ARONSSOHN, OBERLIN, HEPP, HEYDENREICH, MORIN,
OPPERMANN et LEREBOULLET.

Le procès-verbal de la séance précédente est lu et adopté.

*Propagation de la vaccine.* M. TOURDES communique au Propagation de la
Conseil le projet arrêté par une commission composée de vaccine
MM. STOEBER, ARONSSOHN, SCHÜTZENBERGER, TOURDES et
IMLIN. M. le préfet du Bas-Rhin a appelé l'attention du Conseil
sur les questions suivantes : Création d'un dépôt de vaccine, encouragement à la découverte du cowpox, rétablissement des
prix de vaccine.

Cette commission propose les dispositions suivantes :

I. *Dépôts de vaccine.* 1º Il sera créé un dépôt de vaccine pour Dépôts de vaccin.
le département du Bas-Rhin.

Ce dépôt serait confié à l'un des médecins cantonaux du département.

2º Les obligations du dépositaire seront les suivantes :

Il devra autant que possible continuer pendant toute l'année
les vaccinations dans son canton, afin d'être en état de fournir du
vaccin frais et pris de bras à bras.

Dépôts de vaccin.   Il conservera du vaccin soit dans des tubes, soit entre des plaques, par les procédés qu'il jugera convenable d'employer, dans le but d'être toujours en mesure d'envoyer du vaccin conservé, n'ayant pas plus de six semaines de date, aux médecins qui en feront la demande.

Toutes les demandes de vaccin devront être adressées directement, par lettres affranchies, au médecin chargé du dépôt.

Le médecin indiquera dans sa réponse s'il y a dans son canton des enfants encore en cours de vaccination; il fera connaître le nom et le domicile des parents, l'époque à laquelle la vaccination sera possible. Il s'entendra avec le médecin, soit pour l'accompagner au domicile de l'enfant vacciné, soit pour faire transporter celui-ci à une heure convenue à son propre domicile.

S'il n'existe pas de vaccin frais, ou si l'on ne demande que du vaccin conservé, le médecin dépositaire sera chargé de faire cet envoi directement et franco par la poste.

L'indemnité accordée au médecin chargé du dépôt de vaccine pourrait être fixée à 500 fr.

Cette indemnité représente les honoraires dus au médecin pour ses soins, visites et démarches; elle a en même temps pour but de subvenir aux dépenses suivantes qui resteraient à sa charge :

Achat des tubes et des plaques pour la conservation du vaccin, frais d'emballage et affranchissement des envois, dépense modique avec le tarif actuel de la poste.

Indemnité à donner aux parents des enfants pour faciliter les vaccinations et pour déterminer dans le canton les déplacements qu'il jugera nécessaires.

3° Tous les six mois le médecin chargé du dépôt transmettrait à M. le préfet un état des demandes de vaccine et des envois, avec un rapport sur son service.

Ce rapport serait communiqué au Conseil.

Depuis de longues années, M. le docteur JACOBI, médecin cantonal à Schiltigheim, remplit gratuitement la plupart des obligations imposées par ce projet de règlement. Un grand nombre de médecins s'adressent à lui pour obtenir de la vaccine et jamais ces demandes ne sont restées sans effet. Nous proposons de confier à M. le docteur JACOBI le dépôt officiel de la vaccine: on aura ainsi l'avantage de profiter d'un service tout organisé, et le zèle éprouvé de notre confrère est une garantie de son exactitude à remplir ces nouvelles fonctions.

II. *Encouragement à la découverte du cowpox.* 1° Tout propriétaire ou cultivateur ayant une vache atteinte de cowpox (affection pustuleuse du pis des vaches), serait invité à en faire la déclaration au médecin cantonal et au vétérinaire de l'arrondissement, s'il réside dans la même commune ou à proximité.

2° Le médecin et le vétérinaire, s'il y a lieu, se transporteront chez le cultivateur, afin de vérifier la nature de l'affection signalée.

Le médecin recueillera la matière des pustules et il fera les inoculations nécessaires pour démontrer l'existence du cowpox.

3° Une prime de 25 fr. serait accordée au cultivateur ou au propriétaire dont la vache aurait été reconnue atteinte du véritable cowpox, démontré par le succès de l'inoculation.

Si la maladie signalée n'est pas le cowpox, mais si elle présente assez de ressemblance avec cette affection pour qu'une erreur de bonne foi ait été possible, le cultivateur recevrait une indemnité de 5 fr.

4° Le médecin cantonal avertira de la découverte du cowpox le médecin chargé du dépôt de la vaccine ; il lui enverra une certaine quantité de la matière recueillie au pis de la vache et du vaccin provenant de l'inoculation du cowpox.

5° Le médecin chargé du dépôt de la vaccine a pour mission de propager dans le département le vaccin renouvelé par le cowpox.

La publicité sera donnée dans les journaux du département à la découverte du cowpox.

III. *Rétablissement des prix de vaccine.* 1° Les prix de vaccine seraient rétablis dans le département du Bas-Rhin. Deux prix seraient décernés chaque année aux médecins qui se distingueraient le plus pour la propagation de la vaccine.

2° Tous les ans, dans le courant du mois de juillet, les médecins concourant pour le prix devraient envoyer à la préfecture leurs états de vaccination signés et certifiés par les maires des communes où ces opérations auront été faites.

Ces états comprendraient : 1° La liste nominative des enfants nés pendant l'année précédente ; 2° les vaccinations opérées sur ces enfants dans l'année de leur naissance ou dans les six premiers mois de l'année suivante ; 3° La liste des enfants décédés avant la vaccination.

**Prix de vaccine.**  Communication serait donnée de ces pièces au Conseil qui les vérifierait et qui ferait son rapport au préfet.

3° Les prix seront accordés aux deux médecins qui auront fait le plus grand nombre de vaccinations proportionnellement au nombre des naissances, déduction faite des décès.

Si la proportion est égale pour deux ou plusieurs médecins, on prendrait en considération, pour le classement, le nombre absolu des vaccinations, la dissémination de la population, les vaccinations opérées sur des enfants plus âgés ou sur des adultes, les revaccinations et les services rendus pendant les années précédentes.

4° Les prix consisteraient en une médaille d'argent et en un bon de librairie.

Une mention honorable avec médaille d'argent ou de bronze pourrait être accordée aux médecins qui auraient opéré le plus grand nombre de revaccinations.

5° Les prix de vaccine, conformément à l'ancien usage, seraient décernés dans la séance de rentrée de l'Académie, en même temps que les prix de la faculté de médecine.

Le Conseil adopte les conclusions de ce rapport.


### Séance du 10 février 1858.


**Ateliers d'équarrissage.**  *Demande en autorisation d'un atelier d'équarrissage à Erstein.* Le sieur George Ostertag demande l'autorisation d'établir un atelier d'équarrissage dans la banlieue d'Erstein. Une opposition s'est produite dans l'enquête, de la part de la commune d'Osthausen. Cette opposition est fondée sur la crainte des émanations fétides que développe cette industrie. Le maire d'Erstein, le comité de salubrité de Schléstadt, le sous-préfet de l'arrondissement émettent un avis favorable à l'autorisation.

Le Conseil, après avoir pris connaissance des plans et des pièces de l'enquête, attendu que l'atelier d'équarrissage sera situé en rase campagne, à une distance suffisante des habitations les plus voisines, attendu que la commune d'Osthausen, qui est la plus rapprochée de l'atelier, en est encore éloignée de près d'un kilomètre et ne se trouve point sous les vents dominants, est d'avis quil y a lieu d'accorder l'autorisation demandée.

*Demande en autorisation d'un atelier d'équarrissage à*

*Epfig.* Le sieur Ostertag demande l'autorisation d'établir un ate- Ateliers d'équarrissage.
lier d'équarrissage dans la banlieue d'Epfig.

Aucune opposition ne s'est produite dans l'enquête. Le maire d'Epfig, le Conseil de Schléstadt, le sous-préfet de l'arrondis-. sement émettent un avis favorable.

Le Conseil, attendu que l'établissement sera situé à plus d'un kilomètre des habitations les plus voisines, est d'avis qu'il y a lieu d'accorder l'autorisation demandée.

*Demande en autorisation d'une machine à vapeur à Stras-* Machine à vapeur.
*bourg.* M<sup>me</sup> Berger-Levrault et fils, imprimeurs à Strasbourg, demandent l'autorisation d'établir une machine à vapeur dans leur atelier d'imprimerie à Strasbourg. Cinq oppositions se sont produites dans l'enquête de la part des propriétaires des maisons voisines ou contiguës. Les oppositions sont basées sur le danger d'explosion et d'incendie et sur les inconvénients produits par la fumée de la houille et par l'ébranlement provenant de la machine. L'ingénieur des mines et le maire de Strasbourg sont d'avis d'autoriser.

Le Conseil, attendu que la machine sera peu considérable et ne dépassera pas la force de quatre chevaux, attendu qu'il est possible de remédier aux inconvénients provenant de la fumée et que l'ébranlement produit peut être considéré comme nul, lorsque la machine est située sur un massif en maçonnerie sans contact avec les propriétés voisines, est d'avis d'accorder l'autorisation demandée aux conditions suivantes :

1° La hauteur de la cheminée au-dessus du sol devra être de 25 mètres au moins.

2° La machine à vapeur devra être éloignée de 2 mètres environ des deux maisons contiguës.

*Assainissement de la colonie d'Ostwald.* M. le péfet com- Assainissement de la<br>colonie d'Ostwald.
munique au Conseil les projets et les plans d'assainissement de la colonie d'Ostwald. Le creusement et le curage d'un certain nombre de fossés auront pour résultat d'abaisser de 50 centimètres environ le niveau des eaux dans toute la région qui entoure la colonie. Les eaux stagnantes situées près d'Ostwald et au voisinage du chemin de fer trouveront un écoulement facile. Les routoirs de Geispolsheim, qui sont aujourd'hui plus bas que les fossés d'écoulement, seront transportés ailleurs. On évalue à 14,000 fr. environ les frais de ces travaux, aussi utiles à l'agriculture qu'à la salubrité publique. Le conseil ne peut que donner son

approbation à ces plans qui, supprimant les marais et desséchant le sol, auront pour résultat d'assainir le pays et de diminuer le nombre des fièvres intermittentes dans une région qui est aujourd'hui un foyer d'infection palustre.

*Médecine cantonale.* *Vacance de la place de médecin cantonal à Marmoutier.* M. le préfet demande au Conseil de lui présenter un candidat offrant les garanties que l'administration a le droit d'exiger.

*Désinfection des fosses d'aisance.* *Service des vidanges de la ville de Strasbourg.* Des plaintes se sont élevées au sujet de l'odeur infecte répandue par les opérations de vidange qui se pratiquent dans la ville de Strasbourg. Avec le système actuel, ces émanations ne devraient pas se produire, si la désinfection des fosses était faite avec soin.

M. le maire de Strasbourg vient de créer une place d'inspecteur des vidanges ; c'est une garantie pour la salubrité publique. Nous croyons utile d'appeler l'attention de l'administration municipale sur la nécessité de surveiller la désinfection des fosses.

Cette désinfection devrait se faire dans les conditions suivantes : 1° Employer 5 kilogrammes environ de sulfate de fer par mètre cube de matières fécales; 2° faire dissoudre préalablement le sulfate de fer dans de l'eau très-chaude, deux ou trois litres d'eau par kilogramme de sel ; 3° verser le liquide dans la fosse douze heures environ avant l'opération de la vidange. Le prix du sulfate de fer étant de 6 centimes le kilogramme, la dépense serait peu considérable et l'on arriverait facilement avec une exacte surveillance à faire disparaître un inconvénient grave qui pourrait compromettre aux yeux du public le nouveau système de vidange, malgré sa supériorité incontestable sur les procédés anciens.

## *Séance du 10 mars 1858.*

*Médecine cantonale.* *Changement de résidence du médecin cantonal adjoint de Truchtersheim.* M. FINCK, médecin cantonal adjoint du canton de Truchtersheim, demande à transférer sa résidence de Fürdenheim à Truchtersheim, chef-lieu du canton; cette demande est appuyée par plusieurs maires.

Le Conseil, attendu que la commune de Truchtersheim est située au centre du canton, tandis que celle de Fürdenheim est placée à l'une de ses extrémités, est d'avis que ce changement de résidence ne peut qu'être favorable au service médical et qu'il y a lieu de l'autoriser.

*Dépôt d'os et atelier de cuisson des os à Bischwiller.* Le Dépôt d'os. sieur Braunberg-Cerf demande l'autorisation d'établir un dépôt d'os avec un atelier de cuisson dans la banlieue de Bischwiller. De nombreuses oppositions se sont produites dans l'enquête de la part du maire et du conseil municipal de Bischwiller et des maires de la plupart des communes du canton. Ces oppositions sont basées sur la crainte des émanations fétides qui s'exhaleront de cet établissement, sur les inconvénients qu'elles présenteront pour les habitations voisines, pour les routes, les forêts et les champs situées à proximité.

Le Conseil, attendu que l'établissement du sieur Cerf sera situé en pleine campagne, à deux kilomètres environ de Bischwiller, et à une distance plus grande encore de la plupart des communes qui réclament, et dont il est séparé par une forêt et par des houblonnières, attendu qu'il sera placé à plus de 100 mètres de la route de communication de Haguenau, et qu'il ne peut à cette distance nuire à la circulation sur cette route, attendu que l'atelier d'équarrissage de la ville de Bischwiller est placé dans la même forêt, considérant que, sous tous ces points de vue, l'établissement projeté est dans une situation qui ne peut nuire à la salubrité publique, est d'avis qu'il y a lieu d'accorder l'autorisation demandée.

*Demande en autorisation d'un lavoir flottant près de* Lavoir flottant. *Schléstadt.* Le sieur Jean-Chrétien Conrad, fabricant de colle-forte à Schléstadt, demande l'autorisation d'établir sur le cours d'eau dit Schiffweeg, un lavoir flottant à paniers pour le lavage des matières destinées à la fabrication de la colle-forte. Plusieurs oppositions se sont produites, basées sur la mauvaise odeur provenant de ce lavage, la matière première employée se composant de peaux qui peuvent être altérées par la putréfaction ; le Conseil et le sous-préfet de l'arrondissement de Schléstadt sont d'avis d'accorder l'autorisation demandée, à la condition que le lavoir sera situé à 150 mètres au moins de la route la plus voisine.

Le Conseil, attendu que les matières premières employées dans cette industrie sont des rognures de peaux passées à la chaux pendant deux ou trois mois, attendu que le lavoir sera situé à une distance suffisante des habitations les plus voisines et de la route départementale, est d'avis qu'il y a lieu d'accorder l'autorisation demandée, à la condition d'observer la distance de 150 mètres indiquée par le Conseil et le sous-préfet de Schléstadt.

**Fabrique de crins frisés.** *Fabrique de crins frisés avec préparation de soies de porcs, de la banlieue de Strasbourg.* M. le préfet renvoie au Conseil les pièces de cette affaire. L'établissement ayant été rangé dans la première classe par décision ministérielle, et de nombreuses oppositions s'étant produites dans la nouvelle enquête, une commission du Conseil, composée de MM. ARONSSOHN, LEREBOULLET et IMLIN, procédera à la visite de la fabrique.

*Fabrique tartrique.* Les sieurs Bloch et Weil demandent l'autorisation d'établir une fabrique d'acide tartrique dans la banlieue de Strasbourg, près la Montagne-Verte. Le maire est d'avis d'autoriser.

Le Conseil, attendu qu'une fabrique de ce genre ne donne lieu à aucune émanation dangereuse ou incommode, attendu que l'établissement sera d'ailleurs situé à 20 mètres de la route et à une distance assez grande des habitations, est d'avis d'accorder l'autorisation demandée.

**Amidonnerie.** *Amidonnerie dans la banlieue de Strasbourg.* Les sieurs Herrenschmidt demandent l'autorisation d'établir une amidonnerie dans leurs usines du Wacken, banlieue de Strasbourg. Aucune opposition ne s'est produite. Le maire est d'avis d'autoriser, sous diverses conditions, ayant pour but d'éviter le danger d'incendie et l'altération des eaux courantes voisines par les résidus de la fabrication.

Le Conseil, attendu qu'une amidonnerie ne peut être nuisible que par les eaux qui s'en écoulent, lorsque le procédé par fermentation n'est pas employé, attendu que l'établissement n'aura aucun voisin immédiat, est d'avis qu'il y a lieu d'accorder l'autorisation demandée aux conditions indiquées par le maire de Strasbourg.

**Fabrique de potasse.** *Fabrique de potasse à Westhoffen.* Le sieur Lazare Meyer demande l'autorisation de transférer dans un nouveau local sa fabrique déjà autorisée à Westhoffen. Plusieurs voisins s'opposent à ce changement; le maire subordonne son approbation à la condition d'établir la cheminée du côté des jardins.

Le Conseil, attendu que la fabrication de la potasse consiste à faire des cendres par la combustion et à les épuiser ensuite par l'eau, attendu qu'un établissement de ce genre ne peut nuire que par le danger du feu et par la fumée qui s'en échappe, attendu que cette fumée peut être très-désagréable lorsque les débris de divers plantes et notamment les tiges de pommes de terre alimentent la combustion, attendu que le nouveau local sera très-voisin d'autres habitations, est d'avis qu'il y a lieu d'accorder l'autorisation demandée à la condition : 1° que l'on prendra dans la construction du foyer des précautions nécessaires pour éviter le danger du feu ; 2° que l'établissement sera muni d'une cheminée qui dépassera d'un mètre le faîte des maisons voisines.

*Classement des calorifères.* Le maire de Strasbourg appelle l'attention de l'autorité sur les dangers que peuvent entraîner les calorifères à vapeur et autres ; il demande si ces appareils ne sont point classés parmi les établissements dangereux, insalubres ou incommodes, et s'il n'y a point lieu de prévenir par des prescriptions légales des accidents auxquels ces appareils peuvent donner lieu.

Consulté sur cette lettre par M. le préfet, le Conseil émet l'avis suivant : 1° les calorifères ne sont point classés parmi les établissements dangereux, ni même insalubres ; 2° par analogie, les calorifères à vapeur et à eau pourraient être rapprochés des machines à vapeur, à cause de la possibilité des explosions ; 3° les calorifères à air chaud entraînent, comme tout autre appareil de chauffage, le danger d'incendie ou d'asphyxie par les produits de la combustion.

L'autorité a toujours le droit de veiller sur ces appareils et de faire vérifier leur construction pour les établissements publics. Il ne nous semble pas nécessaire qu'elle intervienne dans la pose des appareils privés, qui sont encore peu nombreux à Strasbourg ; l'intérêt des propriétaires et la responsabilité des industriels qui fournissent les appareils nous paraissent être une garantie suffisante.

La séance est levée à cinq heures.

## *Séance du 14 avril 1858.*

Membres présents : MM. Stœber, président ; G. Tourdes, secrétaire ; Oppermann, Lereboullet, Oberlin, Aronssohn, Morin, Heydenreich.

*Demande en autorisation d'un procédé nouveau dans une amidonnerie.* Le sieur Schaub demande l'autorisation d'intro-

Amidonnerie. duire un nouveau procédé de fabrication dans son amidonnerie à Bischheim. Le Conseil est invité à donner son avis sur les inconvénients que peut présenter ce procédé et sur la question de savoir si cette modification peut être autorisée sans formalités nouvelles.

Le procédé du sieur Schaub consiste à substituer comme matière première la farine de froment au grain. On extrait le gluten de la farine, en évitant avec soin toute fermentation. Dans l'ancienne méthode, le grain trempait pendant plusieurs jours et la fermentation se produisait d'une manière inévitable. La fabrication, avec le procédé nouveau, se fait beaucoup plus rapidement; elle fournit une plus grande quantité de fécule et un gluten non altéré.

Le procédé proposé, permettant d'une manière plus sûre d'éviter la putréfaction, est évidemment supérieur aux anciennes méthodes, sous le point de vue de la salubrité publique, et le Conseil pense qu'il peut être autorisé sans qu'il soit nécessaire de soumettre le sieur Schaub à aucune formalité nouvelle.

Fabrique de crins frisés. *Autorisation d'une fabrique de crins frisés.* Le sieur Charles Willmann demande l'autorisation d'établir une fabrique de crins frisés hors la porte d'Austerlitz, 3.

Cette fabrication se compose de deux parties : 1º de la préparation, au moyen de la putréfaction, des soies de porc qui doivent être mêlées aux crins; 2º du lavage, du peignage et du mélange des différentes espèces de soies et de crins. L'établissement est rangé dans la première classe, à cause de la préparation des soies de porcs.

De nombreuses oppositions se produisent dans l'enquête; treize habitants de la banlieue, voisins de l'établissement, s'opposent à l'autorisation, en donnant comme motifs l'odeur infecte qu'exhalent les fosses où fermentent les soies de porcs. Un grand nombre d'autres voisins déclarent, au contraire, n'avoir jamais été incommodé par cette fabrication.

Le maire de Strasbourg est d'avis d'autoriser sous diverses conditions.

Une commission du Conseil, composée de MM. MORIN et HEYDENREICH, s'est tranportée à l'établissement du sieur Willmann. Cette commission a constaté que l'établissement était construit dans des conditions convenables, que la seule partie de la fabrication qui pouvait donner lieu à des inconvénients, était la pré-

paration des soies de porcs, mais que des précautions suffisantes
avaient été prises pour y remédier. Les caisses que reçoivent les
soies ne sont qu'au nombre de deux; elles sont placées au milieu
du jardin dans une construction cluse et surmontée d'une cheminée de ventilation, ayant au moins 15 mètres de hauteur.
Aucune odeur n'existait dans l'établissement au moment de la vi
site, et la situation des caisses est telle qu'elles ne peuvent incom
moder les propriétés voisines au moment où on les ouvre. L'ouverture des caisses est la seule partie de l'opération qui donne
lieu à des émanations fétides. Fabrique de crins frisés.

Le Conseil, adoptant ces conclusions, est d'avis qu'il y a lieu
d'accorder l'autorisation demandée, aux conditions déjà exigées
par le maire de Strasbourg :

1° Le nombre des caisses où s'opère la fermentation de soies
de porcs ne dépassera pas deux; la capacité de chaque caisse
sera de 2 mètres cubes au maximum;

2° Les caisses resteront placées dans une construction fermée
et munies d'une cheminée ayant au moins 15 mètres de hauteur;

3° L'écoulement des eaux de lavage sera assuré au moyen
de rigoles d'une pente suffisante.

*Création d'un abattoir à Brumath.* Il résulte du rapport du
médecin cantonnal de Brumath que l'absence d'abattoir public
dans cette petite ville entraîne des inconvénients graves pour la
salubrité. Les bouchers tuent les bêtes à domicile; ils recueillent
une partie du sang et des débris dans des fosses; ils laissent
écouler une autre partie du sang dans les rigoles de la voie publique. La vidange, des fosses qui est fréquente, fait naître des
émanations insupportables. Abattoirs privés.

La création d'un abattoir public ferait disparaître ces inconvénients. On aurait, en outre, l'avantage de vérifier plus facilement
la qualité de la viande.

Le Conseil décide que l'attention de M. le préfet sera attiré
sur cette question.

*Rapports semestriels* (2e *semestre* 1857). *Canton de Brumath* (1re section). 355 naissances; diminution des fièvres intermittentes. L'infiltration des eaux du canal est moins considérable. Etat sanitaire satisfaisant; absence de sages-femmes à
Mommenheim. Rapports semestriels.

*Canton de La Petite-Pierre.* Pas d'épidémie. Etat fâcheux
des écoles de Reibetzwiller, de Wingen, de Rosteig. Insuffi-

 sance du nombre de sages-femmes, 7 communes sur 10 en manquent complétement. Les conseils municipaux remédieraient à cet inconvénient en se-réunissant pour voter une indemnité à la sage-femme qui viendrait se fixer dans leur circonscription. Légère diminution du paupérisme.

*Canton de Saverne.* 76 vaccinations sur 82 naissances. Eaux stagnantes le long du canal et du chemin de fer. Un pâtre de Gottersheim est signalé comme pratiquant l'exercice illégal de la chirurgie.

La séance est levée à quatre heures.

## Séance du 12 mai 1858.

Membres présents : MM. IMLIN, HEYDENREICH, STOEBER, TOURDES, LEREBOULLET, HEPP, WILLEMIN.

 *Réclamation au sujet du tarif adopté pour la pharmacie cantonale.* M. HOFFMANN, pharmacien à Brumath, expose que l'expérience d'une année lui a démontré que le nouveau tarif ne peut être appliqué qu'aux fournisseurs en gros et non aux pharmaciens de la campagne, un grand nombre de manipulations n'étant pas rétribuées; il demande, soit une révision du tarif, soit une remise sur les prix.

Un membre fait observer que les pharmaciens de Paris ont pour les bureaux de charité un tarif inférieur de 20 0/0, sur un grand nombre d'articles, au tarif du bureau de bienfaisance de Strasbourg.

Le Conseil, attendu que des réclamations assez nombreuses se sont élevées au sujet du nouveau tarif, nomme une commission, qui aura pour but d'examiner s'il convient de modifier les prix des médicaments, d'augmenter les frais de manipulation pour certains articles ou d'accorder en bloc une augmentation de 15 à 20 0/0 sur le montant du mémoire.

La commission examinera en même temps les moyens de simplifier les formalités qui rendent très-difficiles le paiement des mémoires. Il importerait que le maire n'eût à signer que cette dernière pièce, à laquelle seraient jointes les formules qui porteraient uniquement les signatures du médecin. La commission chargée de l'examen de ces questions est composée de MM. HEPP, HEYDENREICH et OBERLIN.

*Ressources spéciales à affecter au Conseil.* M. le préfet communique au Conseil une circulaire du ministre de l'agriculture et du commerce. Cette circulaire est relative aux questions suivantes :

1° Le ministre demande un rapport général sur les travaux des Conseils fonctionnant aux chefs-lieux d'arrondissement;

2° Il invite les Conseils généraux à voter des crédits annuels destinés aux dépenses des Conseils et en rapport avec l'importance de cette institution.

M. le préfet demande au Conseil un rapport motivé sur les moyens les plus sûrs de seconder les intentions du ministre.

*Rapport semestriels* (2° *semestre* 1857). M. BROUILLET fait connaître le mouvement de la population du canton de Geispolsheim. L'excédant des naissances a été beaucoup plus considérable en 1857 qu'en 1858. Le nombre des vaccinations a égalé à peu de chose près le nombre des naissances; 521 vaccinations ont été pratiquées pendant le cours de l'année. L'endémie des fièvres intermittentes a continué à Ostwald et dans la partie du canton située sur la ligne du chemin de fer; elle a été moins prononcée que d'habitude. L'herpès labialis s'est montré fréquemment et a paru exercer une influence favorable. L'apparition de ce symptôme indiquait au moins une modification avantageuse dans l'état du malade.

1er *semestre* 1858. État sanitaire favorable. M. BROUILLET insiste sur la nécessité des revaccinations qui devraient être renouvelées tous les dix ans. La variole atteint de préférence les individus dont la vaccination remonte à l'époque la plus éloignée.

Un grand nombre de routoirs font dans ce canton l'office de marais. M. BROUILLET constate qu'à Ostwald où la santé des hommes est si fréquemment altérée par les fièvres intermittentes, le bétail est aussi sain et aussi beau que dans les contrées les plus favorisées.

*Colonie d'Ostwald.* La moyenne des enfants présents à la colonie d'Ostwald s'est élevée à 278 pour l'année 1857. La colonie a reçu pendant ce laps de temps 51 nouveaux détenus. Le nombre des entrées à l'infirmerie s'est élevé à 497, celui des entrées à l'hôpital à 21. On a compté 440 cas de fièvres intermittentes qui formaient avec 28 bronchites, 34 affections gastro-intestinales, la plus grande partie des maladies observées. Le nombre des décès a été de 5. M. BROUILLET pense que le desséchement des marais qui entourent Ostwald, placera cet établissement dans les conditions les plus favorables.


## Séance du 14 juillet 1858.


Membres présents : MM. STOEBER, président; TOURDES, secrétaire; LEREBOULLET, HEYDENREICH, WILLEMIN, IMLIN, OBERLIN, MORIN et HEPP.

Le procès-verbal de la séance précédente est lu et adopté.

*Médecine cantonale.* — *Vacance d'une place de médecin cantonal adjoint dans le canton de Marckolsheim.* M. le préfet annonce au Conseil la vacance de cette place; il demande la présentation d'un jeune docteur réunissant les conditions convenables.

Les membres du Conseil ne connaissant en ce moment aucun candidat qu'ils puissent présenter à l'autorité, sont d'avis qu'il y a lieu de faire un appel à la publicité, en annonçant la vacance de la place dans les deux journaux du département et dans la *Gazette médicale de Strasbourg.* Le même avis serait donné à M. le doyen de la faculté de médecine. Les candidats seraient invités à envoyer leur demande et l'indication de leur titre à la préfecture.

Plusieurs membres du Conseil font remarquer que le recrutement de la médecine cantonale deviendra difficile par suite de l'augmentation des attributions et de l'insuffisance du traitement.

Le Conseil decide qu'il soumettra cette question à un examen approfondi.

*Fabrique d'allumettes chimiques.* — *Demande en autorisation d'une fabrique d'allumettes chimiques à Ingwiller.* Le sieur Lutz, négociant à Ingwiller, demande l'autorisation d'établir une fabrique d'allumettes chimiques dans un bâtiment qu'il possède à l'extrémité sud de la commune d'Ingwiller. La fabrication consistera à confectionner des allumettes chimiques avec du bois trempé dans une pâte composée de colle-forte, de soufre et de phosphore.

Aucune opposition ne s'est produite dans l'enquête; le comité cantonal de salubrité de Bouxwiller et le sous-préfet de l'arrondissement émettent un avis favorable.

Le Conseil, attendu que la fabrique sera située à l'extrémité du village, à 220 mètres au moins des habitations les plus voisines est d'avis d'accorder l'autorisation aux conditions suivantes, ayant pour but de préserver la santé des ouvriers : 1° un système de ventilation sera établi dans l'usine, les travaux dans lesquels on manie le phosphore devront s'exécuter sous le manteau d'une cheminée ; 2° une solution de bicarbonate de soude sera constamment à la disposition des ouvriers qui devront se laver les mains et se rincer la bouche avec cette solution chaque fois qu'ils quitteront leur travail. Une instruction affichée dans l'établissement rappellera aux ouvriers la nécessité de cette pratique.

*Demande en autorisation de magasins de chiffons.* Le sieur Sutter demande à établir un magasin de chiffons à Strasbourg, rue des Drapiers, 12. Aucune opposition ne s'est produite dans l'enquête. Le maire est d'avis d'autoriser aux conditions ordinaires : ventilation au moyen d'une cheminée, compartiment séparé et maçonné pour les chiffons de laine. 

Le Conseil, attendu que l'établissement est dans des proportions peu considérables et qu'il ne sert que de lieu de dépôt provisoire, les chiffons étant transportés tous les soirs dans un autre dépôt déjà autorisé et qui appartient au même propriétaire, est d'avis qu'il y a lieu d'accorder l'autorisation demandée, à la condition que le dépôt ne contiendra pas plus de 50 kilogr. de chiffons, et que les os en seront enlevés tous les soirs.

Le sieur Bergmann Levy demande à établir un magasin de chiffons et d'os dans l'impasse de la Course à Strasbourg.

Aucune opposition ne s'est produite. Le maire est d'avis d'autoriser aux conditions ordinaires le magasin de chiffons, sans se prononcer sur le dépôt d'os.

Le Conseil, en ce qui concerne le dépôt d'os, attendu que le dépôt nuirait à la salubrité d'un quartier qui a déjà été atteint par une grave épidémie, est d'avis qu'il n'y a pas lieu à autoriser ; en ce qui concerne le magasin de chiffons, attendu que l'établissement a des proportions considérables, il conviendra de ne l'autoriser qu'aux conditions suivantes : 1° une cheminée de ventilation sera établie dans le dépôt, cette cheminée aura au moins 0^m,50 de côté ; une ouverture barreaudée sera pratiquée à la partie intérieure de la porte d'entrée, afin d'assurer à la salle un courant d'air suffisant ; 3° un compartiment spécial avec porte en tôle sera établi pour les chiffons de laine ; 4° les os ne pourront séjourner dans le dépôt au delà de vingt-quatre heures en été et de trois jours en hiver.

Le Conseil recommande instamment et d'une manière générale qu'une surveillance exacte de la police empêche les dépôts de chiffons de se transformer en dépôt d'os.

**Atelier d'équarissage.** — *Demande en autorisation d'un atelier d'équarissage dans la banlieue d'Altorf.* Le sieur Thimotée Ostertag demande l'autorisation d'établir un atelier d'équarissage dans la banlieue d'Altorf. Il s'engage à n'exercer son industrie que pendant six mois de l'année, de novembre à avril.

De nombreuses oppositions se sont produites dans l'enquête de la part des habitants d'Altorf, d'Ergersheim, de Wolxheim, de Dachstein, de Kolbsheim, de Dorlisheim. Ces oppositions sont basées sur les inconvénients provenant des émanations putrides que produira l'équarissage et qui pourraient nuire, soit aux habitations les plus voisines, soit aux travailleurs dans les champs.

Le Conseil, attendu que l'établissement sera situé en rase campagne, à 1600 mètres au moins des habitations les plus voisines, attendu qu'à cette distance les émanations provenant de l'usine ne pourront avoir aucun inconvénient, attendu que le sieur Ostertag s'engage à n'exercer son industrie que pendant les six mois d'hiver, attendu que l'odeur qui s'en exhalera ne peut être considérée à cette époque de l'année comme un inconvénient sérieux pour les cultivateurs qui travailleront dans le voisinage, est d'avis qu'il y a lieu d'accorder l'autorisation demandée.

**Fabrique de billes.** — *Demande en autorisation d'une fabrique de billes à Oberhaslach.* M. Nœtinger, notaire à Strasbourg, demande l'autorisation d'établir une fabrique de billes ou chiques dans la banlieue d'Oberhaslach.

Aucune opposition ne s'est produite dans l'enquête. Le maire est d'avis d'autoriser.

Le Conseil, attendu qu'une fabrique de ce genre ne peut nuire à la santé publique, que le seul inconvénient qu'elle présente est le dépôt d'une quantité plus ou moins abondante de poussière carbonatée et siliceuse qui peut envaser un cours d'eau, lorsque celui-ci n'est pas considérable, est d'avis qu'il y a lieu d'accorder l'autorisation aux conditions suivantes : Le propriétaire sera tenu de dévaser le cours d'eau, si l'inconvénient sigualé plus haut se produisait ; l'administration pourrait encore exiger, si la nécessité s'en faisait plus tard sentir, la création d'une fosse d'épuration dans laquelle l'eau serait retenue pendant un temps suffisant, pour permettre le dépôt des matières solides.

*Travaux des Conseils de salubrité.* Allocation à accorder à ces Conseils.

Une circulaire du ministre de l'agriculture, du commerce et des travaux publics appelle l'attention des préfets sur la nécessité d'assurer le fonctionnement régulier de l'institution des Conseils et de leur assurer des ressources spéciales.

Le préfet du Bas-Rhin demande au Conseil un rapport sur ces questions.

L'avis suivant est adopté par le Conseil :

1° Les procès-verbaux des séances des Conseils d'arrondissements n'ont jamais été communiqués au Conseil départemental, si ce n'est dans quelques cas exceptionnels où l'avis de ce dernier Conseil a été demandé. C'est par ce motif qu'aucun rapport général n'a pu être fait sur ces travaux. Cette lacune pour le département du Bas-Rhin offre d'ailleurs peu d'importance. Les rapports semestriels des médecins cantonaux sont tous transmis au Conseil du chef-lieu, et font aboutir à ce Conseil tous les renseignements nécessaires sur l'état sanitaire du département. Chaque année un rapport général présente au préfet le tableau complet de ces renseignements. M. le ministre a qui une copie de ces rapports a sans doute été envoyée, a dû y trouver le travail d'ensemble qu'il désire et une appréciation assez complète de l'hygiène publique de notre département. La lacune ne peut exister que pour l'indication de quelques établissements insalubres ; il est facile de la combler, en décidant qu'au mois de juillet de chaque année les procès-verbaux des Conseils d'arrondissement seront communiqués au Conseil du chef-lieu.

2° L'allocation de 400 fr. accordée par le Conseil général du Bas-Rhin est évidemment insuffisante pour assurer le fonctionnement régulier de l'institution. La publication des travaux du Conseil est une nécessité comprise dans la plupart des départements ; il importe d'éclairer les populations sur diverses questions qui concernent l'hygiène publique. Nous sommes entrés dans cette voie et nous aurons l'honneur de présenter à M. le préfet pour la session du Conseil général le premier volume de notre recueil. Des analyses chimiques sont souvent utiles; il faut subvenir aux frais de ces opérations. Des membres du Conseil peuvent être appelés à se transporter sur divers points du département en cas d'épidémie ou pour résoudre les questions qui se rattachent aux établissements insalubres ou incommodes. Par ces motifs, une allocation de fonds est indispensable pour contribuer, suivant l'expression même du ministre, à l'accomplissement de la mission du Conseil. Nous croyons qu'on atteindra ce but en élevant à 1200 ou 1500 fr. la subvention habituellement votée par le Conseil général.

En conséquence, le Conseil demande : 1° la communication tous les ans au mois de juillet des procès-verbaux des Conseils d'arrondissement ; 2° l'élévation à 1200 ou 1500 fr. de la subvention votée par le Conseil général.

La séance est levée.

M. Tourdes présente au Conseil le rapport suivant :

Messieurs,

Le premier volume de nos procès-verbaux va paraître ;
cette publication comprend une période de neuf ans ; c'est
l'histoire sanitaire du département du Bas-Rhin, envisagée sous les points de vue les plus variés. Nous aurions
été heureux de trouver dans le passé un recueil de documents semblables ; ouvrant la carrière, nous fournirons à
nos successeurs des renseignements utiles. Vous avez concouru à réaliser des améliorations réelles, et nos recherches
pourront être le point de départ de nouveaux progrès.
C'est dans cette pensée, que l'autorité vous a accordé
avec bienveillance les moyens de publier vos travaux.

Nous diviserons ce compte rendu en cinq parties : institutions d'hygiène publique, endémies et épidémies, médecine vétérinaire et épizooties, police sanitaire, établissements industriels.

Une table détaillée des matières permettra de suivre
dans tous leurs détails les nombreux faits qui se rattachent à chacune de ces cinq catégories.

## 1° *Institutions d'hygiène publique.*

Notre volume commence par une notice sur les institutions sanitaires du département du Bas-Rhin. Après un court hommage rendu au passé et au zèle de nos prédécesseurs, nous faisons dater le compte rendu de nos travaux de l'époque à laquelle ont été mis en vigueur dans le département du Bas-Rhin, le decret du 18 décembre 1848 et l'arrêté du 15 février 1849, qui ont généralisé et régularisé en France l'institution des Conseils. Ces décrets n'ont pas été un progrès pour notre département; mais quelles que soient les imperfections que l'on peut reprocher à l'organisation nouvelle, elle n'en a pas moins pour avantage, de constituer d'une manière régulière et permanente des Conseils qui représentent à côté de l'administration les intérêts si sérieux de l'hygiène publique.

Nous avons l'espérance que cet exposé sera une preuve des services que cette institution a rendus dans le département du Bas-Rhin.

Personnel du Conseil.    Le *personnel du Conseil* a éprouvé quelques modifications pendant cette période de neuf années. Nous avons eu à regretter la démission ou le départ de MM. BOECKEL, DE BILLY, EISSEN, FORGET, DE MOBLET. Un des membres du Conseil, notre collègue MARCHAL, a succombé, victime de son dévouement, pendant l'épidémie de typhus qui a désolé les prisons de Strasbourg. Nous nous sommes fortifiés par l'accession de MM. LEBEBOULLET, ARONSSOHN, MORIN, DAUBRÉE, WILLEMIN. Nos séances se sont tenues régulièrement chaque mois, sous la présidence si dévouée de notre collègue, M. STOEBER. Cette périodicité dans les réunions a été une des conditions favorables à l'activité de nos travaux. L'autorité préfectorale, la municipalité de Strasbourg nous ont consulté dans des occasions importantes. Des rapports généraux et spéciaux ont été rédigés par divers membres du Conseil. Vos travaux ont reçu la publicité régulière du journal médical du département et ont pu ainsi exercer une influence utile.

Vous avez provoqué la création de *comités cantonaux* de salubrité, institution qui peut rendre des services pendant les épidémies, et appeler l'attention sur les causes locales d'insalubrité. *Comités cantonaux.*

Une de vos premières pensées a été de demander une *enquête générale* sur la salubrité des campagnes, et à cette occasion, un appel a été adressé à toutes les communes du département. *Enquête communale.*

Le rapport de M. le docteur BOECKEL, fait connaître dans ses détails les résultats de cette grande enquête, qui constate l'état sanitaire du département et les besoins de l'hygiène publique, à l'entrée de la période que nous venons de parcourir. C'est un travail considérable qui servira de point de départ à toutes les recherches du même genre.

La *médecine cantonale* établie dans le département du Bas-Rhin depuis 1810, était restée sans changer de forme jusqu'à nos jours. Aucune modification importante n'avait été introduite dans cette institution ; elle avait atteint son but en ce qui concerne les vaccinations, et l'autorité possédait dans chaque canton un homme compétent pour l'avertir de tous les dangers qui menaçaient la santé publique ; mais pour les soins à donner aux malades indigents, la médecine cantonale laissait à désirer. A part le chef-lieu du département et la commune où résidait le médecin cantonal, on peut dire que la médecine des pauvres était faite d'une manière insuffisante. L'étendue *Médecine cantonale.*

Médecine cantonale. des circonscriptions cantonales permettait difficilement aux médecins de soigner toute la population indigente; la distance même empêchait les pauvres de les appeler, et il était difficile de suivre d'une manière régulière le traitement de malades disséminés dans le canton. En 1855, un arrêté préfectoral a dédoublé un certain nombre de cantons et diminué l'étendue des circonscriptions médicales. Cette heureuse réforme a placé le médecin plus à portée du pauvre. S'il est à regretter que cette disposition ait eu pour résultat d'affaiblir encore la rétribution déjà bien modeste accordée aux médecins cantonaux, on peut espérer que tôt ou tard satisfaction leur sera donnée sur ce point, et que des services aussi utiles seront convenablement rénumérés. La division des cantons a eu pour effet de rendre le service médical plus facile et plus efficace, de faire du médecin cantonal plus réellement le médecin des pauvres, d'attirer des médecins dans quelques localités qui en étaient privées, et de multiplier pour les médecins dans les campagnes des positions modestes, mais honorables et qui les désignent à la confiance de la population.

La gratuité des médicaments pour la population pauvre devait être le complément naturel de la médecine cantonale. Jusqu'ici cependant, la médecine était comme désarmée, et le médecin cantonal dans ses visites en était réduit à donner des conseils, qui, souvent restaient stériles, parce que le malade ne pouvait se procurer les médicaments qui lui étaient prescrits.

Pharmacie cantonale. En 1854, la *pharmacie cantonale* a été établie sur de larges bases; la gratuité des médicaments a été assurée aux pauvres; tout pharmacien dont l'office a été trouvé dans un état convenable par le jury médical, est admis à fournir les médicaments ; un formulaire et un tarif ont pour but de restreindre ces dépenses dans de justes limites, sans gêner l'action du médecin. La gratuité des médicaments est ainsi venue donner toute sa valeur à l'institution de la médecine cantonale.

A diverses reprises nous avons été appelé par le mi- Appréciation. nistre à donner notre avis sur l'utilité de la médecine cantonale ; nos réponses ont toujours été les mêmes, proclamant les bienfaits de cette institution. L'exemple du département du Bas-Rhin a puissamment contribué à l'introduire et à la répandre en France. La médecine des pauvres est la partie la plus importante de l'assistance à domicile ; c'est la dette la plus sacrée. Sans doute, la charité privée et le zèle désintéressé des médecins viennent au secours de bien des infortunes, et cependant dans les villes mêmes, les efforts isolés ne suffisent pas à cette noble tâche ; dans les campagnes, ce serait l'abandon. Il faut une organisation régulière pour l'assistance médicale à domicile, et, en présence de cette nécessité, les objections de détails et les susceptibilités mal fondées doivent disparaître. La médecine cantonale ou la médecine de charité, quel que soit le nom que l'on préfère, est aujourd'hui une institution acceptée et dont les progrès sont manifestes. Que les circonscriptions médicales ne soient pas très-étendues, que le médecin ait une position suffisante, qu'il soit secondé et dirigé dans ses efforts, et cette institution rendra les plus éminents services.

L'introduction des sœurs, vouées au soins des malades pauvres, est le complément d'une bonne organisation de la médecine cantonale ; on ne peut qu'applaudir aux efforts de M. le préfet, pour populariser cette œuvre.

Les règlements sur la médecine cantonale ont été plu-

Appréciation. sieurs fois remaniés dans notre département. En général, ces changements ont eu pour résultats de fortifier l'institution et d'y introduire les réformes reconnues nécessaires. Le mode de nomination a varié suivant l'esprit des temps; si le concours n'a pas tenu toutes ses promesses, le règlement actuel fait une part trop étroite à la constatation médicale de la capacité des candidats. Il est vrai que dans la pratique, la bienveillance de l'autorité a étendu l'intervention du Conseil.

Le Conseil, dans le département du Bas-Rhin, est le centre de la médecine cantonale. C'est à ce Conseil que sont adressés les rapports semestriels des médecins cantonaux. Le Conseil appelle immédiatement l'attention de l'autorité sur les faits importants qui lui sont signalés, et chaque année dans un travail d'ensemble; il résume le tableau général de l'état sanitaire du pays. Plus d'une mesure favorable à l'hygiène publique a eu pour point de départ ces rapports semestriels.

Propagation de la vaccine. La *propagation de la vaccine* a été un des résultats les plus importants obtenus par la médecine cantonale. Grâce à cette institution, le département du Bas-Rhin a été un de ceux où ce précieux bienfait s'est généralisé le plus promptement. Le service des vaccinations a été organisé de prime abord sur de larges bases. Les vaccinations ont été gratuites; on n'a pas pu les rendre obligatoires; mais l'autorité n'a négligé aucune exhortation, aucun moyen d'influence. Le certificat de vaccine est devenu nécessaire pour entrer dans les écoles publiques, pour obtenir les secours des institutions de bienfaisance. Les médecins cantonaux ont été chargés d'aller dans toutes les communes pratiquer les vaccinations, et de vérifier ensuite les résultats obtenus. Les salles des mairies ont été mises à leur disposition. Les autorités locales ont été invitées à leur prêter le concours le plus absolu. Tous les trois mois l'état nominatif des vaccinations effectuées a dû être envoyé à la préfecture, et des prix ont été institués pour récompenser le zèle des médecins vaccinateurs.

Propagation de la vaccine.

Le but a été atteint et bientôt le fléau de la variole a presque disparu ; mais la petite vérole est un de ces ennemis qu'il faut combattre sans cesse ; on n'en triomphe que par une lutte incessante; le moindre relâchement dans l'emploi du moyen préservatif est bientôt décelé par la réapparition du mal. A diverses reprises dans notre département, la variole s'est montrée de nouveau, soit à l'état sporadique, soit à l'état épidémique. En général, les épidémies n'ont pas été graves ; les varioles confluentes et mortelles n'atteignaient guère que les individus non vaccinés. La prédominance des varioloïdes montrait que la population profitait toujours du bienfait si largement répandu de la vaccine.

Cette réapparition de la variole est une nouvelle preuve de la nécessité de redoubler de surveillance; l'éloignement du danger a inspiré une sécurité trompeuse, et a diminué l'esprit de prévoyance. Les préjugés populaires se sont éveillés, fortifiés peut-être par de déplorables paradoxes. Il faut redoubler d'énergie contre un mal toujours prêt à renaître, et le retour aux anciennes mesures adoptées dans le département du Bas-Rhin est un des moyens les plus sûrs de conjurer le fléau. M. le préfet a demandé au Conseil son avis sur la convenance de rétablir les dépôts de vaccine et les prix de vaccinations, et sur les encouragements à donner à la découverte du cowpox. Vous vous êtes associés à ces mesures avec empressement.

L'utilité des revaccinations est aujourd'hui hors de

doute; M. le ministre de la guerre vient de les introduire comme une mesure obligatoire dans l'armée française, suivant ainsi l'exemple depuis longtemps donné en Allemagne. Il est vivement à désirer que cette pratique se propage dans la population civile, et qu'on n'attende pas pour y recourir le moment où éclate une épidémie. L'impulsion pourrait être donnée dans les grandes établissements privés ou publics.

*Assistance médicale.* L'*assistance médicale*, pour être efficace, exige une distribution convenable d'un nombre suffisant de médecins. La publication des listes du personnel médical devenue régulière depuis quelques années, a classé notre département parmi les plus favorisés sous ce point de vue. Le nombre des docteurs en médecine a augmenté dans une faible proportion; le nombre des officiers de santé a au contraire diminué. Aucun praticien de cet ordre n'a été reçu depuis 1848, pour le Bas-Rhin. Le nombre des pharmaciens est resté à peu près stationnaire. Plusieurs cantons se sont plaints du manque de sages-femmes. Vous avez indiqué la création de bourses communales ou départementales à l'école d'accouchements de Strasbourg, avec la condition pour l'élève de s'établir dans les communes délaissées, comme un des moyens de remédier à ces inconvénients. Plusieurs communes peuvent également se réunir pour assurer un traitement suffisant à une sage-femme.

*Vérification des décès.* A diverses reprises, des renseignements nous ont été demandés sur les moyens de reconnaître les causes des décès et d'établir la statistique de la mortalité dans le département. Nous avons réclamé une mesure plus utile et sans laquelle aucune statistique ne pourra être régulièrement établie.

La *vérification des décès* ne se fait pas dans le départe- Vérification des décès.
ment du Bas-Rhin; elle n'est pratiquée qu'à Strasbourg et
dans quelques villes principales. La nécessité de cette vérification, prescrite d'ailleurs par la loi, ne peut être révoquée en doute; elle a pour but d'empêcher l'inhumation d'individus vivants, de constater l'identité du mort,
de déterminer les causes du décès, et souvent de dévoiler
des crimes, qui, sans cette mesure, resteraient inconnus.
A diverses reprises, nous avons appelé l'attention de
l'autorité sur la nécessité d'organiser ce service; les plans
sont élaborés, la médecine cantonale présente des cadres
tout faits, qui suffisent avec quelques adjonctions pour
assurer le service; la question d'argent arrête seule la
réalisation d'une mesure vivement réclamée par l'hygiène
publique.

### 2° *Endémies et épidémies.*

Les rapports semestriels des médecins cantonaux font
connaitre l'état sanitaire du département; ils présentent
le tableau des maladies régnantes, des épidémies et des
endémies.

Les grandes influences qui altèrent la santé publique
sont : l'état du sol, l'état de l'atmosphère, la quantité et
la qualité des matières alimentaires et l'apparition de certains fléaux contagieux.

Il est important d'étudier les maladies sous le point de
vue des modifications saisonnières, et de caractériser
chaque année la nature des affections régnantes; mais les
deux faits qui dominent l'hygiène publique sont l'endémie et l'épidémie.

L'*endémie* tient au sol, elle est généralement saisissable Endémies.

dans ses causes, et les progrès de l'hygiène publique peuvent la faire disparaître.

Les principales maladies endémiques dans le département du Bas-Rhin, sont le goître, le crétinisme et la fièvre intermittente.

Goître et crétinisme. Notre recueil renferme une étude sur le *goître* et sur le *crétinisme* dans le département du Bas-Rhin. Ces deux affections ont pour siége principal les bords du Rhin et deux vallées des Vosges. La portion du territoire comprise entre le Rhin et l'Ill, jusqu'au confluents de la rivière et du fleuve peut être considérée comme le principal foyer de cette endémie. Le mal a une extension qu'on était loin de supposer avant ces recherches; mais si le goître se présente encore dans des proportions considérables, pour le crétinisme, la décroissance est manifeste. L'âge de la plupart des crétins indique que la génération actuelle échappe en grande partie à cette dégénérescence de l'espèce humaine. La décroissance de l'endémie a particulièrement coïncidé avec l'assainissement du sol et le desséchement des marais.

Dans la banlieue de Strasbourg, l'endémie goîtreuse sévit encore avec beaucoup de force, et la ville même n'en est pas exempte. Ces faits ont été mis hors de doute par un second travail qui résume les principaux caractères de cette affection.

Nous signalerons comme étude analogue la statistique des aliénés du Bas-Rhin, par M. DAGONET, médecin en chef de l'asile de Stéphansfeld.

Fièvre intermittente. La *fièvre intermittente* est particulièrement endémique entre le Rhin et l'Ill et sur le bord de quelques-uns de leurs affluents. Nous avons vu suivant les années sèches et humides se multiplier ou diminuer cette affection, qui,

sans entraîner de danger immédiat, altère la constitution
et diminue la longévité. Cette maladie lève tous les ans un
lourd tribut sur une partie de la population alsacienne;
elle diminue le nombre des journées de travail, elle impose des frais de traitement et contribue ainsi à entretenir le paupérisme. Aux causes générales tenant au niveau
du sol et qui ne peuvent être modifiées que par des travaux d'ensemble, s'ajoutent les influences locales provenant des inondations, des marais et des flaques d'eau
qui existent sur divers points du territoire et qui ont été
la conséquence de grands travaux publics. Nous avons vu
sur une grande partie de leurs parcours, les chemins de
fer et les canaux, devenir une source d'insalubrité. De
vastes marais se sont ouverts le long des terrassements,
les eaux des canaux se sont infiltrées dans les terres voisines, et la fièvre intermittente s'est étendue comme un
fléau sur des régions où naguère elle était inconnue. La
commune de Dettwiller a offert un triste exemple de cette
création artificielle des fièvres intermittentes; des plaintes
analogues se sont élevées dans les cantons de Geispolsheim et de Brumath, sur le parcours des chemins de fer
de Paris et de Bâle et sur les bord du canal de la Marne-
au-Rhin.

La colonie d'Ostwald s'est trouvée en première ligne
parmi les localités ravagées par les fièvres intermittentes.
L'endémie sévit sur les jeunes détenus avec une constance
et une intensité qu'elle a rarement présentées dans d'autres
régions. Ce fléau compromet l'avenir d'un établissement
appelé à rendre les plus grands services. Espérons que les
grands travaux dont les plans viennent d'être adoptés par
l'administration, assainiront la colonie et la région qui
l'entoure. A diverses reprises nous avons appelé sur ces

418    CONSEIL D'HYGIÈNE PUBLIQUE ET DE SALUBRITÉ.

faits l'attention de l'autorité, et des travaux d'assainissement ont été entrepris. A côté de ces régions atteintes
par un mal nouveau, nous devons signaler les transformations heureuses accomplies sur d'autres points. Dans
le canton de Bischwiller entr'autres, comme dans celui
de Schlestadt, les travaux d'assainissement ont été entrepris et ont rendu à la culture de vastes terrains desséchés
et assainis.

Épidémies.   *Les épidémies* qui ont régné pendant cette période se
rapportent aux catégories suivantes : fièvres éruptives,
fièvre typhoïde et typhus, dysenterie et affections diverses, sous l'influence de conditions locales ou saisonnières, et enfin choléra asiatique.

Quelques-unes de ces épidémies sont le tribut habituel
que l'humanité paie à des causes mystérieuses ; les autres
proviennent de conditions locales ou climatériques mieux
caractérisées.

Variole.   L'apparition de la *variole* est l'indice le plus sûr d'un
affaiblissement dans les précautions prises pour la propagation de la vaccine. Le fléau est toujours prêt à reparaître, dès qu'une fausse sécurité a ralenti la surveillance. A deux reprises la variole s'est montrée épidémique
dans un assez grand nombre de communes du département. La maladie ne restait pas circonscrite, en 1854 et
1855 elle a reparu sur un grand nombre de points du
département. Les cantons où la variole a principalement
régné, sont ceux de Bischwiller, de Haguenau, de Brumath, de Barr, de Rosheim, de Saar-Union, de Drulingen, de Lauterbourg et de Geispolsheim. De nombreux
malades ont été reçus à l'hôpital civil de Strasbourg, où un
service spécial de variolés avait été établi.

Voici la statistique de la variole dans cet établissement : Variole.

| | Cas. | Décès. | | | Cas. | Décès. |
|---|---|---|---|---|---|---|
| 1849 . . . | 7 | — | 1854 . . . | | 33 | 2 |
| 1850 . , . | — | — | 1855 . . . | | 138 | 14 |
| 1851 . . . | 7 | 3 | 1856 . . . | | 1 | — |
| 1852 . . . | 25 | 5 | 1857 . . . | | — | — |
| 1853 . . . | 1 | — | | | | |

La variole dans les campagnes a le plus souvent revêtu une forme bénigne, modifiée par l'influence de la vaccine. Mais les cas de variole confluente n'ont pas été rares, et le retour de cette maladie a donné la preuve qu'un bien plus grand nombre de personnes qu'on ne le supposait, échappaient à la vaccination. Les décès dans certaines communes ont été nombreux ; ils se sont élevés en 1854 et 1855, à plus de deux cents pour les communes rurales. En général, les individus vaccinés ont complétement échappé à l'épidémie ou n'ont été atteints que de simples varioloïdes ; un des médecins cantonaux a signalé le décès de deux personne qui présentaient des traces régulières de vaccine.

Les années 1854 et 1855 ont vu régner en même temps la variole, le choléra, les fièvres typhoïde et miliaire. En 1857, une épidémie de variole coïncidant avec la miliaire s'est développée dans la banlieue de Strasbourg.

Les épidémies de *rougeole* ont été les plus fréquentes, Rougeole. Scarlatine. les plus étendues et en même temps les plus bénignes. Tous les ans on a signalé l'apparition de cette maladie dans un assez grand nombre de communes rurales. La *scarlatine* a été beaucoup plus rare ; elle n'a paru que sur quelques points isolés, plus grave que la rougeole. La *coqueluche* a souvent pris, comme épidémie, une extension extrêmement remarquable, sans cependant faire de nombreuses victimes.

Miliaire.    La *fièvre miliaire* est endémique dans le département du Bas-Rhin. Depuis l'épidémie de 1754, décrite par SALZMANN, les médecins de l'Alsace n'ont pas cessé d'appeler l'attention sur cette maladie. Un groupe de communes situées au pied des Vosges, et dont la petite ville de Rosheim forme le centre, est plus particulièrement le siége de cette affection. L'épidémie de 1812, décrite par MM. HESSERT et SCHAAL, a ravivé la miliaire dans cette partie du département. Tous les ans des cas isolés s'y développent et, à différentes époques, la maladie a repris la forme épidémique. En 1823, la miliaire a régné à Bergbieten, près de Molsheim (M. ARONSSOHN); en 1833 et 1854, à Rosheim et à Dorlisheim (MM. BLUM et MAUGIN); en 1854 à Bischhofsheim (M. RUEFF); en 1849 à Andlau (M. TAUFLIEB); en 1854 à Düttlenheim (M. BROUILLET); en 1855 à Mulzig et dans quelques autres communes du canton de Molsheim; en 1857 dans le village du Neuhof, faisant partie de la banlieue de Strasbourg (M. ROBERT). Cette maladie quelquefois bénigne et prenant dans d'autres circonstances les formes d'une épidémie redoutable, tient une place importante dans la pathologie de l'Alsace. Sporadique, elle est une cause de mort assez fréquente pour les femmes en couche; endémique ou épidémique, elle fait des ravages inattendus. La science n'a pas encore déterminé d'une manière précise quelles sont les causes locales qui entretiennent dans une partie du département cette singulière affection.

Fièvre typhoïde.    Tous les ans la *fièvre typhoïde* apparaît dans un certain nombre de communes. Les épidémies sont en général limitées, s'attachant à quelques groupes d'habitations et de famille, avec des faits évidents de contagion. La mortalité n'a pas été très-considérable, mais elle a varié d'une manière assez notable dans les différentes épidémies.

Le *typhus* a régné pendant dix-huit mois dans les prisons de Strasbourg ; on a vu reparaître cette redoutable affection qui a laissé dans notre département les tristes souvenir de 1814. La maison de détention de Strasbourg contient habituellement une moyenne de 555 détenus ; en 1854, ce nombre s'est élevé jusqu'à 780. L'encombrement a bientôt fait naître le typhus, avec le cortége de ses symptômes les plus graves. Cette affection redoutable et éminemment contagieuse a frappé un grand nombre de détenus, de gardiens et de sœurs hospitalières. On a compté à la maison de détention, en 1853, 25 décès dont 8 typhus ; en 1854, 59 décès dont 45 typhus ; en 1855, 54 décès dont 51 typhus ; en 1856, 12 décès dont 5 typhus. Notre collègue, M. MARCHAL, a prodigué les soins les plus dévoués aux nombreux malades atteints par le fléau, pendant cette longue et déplorable épidémie. Victime de son zèle, il a été frappé un des derniers, au mois de mai 1855, au moment où l'autorité faisait cesser l'encombrement, qui entretenait dans Strasbourg ce dangereux foyer d'infection. A différentes reprises, le Conseil a appelé l'attention sur le danger de cet état de choses. Faire cesser l'encombrement, seule cause de cette affection : déterminer pour chaque salle, d'après sa capacité, le nombre maximum de détenus qu'elle peut recevoir, en accordant à chacun d'eux quinze ou vingt mètres cubes d'air, établir dans toutes les salles un système de ventilation, placer les malades atteints de typhus dans une salle vaste et aérée, tel est l'ensemble des mesures préservatrices proposées par le Conseil.

Le typhus a disparu, dès que la population de la maison d'arrêt a été ramenée à ses proportions normales. On a constaté de nouveau la différence essentielle qui sépare la fièvre typhoïde du typhus et la puissance contagieuse qui appartient à la seconde de ces affections. Transporté à l'hôpital civil, le typhus y a fait quelques victimes et la maison d'arrêt était devenue un foyer d'infection qui menaçait la santé publique.

Scorbut. — Le *scorbut* est encore une de ces maladies qu'on peut dire faites de main d'homme, et qui sont la conséquence inévitable de conditions déterminées. Cette affection n'est pas une maladie rare à Strasbourg; elle s'est montrée en même temps que le typhus à la maison de détention. Conséquence d'un régime végétal trop absolu et du défaut d'aération, le scorbut a bientôt pris dans cet établissement des proportions considérables. Modifier le régime alimentaire, faire prédominer la nourriture animale, faire cesser l'encombrement, obliger les détenus à de fréquents exercices à l'air extérieur des cours et des préaux, tels sont les moyens infaillibles de prévenir ou d'arrêter le fléau.

Dysenterie. — La *dysenterie* a régné pendant l'automne de 1854, dans un certain nombre de communes; ces épidémies limitées, quant à leur théâtre, ont entraîné une mortalité relative assez forte. C'est à la colonie d'Ostwald que la dysenterie a exercé ses principaux ravages. La population des jeunes détenus, affaiblie par les fièvres intermittentes, a offert une proie facile au fléau. L'épidémie a régné pendant une partie du premier trimestre de 1856; sur 570 détenus on a compté 415 entrées à l'infirmerie ou à l'hôpital et 55 décès. La dysenterie devenait rapidement mortelle chez les enfants atteints de cachexie séreuse, et l'autopsie faisait reconnaître une désorganisation profonde de la muqueuse du gros intestin. L'influence palustre, l'encombrement des dortoirs et très-probablement aussi le régime alimentaire ont été les causes de cette affection. La diminution de l'effectif des détenus a produit d'heureux résultats.

L'*ophthalmie granuleuse* a paru pour la première fois à Strasbourg, en 1852, comme maladie épidémique. L'hôpital civil de Strasbourg est devenu le foyer de cette affection, qui s'est ensuite propagée dans les différents asiles ouverts à l'enfance par la charité publique ou privée. L'hospice des orphelins, Sainte-Barbe, le Bon-Pasteur ont été atteints par le fléau qui s'est étendu à un grand nombre d'enfants appartenant à la population indigente, et par voie de contagion, aux personnes qui les soignaient. A diverses reprises, des recrudescences ont lieu sous des influences variées, en hiver, au printemps, pendant les chaleurs de l'été et par suite de l'encombrement des hospices ou des asiles. Tantôt l'affection reste chronique, bornée à des granulations qui n'ont que de faibles effets, tantôt elle devient aiguë et elle s'accompagne de tous les symptômes qui caractérisent l'ophthalmie purulente. Cette maladie s'est introduite dans les prisons de Strasbourg, et elle y a régné en même temps que le scorbut et le typhus. C'était un triste spectacle que celui de ces jeunes détenus presque inévitablement condamnés à contracter cette affection cruelle. La colonie d'Ostwald a été envahie par l'ophthalmie granuleuse comme les prisons de Strasbourg. Aujourd'hui l'épidémie est éteinte, mais ses germes existent encore dans les prisons et dans les nombreux asiles ouverts à l'enfance; cette redoutable affection, identique à celle qui désole la Belgique, semble s'être naturalisée en Alsace.

*Choléra asiatique.* Trois fois le *choléra asiatique* a pénétré en Alsace; en 1849, en 1854 et en 1855, mais aucune de ces épidémies n'a été remarquable par son extension. 504; 1150 et 550 décès, voilà le tribut levé par le fléau, à chacune de ses apparitions; la Providence nous a préservé d'une trop rude épreuve. Ces trois épidémies de choléra ont donné lieu à d'importantes recherches scientifiques; elles ont été pour le corps médical une occasion nouvelle de déployer son zèle et son dévouement. Les deux premières invasions se rattachaient aux grandes épidémies parisiennes; la troisième est venue du Haut-Rhin où le choléra s'était maintenu pendant l'hiver de 1854 à 1855. Les premiers cas ont été connus; on a pu suivre la piste du fléau; il procédait par foyers successifs, frappant plusieurs victimes dans la même maison. En 1849, à Strasbourg, une seule maison a présenté 25 décès. L'hôpital civil, à chaque épidémie, devenait un nouveau centre qui fournissait dans sa population même, un nouvel aliment au mal. Le nombre des cas developpés dans l'hôpital même, parmi les pensionnaires et les malades, ne s'éloignait pas de beoucoup du nombre des malades qui arrivaient du dehors; pendant les trois épidémies, l'hôpital a reçu de la ville 421 malades, dont 279 ont succombé. Pendant le même temps, 240 cas ont pris naissance à l'hôpital même, et 200 de ces cas ont été mortels. La même observation a été faite à l'hospice de Stéphansfeld; un malade venant du dehors a été le point de départ de 16 autres cas pour cet établissement. Des preuves évidentes de transmission directe ont été constatées, et l'attention s'est portée avec sollicitude sur le mode de propagation de la maladie et sur les moyens d'arrêter sa marche.

Depuis l'épidémie de 1832, le point de vue étiologique

était tombé dans un discrédit dont il se relève avec peine. Choléra asiatique. En voyant toutes les barrières inutiles, tous les cordons sanitaires traversés par le fléau, on avait abandonné les mesures préventives; tous les efforts étaient portés vers un seul but, attaquer le mal de front et triompher directement de ses atteintes. Il serait injuste d'atténuer les services que la médecine a rendus a beaucoup de malades; mais la statistique n'en a pas moins démontré l'impuissance de la thérapeuthique contre le choléra déclaré; la proportion des décès a peu varié dans les localités les plus diverses; Paris a été ravagé comme le dernier des villages, en 1849 aussi bien qu'en 1852, en 1854 comme en 1849. Le fatalisme, avec lequel on s'est courbé devant le fléau, ne doit-il pas faire place à une investigation approfondie de son mode de propagation, à une étude attentive des moyens d'arrêter sa marche? Les faits recueillis en Alsace militent en faveur de l'intervention préventive, qui s'attache à isoler les malades et à détruire les foyers d'infection.

### 5° *Médecine vétérinaire.*

Au commerce de la boucherie se rattachent de graves Commerce de la bou-<br>cherie. questions d'hygiène publique. Liberté absolue de ce commerce, surveillance de l'autorité quant à la qualité des produits, tels sont les principes qui dominent la matière. Dans quelles limites et sous quelle forme doit s'exercer cette surveillance? Il importe qu'elle ne dépasse pas le but, et que, par l'accumulation de précautions minutieuses, elle ne paralyse pas des transactions légitimes, au lieu de mettre simplement un terme aux abus que réprouve la probité, et qui menacent la santé des population. Interdire la vente des viandes corrompues, c'est une mesure de nécessité publique, et l'on ne peut qu'approuver la juste sévérité qui punit les infractions à cette règle; mais dans quelles limites doit-on empêcher la consommation de la viande provenant d'animaux malades ; la question est plus difficile à résoudre. Nous avons eu l'occasion de l'examiner.

Les arrêtés en vigueur dans les villes interdisent la mise en vente de la viande provenant d'animaux qui succombent à des maladies épidémiques et contagieuses. On a voulu appliquer cette interdiction aux animaux qui périssent d'une manière quelconque. Un boucher a été traduit en police correctionnelle pour avoir dépecé et mis en vente un mouton mort naturellement, avant qu'on eût pu l'abattre. La viande d'un animal mort de maladie est-elle nuisible à la santé de l'homme? Telle est la question traitée dans un rapport détaillé de M. IMLIN. Pour les maladies sporatiques, la question ne paraît pas douteuse. La pratique rassure plus encore que la théorie. Personne n'ira enfouir ou jeter à la rivière les quartiers d'une bête à corne parce que ses poumons ou son foie sont devenus le siége d'une suppuration; on a la précaution d'abattre l'animal lorsque la maladie est évidemment incurable; on sauve ainsi la réputation du produit qui est de qualité plus ou moins marchande, mais qui se consomme sans occasionner d'accidents. Cette innocuité a même été reconnue par les viandes d'animaux qui avaient succombé à des maladies épidémiques. En 1814, en Alsace, on a consommé sans aucun inconvénient la viande des bêtes à cornes atteintes du typhus; un rapport de M. COZE a constaté ce fait d'une manière authentique. A toutes les époques, dit M. IMLIN, où le typhus exerçait ses ravages, la viande des animaux morts de cette affection ou qui avaient été sacrifiés pendant le cours de la maladie, a été

consommée malgré les défenses les plus expresses de l'autorité ; la viande enfouie a même été déterrée et consommée, et jamais l'usage de cette viande n'a donné lieu
à des maladies. La même remarque a été faite pour les
bestiaux atteints de cachexie aqueuse et de péripneumonie contagieuse. Il y a quelques années, les habitants de
Sessenheim ont consommé la viande de douze bestiaux
atteints de fièvre charbonneuse, sans qu'il en soit résulté
le moindre accident. Sans aucun doute, ces données
scientifiques ne peuvent être introduites avec toutes leurs
conséquences dans les règlements ; l'interdiction est nécessaire dans les cas de maladies charbonneuses, à cause
du danger qu'entraîne le dépècement des animaux atteints
de cette affection. On comprend encore que l'interdiction
s'applique au typhus, lorsque les bêtes ont été tardive-
ment abattues ; c'est une règle d'hygiène que tous les
organes lésés soient soustraits à la consommation. Mais,
dans la plupart des maladies épidémiques, comme dans
les maladies sporadiques, l'innocuité de l'usage de la
viande étant démontrée, il est logique de ne point détruire en pure perte une notable quantité d'aliments.
Les viandes des animaux abattus à l'invasion du mal,
sont encore de qualité suffisante ; il importe au cultivateur de ne pas trop attendre. Ainsi, dans la cachexie aqueuse,
on ne doit point laisser se produire la période des infiltrations. En fait, la question est résolue ; malgré les règlements, dans l'immense majorité des cas, les animaux
succombant à des maladies ou abattus pendant le cours
d'une affection quelconque, sont dépecés et vendus, et la
santé publique n'en souffre pas. Une indemnité accordée
au propriétaire serait plus efficace qu'une sanction pénale
pour empêcher la consommation des viandes provenant

d'animaux malades, dans les cas exceptionnels où l'on
croirait devoir l'interdire.

Le Conseil s'est occupé des mesures à prendre pour empêcher la vente de *veaux trop jeunes*. A Strasbourg, par suite
du prix du lait, on a un avantage évident à se défaire le
plutôt possible des veaux, et ces animaux sont conduits
à l'abattoir à l'âge d'une ou de deux semaines, et souvent
même de trois ou quatre jours. La limite de quinze jours
fixée par les règlements n'est pas observée. Il serait utile
au point de vue de la salubrité, de ne permettre la vente
des veaux qu'à l'âge de trois semaines ou d'un mois ; au-
dessous de cet âge, la viande est peu nutritive et de
qualité inférieure, elle peut même déranger les voies digestives. L'abus est évident, mais la répression est difficile en présence d'habitudes enracinées et de l'intérêt des
vendeurs. Les signes physiologiques de l'âge n'ont pas
assez de certitude pour servir seuls de base à des mesures
administratives ; l'exigence des certificats d'origine prêterait à bien des objections. L'interdiction demandée, aurait
pour résultat d'élever le prix de la viande de veau ; on
peut s'en assurer en comparant les prix de Strasbourg à
ceux de Paris et d'autres villes où le veau est de qualité
supérieure. Le Conseil s'est arrêté devant ces objections,
craignant de solliciter des mesures qui, tout en augmentant la qualité du produit, auraient pour résultat de diminuer une consommation déjà trop restreinte.

Le mode de transport des veaux a donné lieu à de
nombreuses critiques. Les souffrances inutiles infligées à
ces animaux étaient un objet de pitié et de dégoût. Avaient-
elles pour résultat de détériorer la qualité des viandes et
de nuire à la santé des consommateurs ? On ne pouvait
considérer ces tortures comme nuisibles à la salubrité pu-

blique, mais en altérant la santé des animaux, en déter-
minant un amaigrissement rapide, elles diminuaient la
qualité du produit. Vous avez recommandé l'usage de
voitures spéciales, dans lesquels les veaux restent libres,
sans être entassés les uns sur les autres.

Le mode d'*abatage des bestiaux* a été l'objet de dis- 
cussions approfondies. Le maillet est-il préférable au stylet,
l'assommage à la section de la moelle épinière? Cetteques-
tion nous a été présentée par M. le maire de Strasbourg
qui désirait substituer dans l'abattoir de notre ville le second de ces systèmes au premier. Quel est de ces deux
procédés le plus rapide, le plus sûr, le moins douloureux
pour l'animal, le moins dangereux pour l'abatteur, celui
qui fournit la viande de meilleure qualité et la plus facile à
conserver? Nous avons assisté à l'abattage d'un certain
nombre de bœufs: par la section de la moelle épinière,
l'animal tombait comme foudroyé; le maillet dans plusieurs cas amenait une mort aussi rapide. Il est difficile de
déterminer quel est le genre de mort le plus douloureux;
plusieurs médecins pensent que c'est la section de la moelle
épinière. Des expériences comparatives sur la qualité de
la viande nous ont paru difficiles à établir et d'un résultat
au moins douteux. Trop de circonstances font varier la
qualité de la viande et la rapidité de la décomposition
pourqu'on puisse faire la part d'influence qui revient au
procédé d'abattage. Deux d'entre nous, dans un voyage,
ont visité différents abattoirs pour s'enquérir des procédés
mis en usage, et connaître l'opinion de bouchers intelligents. Dans chaque ville, les partisans d'un procédé faisaient à l'autre des objections identiques. Nous en avons
conclu que l'éclectisme était le parti le plus sage, et que le
stylet et le maillet pouvaient être autorisés concurrem-

*Mode d'abatage.* ment. A Strasbourg même, un troisième procédé est en usage pour la population israélite : on égorge l'animal, en ouvrant la trachée artère et les carotides, et les partisans de ce rite affirment aussi qu'il fournit une meilleure qualité de viande. L'essentiel est que l'opération de l'abattage ne soit confiée qu'à des hommes adroits et exercés ; entre leurs mains, tous les procédés sont faciles et sûrs, même le troisième qui occasionne cependant une mort moins rapide que les deux premiers.

Le Conseil a été appelé à intervenir dans la question du déplacement et de la reconstruction de l'*abattoir* de Strasbourg ; nous mentionnerons les faits qui se rapportent aux abattoirs privés ou aux prochains, en parlant des établissements incommodes et insalubres.

*Épizooties.* Les *épizooties* ont été rares et peu meurtrières. La maladie la plus étendue a été la cachexie aqueuse produite en 1851 par un ensemble de causes qui avaient gravement altéré la nutrition des bêtes bovines et ovines. On a aussi signalé une épizotie de morve.

Les animaux domestiques sont une occasion de danger par les blessures et les accidents qu'ils causent et par la transmission à l'homme des maladies dont ils sont atteints. Nous avons eu malheureusement à constater plusieurs exemples de ces deux genres de périls. Deux hommes ont succombé, l'un à la rage, l'autre à la morve. On ne peut trop appeler l'attention sur ces faits déplorables et sur la nécessité des mesures d'hygiène publique qui ont pour but de les éviter.

4° *Police sanitaire.*

Les questions comprises sous ce titre se rapportent à la voirie, aux habitations, aux établissements publics, aux aliments et aux substances médicamenteuses.

Le *plan d'alignement* des rues de Strasbourg nous a Rues de Strasbourg.
été communiqué. Il ne nous appartenait pas d'établir le
système de communications et de percées nouvelles nécessaires pour faire pénétrer l'air et la lumière dans les
rues tortueuses de nos quartiers populeux. Il y a là tout
un avenir auquel il est impossible de ne pas songer, en
voyant les transformations de la capitale de la France,
exemple peu suivi par les villes de province, abandonnées
à leurs seules ressources. Dans l'alignement général, nous
n'avons pu que demander la stricte application du minimum de largeur proposé par l'administration.

Le *système des égouts* de la ville de Strasbourg appelle Égouts.
d'urgentes réformes. Un égout manque pour tous les faubourgs situés sur la rive gauche du canal des Faux-Remparts. Ces quartiers ne possèdent que des égouts partiels
se déversant, soit dans le canal, soit dans le fossé des fortifications. En demandant la construction d'un égout principal longeant le canal et allant s'ouvrir dans la rivière
d'Ill, au-dessous du Pont-Royal, en aval de la ville, nous
avions en vue l'intérêt d'une partie de la ville et le service de l'abattoir qu'on élève sur les terrains de la Marguerite. Nous avons signalé l'état fâcheux de plusieurs
égouts dans d'autres quartiers; nos réclamations, répétées
surtout à l'époque des épidémies, ont eu pour résultat
un certain nombre d'améliorations.

Il serait injuste de méconnaître les changements heureux qui se sont accomplis à Strasbourg. Sans perdre sa
physionomie de cité du moyen âge et cette irrégularité
que l'artiste préfère à la monotomie de villes plus modernes, Strasbourg s'est transformé depuis le commencement de ce siècle, et l'hygiène publique y a fait de
notables progrès. Parmi les améliorations que l'avenir

nous réserve sans doute, car l'hygiène vit beaucoup d'espérance, il faut placer des rues nouvelles à travers nos sombres quartiers, un système général d'égouts et une distribution des eaux analogue à celle qui existe dans d'autres villes, à Dijon entre autres, donnant une eau saine et abondante aux habitatations privées, et une eau courante à ces ruisseaux fétides qui empoisonnent nos rues de leurs dangereuses exhalaisons.

*Logements insalubres.* — L'examen des *logements insalubres* ne rentre pas dans les attributions des Conseils. La loi a institué des commissions spéciales pour la visite des habitations. Nous n'avons pu que signaler à cette occasion les faits qui nous ont été rapportés par les médecins cantonaux, et nous avons insisté pour qu'on exécutât à Strasbourg une loi inspirée par la meilleure intention, mais qui est restée une lettre à peu près morte pour le plus grand nombre des communes.

*Fosses d'aisance.* — La question des *fosses d'aisance* a été pour le Conseil l'occasion de nombreux travaux. L'état des fosses et le système de vidange usité à Strasbourg appelaient les plus urgentes réformes. Les fosses, généralement mal construites, assez vastes, plus ou moins étanchés, étaient vidées par un procédé barbare. On enlevait les matières au moyen de baquets découverts qu'on versait à grand bruit dans un tombereau également découvert pendant toute la durée de l'opération. Beaucoup de fosses étant situées au fond des cours, dans des caves, à l'extrémité de couloirs étroits, les baquets, avant d'arriver à la rue, traversaient une partie de l'habitation. Ces opérations troublaient le silence des nuits par le roulement continuel de pesantes voitures; une seule vidange infectait toute une rue, et ces voitures mal closes portaient l'infection dans

les quartiers qu'elles traversaient. Pour les rues étroites et 
pour les habitations mal disposées, l'infection était portée
au point de devenir un danger. On a constaté la mort
inopinée d'un enfant, atteint de pneumonie, pendant la
durée d'une de ces opérations. Le danger couru par les
ouvriers a été démontré par des accidents trop nombreux;
la veille même du jour où ce système a fonctionné pour la
dernière fois, deux ouvriers ont encore payé de leur vie
l'emploi de ce procédé barbare. La routine, soutenue par
des intérêts matériels, a longtemps lutté contre toute
amélioration. Les vrais principes ont enfin prévalu, et
si des détails d'exécution restent encore à régler, il n'en
est pas moins vrai qu'un progrès important est acquis
à l'hygiène publique. Le Conseil a contribué à établir
les points suivants : 1° le système des fosses mobiles
est le plus avantageux, notamment pour les établissements publics et pour les écoles; ce système prendra
nécessairement de l'extension, lorsque des dépotoirs permanents seront établis pour recevoir les matières fécales :
2° l'emploi de moyens mécaniques et de receptacles
hermétiquement clos est nécessaire pour que l'opération de la vidange s'exécute sans inconvénient pour la
salubrité publique. L'autorisation d'opérer la vidange ne
devrait être accordée qu'aux compagnies ou aux personnes
ayant un matériel convenable; 3° la vidange par les ti-
nettes ne doit être autorisée qu'exceptionnellement, lorsqu'il y a accumulation de matières solides; il est à désirer
que les pompes aient des dimensions suffisantes pour enlever une grande partie de ces matières; 4° la désinfection préalable des fosses est nécessaire dans tous les systèmes; le sulfate de fer est un désinfectant des plus actifs,
mais le choix de la substance à employer doit rester libre,

*Fosses d'aisance.* pourvu que son efficacité soit constatée; 4° une surveillance spéciale doit être exercée sur ce service.

L'administration municipale est entrée dans cette voie; la désinfection et l'emploi de moyens mécaniques pour l'extraction sont devenus obligatoires; aucun monopole n'est accordé; il suffit, pour se livrer à cette industrie, de posséder un matériel convenable. L'existence de dépotoirs permanents est une conséquence du nouveau système qui crée un intermédiaire entre le cultivateur et le propriétaire de la fosse. Les dépotoirs seront encore nécessaires pour faciliter l'application du système des fosses mobiles. Si les premiers emplacements proposés n'ont pas été acceptables, il est probable qu'on ne tardera pas à trouver des localités plus favorables et que le nouveau système recevra ainsi son complément. Aujourd'hui, l'établissement de ces fosses présente beaucoup moins d'inconvénients qu'autrefois. Elles sont étanches et hermétiquement closes. On y verse la matière au moyen de pompes et on les en retire par un procédé semblable. Quand les cultivateurs auront remplacé leurs voitures par des tonneaux auxquels s'adapteront les pompes, l'opération du transvasement dégagera moins d'odeur. La désinfection préalable et l'application des appareils gazivores sont encore des garanties pour l'hygiène publique. L'adoption des tonneaux par les cultivateurs est d'autant plus désirable qu'ils pourront alors être admis à charger directement leurs tonneaux dans l'intérieur de la ville, et que ces appareils leur serviront à verser le produit sur leurs terres sans nouveau transbordement.

*Bains publics.* Le Conseil a attiré, à diverses reprises, l'attention de l'administration sur un projet d'établissement de *lavoirs* et de *bains publics*, alimentés par l'eau chaude qui s'écoule

de la manufacture des tabacs. Deux cents mètres cubes Bains publics.
d'eau chaude, à 25 degrés environ, provenant de la machine à vapeur de cet établissement, étaient perdus chaque
jour. Des obstacles de divers genres ont empêché la réalisation de ce projet, dont le Conseil avait fourni les plans
et le devis. M. le préfet du département a décidé la réalisation immédiate d'un plan moins vaste, mais qui utilise
de précieuses ressources restées si longtemps sans emploi.
A l'entrée de la rue Saint-Guillaume, un lavoir public
avec un large bassin en pierre, reçoit l'eau chaude qui,
jusqu'ici, s'écoulait dans un égout. Il est à désirer que
l'établissement de bains publics vienne compléter cette
œuvre et combler une des lacunes qui existent dans l'hygiène de notre cité.

*L'usine à gaz* a été l'objet de deux réclamations importantes au sujet de l'écoulement des eaux provenant
du gazomètre. Une première fois, l'eau jetée dans un
puisard a altéré les puits de tout un quartier de Strasbourg; une seconde fois, les résidus du gazomètre, versés
dans le fossé des fortifications, ont détruit le poisson et
ont répandu au loin une odeur fétide. Le Conseil s'est
occupé du mode de purification de ces résidus qui
contiennent des principes susceptibles d'être utilisés.
L'interdiction de verser l'eau dans les puisards ou dans
les cours d'eau d'une médiocre importance, est une condition à introduire dans les autorisations d'usines à gaz.

Les rapports des médecins cantonaux ont signalé un Écoles.
certain nombre d'*écoles*, obscures ou humides, mal aérées,
insuffisantes pour le nombre d'enfants qu'elles devaient
contenir. Ces faits, qui sont une exception dans notre département, ont attiré l'attention de l'autorité; nous voyons

d'année en année diminuer le nombre des établissements qui méritent de semblables critiques.

Colonie d'Ostwald.    Nous avons été appelés, à diverses reprises, à donner notre avis sur l'état sanitaire de la *colonie d'Ostwald*. Cet établissement pénitencier, dont la population a varié, suivant les époques, entre 250 et 550 jeunes détenus, est placé dans une région marécageuse, où la fièvre intermittente est endémique. Cette affection a successivement atteint, et à diverses reprises, presque tous les enfants et les employés. Ces fièvres sont généralement bénignes et faciles à guérir. Un certain nombre d'enfants tombe cependant dans une anémie profonde, dans un état de cachexie séreuse, rebelle à tous les secours de l'art. En 1856, une épidémie de dysenterie a éclaté à Ostwald; frappant des sujets affaiblis par des fièvres intermittentes répétées, elle a enlevé le sixième de la population. Une cause accessoire, mais importante, l'encombrement, a aggravé les ravages de l'épidémie. Nous avons pensé que des travaux d'assainissement pourraient notablement diminuer l'influence palustre qui domine à Ostwald, et seraient un bienfait pour la colonie comme pour la région où elle est située. Les plans sont faits, M. le préfet a bien voulu les communiquer au Conseil qui n'a pu que leur donner sa plus entière approbation. Nous avons aussi insisté pour que le nombre des jeunes colons restât en rapport avec l'étendue des dortoirs et qu'on évitât ainsi tous les dangers de l'encombrement.

Malgré l'insalubrité d'Ostwald, nous avons préféré, pour les enfants, le séjour de la colonie à la détention dans la prison de Strasbourg. La maison de correction, quoiqu'elle prête à bien des objections, n'est pas insalubre par elle-même; les maladies qui y ont régné pendant

deux ans, le typhus, le scorbut et l'ophthalmie gra- Colonie d'Ostwald.
nuleuse, affections artificielles qu'une bonne hygiène
permet d'éviter, étaient indépendantes de la situation de
la prison et de la disposition des bâtiments. Mais cette maison n'est pas disposée de manière à recevoir des détenus
enfants et à les isoler complétement des adultes, tout en
les plaçant dans de bonnes conditions hygiéniques. Les
enfants y sont forcément condamnés à des occupations
sédentaires, et ce genre de vie à l'influence la plus fâcheuse
sur le développement du premier âge; il est d'autant plus
fâcheux que la plupart des jeunes détenus sont prédis-
posés aux affections scrofuleuses. Le grand air et le travail
des champs, voilà les deux bienfaits que l'hygiène réclame
pour les malheureux enfants que l'abandon et la misère
conduisent dans nos établissements pénitenciers; à Ostwald même, malgré les fièvres intermittentes, cette vie
au grand air a produit d'heureux résultats.

Nous avons examiné les causes de la mortalité de la
*maison centrale de Haguenau*, mortalité qui dépendait
de circonstances accidentelles. L'état insalubre de quelques
*dépôts de gendarmerie* a aussi été signalé.

L'état des *cimetières* a appelé, dans les campagnes, Cimetières.
l'attention des médecins cantonaux. Beaucoup de cimetières sont encore placés au centre des villages; d'autres
ont des dimensions insuffisantes qui exigent le renouvellement trop fréquent des fosses; quelques-uns ont un
niveau tellement bas que, pendant une partie de l'année;
les cercueils sont déposés dans l'eau; d'autres occupent
des terrains en pente et les fosses sont plus élevées que les
routes et les habitations voisines. Les soins de l'administration ont déjà modifié la plupart de ces conditions fâcheuses.

Nous avons eu à nous prononcer sur les effets d'une poudre désinfectante qui, placée dans les cercueils, retarde de quelques jours la marche de la décomposition. Aujourd'hui que le transport des corps par les chemins de fer devient plus fréquent, il y a lieu de recommander l'emploi de moyens analogues, qui procurent contre la putréfaction une immunité passagère, sans avoir les inconvénients de l'embaumement.

*Analyse des eaux.* Notre recueil renferme quelques analyses des eaux de Strasbourg et d'autres localités du département. Nous avons eu à apprécier les altérations des eaux dans les puits et dans les cours d'eau, occasionnées par diverses industries qui y jettent leurs déchets ou y lavent leurs produits. Ces questions ont été soulevées à l'occasion des amidonneries, des teintureries, des ateliers de lavage et de blanchisseries, des fabriques de produits chimiques et de billes. Nous avons reconnu l'inanité de certaines plaintes au sujet de matières inorganiques insolubles; mais d'un autre côté, l'altération de certains cours d'eau servant aux usages domestiques de plusieurs communes, a été manifeste. Conserver les déchets au lieu de les perdre, lorsqu'ils sont susceptibles d'être employés comme engrais ou à d'autres usages, substituer le système de fosses mobiles à l'écoulement libre des matières, établir des fosses de retenues, ne permettre qu'un écoulement intermittent et pendant la nuit : tels sont les divers moyens préservatifs que nous avons indiqués et qui variaient suivant la nature des industries.

*Altération des aliments.* Les Conseils sont rarement consultés au sujet de l'altération des *matières alimentaires;* nous avons eu cependant à nous occuper de diverses questions relatives à des farines avariées, à la falsification du beurre et des sirops, à la clarification de la bière. Des essais intéressants ont été faits pour la construction d'un butyromètre.

L'ergot de seigle, à deux reprises, en 1852 et en 1856, a pris dans notre département un développement notable; l'attention des cultivateurs a été appelée sur les dangers provenant de la présence de ce produit dans les farines.

Nous avons émis le vœu que l'autorité interdise l'affi- Remèdes secrets. chage de toute annonce concernant les remèdes secrets, les méthodes de traitement et les consultations médicales. Cette publicité est nuisible, en mettant à la portée des malades des moyens empiriques et dangereux; elle outrage la décence publique par la nature même des maladies et des remèdes sur lesquels elle appelle l'attention. Nous avons indiqué les abus auxquels a donné lieu la vente des médicaments saisis à la douane, le danger que présente le papier à mouches contenant de l'arsenic, et les conséquences déplorables de l'usage trop répandu des décoctions narcotiques pour faire dormir les enfants. Des modifications importantes ont été introduites dans le service de pharmacie: restrictions plus complètes apportées à la vente des substances vénéneuses, obligation d'enregistrer les formules, emploi d'étiquettes particulières pour les médicaments externes. Nous n'avons pu qu'applaudir à ces mesures prises par l'autorité supérieure, en exprimant le vœu qu'on mît un terme aux empiétements trop nombreux du commerce de la droguerie, de l'herboristerie, de l'épicerie même, sur le domaine du pharmacien.

Les *eaux minérales* de notre département sont celles Eaux minérales. de Niederbronn, de Soultz-les-Bains, de Châtenois, de Rosheim, auxquelles on ajoute pour mémoire les sources de Brumath et de Soultz-sous Forêts. Niederbronn a une

Eaux minérales. réputation ancienne et méritée ; Soultz-les-Bains a attiré
l'attention publique par de nouveaux efforts. Nous avons
eu à nous occuper de Châtenois ; nous avons signalé à
l'administration la décadence de cet établissement dont la
ruine prochaine menaçait de priver l'Alsace d'une eau salutaire et d'un bain principalement accessible à la population peu aisée.

5° Établissements industriels.

Établissements indus-<br>triels. L'intervention des Conseils dans les enquêtes ouvertes
pour l'autorisation des établissements industriels, est une
de leurs attributions les plus importantes. Cette intervention est devenue réglementaire ; elle appelle les Conseils
à une activité constante ; elle consacre leur rôle officiel,
en même temps qu'elle met en évidence tous les services
qu'ils peuvent rendre.

Les Conseils ont pour but de sauvegarder la santé publique ; ils doivent examiner les inconvénients de chaque
industrie et indiquer dans quelles limites et à quelles conditions les autorisations peuvent être accordées. Leur rôle
n'est pas seulement négatif ; en même temps qu'ils signalent les dangers, il leur appartient de rechercher les
moyens de les atténuer ou de les faire disparaître. Loin de
tendre à paralyser l'industrie, ils doivent contribuer
à son développement. Un veto absolu ne se justifie que
dans les cas exceptionnels ; l'avantage qui en résulte
pour l'hygiène, est compensé par des inconvénients d'un
autre ordre. Au lieu de tarir les sources de la richesse
publique, les Conseils ont pour mission d'activer, et de
faciliter le travail, en montrant dans quelles conditions et

par quels procédés une industrie habituellement insalubre Établissements industriels. ou incommode peut être dépouillée de tout péril. C'est à eux qu'appartient encore le soin d'indiquer les mesures qui ont pour but de préserver la santé des ouvriers.

Le département du Bas-Rhin, qui est avant tout agricole, présente en même temps un mouvement industriel considérable, qui d'année en année tend à s'accroître. Strasbourg et sa banlieue ont une large part dans ce développement de l'industrie.

Le Conseil, de 1849 à 1858, a eu à donner son avis sur 180 établissements industriels. 49 appartenaient à la 1re classe; 108 à la 2e; 23 à la 3e; 6 n'étaient pas classés, et ont été rattachés par analogie aux industries similaires.

Au point de vue de la salubrité publique, les établissements sont divisés en trois classes, suivant la gravité des inconvénients qu'ils entraînent. Nous complétons cette classification en subdivisant les établissements en trois ordres, basés sur la nature des matières premières, substances animales (55 établissements), végétales (76) ou minérales (59). Voici le tableau des ateliers industriels classés sous ces deux points de vue :

### *Première classe* (49).

| Produits animaux. | | Produits végétaux. | | Produits minéraux. | |
|---|---|---|---|---|---|
| Abattoirs | 4 | Huiles de résine. | 2 | Allumettes phosphoriques. | 5 |
| Calcination des os | 1 | Routoirs | 2 | Martinets | 1 |
| Cuisson des os | 2 | Toiles cirées | 2 | Pâte phosphorée | 1 |
| Dégraissage des os | 2 | Total | 6 | Produits chimiq$^{es}$ | 2 |
| Dépôts d'os | 8 | | | Usines à gaz | 3 |
| Dépotoirs | 3 | | | Total | 12 |
| Equarissage | 3 | | | | |
| Porcheries | 4 | | | | |
| Soies de porc | 1 | | | | |
| Triperies | 3 | | | | |
| Total | 31 | | | | |

*Deuxième classe* (108).

| | | | | | |
|---|--:|---|--:|---|--:|
| Bougies stéariq^es | 1 | Amidonneries | 11 | Couleurs | 1 |
| Chandelles | 6 | Dépôts de chiffons | 39 | Encre et huile mi- | |
| Crins frisés | 1 | Distilleries | 16 | nérale | 1 |
| Fonderies de suif | 9 | Total | 66 | Fabrique de billes | 1 |
| Recuisson des os | 2 | | | Fours à briques | 2 |
| Tanneries | 3 | | | » à chaux | 1 |
| Total | 22 | | | » à plâtre | 5 |
| | | | | Huile de pétrole | 1 |
| | | | | Machines et chau- | |
| | | | | dières à vapeur | 3 |
| | | | | Mouture du sulfate | |
| | | | | de baryte | 1 |
| | | | | Poêles de faïence | 1 |
| | | | | Produits chimiq^es | 2 |
| | | | | Tuileries | 1 |
| | | | | Total | 20 |

*Troisième classe* (23).

| | | | | | |
|---|--:|---|--:|---|--:|
| Gélatine | 2 | Acide acétique | 1 | Etablissement hy- | |
| Lavage de la laine | 1 | Blanchîment de | | drothérapique | 1 |
| Teinture id. | 1 | coton | 1 | Fonderies de fer | 2 |
| Total | 4 | Blanchîment de | | Four à pipes | 1 |
| | | chap. de paille | 2 | Total | 4 |
| | | Dépôts de charbon | 1 | | |
| | | Potasse | 3 | | |
| | | Savonneries | 6 | | |
| | | Scieries mécaniq^s | 1 | | |
| | | Total | 15 | | |

Chacun de ces établissements a été l'objet d'un rapport détaillé; en général, les décisions du Conseil ont été favorables à l'autorisation, en imposant des conditions qui avaient pour but de sauvegarder la salubrité publique et de préserver la santé des ouvriers. Les rapports sont textuellement insérés dans ce volume; nous ne ferons que résumer ici les décisions principales :

 L'élaboration des produits animaux occupe une large place dans l'industrie et dans la première classe des établissements insalubres. L'alimentation publique y est intéressée; les produits sont, en général, de décomposition facile et ils donnent lieu fréquemment à des émanations incommodes.

Le Conseil a été appelé à se prononcer à deux re- Abattoirs.
prises sur le déplacement de l'abattoir de la ville de
Strasbourg. Après avoir posé les principes qui doivent
diriger dans le choix d'un emplacement de ce genre, il a
proposé l'emplacement de la Marguerite, qui a été adopté
par l'administration. Ce terrain présente les conditions
les plus convenables d'isolement, d'aération, d'abords
faciles ; il est également bien placé pour la distribution
et l'écoulement des eaux. Le voisinage de la prison est
sans aucun doute un inconvénient, mais tôt ou tard on
devra déplacer cet établissement pénitencier, dont la situation n'est pas favorable.

Le Conseil a insisté en même temps sur la nécessité de
construire un égout, longeant le canal des Faux-Remparts
et aboutissant à la rivière d'Ill en aval de la ville. Cet
égout ne serait pas seulement utile pour le service de
l'abattoir, il assainirait les quartiers de la ville situés sur
la rive gauche du canal ; il empêcherait les immondices
de ces quartiers de se déverser, soit dans le fossé des fortifications, soit dans le canal des Faux-Remparts. Les
plans du nouvel abattoir ont reçu l'approbation du Conseil
et réalisent un progrès remarquable pour l'hygiène publique de notre cité.

Les abattoirs privés sont, en général, une cause d'insalubrité ; le Conseil n'a pu que donner son approbation
au rétablissement de l'abattoir public de Molsheim. L'a-
ménagement des eaux est la question capitale dans la
construction d'un abattoir. Il faut que l'eau y arrive avec
abondance et facilité, pour servir à tous les usages de
l'établissement et pour y maintenir, par des lavages con-

tinuels, une propreté excessive; il faut, en second lieu, que cette eau, chargée de matières animales et facilement putrescibles, s'écoule rapidement et sans nuire à la salubrité publique. Sous ces deux points de vue, l'abattoir de Molsheim présente des conditions favorables. Nous avons aussi indiqué l'utilité que présenterait un abattoir public dans diverses communes, où le commerce de la boucherie a pris beaucoup d'extension, et dans lesquelles les abattoirs privés sont une cause évidente d'insalubrité.

*Porcheries.* Nous avons signalé à l'administration les inconvénients qui résultaient de l'élevage des porcs à Strasbourg. Une enquête a été ordonnée; ses résultats ont été soumis au Conseil, qui a proposé de ne permettre l'établissement d'aucune porcherie dans l'intérieur de la ville, sauf une exception en faveur des meuniers, qui possèdent sur les bords de la rivière des locaux convenables, et de n'autoriser les porcheries dans les faubourgs qu'à des conditions qui garantissent la salubrité publique. Ces conditions, adoptées par l'administration, règlent les dimensions des tecs et des cours dans lesquels ils pourront être établis; elles ont eu pour résultat d'améliorer, en la restreignant dans de justes limites, une industrie nécessaire à l'alimentation publique et qui est elle-même l'accessoire utile d'autres industries dont les déchets peuvent servir à nourrir les porcs.

*Triperies.* Les triperies ne sont pas encore annexées à l'abattoir. Cette réunion si importante pour l'hygiène publique s'effectuera sans doute dans le nouvel établissement. Le Conseil a émis le vœu, à l'occasion de différentes demandes faites pour la ville de Strasbourg, que les autorisations nouvelles ne fussent plus accordées que provisoirement, jusqu'à l'époque où, l'abattoir étant construit,

il sera possible d'y recevoir toutes les industries accessoires
à la boucherie. Les autorisations provisoires ne seraient
d'ailleurs accordées qu'à la condition de placer les séchoirs
dans des greniers bien aérés et de faire écouler directement les eaux dans les égouts.

Les *dépôts d'os* sont nombreux dans une grande ville. Dépôts d'os.
Dans chaque ménage, pour ainsi dire, les os sont mis à
part avec les chiffons et sont recueillis par de petits industriels qui les vendent ensuite à des marchands en gros.
Il faut éviter que ces dépôts ne prennent de l'extension,
et d'un autre côté on ne peut supprimer une industrie qui
utilise de nombreux déchets et qui fait vivre une certaine
fraction de la population la plus pauvre. Le Conseil a été
d'avis d'éloigner du centre de la ville et de n'autoriser
que dans de bonnes conditions hygiéniques les dépôts
d'os proprement dits, d'accorder au contraire une tolé-
rance compatible avec la santé publique, au commerce
des os qui se fait dans des proportions minimes, et comme
accessoire de l'industrie du chiffonnier. Le triage des os
doit s'effectuer chaque jour, afin que les os ne restent pas
plus de vingt-quatre heures au domicile des chiffonniers.
Le dégraissage des os et la préparation du suif qui en résulte, la calcination des os, ont été l'occasion de nombreuses expertises. Le Conseil a insisté, à différentes reprises, sur la nécessité de tenir à distance des habitations
tous les ateliers de ce genre. Des avis contraires à l'autorisation ont été émis, même pour la banlieue de Strasbourg, lorsque l'industrie était établie dans des conditions
défavorables, dans des locaux étroits et mal aérés, à proximité de routes fréquentées ou de promenades publiques.

La préparation des soies de porc par la fermentation, Soies de porc.
s'est introduite dans l'industrie du département comme

un travail accessoire à la fabrication du crin frisé. D'après
la décision du ministre, l'accessoire a emporté le principal et l'établissement tout entier a été rangé dans la première classe. Pour préserver les propriétés voisines, le
Conseil a proposé d'opérer dans des endroits clos et ventilés, et de disperser dans l'air, au moyen de cheminées
élevées, les émanations qui proviennent de la décomposition des matières animales.

Dépotoirs.  Par suite de l'adoption du nouveau système de vidanges,
nous avons été consultés sur l'établissement des dépotoirs
que les compagnies demandaient à construire dans les environs de la ville. Les emplacements choisis présentaient
des inconvénients qui n'ont pas permis de les autoriser.
Nous avons appelé l'attention de l'autorité sur le mode
de transport des matières, sur l'avantage que trouveraient
les-cultivateurs à substituer les tonneaux aux voitures,
et sur les conditions hygiéniques qui empêcheraient les
dépôts d'être insalubres.

Routoirs.  Les routoirs figurent en première ligne parmi les causes
d'insalubrité dans les campagnes; ils répandent une odeur
fétide dont il est bien difficile d'admettre entièrement
l'innocuité, et par leur niveau variable ils constituent de
véritables marais qui deviennent des foyers de fièvres
intermittentes. A diverses reprises, nous avons appelé
l'attention sur la nécessité d'empêcher, par un niveau
constant, la transformation des routoirs en marais, et
nous avons insisté sur cette condition, lorsque les besoins
de l'agriculture ne permettaient pas de refuser les autorisations. Les routoirs peuvent encore nuire en détruisant
le poisson, lorsque leurs eaux sont versées en trop grande
quantité dans une rivière voisine. Nous avons recomman dé

d'atténuer cet inconvénient en ne laissant l'eau s'écouler que successivement et aux époques des grandes crues.

Les progrès de l'industrie ont amené l'établissement de *Usines à gaz.* nouvelles usines à gaz qui utilisent les déchets provenant du nettoyage de la laine. A Erstein, l'usine à gaz n'est destinée qu'à la fabrique même qui fournit les matières premières ; à Bischwiller, l'usine devra éclairer la plupart des ateliers et la ville elle-même. En examinant la situation de ces usines, nous avons dû indiquer des précautions et faire des réserves au sujet de l'écoulement des eaux provenant des gazomètres.

Nous avons conclu à l'autorisation de fabriques d'huile de résine et de toiles cirées.

La fabrication de pâte phosphorée, industrie qui a pris *Pâte phosphorée.* naissance en Alsace, a été l'objet de nombreuses préventions. Un examen approfondi du mode de fabrication a fait reconnaître qu'il était sans danger et sans inconvénient pour le voisinage. Des expériences curieuses ont démontré que l'emploi de cette pâte, placée même à proximité de corps facilement inflammables, ne pouvait devenir une cause d'incendie.

La fabrication des allumettes chimiques a pris un dé- *Allumettes chimiques.* veloppement considérable dans l'arrondissement de Wissembourg. Appelés à diverses reprises à nous prononcer sur les demandes en autorisation d'établissements de ce genre, nous avons à la fois porté notre attention sur les conditions générales destinées à sauvegarder la santé publique, et sur les précautions indispensables pour préserver les ouvriers de l'affreuse maladie qu'engendre l'action du phosphore. C'est dans notre département que les premiers cas de carie des maxillaires ont été signalés en France (M. STROHL), et les rapports détaillés du

Conseil renferment à ce sujet des avis et des instructions de plus en plus explicites. La belle découverte du phosphore rouge donne l'espérance qu'un jour cette industrie sera dépouillée de tout péril, et le Conseil, au nom de l'humanité, n'a pu qu'applaudir aux tentatives qui sont faites dans notre département pour substituer le phosphore rouge au phosphore ordinaire et supprimer ainsi une cause redoutable d'incendies et d'empoisonnements.

*Deuxième classe.* La *seconde classe* des établissements insalubres a été l'occasion de recherches non moins importantes. Les produits animaux y figurent à l'occasion de plusieurs établissements, qui se rattachent à des fabrications d'un intérêt très-général.

*Fonderies de suif.* Les fonderies de suif et les fabriques de chandelles sont les établissements les plus nombreux de cette catégorie. Les fonderies à feu nu sont d'une insalubrité évidente; aucune autorisation nouvelle n'a été accordée pour l'intérieur de la ville; plusieurs établissements anciens ont été fermés et le Conseil, persistant dans sa jurisprudence, n'admet dans Strasbourg même que la fonte du suif purifié et la trempe des chandelles. La fonte du suif brut ne peut se faire que dans la banlieue.

Une fabrique de bougies stéariques, la première qui se soit établie dans le département, n'a donné lieu qu'à des difficultés relatives à l'écoulement des eaux. Les procédés de cette importante industrie sont aujourd'hui assez perfectionnés, pour ne produire aucune incommodité grave, et sous ce point de vue la bougie stéarique l'emporte encore sur l'ancien mode d'éclairage.

Les ateliers de cuisson des os et les tanneries si nombreuses dans notre département n'ont donné lieu à aucune observation particulière.

Les établissements de la seconde classe, qui élaborent ou qui conservent les produits végétaux, ont été de beaucoup les plus nombreux, à cause des mesures récentes qui ont imposé une autorisation nouvelle à tous les dépôts de chiffons établis à Strasbourg.

Cette mesure, exigée par l'hygiène publique, a eu pour résultat d'inquiéter un grand nombre de petites industries et le Conseil a cherché à concilier, par ses propositions, les intérêts de la santé publique et ceux de la population pauvre. Deux conditions étaient imposées à tous les dépôts de chiffons : une cheminée de ventilation, atteignant le faîte du toit, devait être établie dans chaque magasin, et un compartiment spécial avec porte en tôle était exigé pour les chiffons de laine. Ces conditions, indispensables pour les établissements d'une certaine importance, étaient inutiles pour les dépôts peu considérables et accessoires à d'autres industries. Les frais qu'entraînaient ces constructions, rendaient la profession de chiffonnier impossible à la population pauvre et auraient concentré cette industrie dans quelques grands établissements. Le Conseil a proposé d'exempter de ces conditions tous les dépôts qui ne conserveraient pas au-delà de 50 kilogr. de chiffons, et cette disposition, adoptée par l'autorité, a conservé leurs moyens d'existence à un assez grand nombre de personnes.

Des précautions ont été prises pour que les magasins de chiffons ne puissent être transformés en dépôts d'os.

Les distilleries n'offrent guère d'inconvénients. Tous les établissements de ce genre, devenus plus nombreux par suite de l'enchérissement de l'alcool, ont été autorisés. Une de ces distilleries extrait l'alcool des résidus de la garance.

Les amidonneries sont devenues moins insalubres depuis  Amidonneries.

*Amidonneries.* que le procédé par fermentation a été restreint dans son application; mais ces établissements peuvent encore entraîner des inconvénients graves par l'altération des eaux qui s'en écoulent. Lorsque ces eaux ne sont pas déversées dans une rivière un peu considérable, l'odeur fétide qui s'en exhale est un fléau pour les habitations voisines. Nous avons signalé à diverses reprises, sous ce point de vue, l'état des amidonneries de Bischheim et la nécessité de curer les fossés sinueux dans lesquels leurs eaux se déversent. Si l'eau est courante, mais d'un faible débit, elle peut être gravement altérée par les produits putrides. Plusieurs villages situés sur le trajet du bras d'Altdorf, qui reçoit les eaux de plusieurs amidonneries, ont élevé à ce sujet les plaintes les plus sérieuses. L'analyse chimique a démontré dans ces eaux la présence d'éléments azotés et putrides, et des mesures devront être prises pour imposer à cette industrie la création de fosses d'épuration. L'agriculture ne pourra que profiter de toutes les précautions qui mettront obstacle à la déperdition d'engrais utiles.

Des refus d'autorisation ont été provoqués pour des amidonneries dont les eaux n'avaient aucun moyen d'écoulement.

Les établissements qui élaborent les produits minéraux ont été au nombre de vingt.

Les fabriques de produits chimiques ont donné lieu à diverses plaintes. Des matières imprudemment jetées comme engrais sur des champs ou déversées dans des cours d'eau, ont causé la mort d'animaux domestiques. Des essais de fabrication de phosphore avaient été la cause de ces accidents.

L'infiltration des eaux provenant d'une fabrique de couleurs, dans les terrains d'alluvion de la Robertsau, a été un objet de crainte pour les propriétaires des maisons voisines. On a redouté pour les puits la pénétration de l'eau chargée de principes toxiques. Le Conseil a demandé la suppression du puisard.

Les fours à plâtre, à briques et à chaux ont été l'objet de demandes et d'oppositions nombreuses, au sujet desquelles le Conseil a eu à calmer des inquiétudes exagérées et irréfléchies, plutôt qu'à combattre de véritables causes d'incommodités. Certaines précautions ont cependant été exigées pour les fours à plâtre, qui nuisent aux habitations voisines par la poussière fine qui s'en dégage.

Nous avons eu à soutenir, dans une longue lutte, une industrie nouvelle, la fabrication des billes, qui s'était établie dans une des vallées voisines de Wasselonne. Il a fallu des analyses chimiques, de longs rapports, et le temps enfin qui dissipe les préventions injustes, pour faire accepter par les habitants de Thal cette industrie nouvelle, source de prospérité pour une commune pauvre. 

Les dépôts d'huile de pétrole ont été placés, sur notre avis, dans la deuxième classe des établissements insalubres.

La *troisième classe* des établissements incommodes et insalubres ne renferme plus qu'un petit nombre de produits animaux. Nous y trouvons des ateliers pour la préparation de la gélatine, pour le lavage et la teinture de la laine. 

L'altération des eaux par le produit des teintureries a été l'objet d'expertises délicates. On se trouve en présence d'une des nécessités de l'industrie, qui a souvent besoin, pour ses produits, du lavage à l'eau courante, et d'un danger capital pour la santé publique, l'altération des eaux potables. L'établissement de fosses d'épuration, l'intermittence du travail et de l'écoulement des eaux, qu'il convient en général de réserver pour la nuit, tels sont les moyens de concilier ces deux intérêts.

Les produits végétaux ou provenant de substances végétales, sont l'objet de difficultés moins grandes. Nous avons vu cependant contestées, avec les craintes les plus vives, des fabriques de potasse et d'acide acétique ; le Conseil n'a pas eu de peine à dissiper ces inquiétudes. Quelques précautions ont été recommandées pour l'écoulement des eaux provenant des savonneries.

Il est encore une série d'établissements qui n'ont d'autre inconvénient que la fumée provenant du combustible qu'ils emploient. L'élévation des cheminées est jusqu'ici le remède le plus efficace et qui suffit dans un pays où l'industrie est encore peu développée. Il est vivement à désirer que, pour les villes, l'introduction d'appareils fumivores vienne supprimer les inconvénients que ferait naître sans aucun doute l'augmentation du nombre des usines.

Le Conseil a été appelé à se prononcer sur les dangers de l'ébranlement causé par des machines à vapeur ou par des marteaux de forge ; à part les inconvénients provenant du bruit, nous n'avons eu le plus souvent qu'à faire cesser des craintes chimériques.


Tel est, Messieurs, le résumé général de vos longues et laborieuses séances ; vous avez commencé l'histoire de l'hygiène publique en Alsace ; vos travaux laisseront une trace utile.

# TABLE DES MATIÈRES.

## III. TROISIÈME PARTIE. — Médecine vétérinaire et épizooties.



## IV. QUATRIÈME PARTIE. — Police sanitaire.

**V. CINQUIÈME PARTIE. — Établissements industriels.**

*A. Première classe des établissements insalubres.*

### C. *Troisième classe.*

---



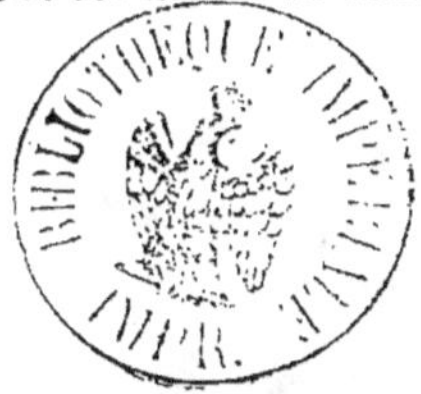
BIBLIOTHÈQUE IMPÉRIALE
IMPR.

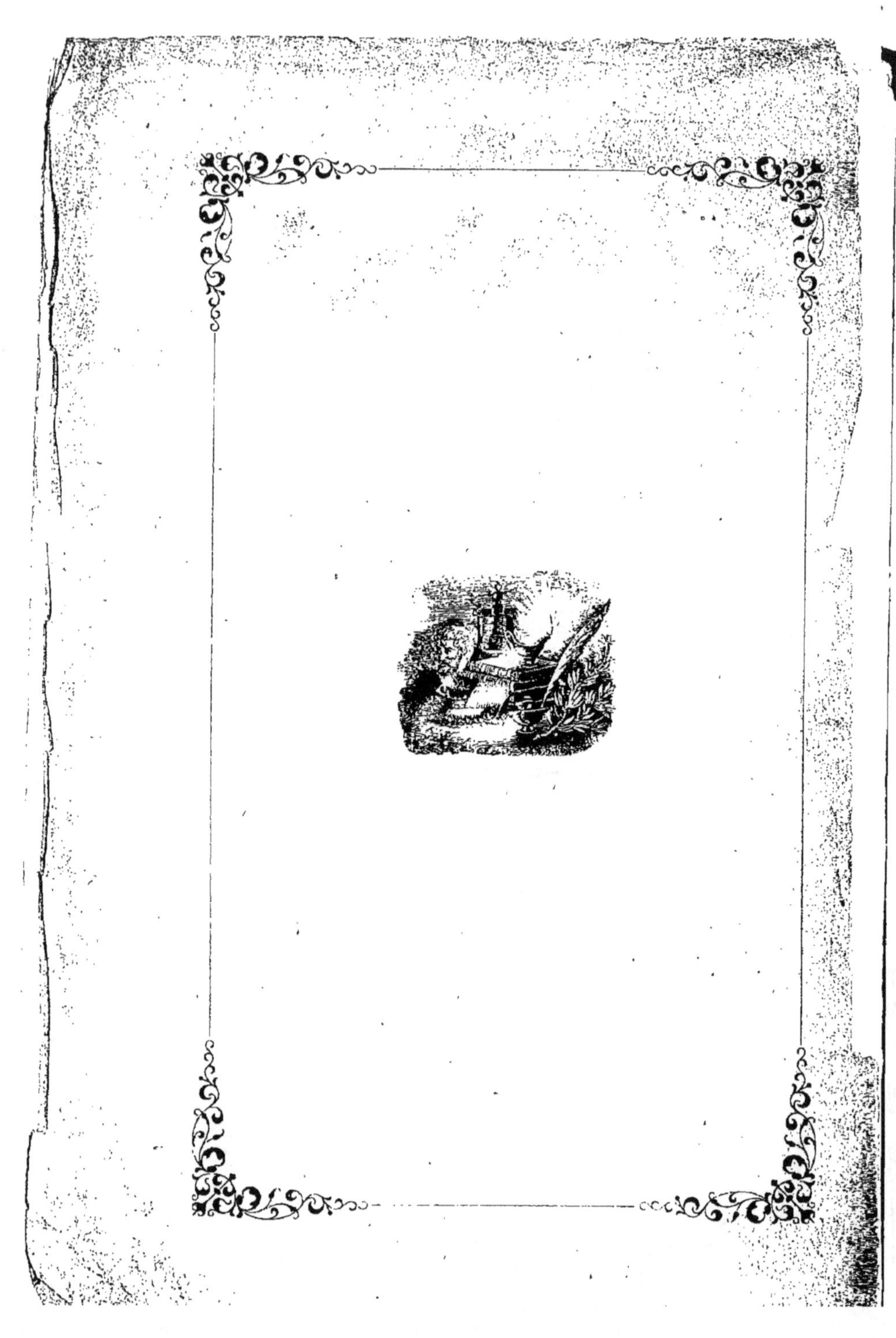